# 肺结核
## ——基础与临床

主编◎龙云铸 谭英征 袁 婷

中南大学出版社
www.csupress.com.cn
·长沙·

# 编 委 会

>>>        <<<

# 主编简介

龙云铸，男，医学博士，三级主任医师，中南大学兼职教授，博士研究生导师，中南大学湘雅医学院附属株洲医院副院长，湖南省新发传染病临床医疗技术示范基地主任，湖南省新世纪121人才工程专家，湖南省医药卫生高层次人才学科带头人，湖南省感染病学会常委，湖南省感染与微生态学会常委，湖南省中西医结合学会感染病专委会常委，湖南省肝病学会常委，湖南省健康管理学会肝病管理专委会副主任委员，湖南省医学教育科技学会医学教育质量评估专委会委员；株洲市科技领军人才，株洲市学术技术带头人，株洲市新冠肺炎医疗救治专家组组长，株洲市呼吸医学中心主任。

作为第一完成人分别荣获得湖南省科技进步奖三等奖和湖南医学科技奖三等奖各1项。主持和参与国家级省级课题10余项，主编和参编专著3部；以第一作者或通讯作者在国际知名SCI期刊发表论文15篇，被引用300余次；中文核心期刊论文50余篇，被引用500余次。

谭英征，男，主任医师，硕士生导师，中南大学湘雅医学院兼职教授。从事感染病专业医疗、教学和科研工作10余年，理论知识扎实、临床经验丰富，擅长重症肝炎、难治性结核、发热待查等疾病的处置。目前任湖南省感染病专业委员会细菌真菌感染学组副组长、湖南省感染病专业委员会肝衰竭及人工肝学组副组长、湖南省脂肪肝防控与管理专业委员会副主任委员、湖南省防痨协会常务理事、湖南省感染病专业委员会儿童感染组委员、湖南省预防医学微生态专业青年委员、北京亚太肝病诊疗技术联盟理事、株洲市感染病专业委员会委员、湖南省医药卫生高层次人才青年骨干，在国内外知名期刊发表论文20余篇，主持并参与多项省市级科研项目。主编《H7N9禽流感与新发传染病防治手册》一书。

袁婷，女，医学硕士，毕业于中南大学湘雅医院临床医学专业，主治医师。湖南省预防医学会肝病预防控制专业委员会委员、北京亚太肝病诊疗技术联盟理事。擅长结核病、发热待查、肝病、小儿传染病等疾病的诊治。获株洲市医学会第二届医学科技奖1项、第十九届湖南医学科技奖三等奖；在国内外知名期刊发表论文10余篇，参与多项省市级科研项目，参与主编专著1本。

# 前　言

　　结核分枝杆菌是结核病的病原体，全球超过四分之一的人口感染了结核分枝杆菌，5%～15%的结核分枝杆菌感染者会进展发展为活动性结核病，而其余人在其一生中仍存在发展为活动性结核病的持续风险。结核病位列全球死因第13位，同时，它也是艾滋病患者的"头号杀手"以及与抗生素耐药相关的主要致死性传染病。新冠病毒感染大流行扭转了全球多年来在抗击结核病方面取得的进步，持续对结核病防控产生破坏性影响。

　　2021年，全球新发结核病患者1060万，发病率为134/10万，超过160万人死于结核病，我国2021年估算的结核病新发患者数为78万，发病率为55/10万，在30个结核病高负担国家中我国结核病发病数排第3位。

　　在结核分枝杆菌感染期间，肺是感染者中最常受影响的器官。据估计，患有活动性结核病的受试者的肺部受累率为80%～90%。肺结核是指发生在肺组织、气管、支气管和胸膜的结核病，为我国法定乙类传染病，为临床常见病、多发病。病原学阴性及不典型肺结核是临床诊断面临的难题，结核病患者在治疗结束之后仍然可能会遭受慢性肺损害和肺功能障碍的影响，也是一个严重的社会公共卫生问题。

　　大约3.5%的新诊断结核病病例和18%的复发结核病病例具有多重耐药性或利福平耐药性。全球耐药结核病治疗成功率仍然很低，仅为59%，广泛耐药结核病的治疗成功率仅为39%。结核病是全球面临的重大公共卫生问题之一，目前全球结核病防控成效距离世界卫生组织和联合国提出的"终止结核病策略"目标还存在很大差距，除了实施创新、高效的结核病防控策略以外，还需要加速新诊断技术、新药物、新治疗方案及新疫苗的研发及应用。

结核病的防控效果与结核病的早期发现、合理规范治疗和管理密切相关。全国流调数据显示93%有肺结核症状的患者首诊单位是各级综合医院，10%～20%的患者为肺外结核，提高综合医院医务人员对结核病的重视和诊断具有重要意义。因此，建立感染、呼吸、胸外、检验、影像、病理等多学科交流平台，提高一线医生对结核病的重视和诊断能力，对于进一步促进结核病的防治工作至关重要。

《肺结核——基础与临床》一书对近年来从基础到临床，肺结核的病原学、分子生物学、免疫学、病理学、流行病学、临床诊治、防控以及国内外研究的进展进行了较为详尽的介绍。通观全书，各章主题突出，内容新颖，文笔流畅，可读性强。该书是广大医学生、临床工作者及疾病防控专业人员的实用参考书。

由于成书时间比较紧，编著者水平有所局限，疏漏在所难免，恳请同道及读者们不吝赐教，以期随后改正。

龙云铸

2023 年 6 月

# 目　录

# 第一章　结核分枝杆菌病原学

结核病是由结核分枝杆菌(mycobacterium tuberculosis，MTB)感染导致的一类对人类生命健康造成严重影响的慢性感染性疾病，也是重要的全球公共卫生问题。在我国，肺结核是法定报告的乙类传染病。结核分枝杆菌主要经呼吸道、消化道传播，也可通过破损的皮肤、黏膜、生殖器官、胎盘等接触传播，或吸入羊水感染。呼吸道是结核分枝杆菌主要的传染途径，约95%的结核分枝杆菌感染者是经呼吸道传染。人群对结核分枝杆菌普遍易感。结核分枝杆菌可侵犯全身各器官而引起发病，但以肺结核最为多见。结核病患者的临床症状与体征中除咳嗽是慢性肺部炎症的症状外，多为宿主的免疫反应所致，以低热、盗汗、消瘦等为主，表现为一种典型的慢性消耗性疾病。结核分枝杆菌的致病性主要与其菌体成分、菌体特殊构造、代谢物质的毒性、在宿主体内大量繁殖引起的炎症以及机体应答的免疫损伤等因素有关。

近年来，随着不断改进的诊断方法和有效药物的可及性，"终止结核病"目标的实现正在取得积极进展。WHO于2022年发布的全球结核病报告表明，尽管存在有效治疗方案，每年仍有数百万人死于结核病，且近年随着耐药菌株的出现和传播，结核病的疫情呈现加重趋势，耐药结核仍然是一项全球公共卫生危机。了解结核分枝杆菌的病原学特点，对实现结核病的有效防控至关重要。

## ▶ 第一节　分枝杆菌的发现史

结核病是一个有着悠久历史的疾病，在约公元前2400年埃及的木乃伊中就发现了结核结节的存在。中世纪的欧洲人遭受到结核病的严重侵袭，虽然当时的文献提及的主要是淋巴结核而不是肺结核及瘰疬或结核病，这是由于当时有一种习俗，即在法国和英国，人们相信可以通过国王触摸患者的方法而治愈瘰疬。这种习俗源于12世纪，直至18世纪末国王的权力被削弱才结束。1546年，意大利医生Fracastorius提出现代传染病理论，认为结核是由肺里面看不到的细菌引发的。到17世纪，通过对尸体的解剖，人类开始了解结核病的解剖学与病理学特征。1702年，法国的Manget描述了粟粒性结核的基本特征。最早关于结核病具有传染性的描述在17世纪意大利的医学文献中可以找到。1720年，英国医生Benjamin Marten推测，结核是由一种非常微小的生物引起的，这种生物一旦在体内驻足就会引起病症。他还认为，与结核病患者同睡、同吃、同饮，一个正常人也能够被传染结核病。1839 年，德国医学教授 Johann Lukas Schnlein 将该病命名为"结核"。1882 年 Robert Koch 发现了 MTB 是结核病的病原菌，让我们对其有更好的理解。1883 年 Zopf 将结核分枝杆菌命名为 Bacterium tuberculousis，1896 年 Lehmann 与 Neumann 将结核分枝杆菌正式命名为结核分枝杆菌。19 世纪，这个被人们称为"巨大白色鼠疫"的结核病在欧洲和北美大肆流行，散布到社会的各个阶层，成为人类当时主要的死亡原因，而那时候对于结核病的治疗主要为休息以及补充营养。直到 1890 年发现的结核菌素、1908 年发现的卡介苗(BCG)以及 1943 年抗结核药物的使用为结核病的治疗带来希望，从 20 世纪初到中期，死亡率显著下降。

我国对结核的记载起始于商、周。华佗《中藏经》中《传尸论》提出"痨病"传染之说。1900 年以后，在我国医籍中出现结核之名词，但中医和民间习惯称之为"痨病"。数千年来，我国医学对结核病的认识随着医学科学的发展而演变，可大约分为三个阶段，一是汉朝以前，认为肺结核属于虚劳病的范畴。二是从汉代至唐代，古人已经认识到肺结核具有传染性。三是宋代以后，对于结核病的病因机理的认识日趋系统、完善。

## ▶ 第二节 分枝杆菌分类

### 一、传统分类

分枝杆菌(mycobacterium)主要包括结核分枝杆菌复合群(mycobacterium tuberculosis complex，MTBC)、非结核分枝杆菌(nontuberculous mycobacteria，NTM)和麻风分枝杆菌(mycobacterium leprac)。结核分枝杆菌复合群再分为人结核分枝杆菌、牛结核分枝杆菌、非洲分枝杆菌和田鼠分枝杆菌等类型。其在长期进化过程中产生了 7 个主要分支(I - VII型)，我国及东亚地区的流行菌株主要为 II 型，该型菌株由于首先在我国北京地区被发现，又被称为北京菌株。微生物分类中，分枝杆菌属于原核生物界、厚壁菌门、裂殖菌纲、放线菌目、分枝杆菌科、分枝杆菌属。分枝杆菌属由超过 170 种菌种组成，大多数是环境分枝杆菌，为条件致病菌。分枝杆菌的分类方法很多，既往分枝杆菌的分类法主要依赖于表型特征，最初用来区分分枝杆菌各个物种特征的是生长速率和细胞染色。快速生长的物种(少于 7 天)是自由生长、依赖环境的腐生物种，而生长较慢的则通常是细胞内专一性的、致病的种类。

1959 年，美国 Runyon 氏收集了来自 30 多个国家 400 多名患者的分枝杆菌分离株进行了详细的研究，并根据其产色情况和生长速度不同，将分枝杆菌分为：①I 群：光产色分枝杆菌；②II 群：暗产色分枝杆菌；③III 群：不产色分枝杆菌；④IV 群：快速生长分枝杆菌，在 3~5 天内有肉眼可见的菌落。在参考上述方法的基础上，1974 年出版的第八版《伯杰氏系统细菌学手册》把分枝杆菌分为慢生长、快生长和特殊营养要求三种类型，结核分枝杆菌复合群即属于慢生长类型。

1896 年，Robert Koch 发现人类结核分枝杆菌的 14 年后，Theobald Smith 发现引起动物结核病的杆菌与对人类致病的杆菌不同，由此发现牛型结核分枝杆菌(M. bovis)，后期相关研究者又发现了山羊分枝杆菌(M. caprae)。除此之外结核分枝杆菌复合群还包括非洲结核分枝杆菌(M. africanum)、田鼠分枝杆菌(M. microti)、歧分枝杆菌(M. pinnipedii)、卡氏分枝杆菌(M. caneti),部分结核分枝杆菌根据首次分离的菌株宿主来源进行分类和命名。

## 二、基因型分类

随着分子生物学理论和技术的发展,对分枝杆菌的分类从表型分类逐渐过渡到基因型分类,使分类结果更加准确科学,也进一步加深了对分枝杆菌进化关系的了解。结核病在人类历史上肆虐了数千年,曾被称为"白色瘟疫",其致病菌结核分枝杆菌复合群包含了多种遗传相似度很高的种或亚种。成员间的基因组平均相似度在99.7%~99.9%,呈现高度的同质性。这种高度的相似性被认为是祖先菌株群体在万年前经历了一次瓶颈效应以及在后来的进化过程中缺乏同源重组和基因水平转移所致。1990年以后逐步建立了一些根据核酸序列进行菌株鉴定的高度特异的基因分型方法,主要包括限制性片段长度多态性(restriction fragment length polymorphism, RFLP)、DNA指纹图谱分析以及以聚合酶链反应(polymerase chain reaction, PCR)技术为基础的基因分型方法等。基因分型方法结合现代分子生物信息学技术,使MTB菌株进入了一个全新的领域——单株水平的鉴定。

早在1995年,VanSoolingen等采用IS6110-RFLP和间隔区寡核苷酸分型(spoligotyping)两种基因分型方法分析来自北京地区的结核分枝杆菌,结果发现了一个遗传关系较为接近的结核分枝杆菌家族呈高水平流行,这些菌株遗传相似度极高,菌株间的IS6110-RFLP图谱相似度高达80%以上,Spoligotyping显示这类菌株缺失了1~34个间隔区,将其命名为"北京家族"(后更名为北京基因型MTB)。随后的研究显示,北京基因型结核分枝杆菌在世界广泛流行,且与耐药存在不稳定的联系。早期在美国广泛传播的耐多药菌株根据新型别也被鉴定为北京基因型,因此又被称为W/Beijing菌株。Mokrousov等依据北京菌株基因组NTF区域IS6110插入序列的多态性将其分为古老和现代两个亚型。Luo Tao等采用8个核苷酸多态性(single nucleotide polymorphism, SNP)位点将北京谱系分为8个亚谱系。这些工作均为深入研究结核分枝杆菌的分型、分类以及流行分布奠定了基础。

近年来,随着测序数据的增多,越来越多的SNP位点被鉴定并用于研究结核分枝杆菌的进化结构。大量研究报道,根据分子标记SNPs等可将人型MTBC(结核分枝杆菌和非洲分枝杆菌)再细分为6个分枝Lineage 1~6。流行病学调查研究发现,不同分枝型别的结核分枝杆菌具有明显的区域分布特征或适应于特定人群。基于这些型别的结核分枝杆菌主要流行的地理分布情况,将它们命名为:环印度洋分枝(Lineage1)、东亚分枝(Lineage2)、东非印度分枝(Lineage3)、欧美分枝(Lineage4)和非洲分枝杆菌(Lineage5和Lineage6),后期又增加Lineage7。目前为止,普遍认可的是人型MTBC分为上述7个家系。其中L2和L4在全球范围广泛流行,东亚地区的流行家系以L2为主,北京基因型就归属于东亚谱系,L1和L3主要在印度洋地区流行,L5和L6较为严格地局限于西非地区,L7几乎仅流行于埃塞俄比亚地区。

随着全基因组测序(whole genome sequencing, WGS)技术和生物信息学的发展,测序有望实现低成本和高效率兼得。通过深度挖掘WGS信息,未来SNP技术以及WGS技术将会全面应用到MTB的监测和分型等研究领域,从而从片面的基因分型跨入全基因组研究,有利于加深人类对MTB耐药、传播、致病机制以及家系起源的认识。目前,新的分枝杆菌还在不断被发现,所以无论是分枝杆菌的传统分类还是基因分型分类都将会得到进一步补充。

## 第三节 结核分枝杆菌的形态与结构

### 一、形态与结构

#### 1.结核分枝杆菌形态与结构

MTB 为细长略带弯曲的杆菌，大小为 $(0.3\sim0.6)\mu m\times(1\sim4)\mu m$，而牛分枝菌则比较粗短。在电镜下观察（图 1-1），MTB 结构复杂，由微荚膜、细胞外壳三层结构、胞浆膜、胞浆、间体、核糖体及中间核质构成，无鞭毛，无荚膜，无芽孢。菌体的一端或两端有较深的异染颗粒，富含多磷酸盐，可能是能量储存和氧化还原反应的场所，有时可呈串珠状。MTB 在陈旧的病灶和培养物中形态不典型，可呈颗粒状、串珠状、短棒状、索状、长丝形等。在结核病患者痰标本中，结核分枝杆菌可单个散在，2 个以上呈"人""Y"等形状排列，缠绕呈索状或丛状时为有毒株的典型形态学特征。除

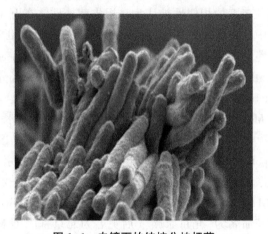

**图 1-1 电镜下的结核分枝杆菌**

( Koch A, Mizrahi V. Mycobacterium tuberculosis. Trends Microbiol. 2018 Jun; 26(6): 555-556. )

此之外，MTB 亦可呈现颗粒型、滤过型和球菌型等多种形态。在 MTB 发育的特定阶段，可表现为非抗酸性、非细菌细胞性、革兰染色阳性的颗粒形体。在电子显微镜下可观测到比典型 MTB 小 20 倍的超小型滤过型菌体，可能是 MTB 在宿主体内产生持留现象的原因之一。细胞壁缺陷的 MTB 可表现为球形体，可能为其免疫逃逸和产生耐药性的部分原因。MTB 不产生内、外毒素，其致病性可能与细菌在组织细胞内大量繁殖引起炎症，菌体成分和代谢物质的毒性以及机体对菌体成分产生的免疫损伤有关。致病物质与荚膜、脂质和蛋白质有关。

#### 2.结核分枝杆菌的菌体成分

（1）类脂质：MTB 的类脂质含量超过 60%，远高于类脂质含量较高的革兰阴性菌（20%）。类脂质是一类复杂的化合物，含有分枝菌酸、索状因子、磷脂和蜡质 D 等，与 MTB 的毒力密切相关。

分枝菌酸是 MTB 和棒状杆菌属独有的成分，可形成有效的屏障，使其免受溶菌酶、自由基等的损伤，并可抵抗亲水性化合物或抗生素的攻击。

索状因子是分枝菌酸和海藻糖结合的一种糖脂，可使 MTB 在液体培养基中呈蜿蜒索状排列，MTB 的致病性、毒性、保护自身抵抗宿主免疫反应的多种生物学行为都可归因于此。其能破坏细胞线粒体膜、影响细胞呼吸、抑制白细胞游走和引起慢性肉芽肿。但其亦存在于无索状形成的非致病性分枝杆菌中，故上述活性可能应归结于其特殊的表面构造及巨大的数量。

磷脂能促使单核细胞增生，并使炎症灶中的巨噬细胞转变为类上皮细胞，形成结核

结节。

硫酸脑苷脂可抑制吞噬细胞中吞噬体与溶酶体的结合,使结核分枝杆菌能在巨噬细胞中长期存活,甚至可休眠数年至数十年,并保持随时复苏的能力。

蜡质 D 是一种肽糖脂和分枝菌酸的复合物,可激发机体产生迟发型超敏反应。

(2)蛋白质:蛋白质有抗原性,与蜡质 D 结合后能使机体发生超敏反应,引起组织坏死和全身中毒症状,并在形成结核结节中发挥一定作用。细胞壁上的选择性阳离子孔蛋白可有效控制或阻滞亲水性小分子的扩散、大大降低化合物的渗透性,致使药物进入高疏水性细胞壁间隙比较慢,构成了结核分枝杆菌对药物的第一道防线。

(3)多糖类物质:多糖类物质是结核分枝杆菌细胞壁中的重要组成部分,占细胞壁组分的 30%~40%,在结核分枝杆菌的致病性中发挥重要作用。脂阿拉伯-甘露醇聚糖是细胞壁的主要糖脂,可抵抗巨噬细胞的杀灭作用,阿拉伯半乳糖层可阻止疏水性分子的进入等。

3.结核分枝杆菌的菌体特殊构造

(1)细胞壁厚度与交联度:药物敏感结核分枝杆菌菌株细胞壁的平均厚度为(15.6±1.3)nm,但耐多药和广泛耐药菌株的细胞壁厚度却分别可达(17.1±1.03)nm 和(20.2±1.5)nm。而且,MTB 细胞壁肽聚糖交联的程度是 70%~80%,远高于大肠埃希菌的 20%~30%,可能与 MTB 的致病性密切相关。

(2)荚膜:MTB 具有主要由多糖、部分脂质和蛋白质构成的微荚膜。荚膜可部分阻挡宿主的生物活性物质进入菌体内以保护 MTB,还可与吞噬细胞表面的补体受体结合,有助于 MTB 在宿主细胞上的黏附与入侵。而且,荚膜还可抑制吞噬体与溶酶体的融合,荚膜中含有的多种酶类可降解宿主组织中的大分子、供给入侵的结核分枝杆菌繁殖所需的营养。

4.染色特性

分枝杆菌一般用姜-尼(Zichl-Neelsen)抗酸染色法,以 5%石炭酸复红加温染色后可以染上,但用 3%盐酸乙醇不易脱色。若再加用美兰复染,则分枝杆菌呈红色,而其他细菌和背景中的物质为蓝色。目前也有冷染色的方法进行 MTB 的染色,简单易学,经济实用,适合野外条件,甚至可以在偏远地区和实验室设施有限的周边实施,同时具有更多的实际优点,无须在染色过程中加热,无须单独的脱色步骤。

5.形态和结构的变异

MTB 在体内外经青霉素、环丝氨酸或溶菌酶诱导可影响细胞壁中肽聚糖的合成,异烟肼影响分枝菌酸的合成,巨噬细胞吞噬结核分枝杆菌后溶菌酶的作用可破坏肽聚糖,均可导致其变为 L 型,呈颗粒状或丝状,可使抗酸染色由阳性变阴性。

L-型菌被认为与细菌长期持续存在并抵抗宿主免疫应答和抗微生物剂的能力有关。同时,将液体培养传代到半固体培养基上,会产生不同的 L-型和典型的"煎蛋"L-型菌落。

与其他细菌相比,L-型 MTB 的生长速度明显加快,比其他细菌更能在不利条件下存活。L-型是确保该病原体适应环境变化的自然现象,L-型转化可被认为是在宿主防御机制面前支持分枝杆菌存活的状态。

## 二、生理特性

1.营养物质

MTB 严格需氧,呈缓慢分枝生长,一般培养 4~6 周形成菌落,MTB 营养要求较高,培养常用罗氏培养基，内含蛋黄、甘油、天门冬素、马铃薯、无机盐及抑制杂菌生长的孔雀石绿等成分。目前常用 7H9 和 7H10 培养基进行 MTB 的培养，其培养成分与固体培养基不同。7H9 培养基成分包括：硫酸铵、L-谷氨酸、柠檬酸钠、维生素 B6、磷酸氢二钠、磷酸二氢铝、枸橼酸铁铵、硫酸镁、氯化钙、硫酸锌、硫酸铜，pH 为 6.6±0.2。7H10 培养基与 7H9 培养基成分稍有不同，包括：硫酸铵、磷酸二氢铝、磷酸氢二钠、柠檬酸钠、硫酸镁、氯化钙、硫酸锌、硫酸铜、L-谷氨酸钠、柠檬酸铁铵、盐酸吡哆醇、生物素、孔雀石绿、琼脂，pH 为 6.6±0.2。

2. 生长条件

分枝杆菌为严格需氧菌，最适 pH 为 6.5~6.8，最适生长温度为 37℃~37.5℃。受限于温血动物宿主提供的生长条件，MTB 为嗜温、嗜中性微生物，生长的最适 pH 为 6.5~7.2，最适温度为 37℃，28℃ 以下停止生长。体外生长时需提供氮源、碳源、无机盐(磷、铁、镁、钾、硫等)和生长因子。当培养基中的 pH 发生变化时，MTB 生长所需要的营养元素量也不同。MTB 生长速度缓慢，12~24 小时分裂一次，在固体培养基上呈现灰黄白色、干燥颗粒状、显著隆起、表面粗糙皱缩、菜花状的菌落。分离培养需经 2~4 周才可见米黄色菜花状菌落生长。在改良罗氏培养基上培养需 4~6 周，在液体培养基未加分散剂的情况下于液面形成粗纹皱膜，培养基自身保持透明。结核分枝杆菌的生长快于在固体培养基中的速度，大约需要 12 天。有毒株在液体培养基中呈索状生长。

缺氧会引起 MTB 的变化，尤其影响参与各种生物过程的蛋白质的表达。MTB 是专性需氧、自养、兼异养型微生物，具有极佳的生存策略，当栖息环境变化时能够进入不同的生理途径以适应不同的特殊环境，从而最大限度地保持其病原性及物种的延续性。其在高氧分压的组织中生长旺盛，如肺部上叶病灶；在低氧分压情况下亦能耐受，如骨结核、淋巴结结核、干酪样球形病灶等；而在小鼠感染过程中又可从需氧的碳水化合物代谢模式转变成微需氧和利用脂质的模式；在体外无氧状态下不能分裂增殖，但可转入休眠状态并长期存活。

结核分枝杆菌对外环境的适应性较强，黏附在尘埃上可保持传染性 8~10 天，在干燥环境存活 6~8 个月，在患者衣物上可存活长达 2 年，对酸、碱和干燥均有一定抵抗力。但对湿热、紫外线和乙醇敏感，在阳光暴晒下仅能存活数小时，70% 乙醇作用 2 分钟即可杀灭。

3. 休眠

在现有的研究中，很多因素能引起 MTB 休眠，比如体外低氧、弱酸性等，进而衍生出很多休眠模型例如韦恩休眠模型等。结核分枝杆菌的休眠特征是体外生长缓慢，代谢途径降低，染色特征改变，不能在固体培养基上培养，以及对抗分枝杆菌剂的抗性。已证明休眠杆菌具有活跃的转录活性，即使细胞分裂被阻止，其中一部分持久物不会被任何已知的抗菌药物杀死，甚至可以抵抗体外高剂量的利福平。同时，结核分枝杆菌休眠时蛋白表达改变，对 MTB 卡介苗(bacillus calmette-Guérin, BCG)中缺氧诱导休眠反应的蛋白质组学分析鉴定出的 23 kDa 候选反应调节剂(Rv3133c)，以及其他三种蛋白质(a-晶状体蛋白样蛋白 Rv2031，含 USP 结构域的 Rv2623 和含 CBS 结构域的 Rv2626c)，在进入休眠状态后立即上调。

4. 抵抗力

因 MTB 含有大量的脂类，抵抗力较强，尤其对干燥的抵抗力特别强。其在干燥状态可存活 2~3 个月，在腐败物和水中可存活 5 个月，在土壤中存活 7 个月至 1 年。低温菌体不死，而且在零下 190℃ 时还保持活力。在乳中加热到 85℃，经过 30 分钟，或煮沸 3~5 分钟死亡。室温下在乳中能存活 9~10 天，奶油中为 1 周，干酪中为 4 个月。在消毒药品(5%石炭酸，2%来苏水)作用下，MTB 一般经过 2~14 个小时死亡。

**5.耐药性**

MTB 对抗结核药物也具有敏感性，但也会对抗结核药物产生耐药性。大部分的耐药都是由于药物滥用，引起 MTB 的耐药基因突变，进而造成耐药，对药物产生抵抗性。野生型结核分枝杆菌对异烟肼(isoniazide，INH)、链霉素(streptomycin，SM)、利福平(rifampicin，RFP)、乙胺丁醇(ethambutol，EMB)和吡嗪酰胺(pyrazinamide，PZA)等抗结核药物敏感，但易产生耐药性变异。目前国内外的研究表明，MTB 药物作用的染色体靶基因位点突变，是其产生耐药性变异的主要机制。如结核分枝杆菌耐 RFP 是由于其编码 RNA 聚合酶 β 亚基的 rpoB 基因突变所致；耐 INH 与过氧化氢-过氧化物酶编码基因 katG 和(或)烯酰基还原酶编码基因 inhA 突变有关。目前已知耐药性的机制主要有：①药物降解或者灭活酶；②屏障机制；③参与药物失活或代谢途径改变；④细胞内药物靶位改变或靶位扩增。

## 三、生化特性

结核分枝杆菌不发酵糖类，能产生过氧化氢酶。结核分枝杆菌主要分三个型：即牛分枝杆菌(牛型)、结核分枝杆菌(人型)和禽分枝杆菌(禽型)，其生化试验特性各不相同。结核分枝杆菌能合成烟酸、还原硝酸盐、耐受噻吩-2-羧酸酰肼(TCH)，牛分枝杆菌都不具备上述特性。人型和牛型的毒株，中性红试验均阳性；无毒株则中性红试验阴性且失去索状生长现象。牛分枝杆菌可经饮用未消毒的带菌牛乳引起肠道结核感染。显微镜下均为抗酸杆菌，细长稍弯，有时见"人"形、"Y"形分枝，培养生长经生化试验可以鉴别菌型。

## 四、致病性

**1.结核分枝杆菌致病的流行病学特点**

MTB 危及人类的历史可追溯至 50 万年以前，这种古老的传染病曾在全世界广泛分布，其流行持续数个世纪，被称为"白色瘟疫"。2019 年，全球约有 1000 万结核病新发患者(2020 年数据)，成年男性患者占全部新发患者的 56.0%，年龄在 15~54 岁者约占 75%，处在社会生长能力的黄金年龄段，且 95% 的结核病患者和 99% 的死亡病例发生在发展中国家。30 个结核病高负担国家的新发患者数占全球患者总数的 86%，其中我国位列第三，占比 8.4%，仅次于印度(26%)和印度尼西亚(8.5%)。

MTB 可经呼吸道和消化道传播，约 95% 的感染者是经呼吸道传染，且可经飞沫、飞沫核和尘埃等多种空气传播方式传染。偶可通过破损的皮肤、黏膜、生殖器官接触传染，而先天性结核病传染途径为经(破损的)胎盘或吸入羊水感染，多于出生后不久发生粟粒性结核病或生殖器结核。此外，人体对 MTB 普遍易感，感染剂量又较低，不到 10 个有活性的 MTB 即可使人患病，致使 MTB 非常易于在人际传播流行。

MTB 侵入人体后，可侵犯全身各器官而发病，以肺结核最多见。宿主免疫反应可以控制其不能活跃繁殖和扩散，但几乎不能根除，是胞内致病菌中最容易维持潜伏状态的。而结核病一旦从低流行水平转入高流行水平，其主要传播方式亦将从与结核病患者密切接触为主转为经公共场所的不经意接触为主，公共危害极大，故必须采取科学的综合性防治措施加以有效控制，如隔离患者、改善基础公共卫生服务措施等。

### 2. 结核分枝杆菌感染人的机制

MTB 是专性哺乳动物胞内寄生菌，可以感染多种细胞，如巨噬细胞、中性粒细胞、树突状细胞和肺泡上皮细胞等，因此机体的免疫反应主要以细胞免疫为主。但 MTB 能干扰正常的细胞免疫过程，从而逃逸免疫损伤并对宿主造成伤害。MTB 的宿主是人，主要通过结核病患者呼出含有该细菌的气溶胶进行传播。一旦 MTB 通过人与人之间空气飞沫吸入，巨噬细胞就能吞噬并杀死这种杆菌。然而，如果杆菌没有被杀死，它们可以在树突细胞和肺泡巨噬细胞内快速增殖，刺激宿主产生 IL-1α，IL-1β 和其他促炎细胞因子，同时结核分枝杆菌自身产生抗炎细胞因子对抗宿主细胞的促炎反应。在天然免疫过程中，MTB 还可以通过毒性因子 ESX1 Ⅶ型分泌系统诱导细胞死亡，活菌被释放后又被另外的巨噬细胞吞噬，如此反复循环，延迟适应性免疫反应，因此一般要到感染 2~4 周后才能观察到抗原特异性 T 细胞反应。经过数日或者数周，MTB 可通过淋巴系统蔓延到血液，并且向全身播散，被各器官的单核细胞或组织细胞吞噬，像在肺内原发病灶一样繁殖。成人初次感染往往不表现出症状，宿主免疫反应可以控制，使 MTB 不能活跃繁殖和扩散，但几乎不能根除。该菌是胞内致病菌中最容易维持潜伏状态的，即出现无症状携带者，主要表现为机体内感染了 MTB，但没有发生临床结核病，没有临床细菌学或影像学方面活动结核证据。机体表现为潜伏性感染的原因主要是部分结核杆菌在低氧、低 pH 环境下难以增殖，同时宿主免疫机制也抑制其增殖(如形成肉芽肿、产生抗菌肽等)，MTB 处于静止休眠状态，细菌与宿主共存。近期相关研究表明，即使经过多年的潜伏期，在外源性因子如分泌的类似复苏促进因子(Rpf)的蛋白的刺激下潜伏的 MTB 仍可以被激活，使得 MTB 从抑制状态恢复到活跃状态，并可以恢复细胞分裂。此外还有研究表明，由 MTB 可通过编码的毒素抗毒素(TA)基因对或质粒维持因子产生一种可以被抗毒素中和然后降解的毒素，来使得 MTB 能从潜伏期再重新激活。对潜伏期的唯一临床指标是能对 MTB 的抗原产生迟发型超敏反应(delaytype hyperensitivity，DTH)。

无症状携带者的潜伏态细菌往往会被激活，最容易被激活的是免疫功能缺陷的艾滋病患者。复发常见器官是肺，但任何器官都有可能复发。结核病是慢性、消耗性疾病，特征是发热、消瘦，肺部复发时有咳嗽。咳嗽是慢性肺部炎症的症状，也是 MTB 传播到新宿主的机制。结核病的许多症状其实是宿主的免疫反应所导致，而非细菌的直接毒性作用。因此，MTB 致病机制研究的一个重要目标是研究宿主免疫反应与细菌致病机制之间的相互作用关系。从临床症状可以得出结论，MTB 感染需多个阶段：①在巨噬细胞中成功繁殖；②诱发宿主的免疫反应，使宿主能够控制但不能根除细菌；③在宿主体内相对不活跃的持续存在而保留被激活的潜力。感染的不同阶段涉及变化的环境，因此细菌一定有一套系统调控多个基因的表达，使细菌能适应不同的环境变化。目前对这三个阶段分子水平的了解还较少，但是从有限的突变菌株和特性进行的分析表明，结核分枝杆菌的繁殖和持续感染机制确实与众不同。

总之，在数十万年的进化过程中，MTB 已高度适应人类这一最主要的宿主群体，致病机制非常复杂、人体自身免疫系统很难将其完全清除，故亟待采取科学的综合性防治措施加以控制。

## 第四节 结核分枝杆菌的免疫原性

### 一、免疫反应

#### 1.天然免疫反应

抗结核免疫反应在 MTB 感染的结局中发挥着根本作用。MTB 通过呼吸道进入机体主要与肺部的吞噬细胞发生作用。早期天然免疫应答可以观察到中性粒细胞，炎症单核细胞、间质巨噬细胞以及树突状细胞的不断积聚。当这些细胞被招募到病灶，并被 MTB 所感染后，就会形成早期的肉芽肿。与其他感染性疾病不同，招募到 MTB 感染病灶的吞噬细胞并没有限制或消除入侵的细菌，而是额外提供了一个 MTB 进一步扩增的保护所。研究已经表明，MTB 和其他致病性分枝杆菌通过许多机制来调控免疫反应从而成功生存下来。MTB 可利用一些毒力因子，如卡介苗缺失的 ESX1 Ⅶ型分泌系统，促进感染细胞的坏死、巨噬细胞的再招募、抑制宿主细胞的凋亡，从而扩大它们在细胞间的传播。虽然早期的天然免疫并没有有效地阻止 MTB 生长和传播，但却为下一步适应性免疫反应的建立发挥关键作用。

#### 2.适应性免疫反应(特异性免疫反应)

MTB 是胞内寄生菌最显著的例子，长期存在于宿主体内，导致潜伏感染，称为慢性无症状感染，不引起组织损害。如同其他胞内感染，细胞介导的保护性免疫反应更重要。随着适应性免疫应答的建立，致敏淋巴细胞可产生包括 INF-γ 在内的多种细胞因子，与 TNF-α 共同作用可杀死病灶中的 MTB。无论在人类还是其他 MTB 感染动物模型，针对 MTB 的适应性免疫反应主要依赖 CD4$^+$ T 细胞，CD8$^+$ T 细胞同样也发挥着重要作用。除了经典的主要组织相容性复合体(major histocompatibilitycomplex，MHC)Ⅰ类或Ⅱ类限制性 α/βT 细胞，研究也观察到其他类型 T 细胞在 MTB 感染过程中发生的应答，如 CD1 限制性分枝杆菌脂质特异性 T 细胞、HLA-E 限制性 CD8$^+$ T 细胞以及黏膜相关的先天性 T 细胞等。上述细胞有的可直接杀伤靶细胞，有的产生淋巴因子激活巨噬细胞，使吞噬作用加强引起呼吸暴发，导致活性氧中介物和活性氮中介物的产生而将致病菌杀死。适应性免疫应答对 MTB 感染的控制至关重要，但是由于需要 8~10 天的时间才能将携带活菌的骨髓树突状细胞从肺部转运至引流淋巴结，机体适应性免疫应答的建立被明显延迟，一般要到感染 2~4 周后才能观察到抗原特异性 T 细胞反应。而且虽然适应性免疫应答可以有效控制 MTB 的生长，但是其清除 MTB 的能力却比较有限，未被清除的 MTB 在体内长期潜伏，进入所谓的休眠状态，在机体免疫力低下时再次活化，引起有症状的活动性结核病。因为 MTB 存在于细胞内，通常认为其不能与抗体接触，因此体液免疫反应一般被认为没有保护作用。但研究已表明，在感染初期，抗体单独或与其他细胞因子共同产生重要作用，如阻止细菌侵入黏膜表面。来自多个实验室的数据也显示，宿主抗 MTB 抗体在感染的不同阶段起重要作用，如特异性抗体增加了中性粒细胞和单核-巨噬细胞对分枝杆菌的内化和杀灭，抗体包被的分枝杆菌能更有效地被树突状细胞识别和递呈以刺激 CD4$^+$ 和 CD8$^+$ T 细胞反应。

目前 MTB 免疫反应研究的主要问题是，尽管大部分人群和实验动物在 MTB 感染之后都产生了相应免疫应答，但这些免疫反应却不能有效地消除细菌，反而使其通过一种沉默的方式进入了所谓的潜伏感染状态，并为之后的再激活奠定了基础。尽管已经可以明确一些宿主保护性免疫的主要机制，但宿主对 MTB 免疫力的局限性和 MTB 利用何种机制来限制宿主免疫力仍然没有阐明。

## 二、超敏反应

机体对 MTB 感染产生保护作用时，也可以看到迟发型超敏反应的产生，二者均为 T 细胞介导的结果。从科赫现象（Koch phenomenon）的坏死组织反应可以看到，将 MTB 整个菌体初次注入健康豚鼠皮下，10~14 天后注射部位缓慢出现溃疡，深而且不易愈合，附近淋巴结肿大，细菌扩散至全身，表现为原发感染的特点，此时结核菌素试验为阴性；若将 MTB 注入曾感染并已康复的豚鼠皮下，1~2 天内局部迅速产生溃烂，但易愈合，且附近淋巴结不肿大，细菌亦很少扩散，结核菌素试验为阳性，表现为原发后感染的特点。再感染时溃疡浅、易愈合、不扩散，说明机体已有一定免疫力。但在感染时溃疡的迅速形成，说明在产生免疫反应的同时有超敏反应的参与。过量的 MTB 再感染，则可以引起剧烈的迟发型超敏反应，甚至导致死亡。近年来研究表明，MTB 诱导机体产生免疫和超敏反应的物质不同。超敏反应主要由结核菌素蛋白和蜡质 D 共同引起，而免疫反应则由 MTB 核糖体 RNA（rRNA）引起。两种不同抗原成分通过激活不同的 T 细胞亚群释放出不同的淋巴因子导致不同的反应。通过测定机体对 MTB 有无超敏反应即可判断有无特异性免疫力。

## 第五节　结核分枝杆菌的耐药性

20 世纪中叶，抗结核药物的问世以及生活状况的改善，使结核病得到有效控制，特别是在工业发达国家结核病发病率迅速下降，人们乐观地认为人类将很快消灭结核病。但 20 世纪 90 年代，人类消灭结核病的势头受到诸多因素的挑战，结核病在全球范围内"死灰复燃"。其中耐药结核病尤其是耐多药结核病在全球的蔓延是全球结核病控制领域面临的严峻挑战之一。近年来采用分子生物学及遗传学技术，了解了部分抗结核药物作用的分子机制，阐明了其耐药的分子基础，这不仅成为当代耐药结核病分子诊断的理论依据，同时有利于开发新的抗结核病药物和开展更有效的化疗。

### 一、结核分枝杆菌耐药性的产生

耐药结核病的发生通常分为两种情况，即原发耐药和继发耐药。原发耐药是指患者感染的 MTB 为耐药菌，还没有开始治疗部分药物已不再起效。继发耐药是在用药过程中逐渐产生。原发耐药反映了耐药结核病在人群中的流行传播情况，当原发耐药比例增高时，提示耐药结核病的控制工作需要进一步加强。继发耐药反映了 MTB 在药物的筛选作用下不断进化获得耐药表型的过程。MTB 基因组的自发突变是耐药产生的重要基础，染色体自发突变的频率为 $10^{-8} \sim 10^{-6}$，并且不同药物发生自然突变的频率各不相同，这种突变频率与后期的耐药率呈现一定的相关性。此外，药物在临床大规模使用的时间也和临床分离的 MTB 菌株耐药密切相关。理论上，每种药物耐药基因突变发生是相互独立的，同时使用 3 种药物发生耐药的可能性为 $10^{-24} \sim 10^{-18}$，在实际情况中不存在。因此，在结核病的治疗过程中使用多药联合的方式,可提高患者的治疗效果。

MTB 中参与耐药的分子机制主要包括以下 4 种:①药物靶标发生突变:当药物靶标发生碱基突变、缺失等,药物靶标结构发生变化,导致药物无法与靶标有效结合,从而产生耐药表型,其中利福平耐药相关基因 rpoB、氟喹诺酮耐药相关基因 gyrA 等突变均属于此类情况;②药物外排泵:当药物进入 MTB 细胞内,MTB 部分跨膜转运蛋白会发挥作用,将细胞内的药物采用主动运输的方式运输到细胞外,从而降低细胞内的药物有效浓度,因此能够产生低水平的耐药;③药物活化酶发生突变:部分抗结核药物并非活性形式,需要在 MTB 的酶催化转化为活性形式而发挥作用,当编码相关酶的基因发生突变或基因缺失时,因为无法形成有效的酶活化抗结核药物,不能在细胞内发挥作用导致耐药的发生,其中异烟肼耐药相关基因 katG、吡嗪酰胺耐药相关基因 pncA 等均属于此类情况;④细胞壁通透性:抗结核药进入 MTB 内部需要穿过致密的细胞壁,因此细胞壁交联度和厚度的增加会导致药物进入细胞的效率降低,无法达到有效胞内浓度从而作用于靶标发挥抗菌作用,导致对药物产生抗性,细胞壁通透性改变引发的耐药通常具有广谱性,即对多种抗结核药物同时耐药。

## 二、结核分枝杆菌耐药性与补偿突变

由于基因突变产生的耐药性通常伴随环境细菌对环境适应能力的下降。为了更好地适应细菌间的竞争,耐药菌通常会采用两种进化策略:第一,尽量选用适应性降低程度较小的突变;第二,在第一种药物突变的基础上,积累第二种突变,该突变可能导致细菌适应性的提高。通常第一种策略中,由于对于适应性影响程度较低,因此,细菌对抗生素的耐药性通常表现为低水平耐药;而第二种策略通常基于第一种突变引发高水平的耐药,因此,在适应抗生素,特别是抗生素的筛选过程中将表现出更好的适应性。细菌积累的第二种突变被称为"补偿突变"。目前,包括大肠埃希菌、淋病奈瑟菌、肠道沙门菌等多种细菌均被证实存在上述补偿突变现象。MTB 中,研究证实对利福平、异烟肼、喹诺酮、氨基苷类药物中的任一药物耐药的菌株表现出适应性的下降。即在体内或体外试验中发现,与敏感菌株对比,其生长速度显著下降。因此,在有药物筛选的情况下,上述菌株能表现出较好的适应性,但是,在没有药物筛选的情况下,上述菌株在与其他 MTB 竞争中处于不利地位。

既往研究采用全基因组测序技术,通过对 10 对临床分离株进行全基因比较分析,证实在利福平耐药菌株中、编码 DNA 依赖的 RNA 聚合酶 β 亚基的 rpoB 存在突变的同时,在编码 RNA 聚合酶 α 亚基的 rpoA 基因和 β 亚基的 rpoC 基因上存在某些突变。特别是 rpoC 基因,在原核生物中,rpoC 与 rpoB 所编码的 β′/β 亚基共同构成了 RNA 聚合酶,催化活性中心 80% 的部分,从蛋白质结构和功能上,rpoC 的突变可能对 rpoB 突变引起 RNA 聚合酶活性下降进行某种程度的提升,从而保证了 RNA 聚合酶活性的提升,补偿了由于 rpoB 基因突变造成结核分枝杆菌适应性下降的情况,因此上述协同突变对提升利福平耐药菌的适应性具有重要作用。后续研究表明,大约 30% 的耐多药 MTB 菌株携带上述补偿突变,提示上述突变对耐多药结核病在人群中的传播具有重要意义。近期的分子流行病学研究表明,在耐多药 MTB 菌株中,rpoC 突变更易同时发生于新发结核病患者分离的菌株中。上述结果表明 rpoC 的补偿突变对提升耐多药结核病在人际的传播能力具有重要影响。目前关于补偿突变的研究主要集中于利福平耐药 rpoB 突变后的补偿突变,其他药物是否也存在类似的机制尚不清楚。

（袁婷 邱尔钺 欧阳静 贺喜）

# 参考文献

［1］刘剑君，王黎霞.现代结核病学［M］.第二版.北京：人民卫生出版社，2022.

［2］唐神结，高文.临床结核病学［M］.第二版.北京：人民卫生出版社，2019.

［3］李兰娟，任红.传染病学［M］.第八版.北京：人民卫生出版社，2015.

［4］Koch A，Mizrahi V. Mycobacterium tuberculosis. TrendsMicrobiol，2018；26(6)：555-556.

［5］Fogel N. Tuberculosis：a disease without boundaries. Tuberculosis(Edinb)，2015；95(5)：527-531.

［6］de Martino M，Galli L，Chiappini E. Reflections on the immunology of tuberculosis：will we ever unravel the skein? BMC Infect Dis，2014；Suppl 1(Suppl 1)：S1.

［7］Ernst JD. The immunological life cycle of tuberculosis. Nat Rev Immunol，2012；12(8)：581-591.

［8］Hossain MM，Norazmi MN. Pattern recognition receptors and cytokines in Mycobacterium tuberculosis infection-the double-edged sword? Biomed Res Int，2013；Hossain MM，Norazmi MN. Pattern recognition receptors and cytokines in Mycobacterium tuberculosis infection-the double-edged sword? Biomed Res Int. 2013；2013：179174.

［9］Bansal R，Sharma D，Singh R. Tuberculosis and its Treatment：An Overview. Mini Rev Med Chem，2018；18(1)：58-71.

［10］Cruz-Knight W，Blake-Gumbs L. Tuberculosis：an overview. Prim Care-2013；40(3)：743-756.

［11］Ernst JD. The immunological life cycle of tuberculosis. Nat Rev Immunol，2012；12(8)：581-591.

［12］Chao MC，Rubin EJ. Letting sleepingdos lie：does dormancy play a role intuberculosis? Annu Rev Microbiol，2010；64：293-311.

# 第二章 结核免疫学

结核分枝杆菌(Mycobacterium tuberculosis，MTB)是结核病的病原体，已感染人类数千年。MTB 非常适合建立感染，可在宿主正常免疫反应的情况下持续存在并传播给未感染的个体。MTB 完成这个感染周期的能力取决于它逃避和利用宿主免疫反应。MTB 感染的结果通常是一种以免疫控制和细菌持久性为特征的平衡状态。MTB 与人类共同进化了数千年，非常适合驾驭人类免疫系统。

结核病(TB)发病机制的一个核心特征是致病微生物 MTB 能够在多种细胞内环境中生存。MTB 感染的结果是由宿主遗传学、并发症、环境因素和微生物毒力等因素决定的。为了建立感染，MTB 会抵抗并解除肺部的巨噬细胞和中性粒细胞的武装，破坏溶酶体运输途径以在细胞内生存。MTB 感染在胚胎发生过程中产生肺泡巨噬细胞(AM)，以及血液学来源的各种表型不同的巨噬细胞群。受感染的树突状细胞(DC)前往引流淋巴结并激发 T 细胞，然后返回受感染的肺部。这需要几周的时间，但一旦形成有效的适应性免疫反应，T 细胞、B 细胞和活化的巨噬细胞就会形成特征性肉芽肿，并建立细菌控制。最常见的是，细菌复制受到抑制，炎症反应消退，导致潜伏性结核病。潜伏性结核病可能会产生一系列结果，包括细菌消除和亚临床疾病，尽管目前还没有办法区分感染绝育的个体和携带活杆菌的个体。由于进行性原发感染或"重新激活"，5%~15%的感染者将继续发展为活动性结核病，这种情况可能在初次感染后很长时间内发生。在重新激活过程中，TB 在先前"成功"(尽管没有消除)的适应性免疫反应的环境中发展。可能有多种疾病表现，包括空洞性肺病到几乎涉及任何器官系统的局灶性感染，到广泛播散性感染。空洞性肺病是最常见的，而且重要的是，患有空洞性病变的个体最具传染性。因此，尽管播散性感染对于感染者来说可能是毁灭性的，但对于细菌来说也不是一个成功的结果，因为它不太可能导致传播。

MTB 的生命周期(彩图 2-1)取决于它以看似不同的方式与免疫系统相互作用的能力：它逃避先天免疫反应，在适应性免疫反应面前持续存在而不引起症状性疾病，并引发强烈的炎症反应以引起广泛的组织病理学病变以及在人体播散。

结核分枝杆菌通过气溶胶从患有活动性肺部感染的个体传播。第一个被感染的细胞是肺泡巨噬细胞。受感染的肺泡巨噬细胞迁移到肺间质后，杆菌感染各种单核细胞来源和组织驻留的巨噬细胞、树突状细胞和中性粒细胞。先天免疫反应是否可以清除某些个体的感染尚不清楚。树突状细胞前往引流淋巴结，在那里抗原特异性 T 细胞被启动。T 细胞返回感染部位，对于建立控制和防止传播至关重要。通过有效的适应性免疫反应，大多数感染者会出现潜伏感染，其后果包括从绝育感染到亚临床疾病。由于一些不太了解的原因，5%~15%的感染者会患上活动性结核病(TB),最常见的是肺部空洞性疾病。大多数传播发生在患有空洞性肺病的个体身上。

## ● 第一节　固有免疫和结核分枝杆菌感染的建立

　　MTB 的感染剂量非常低,估计约为三个杆菌,这凸显了 MTB 在逃避固有免疫反应方面的有效性。当吸入传染性微滴(即其中悬浮有杆菌)时,结核分枝杆菌进入宿主,到达支气管树,在那里细菌与呼吸道黏膜接触;它涂有气道表面液体(ASL),其中含有黏液、抗分枝杆菌肽、免疫球蛋白、细胞因子和趋化因子,试图阻止微生物通过。微生物可以从呼吸道黏膜逃逸并到达由 Ⅱ 型上皮细胞(AECⅡ)、巨噬细胞(MA)和树突状细胞(DC)组成的肺泡。

　　在被吞噬细胞摄取之前,MTB 就遇到了肺泡内壁液,肺泡上皮细胞分泌的脂质和蛋白质的复杂混合物,其中包括与分枝杆菌表面糖脂相互作用的表面活性蛋白和水解酶。肺泡内壁液增强吞噬细胞对病原体的摄取和杀灭,并对于肺泡上皮细胞的相互作用产生不同的影响。炎症或吸烟引起的肺表面活性物质缺乏会促进细胞内 MTB 的复制,并增加患结核病的风险。此外,抗体调理作用可能会促进针对 MTB 的先天免疫控制。有趣的是,最近的数据表明,疫苗接种引起的结核分枝杆菌特异性 IgM 抗体可能具有保护作用。这表明有可能开发出产生破坏感染最早步骤的体液反应的疫苗,例如通过中和分泌的或细胞包膜相关的毒力因子或通过功能性改变随后的巨噬细胞相互作用。

　　在气道中,MTB 首先遇到肺泡巨噬细胞(AM),这为感染的建立提供了允许的环境。此外,MTB 感染肺上皮细胞并将毒力脂质[例如硫醇二肌酸(PDIM)和硫脂]释放到上皮宿主细胞膜中。受感染的 AM 迁移到肺间质中的方式取决于 MTB 的 ESX-1 分泌系统和宿主 IL-1β 的产生。当 MTB 进入肺间质时,它会感染其他巨噬细胞群。中性粒细胞对结核分枝杆菌通过诱导活性氧(ROS)和中性粒细胞胞外陷阱(NET)来抑制感染,但这对控制细菌复制作用不大,反而会加剧炎症。巨噬细胞似乎比其他免疫细胞更能控制感染,利用吞噬溶酶体融合、自噬和氧化应激等抗菌机制来杀死 MTB,并促进炎性代谢转变。结核分枝杆菌通过过氧化氢酶-过氧化物酶 KatG 解毒活性氧,还使用 NuoG 抑制巨噬细胞和中性粒细胞中 ROS 的产生。当受感染的巨噬细胞经历细胞凋亡模式时,它们可以通过胞吞作用被清除,从而限制病原体的传播。MTB 利用 EsxA、CpnT 和 PDIM 等毒力因子诱导坏死并促进 MTB 传播、细胞外复制和免疫病理学。MTB 还通过增强宿主脂质的积累来诱导泡沫状巨噬细胞表型,从而支持细菌的营养供应和持久性。宿主细胞因子,例如干扰素和 TNF 以及白三烯,会导致组织炎症,进而招募更多细胞。此外,结核分枝杆菌 EsxH 抑制树突状细胞的抗原呈递,以延迟适应性免疫的发生。

　　我们对 MTB 最早感染事件的了解大部分来自小鼠模型。在该模型中,上皮细胞在感染后48 小时内被感染;然而,结核分枝杆菌似乎不会在这些细胞中复制或持续存在。分枝杆菌脂质(PDIM)可以扩散到上皮细胞膜并调节免疫反应。微褶皱细胞(M 细胞)也可能是一个入口,允许结核分枝杆菌进入上呼吸道下方的淋巴组织。在小鼠中,组织驻留 AM 是前 2 周内感染的主要细胞类型。AM 位于肺泡空间中,持续暴露于环境颗粒物中,AM 可以抑制对异物的炎症反应,以防止肺损伤。AM 吞噬结核分枝杆菌感染后会启动核因子红细胞相关因子

2(NRF2)驱动的抗氧化转录反应,该反应与结核分枝杆菌生长控制受损相关。2周后,受感染的 AM 从肺泡腔迁移到肺间质,这一过程依赖于宿主 IL-1β 信号传导和结核分枝杆菌Ⅶ型分泌系统 ESX-1(ESAT-6 分泌系统 1;ESAT-6 也称为 EsxA),进入肺间质后,结核分枝杆菌会感染其他类型的吞噬细胞。根据其转录反应,AM 内的结核分枝杆菌似乎能够获取宿主铁和脂肪酸,经历最小的氧化和亚硝化应激,并具有较高的复制能力。此外,AMs 的选择性消耗可减少肺结核分枝杆菌小鼠的负担,支持了 AM 是一个特别宽松的生态位,有利于感染建立的观点。然而,感染 3 周后,受感染的 AM 可以表现出促炎症反应。最近的测序分析表明,感染后存在多个 AM 亚群,其中一些亚群会产生促炎症反应并对杆菌施加压力。此外,另一项研究表明 AM 在从气道迁移到肉芽肿后属于结核分枝杆菌限制性细胞类型。总体而言,数据支持 AM 对结核分枝杆菌几乎没有控制作用的观点(在感染的前两周内);然而,一些 AM 群体可能受到限制,特别是随着感染的进展和适应性免疫反应的发展。

随着时间的推移,MTB 通过感染多形核中性粒细胞(PMN)、DC 和各种组织驻留和招募的巨噬细胞群来使其生态位多样化。尽管 PMN 通过活性氧(ROS)和中性粒细胞外陷阱(NET)根除多种微生物,但 MTB 能够抵抗 ROS 介导和 NET 介导的杀伤作用,并且 PMN 为 MTB 复制创造了一个允许的生态位。MTB 诱导受感染的 PMN 坏死,从而进一步促进 MTB 在被巨噬细胞吞噬后的生长,进而招募更多的 PMN。在人类中,中性粒细胞与肺免疫病理学和活动性结核病特有的免疫反应失败有关。

另一方面,在初始感染期间,PMN 促进小鼠体内 CD4$^+$ T 细胞的启动。因此,PMN 可能在 MTB 感染早期发挥间接保护作用,但总体看来几乎没有直接抗分枝杆菌活性,并且与疾病进展密切相关。已发现单核细胞来源的 DC 在结核分枝杆菌的转运中发挥关键作用,从肺到引流淋巴结,其中传统 DC 将抗原呈递给初始 T 细胞。根据表面标记 CD11b 和 CD103,常规肺 DC 可以分为两个主要群体。两种 DC 群体都感染了 MTB,并表现出向引流淋巴结迁移的延迟,但它们启动幼稚 T 细胞的能力不同。最近,嗜酸性粒细胞已被证明可以被招募到 MTB 肉芽肿中,并被发现可以保护小鼠免受 MTB 感染。

受感染的 AM 迁移到肺间质后,MTB 会感染更多的巨噬细胞群。被感染的免疫细胞很难分类,因为它们在 MTB 感染的肺部的炎症环境中被募集、增殖、对刺激做出反应并分化成巨噬细胞和 DC。除了 AM 之外,还有其他 CD11c+群体(已被分类为 DC 或巨噬细胞),以及 CD11c 低/int 群体(称为"间质巨噬细胞"或"招募巨噬细胞")被感染。在小鼠中,使用静脉注射氯膦酸盐选择性去除循环单核细胞会增加肺结核分枝杆菌的负担,这表明单核细胞衍生的巨噬细胞在结核分枝杆菌控制中的重要性。此外,对人类单核细胞来源的巨噬细胞的转录组分析表明,它们对结核分枝杆菌产生比 AM 更强烈的炎症反应。因此,一个普遍的观点是,单核细胞来源的、招募的巨噬细胞比 AM 更具限制性。然而,最近的数据表明情况更为复杂,单细胞 RNA 测序表明至少有四种不同的结核分枝杆菌感染的间质巨噬细胞群。感染后 6 周,CD11c+单核细胞衍生的巨噬细胞样细胞的子集成为主要感染的细胞类型,肺部感染的细胞群中有高达 30%。该细胞群内的杆菌似乎也承受较小的压力,这表明该 CD11c+巨噬细胞群比其他单核细胞来源的群更容易受到影响。在斑马鱼幼虫模型中,海分枝杆菌选择性地招募允许的巨噬细胞。结核分枝杆菌还可能通过操纵骨髓生成和表观遗传重编程来促进巨噬细胞的募集。

因此,正如上面针对 AM 所建议的,不同的间质巨噬细胞和募集的巨噬细胞控制 MTB 复制的程度可能有所不同。有趣的是，不同巨噬细胞群抗菌能力的差异与不同的代谢表型相关，AM 普遍更倾向于氧化磷酸化，而间质巨噬细胞普遍更倾向于糖酵解。不同的骨髓细胞群在表观遗传上预编程的程度是一个研究领域。某些个体是否能够在先天免疫阶段消除感染尚不清楚。有证据表明，一些对 MTB 感染具有抵抗力个体的单核细胞改变了免疫代谢反应。

总而言之，MTB 在解除先天免疫反应方面非常有效。它似乎很容易在 AM 中生长，将杆菌输送到肺间质，其中额外的吞噬细胞支持细菌生态位的扩张和从感染部位的传播。随着适应性免疫的开始，一些骨髓细胞亚群似乎限制细菌生长，而其他细胞亚群则继续提供许可的生态位。与未接种疫苗的小鼠相比，在结核分枝杆菌感染前接种过减毒疫苗［牛分枝杆菌卡介苗（BCG）］的小鼠中，与未接种疫苗的小鼠相比，杆菌更早地从 AM 转移到其他巨噬细胞群和 PMN。将感染平衡转向限制性巨噬细胞或增强允许亚群的抗分枝杆菌能力的策略可能使新的宿主导向疗法（HDT）能够促进细菌清除。此外，研究人员对如何"训练"这些先天反应以产生增强的保护作为疫苗策略非常感兴趣。

## 第二节　巨噬细胞控制机制

巨噬细胞检测多种结核分枝杆菌病原体相关分子模式，并通过激活抗菌途径作出反应。对结核分枝杆菌感染作出反应的细胞表面和细胞内模式识别受体包括 Toll 样受体（TLR）、C 型凝集素受体、NOD 样受体和环 GMP-AMP 合酶（cGAS）-STING，它们驱动巨噬细胞转录反应并调节细胞内运输。此外，吞噬细胞受体（例如 Fcγ 受体、补体受体和清道夫受体）可促进分枝杆菌的摄取。结核分枝杆菌的检测 TLR2 和 C 型凝集素受体的病原体相关分子模式激活 NF-κB 信号传导，导致促炎细胞因子的产生，例如 TNF 和 IL-6，以及 IL-1β 和 IL-18，这些细胞因子由 NLRP3（含 NOD、LRR 和 Pyrin 结构域 3）炎性体加工成熟蛋白质。一些宿主模式识别受体实际上抑制促炎反应，例如 DC-SIGN，一种主要的结核分枝杆菌结合 C 型凝集素受体，它有利于结核分枝杆菌在巨噬细胞中复制。这些早期宿主-病原体相互作用也影响下游细胞内运输途径。例如，Fcγ 受体介导的吞噬作用将细菌引导至溶酶体，而甘露糖受体结合则抑制这一过程。此外，在人类中，已发现 MTB 特异性抗体的功能特征和糖基化模式不同，并且这些抗体影响溶酶体成熟和炎性体活性。当单个杆菌与多个巨噬细胞受体结合时，来自这些不同途径的信号如何整合、不同受体在不同骨髓细胞中起作用的程度都是悬而未决的问题。

一旦杆菌被内化，巨噬细胞就会通过多种方式消灭细菌：限制必需营养素，例如铁；重金属中毒；产生抗菌肽；产生活性氧和氮中间体；和进行性吞噬体酸化和溶酶体融合。抵抗感染还会引起宿主代谢的重大改变，以提供 ATP 和 NADPH 来推动抗菌途径。巨噬细胞转变为炎症表型，其特征是 Warburg 样转变为糖酵解，这导致结核分枝杆菌生长受限，如骨髓源性巨噬细胞、小鼠和非人类灵长类动物（NHP）中所示。炎症代谢表型与三羧酸循环的重塑相关，这会增强 IL-1β 的产生，并支持衣康酸的产生，从而限制炎症反应并抑制 MTB 中心碳代谢酶。尽管 IL-1β 在结核病的早期阶段具有宿主保护作用，但随着疾病的进展，它可以增强促炎类二十烷酸的产生，导致中性粒细胞大量涌入并加剧组织病理学。就人类肺结核而言，最近一项针对未经治疗的耐多药结核分枝杆菌患者的研究发现，IL-1β 和促炎类二十烷酸与三羧酸循环重塑相关。线粒体是宿主免疫代谢的核心，因为它们拥有多种代谢途径，影响细胞死亡和炎性体激活，并产生 ROS。MTB 还通过调节宿主因子（例如 miR-33 和 PPARα）的表达来诱导脂滴中脂肪酸和胆固醇的积累。宿主脂滴在免疫防御中发挥作用，它们也被结核分枝杆菌作为碳源代谢，并用于构建发病机制所需的毒力脂质。因此，巨噬细胞通过改变其新陈代谢来应对感染，而结核分枝杆菌似乎利用了这些变化来获益。

## ▶ 第三节　分枝杆菌免疫逃避策略

MTB 如何抵抗和损害巨噬细胞防御一直是研究的热点，其损害吞噬溶酶体融合的能力早在 1971 年就有记录。现在人们认识到 MTB 可以在不同的细胞内环境中生存。MTB 被单个膜结合的吞噬体吸收，该吞噬体被宿主靶向作用以促进细菌清除。宿主蛋白和结核分枝杆菌毒力因子之间的相互作用决定感染结果。分子标记如 RAB5、RAB7 和磷脂酰肌醇 3-磷酸（PtdIns3P）的顺序募集通常会促进早期至晚期吞噬体的成熟，但结核分枝杆菌主动逃避吞噬体的成熟。在一个称为"LC3 相关吞噬作用"（LAP）的过程中，NADPH 氧化酶在 MTB 吞噬体（LAPosome）上组装并诱导氧化应激，但 MTB 效应子会损害 NADPH 氧化酶的募集。MTB 也可以以 RAB20 依赖性方式靶向作用于宽敞的吞噬体。此外，结核分枝杆菌 ESX-1 底物 EsxA 和 phthiocerol dimycoserosate（PDIM）会促进吞噬体损伤。结核分枝杆菌 EsxH 抑制运输（ESCRT）机制所需的宿主内体分选复合物，以防止膜修复。MTB 逃入细胞质并可以复制形成索状体。宿主试图在双膜自噬体中重新捕获胞质暴露的 MTB，该自噬体受到效应物（包括 PE-PGRS 家族成员）的抑制。MTB 包含在单膜或双膜隔室中的物质，是溶酶体杀伤的目标。MTB 具有抵抗酸化的机制，例如阻断液泡型 ATP 酶（V-ATP 酶）并产生抗酸剂 1-结核腺苷（1-TbAd）来中和 pH。

我们对 MTB 用来破坏不同宿主溶酶体运输途径的蛋白质和脂质效应子也有了越来越多的了解，正如这里简要讨论的和最近详细回顾的那样。NdkA 阻止内体标记物（如 RAB5 和 RAB7）的募集，SapM 使磷脂酰肌醇 3-磷酸去磷酸化。PknG 是一种丝氨酸/苏氨酸蛋白激酶，靶向作用于 RAB GTPase RAB7L1 以抑制吞噬体成熟，最近被描述为一种不寻常的泛素连接酶，可干扰 NF-κB 信号传导。多种结核分枝杆菌脂质，包括磷脂酰肌醇甘露糖苷、脂阿拉伯甘露聚糖、二酰基海藻糖、多酰基海藻糖、海藻糖二霉菌酸酯和磺基糖脂 1，可调节炎症信号传导，并且还与阻止吞噬体成熟有关。

结核分枝杆菌蛋白 NdkA、CpsA 和 PPE2 妨碍分枝杆菌吞噬体上 NADPH 氧化酶的获取，而结核分枝杆菌过氧化氢酶（KatG）解毒 ROS。通过阻断 NADPH 氧化酶，MTB 会损害一种称为"LC3 相关吞噬作用"的自噬相关途径，该途径通常将微生物转运至溶酶体。结核分枝杆菌 NuoG 还可以解毒吞噬体 ROS，从而限制随后的 TNF 介导的细胞凋亡。MTB 编码五种Ⅶ型分泌系统（ESX-1~ESX-5），将底物输出到细胞外。ESX-1 和 ESX-3 效应子在巨噬细胞相互作用中发挥着重要作用，并且是毒力所必需的。EsxA（由 ESX-1 输出）和 PDIM（一种细胞包膜脂质）会促进吞噬体膜的损伤，但具体如何尚不清楚。吞噬体的透化使结核分枝杆菌能够获取营养并将效应物传递至胞质溶胶。

除了调节溶酶体运输外，MTB 效应子还抑制 AIM2 和 NLRP3 炎性体并促进宿主细胞坏死。吞噬体损伤引发一系列复杂的宿主-病原体攻击和反击。巨噬细胞可以修复内溶酶体系统的损伤，但结核分枝杆菌 ESX-3 效应子 EsxH 会干扰修复。巨噬细胞识别受损的吞噬体，并尝试通过选择性自噬将细菌引至溶酶体。受损的吞噬体暴露腔内蛋白质上的聚糖残基，然后与半乳糖凝集素结合，而泛素 1 和泛素连接酶 Parkin 和 SMURF1 促进泛素在杆菌周围沉积。半乳糖凝集素标记和泛素标记的分枝杆菌可被 p62、NDP52 和 TAX1BP1 等接头蛋白识别，并成为自溶酶体降解的目标。进入细胞质的细菌和线粒体 DNA 激活 cGAS-STING 途径，促进 I 型干扰素的产生并激活自噬。结核分枝杆菌 PE-PGRS 蛋白家族的成员可阻断自噬，并且至少在人淋巴内皮细胞中，胞质分枝杆菌聚集形成索状，从而抵抗选择性自噬。

此外，与其他杆菌感染不同，MTB 感染不会产生大量线粒体 ROS，这似乎也会导致 NADPH 氧化酶活性和自噬受损。如果在感染前用干扰素-γ 刺激巨噬细胞，MTB 阻断溶酶体运输途径的能力将被部分克服。干扰素-γ 对巨噬细胞生理学和吞噬体生物学具有重大影响，稍后将进一步讨论。最后，MTB 通过产生一种不寻常的萜核苷（1-结核菌基腺苷）来中和吞噬体的 pH，并且还具有抵抗酸化杀死的机制。作为消除细胞内感染的最后手段，宿主细胞启动细胞凋亡，这是一种程序性细胞死亡途径，其中降解的细胞内容物保留在膜泡内。细胞死亡的凋亡模式与随后的胞吐作用相结合，具有宿主保护作用；然而，MTB 利用 CpnT、PDIM 和铁超载等因素诱导坏死，以促进细菌传播。I 型干扰素和 TNF 引起的过度组织炎症也会导致 MTB 诱导巨噬细胞死亡。总体而言，MTB 采取多方面的方法来破坏巨噬细胞的抗菌反应并在不同的细胞内环境中适应生存。

我们对 MTB 如何破坏巨噬细胞功能的分子理解主要来自离体研究，但体内巨噬细胞在个体发育、组织驻留和炎症环境的基础上有所不同。它们暴露于肺泡内壁液体中并经历上皮样转化，形成多核巨细胞并变得充满脂质和"泡沫状"。离体巨噬细胞（最常见的是骨髓衍生的或单核细胞衍生的巨噬细胞）如何在体内重现不同的巨噬细胞亚群尚不清楚。是否 MTB 优先驻留在特定巨噬细胞群体的特定细胞内区室中尚不清楚。MTB 还可以选择性地部署效应器，根据巨噬细胞状态差异性地操纵巨噬细胞。有几个值得注意的例子，其中离体研究的结果和体内数据似乎不一致。例如，许多自噬蛋白有助于离体结核分枝杆菌的巨噬细胞控制，但它们在体内是可有可无的，并且 NLRP3 对于离体巨噬细胞中结核分枝杆菌诱导的炎症小体活性至关重要，但对于体内 IL-1β 的产生来说是可消耗的。除了巨噬细胞之间的差异之外，这些差异还可能反映了体内补偿性宿主途径或体内生长的杆菌与液体培养物相比的生理学差异。例如，体内 MTB 能够接触宿主胆固醇和脂肪酸，这会影响 MTB 的毒力脂质，例如 PDIM。此外，在离体研究中，研究人员通常在巨噬细胞感染之前产生结核分枝杆菌的单细胞悬浮液，这可能会影响巨噬细胞的相互作用。尽管未来的工作必须评估不同细胞类型和 MTB 生命周期不同阶段中个体效应器的相关性，总的来说，这些研究对 MTB 破坏巨噬细胞功能的分子机制有了深入的了解。

## 第四节　适应性免疫应答

机体需要有效的适应性免疫反应来预防进行性、播散性结核病。肉芽肿是 MTB 感染的组织病理学标志。成熟肉芽肿是巨噬细胞、中性粒细胞和淋巴细胞的有组织集合。当存在有效的适应性免疫反应时,肉芽肿控制甚至消灭感染,变得硬化和钙化,而活动性结核肉芽肿则坏死并具有干酪样外观(像奶酪)。CD4⁺ T 细胞和 TNF 对于组织良好的肉芽肿形成和宿主保护至关重要。HIV 感染导致的 CD4⁺ T 细胞功能障碍或接受 TNF 抑制剂治疗的 T 细胞无法形成组织良好的肉芽肿,因此它们极有可能发展为活动性结核病和播散性感染。解码参与肉芽肿发生和维持的潜在机制是一个重要的研究重点,因为它们涉及感染的控制,并且在某些情况下还涉及病原体的持续存在。肉芽肿说明了 MTB 的双重性:从宿主的角度来看,肉芽肿是一个细菌"监狱",有可能"隔离"身体其他部位的感染;然而,从细菌的角度来看,它是一个不断增长的吞噬细胞集合,可以在其中进行感染和复制。例如,结核分枝杆菌 ESX-1 分泌系统可以启动 I 型 IFN 反应,这与招募高度允许 MTB 感染的独特骨髓细胞群(CD11b+F4/80+Gr1 int)的新生肉芽肿直接相关。有趣的是,一项研究表明,肉芽肿周围的免疫反应在位置上是分离的,其中心含有促炎成分,而周围组织则含有抗炎成分。也有研究提出,肉芽肿可能具有最大细菌负荷(或承载能力),超过该值感染将继续进展。如果肉芽肿包含感染但未引起实质性组织病理学改变,则该人患有 LTBI,并且可能是预防性治疗的候选者。

CD8⁺ T 细胞在 MTB 感染期间也会被激活,并且可以在人类结核病患者的血液中检测到。最近的数据支持 CD8⁺ T 细胞和 CD4⁺ T 细胞协同控制结核分枝杆菌感染的观点。B 细胞和体液免疫在结核病中的作用不如 T 细胞那么明确。B 细胞耗竭研究未能明确确定 B 细胞或抗体在 MTB 感染控制中的作用,尽管最近的研究发现 NHP 和人类在静脉注射 BCG 疫苗接种后具有潜在的保护性抗体,尽管最近的研究发现 NHP 和人类在静脉注射 BCG 疫苗后具有潜在的保护性抗体。诱导支气管相关淋巴组织是含有 B 细胞滤泡的异位淋巴组织,主要见于多种炎性肺部疾病中。存在于多种炎症性肺部疾病中。诱导性支气管相关淋巴组织的丰富性及其与 MTB 肉芽肿的接近程度与针对 TB 的保护相关。

长期以来,干扰素-γ 一直被认为是 CD4⁺ T 辅助 1TH1 细胞介导保护的关键因素。干扰素-γ 对巨噬细胞生理学和吞噬体生物学具有重大影响,包括增强自噬和促进 RAB20 依赖性靶向作用于宽敞的吞噬体。与小鼠巨噬细胞相比,干扰素-γ 增强人类巨噬细胞抗菌活性的方式存在许多差异。干扰素-γ 诱导免疫相关 GTP 酶的表达,该酶针对细胞内病原体进行破坏。在小鼠中,这是一个大家族,而人类只有两种与免疫相关的 GTP 酶,并且它们的表达不依赖于干扰素-γ。在人体细胞中,干扰素-γ 会诱导抗菌肽的表达,该肽依赖于维生素 D。尽管巨噬细胞对干扰素-γ 的反应存在明显的物种特异性差异,但 II 型干扰素反应缺陷与小鼠和人类的结核病易感性有关。除了增强巨噬细胞的抗菌活性外,干扰素-γ 缺陷宿主的易感性也可能是由于骨髓生成受损以及缺乏受过训练的保护性单核细胞和巨噬细胞。干扰素-γ 还通过抑制 IL-1 和 12/15-脂氧合酶来抑制结核分枝杆菌允许的 PMN 的募集,并限制肺血管系统中终末分化、非保护性 CD4⁺ T 细胞的积累。干扰素-γ 对于限制脾脏中的播散性感染特别重要,而肺中过量的干扰素-γ 如果不被 PD1 抑制,则可能是有害的。同样,感染缺乏亲环蛋白 D(一种线粒体基质蛋白)的小鼠会导致 T 细胞增殖增加,TNF 和干扰素-γ 的产生增加,并伴有组织损伤和生存率降低。

不依赖干扰素-γ 的机制也以目前尚不清楚的方式促进 CD4⁺ T 细胞介导的肺部控制。定义干扰素-γ 独立机制的研究确定了 TNF 家族成员 CD153,其在结核分枝杆菌特异性 TH1 细胞上的表达与小鼠和 NHP 肉芽肿内的细菌负荷呈负相关,并且是 CD4⁺保护能力所必需的 T 细胞。在人类中,潜伏性结核病患者的 CD153 表达高于活动性结核病患者。根据效应器能力、记忆和激活状态以及迁移潜力进一步定义保护性 T 细胞子集可能会揭示与保护相关的 T 细胞特征，并可以指导疫苗策略。总之，CD4⁺ TH1 细胞对于控制 MTB 感染和限制传播至关重要。干扰素-γ 在其功能中发挥着关键作用，但干扰素-γ 独立机制也以尚未明确定义的方式助力 MTB 感染控制。

尽管机体对 MTB 产生了强大的适应性免疫反应，但它会被延迟并且无法消除感染。在动物模型中，需要几周时间才能在肺部检测到抗原特异性 T 细胞。同样，在人类中，需要 2～8 周才能检测到结核病特异性 T 细胞反应。正如最近综述的那样，MTB 通过多种机制损害 DC 成熟并干扰有效的抗原呈递来延迟 T 细胞启动。在 MTB 感染期间，树突状细胞(DC)向肺部的迁移会出现延迟。NuoG 通过抑制受感染的多形核中性粒细胞(PMN)的凋亡和 DC 的抗原摄取来促进这种延迟。一旦受感染的 DC 到达淋巴结，MTB 就会通过降解抗原(例如，Hip1 降解 GroEL2)、将抗原输出到细胞外以及抑制抗原加工(由 EsxH 介导)来损害其启动 CD4⁺ 细胞的能力。输出的结核分枝杆菌脂聚糖(例如脂阿拉伯甘露聚糖)也直接干扰 T 细胞反应。PDIM 抑制 CD4⁺通过抑制 CD86 和 IL-12 的表达来启动 T 细胞并分化。MTB 还优先引发针对诱饵抗原(例如 Ag85B)的 CD4⁺和 CD8⁺反应，这些抗原的表达在 T 细胞启动后下调，或者 T 细胞的靶向作用不具有保护性。受感染肺部的 T 细胞与受感染的巨噬细胞物理分离。肉芽肿中高水平的 IL-10 和转化生长因子-β(TGFβ)也会抑制 T 细胞效应功能。最后，通过抑制受感染巨噬细胞中的抗原呈递，MTB 还可以阻止对受感染细胞的识别。

例如，受感染的 DC 输出结核分枝杆菌通过驱动蛋白 2 依赖性囊泡运输来转移抗原，使它们从主要组织相容性复合物 II 类呈递中转移，使它们在激活 T 细胞方面不如吸收 MTB 抗原的未感染 DC 有效。细胞包膜相关丝氨酸蛋白酶 Hip1 裂解伴侣 GroEL2，其具有很强的免疫原性，以防止其被 DC 呈递。一些破坏吞噬体完整性和吞噬体成熟的效应子也被证明会损害 T 细胞启动。例如，EsxH 通过抑制运输(ESCRT)机制所需的内体分选复合物来损害抗原加工，PE_PGRS47 通过抑制自噬来损害抗原呈递，PDIM 抑制受感染 DC 中 CD86 和 IL-12p40 的表达。此外，如前所述，NuoG 抑制受感染的中性粒细胞的凋亡，延迟 DC 获得抗原并运输至淋巴结。通过在感染时将 MTB 抗原处理的 DC 直接肺部植入，可以克服 T 细胞启动的延迟。这导致抗原特异性 T 细胞更早地募集到肺部，并更直接地控制结核分枝杆菌的复制。总体而言，适应性免疫反应的延迟使得 MTB 建立感染，从最初的感染部位传播，并在数周内相对不受阻碍地生长。

即使通过实验将抗原特异性 T 细胞快速招募到肺部，它们也无法消除感染。因此，适应性免疫反应不仅迟到，而且还不充分。MTB 特异性 CD4⁺ T 细胞和感染的巨噬细胞之间的直接相互作用似乎对于控制 MTB 感染至关重要。上面讨论的损害 T 细胞启动的效应器，例如 EsxH，可以损害 CD4⁺ T 细胞对感染巨噬细胞的识别。此外，MTB 感染的巨噬细胞释放 MTB 细胞外囊泡中的细胞壁成分，例如脂阿拉伯甘露聚糖。脂阿拉伯甘露聚糖和其他分枝杆菌脂聚糖抑制 T 细胞受体介导的初始和效应 CD4⁺ 细胞的激活。CD8⁺ 细胞对结核分枝杆菌的反应主要由免疫显性抗原决定，并且对这些抗原具有特异性的 T 细胞识别受感染巨噬细胞的能力很差。同样，识别 Ag85B 表位的 CD4⁺ T 细胞在慢性感染期间因 Ag85B 的下调而变得无效。此外，尽管 MVA85A 候选疫苗诱导了对 Ag85A 的强烈 TH1 细胞反应，但其保护作用并不比 BCG 强。因此，免疫显性抗原可能充当诱饵，启动无法识别直接感染细胞的 T 细胞群，因为它们识别的抗原是从感染细胞输出的或在感染细胞中不表达的。诱饵抗原的想法得到了结核分枝杆菌菌株的鉴定支持,该菌株在 esxH 中含有多态性,该菌株编码 TB10.4,通过增加免疫显性表位的蛋白水解裂解来破坏其免疫优势,从而允许其他克隆群体扩展。另一方面,又不断地提示,结核分枝杆菌抗原可通过 T 细胞受体下调导致 CD4⁺ T 细胞和 CD8⁺T 细胞耗竭。这种现象已在人类 EsxA 特异性 CD4⁺ T 细胞中观察到。有趣的是,对 EsxA 的非显性或隐性表位具有特异性的 CD4⁺ T 细胞可抵抗终末分化,并比对显性表位具有特异性的 CD4⁺ T 细胞提供更多保护。然而,一项研究报告称,NHP 的结核肉芽肿中 T 细胞耗竭标记物水平较低,表明耗竭并不能完全解释 T 细胞介导的保护缺陷。另一项研究发现,CD4⁺ T 细胞针对 ESX-1、ESX-3 和 ESX-5 位点编码的免疫显性蛋白的反应与潜伏结核病的保护有关。

尽管肉芽肿对于宿主保护和预防播散性感染很重要,但它们也促进持续感染。为了形成肉芽肿,巨噬细胞经历了由 T 辅助细胞 2(TH2)免疫驱动的上皮化程序。结核肉芽肿的免疫抑制环境表现出与肿瘤中相似的 PDL1 特征。肉芽肿似乎还使 CD4⁺ T 细胞位于外围,远离更中心的受感染巨噬细胞。非特异性 T 细胞的募集也可能限制抗原特异性 T 细胞与巨噬细胞的相互作用。肉芽肿是一种免疫抑制环境,其中 IL-10 损害 TH1 细胞免疫并通过 CD8⁺ T 细胞裂解受感染的巨噬细胞。转化生长因子-β(TGFβ)还抑制结核肉芽肿中 CD4⁺ T 细胞的功能和存活。此外,坏死肉芽肿的富含脂质的酪蛋白为 MTB 代谢提供脂肪酸和胆固醇。即使在受感染的个体中,不同的肉芽肿也会建立不同程度的免疫控制,并且这种异质性的基础尚不清楚。总之,MTB 抑制 T 细胞功能的能力和宿主肉芽肿反应的性质都会导致适应不良的免疫反应,无法可靠地消除感染。

## ▶ 第五节 体液免疫与结核病相关抗体

MTB 进入目标宿主会诱导体液和细胞反应。B 淋巴细胞(BL)在此过程中的参与已被证实。

BL 有助于刺激抗体产生介导的体液反应,并呈递可诱导产生细胞因子和趋化因子的抗原。这些细胞的重要性已在针对 BL 已耗尽的非人类灵长类动物研究中清楚地反映出来;据观察,如果没有这些试图消除或遏制分枝杆菌以防止结核病进一步发展的细胞,急性结核感染期间就无法调节肉芽肿反应。细菌附着在宿主细胞表面是致病性的第一步;这使得病原体能够与特定细胞相互作用,涉及病原体表面的不同分子。这种相互作用意味着 MTB 可以定殖并侵入宿主组织;然而,它们会对宿主细胞造成损害,因为它们具有多种毒力因子。结核分枝杆菌进入宿主细胞是感染发展的一个基本事件,因此,抑制是宿主保护的关键步骤,以便 MTB 不使用巨噬细胞和/或其他细胞作为在宿主内繁殖的工具和自然栖息地,从而导致更严重的病理改变。

据报道,针对 MTB 的 Abs 具有直接杀菌或中和活性;它们还有助于增强吞噬作用以杀死病原体、增加吞噬溶酶体融合、限制 MTB 生长并促进 Mφ 中的炎症小体激活以杀死 MTB 微生物。在对全血中的人体细胞进行的体外研究中,由于抗体的作用,分枝杆菌的数量减少,从而使各种免疫球蛋白能够控制结核分枝杆菌感染。免疫球蛋白对不同抗原有亲和力,可预防 MTB 感染,如位于细胞包膜上的阿拉伯甘露聚糖、脂阿拉伯甘露糖(LAM)、脂糖蛋白和多糖;它们还识别肝素结合血凝素(HBHA)和 Mtb 16 kDA 蛋白(HspX)等蛋白质。

研究人员在患有急性肺结核的个体和暴露于病原体的健康受试者中研究了对分枝杆菌抗原具有亲和力的 IgG 和 IgA。抗 MTB 免疫球蛋白 A 抑制分枝杆菌进入肺上皮细胞，而 IgG（通常在炎症过程中产生）具有相反的作用，促进感染。据报道，患有潜伏性结核病和活动性结核病的人会产生具有不同效应功能的抗体；对两组供体的免疫球蛋白 Fc 的特征进行了分析。研究发现，来自潜伏性结核病患者的抗体通过 FcγRⅢ（CD16）受体具有更好的活性；它们参与抗体依赖性细胞毒性的形成。与 TBA 患者的抗体作用相比，这些免疫球蛋白具有不同的糖基化模式，可在细胞内杀死人类巨噬细胞中的分枝杆菌，从而促进吞噬溶酶体成熟、炎症小体激活和减少分枝杆菌负荷，潜伏性结核病患者和活动性结核病患者的抗体 Fc 糖基化模式存在差异，直接影响抗体形成时针对分枝杆菌的保护性免疫反应的能力。

研究表明，针对阿拉伯甘露聚糖和 LAM 的抗体可诱导接种卡介苗的人血清中巨噬细胞的分枝杆菌吞噬作用，并改善吞噬溶酶体融合，从而抑制病原体的细胞内生长。据观察，来自潜伏性结核病患者和健康受试者的抗体比来自活动性结核病患者的抗体更能限制分枝杆菌生长。在 MTB 感染的不同阶段（潜伏性结核病和活动性结核病），通过巨噬细胞系的细胞内生长抑制测定确定，无症状个体（TBL）感染期间自然产生的 IgG 抗 AM（阿拉伯甘露聚糖）具有保护性，但无保护作用。静脉注射卡介苗免疫的恒河猴（Macaca mulatta）的 IgM 抗体滴度与肺部 MTB 负荷的降低显著相关。获得了 MTB 特异性 IgM 单克隆抗体（mAb），可降低病原体的体外存活率。

## ▶ 第六节　结核分枝杆菌重新激活与播散

为什么结核分枝杆菌在看似具有正常免疫能力的宿主中重新激活以及它如何促进传播是人们非常感兴趣的问题。解决这些问题很困难，因为小鼠模型没有潜伏性感染，并且没有完善的传播研究系统。最近研究了对维持潜在状态很重要的宿主反应。产生干扰素-γ、TNF 和 IL-2 的多功能 CD4⁺ T 细胞似乎很重要，并且用抗 TNF 药物治疗或与猿猴免疫缺陷病毒共感染可促进 NHP 模型中的重新激活。CD8⁺T 细胞和非供体 T 细胞也可能发挥作用，抗体、自然杀伤细胞和 3 型先天淋巴细胞也与潜伏性感染状态相关。面对这种免疫压力，结核分枝杆菌被认为以休眠状态生存，尽管潜伏感染期间杆菌的生理学尚不清楚。固体肉芽肿内发现的缺氧条件会促进非复制、持久的表型并激活细菌 DosR 调节子，这是 NHP 中持久存在所必需的。

Ⅰ型干扰素信号传导伴随着重新激活，并且越来越多的证据表明它在重新激活中发挥着致病作用。为了确定与重新激活相关的宿主特征，对一群患有潜伏性结核病的青少年进行了前瞻性随访。Ⅰ型干扰素信号传导的中性粒细胞驱动的血液转录特征出现先于活动性结核病的临床诊断。这符合上面讨论的观点，即中性粒细胞为 MTB 提供了复制生态位，并且它们还可能发挥免疫调节作用。此外，干扰素-α/β 受体亚基 1 的基因突变与人类丙型肝炎病毒感染风险增加相关，也与 MTB 易感性降低相关。MTB 复苏促进因子是细胞壁活性酶，在从休眠到活跃复制的转变中发挥作用，但影响重新激活的其他细菌因素尚不清楚。

正如前面所讨论的，由于 ESX-1 功能和 PDIM 丰度影响 Ⅰ型干扰素的产生，我们推测它们可能是细菌重新激活的重要驱动因素，但目前还没有完善的、简便的系统来研究这一点。

由于缺乏再激活疾病的小动物模型，因此很难确定与疾病进展相关的反应是否与再激活存在因果关系。关于相关宿主和细菌决定因素的巨大知识差距阻碍了开发预防感染个体疾病进展的治疗性疫苗的策略。

为了传播，MTB 进入气道，通过咳嗽雾化使感染者数量增加。MTB 利用适应性免疫反应来促进传播。空洞起着核心作用，它们是免疫真空部位，血管很少，纤维化袖口限制了免疫细胞的进入。当在空洞中 MTB 在细胞外生长时，其负荷量达到 $10^7 \sim 10^9$。空洞的形成需要针对活的 MTB 或 MTB 的组织损伤性免疫反应抗原。HIV 感染者患空洞病或传播感染的可能性较小。循环 CD4$^+$ T 细胞的数量与空洞病的发生率之间存在相关性，T 细胞反应与空洞病之间的关联可能解释了为什么 CD4$^+$ T 细胞抗原高度保守。此外，高水平的 IL-1β 和 TNF（通常被认为具有宿主保护作用）与空洞病变相关。TNF 可驱动坏死细胞死亡和基质金属蛋白酶的表达，从而促进组织破坏。有趣的是，当在 C3HeB/FeJ 小鼠中进行测试时，具有不同传播倾向的 MTB 菌株引起了截然不同的病理学，高传播菌株导致更多干酪样肉芽肿，而低传播菌株导致更广泛和弥漫性肺炎。这些毒株之间的遗传差异如何导致传播潜力的差异尚未确定。MTB 可能会操纵其菌体包膜糖脂来改变掩蔽和引发宿主炎症之间的平衡。促进巨噬细胞坏死的毒力因子（例如 CpnT 和 ESX-1）也可能促进空洞形成和传播，但这尚未经过直接测试。有趣的是，中性粒细胞可能出于与组织损伤无关的原因促进传播，最近的一项研究表明，与细胞外杆菌相比，在受感染的 PMN 内雾化的 MTB 具有增强的活力。最后，菌体包膜脂质在传播中的直接证据来自最近的数据，该数据显示分枝杆菌菌体包膜中的硫脂会促进豚鼠咳嗽。

## 第七节 展望

由于结核病研究人员证明干扰素-γ、TNF 和 CD4$^+$ TH1 细胞是宿主免疫的关键决定因素，因此大多数疫苗工作都集中在增强这些免疫反应上。然而，尽管它们对于控制结核病至关重要，特别是防止传播，但"更多"并不能促进杀菌免疫力，反而会加剧组织损伤和病理。鉴于 MTB 必须采取多种策略来破坏 CD4$^+$ T 细胞和巨噬细胞的抗菌能力，这种方法基本上不成功也就不足为奇了。既往感染并不能防止人类再次感染，并且即使 NHP 正在经历活动性感染，也可能会受到二次感染，这表明预防感染的免疫反应将与 MTB 通常在大多数人中引起的免疫反应不同。新的疫苗策略应考虑杆菌的免疫逃避机制，产生保护性疫苗的可能策略：疫苗可以产生抗体，中和 MTB 建立感染所需的一组必需细胞表面或分泌的毒力因子。调理抗体可以促进细菌特异性摄取到保护性巨噬细胞中，或引导杆菌进入细胞内的杀菌路径。通过产生表观遗传变化，巨噬细胞可以被训练成更具保护性的表型。与自然感染期间占主导地位的诱饵抗原相反，有可能鉴定出产生保护性 T 细胞反应的抗原。最后，生成在肺部待命的淋巴细胞，准备对感染作出反应，将克服 T 细胞启动的延迟。也可通过恢复巨噬细胞的效应功能［例如溶酶体运输、活性氧（ROS）产生和信号传导、最佳代谢反应和保护性细胞死亡途径］来预防 MTB 感染。抗体或训练也可能使细胞招募偏向于保护性免疫细胞，而不是巨噬细胞和中性粒细胞。最后，恢复与适应性免疫系统的功能相互作用可以增强骨髓细胞的抗菌能力及其保护性炎症反应。

保护性宿主反应需要克服 MTB 的免疫逃避机制，恢复免疫细胞的抗菌能力以及恢复其与适应性免疫系统功能的相互作用。了解 MTB 如何破坏宿主免疫力可以明确其致命弱点，通过增强自噬、LC3 相关的吞噬作用和吞噬体-溶酶体融合，可以在吞噬细胞功能水平上实现保护。

在预防性疫苗方面，最近的研究表明，训练有素的免疫力、独特的抗体反应和新型 T 细胞表位是有希望的发展路径。尽管还存在许多差距，但对宿主与 MTB 相互作用的基本了解应该能够提供合理的新方法来开发更好的生物标志物、疗法和疫苗。

（龙云铸　毛鑫城　文湘兰　陈茜）

## 参考文献

[1] Carabalí-Isajar ML, Rodríguez-Bejarano OH, Amado T, et al. Clinical manifestations and immune response to tuberculosis. World J Microbiol Biotechnol, 2023；39(8)：206.

[2] Deretic V, Wang F. Autophagy is part of the answer to tuberculosis. Nat Microbiol, 2023(8)：762-763.

[3] PaiM, Dewan, PK. & Swaminathan, S. Transforming tuberculosis diagnosis. Nat Microbiol, 2023 (8)：756-759.

[4] Pisu D, Huang L, Narang V, et al. Single cell analysis of M. tuberculosis phenotype and macrophage lineages in the infected lung. J Exp Med, 2021；218(9)：e20210615.

[5] Boom WH, Schaible UE, Achkar JM. The knowns and unknowns of latent Mycobacterium tuberculosis infection. J Clin Invest, 2021；131(3)：e136222.

[6] Chin KL, Anibarro L, Sarmiento ME, et al. Challenges and the Way forward in Diagnosis and Treatment of Tuberculosis Infection. Trop Med Infect Dis, 2023；8(2)：89.

[7] DeviA, Pahuja I, Singh SP. et al. Revisiting the role of mesenchymal stem cells in tuberculosis and other infectious diseases. Cell Mol Immunol, 2023；(20)：600-612.

[8] Pai, M. et al. Tuberculosis. Nat. Rev. Dis. Primers, 2016；(2)：16076-16076.

[9] Norris BA. & Ernst J D. Mononuclear cell dynamics in M. tuberculosis infection provide opportunities for therapeutic intervention. PLoS Pathog, 2018；(14)：e1007154.

[10] Cohen SB. et al. Alveolar macrophages provide an early Mycobacterium tuberculosis niche and initiate dissemination. Cell Host Microbe, 2018；24：439-446.

[11] Lafuse WP. et al. Identification of an increased alveolar macrophage subpopulation in old mice that displays unique inflammatory characteristics and is permissive to Mycobacterium tuberculosis infection. J. Immunol, 2019；203：2252-2264.

[12] LovewellRR, Baer CE, Mishra BB, et al. Granulocytes act as a niche for Mycobacterium tuberculosis growth. Mucosal Immunol, 2021；14：229-241.

[13] Dallenga T. et al. M. tuberculosis-induced necrosis of infected neutrophils promotes bacterial growth following phagocytosis by macrophages. Cell Host Microbe, 2017；22：519-530.

[14] Khan N. etal. M. tuberculosis reprograms hematopoietic stem cells to limit myelopoiesis and impair trained immunity. Cell, 2020；183：752-770.

[15] Kinsella RL. et al. Perspectives and advances in the understanding of tuberculosis. Annu Rev Pathol, 2021；16：377-408.

# 第三章　发病机制

结核病是由结核分枝杆菌（mycobacterium tuberculosis，MTB）引起的传染病，是全球仅次于新冠病毒感染的第二大致死性感染性疾病。人体从感染结核分枝杆菌到发病是一个复杂的连续过程，其机制十分复杂。MTB 的毒力武器似乎是在一种抗吞噬防御的支架上发展起来的，这些支架存在于多种分枝杆菌中，分枝杆菌效应子及其调节子的模块性、灵活性和交互性进一步促进了病理适应，MTB 通过进化获得一系列毒力成分，新的遗传物质，又通过多种机制抑制宿主免疫应答，逃逸免疫监视，导致结核病的发生。近年来，结核病发病机制研究的不断深入，为结核病的防治及预后评估开辟了新的方向。下文对结核病发病机制的研究进展进行介绍。

## ▶ 第一节　结核病自然史和分期

结核病自然史是一种约定俗成的提法，准确地说是人体从感染 MTB 到发病的过程，这是一个复杂的连续的过程。一般人们将人体从感染 MTB 到发病作为线性的单一方向的连续过程，但实际上并不是所有人感染后都呈线性发展，而且每个阶段的持续时间也因人而异。随着对结核病认识的不断加深，同时为了不同的目的，人们将这个自然史划分为不同阶段。区分不同阶段的目的，是为了更好地理解结核病发病机制，为研发新的诊断技术、制定精准的防治措施，以更好地控制和消灭结核病。最开始，人们对人体从感染 MTB 到发病整个过程的认识不足，结核病的自然史被简单二分为潜伏感染（无症状，无传染性）和活动性结核病（有症状，有传染性），然而，随着对结核病自然史认识的深入，不同学者将结核病自然史划分成不同的更细致的阶段。Young 等在 2009 年根据细菌与宿主免疫反应的关系将结核病自然史划分成固有免疫（固有免疫直接清除感染）、获得性免疫（固有和获得性免疫共同清除感染）、静止期感染（免疫系统控制感染，细菌处于休眠状态）、活动期感染（免疫系统控制感染，细菌处于复制状态）和疾病（免疫反应失控，出现结核病症状和体征）5 个阶段，但由于临床上很难界定这些阶段，这一定义并未被广泛使用。目前，世界卫生组织在 2017 年定义了潜伏感染［结核菌素皮肤试验（tuberculin skin test，TST）或 γ-干扰素释放试验（interferon gamma release assays，IGRA）阳性，没有微生物学、影像学等活动性结核病的证据］、临床前期（疾病开始进展，但无症状，没有微生物学、影像学等活动性结核病的证据）和活动性结核病 3 个阶段。最近，Drain 等又在世界卫生组织定义的基础上，在临床前期和活动性结核病中间新增加了亚临床期。但是不管是潜伏感染还是临床前期，由于目前没有方法准确区分，实际意义不大。

## 第二节　结核病的发病机制

结核病是由 MTB 引起的慢性呼吸道传染病，可累及全身多个器官，以肺部受累形成肺结核最为常见。人主要通过吸入带菌的飞沫核而引起感染，其他感染途径如消化道、皮肤、泌尿生殖系统等均较少见。结核分枝杆菌从患者向易感者经空气传播的可能性和强度取决于：①暴露时间；②曝光强度；③咳嗽和痰相关宿主因子；④结核分枝杆菌菌株相关的毒力特征。易感者吸入带菌的飞沫或者微粒后，一般宿主会通过细胞介导的免疫反应来限制 MTB 的增殖和扩散，如在肺部被巨噬细胞吞噬，招募更多的免疫细胞来隔离受感染的巨噬细胞，导致肉芽肿的形成。少量、毒力弱的 MTB 多能被人体免疫防御机制所杀灭而清除，当机体免疫力与 MTB 保持免疫平衡时，患者处于潜伏感染状态，这个阶段很容易重新激活。仅当受大量毒力强的 MTB 侵袭而机体免疫力不足时，感染后才会发病（彩图 3-1）。

结核病的许多症状是宿主的免疫反应导致的，而非 MTB 的直接毒性作用。其发病过程可分为四个阶段：

第一阶段：先天免疫阶段。该阶段是机体防御 MTB 感染的第一道防御系统，还能呈递抗原以激活适应性免疫阶段。主要机制是通过多种模式识别受体识别 MTB，发生多种分子和细胞先天免疫事件。以肺结核为例（彩图 3-2）：作为以飞沫核传播为主的肺结核，MTB 以气溶胶的形式进入肺泡后，巨噬细胞和树突状细胞可以分别通过固有吞噬受体和模式识别受体（PRRs）来识别 MTB，进而刺激宿主的免疫应答。经处理的结核抗原由主要组织相容性复合体（major histocompatibility complex，MHC）Ⅱ 处理呈递给 CD4$^+$ T 细胞，由 MHC Ⅰ 呈递给 CD8$^+$ T 细胞，以启动适应性免疫应答。固有免疫的重要分子之一——巨噬细胞是启动 MTB 免疫反应的第一免疫细胞，起着关键的哨兵作用，也是 MTB 的主要复制场所。当巨噬细胞识别 MTB 后，将其吞噬并隔离在吞噬体中，吞噬体通过与溶酶体融合及自身的酸化来消灭病原体，而 MTB 亦可不断感染新的吞噬细胞并逐渐深入肺泡上皮。

巨噬细胞吞噬 MTB 后，通过产生细胞因子启动炎症反应，从而诱导其他免疫细胞如中性粒细胞向感染灶迁移，抑制细菌复制。固有免疫在 MTB 感染期间的另一个重要功能是启动适应性免疫反应，如树突状细胞除了与巨噬细胞一起吞噬分枝杆菌外，还在主要组织相容性复合体、共刺激分子和细胞因子的背景下呈递 MTB 抗原来启动适应性免疫。然而，MTB 通过各种机制抑制吞噬体的生成和吞噬体的成熟，从而能够在吞噬体中生存和复制。当巨噬细胞对 MTB 的固有反应不充分和（或）细菌在巨噬细胞内复制到足够数量时，受感染的巨噬细胞破裂，从而释放细菌，导致邻近细胞感染。而吞噬了 MTB 的巨噬细胞则迁移到区域淋巴结，激活 CD4$^+$ 和 CD8$^+$ T 细胞。T 细胞介导的免疫反应在机体应对 MTB 感染所产生的免疫应答中至关重要，尤其是由 CD4$^+$ T 细胞介导的抗原特异性适应性免疫应答。

第二阶段：适应性免疫阶段。该阶段主要是通过抗原特异性 T 细胞的直接抗菌作用及分泌各种细胞因子来产生对 MTB 的保护性免疫，并且控制细菌的复制。MTB 扩散到淋巴结后，刺激抗原特异性 T 细胞增殖并迁移到感染灶，活化 CD4$^+$ T 细胞是根据细胞因子分泌的不同被分成不同的功能亚群，如辅助性（Th）1、Th17、Th2 和调节性 T 细胞（Treg）。活化 CD8$^+$ T 细胞成为细胞毒性 T 淋巴细胞（CTLs），通过颗粒胞吐作用和凋亡杀死感染细胞。这些细主要通过释放可溶性细胞因子发挥其作用，其中，产生 γ-干扰素（interferon-γ，IFN-γ）的 Th1 细胞在 MTB 清除中至关重要，主要通过激活诱导型一氧化氮合酶途径和诱导吞噬体酸化、成熟和自噬等机制增强巨噬细胞清除微生物的作用。此外，CD8⁺ T 细胞介导的免疫作用也在 MTB 感染中发挥重要作用，可通过分泌穿孔素来裂解 MTB 感染的巨噬细胞，还可以在细胞毒性颗粒中释放颗粒溶素，直接杀死细胞内的 MTB。抗原呈递细胞在 MTB 刺激后产生的肿瘤坏死因子 α（tumor necrosis factor-α，TNF-α）与 IFN-γ 协同作用，增强对 MTB 的清除，从而有助于 MTB 的控制。

抗原呈递细胞还产生白细胞介素（interleukin，IL）-12 和 IL-1β，它们也是抗 MTB 所必需的细胞因子。在此阶段，肺部存在活跃的局部免疫反应，通过募集的未成熟巨噬细胞和增强结核分枝杆菌抗原特异性 Th1 反应，分泌大量的 IFN-γ。在不同亚组的患者中也可发现肺泡中性粒细胞增多，MTB 通过产生抑制性细胞因子和效应分子诱导免疫逃避，通过这些可能抵消保护性免疫反应并阻止杀菌免疫机制的启动。目前 B 细胞在 MTB 感染中的作用及机制研究仍较为有限。有研究表明，在小鼠和非人灵长类动物模型中，B 细胞介导的抗 MTB 免疫反应在感染的早期阶段起着关键作用。

B 细胞可作为抗原呈递细胞参与适应性免疫，吞噬病原体并将其呈递给 CD4⁺ T 细胞，有助于诱导 CD4⁺ T 细胞对 MTB 的反应，提供早期抗感染保护作用。van Rensburg 等还发现，B 细胞能被 MTB 抗原激活分化成活化的浆细胞，这些浆细胞能够分泌结核特异性抗体及产生细胞因子如 TNF-α、IL-10、IL-1β、IL-17 和 IL-21，从而调节效应器功能。调节性 T（Treg）细胞在抑制局部免疫反应、促进结核分枝杆菌生长中亦起到一定作用，目前研究报告较少。免疫高峰期过后，大多数活化效应 T 细胞凋亡，只有少数发展成记忆 T 细胞（Tm）。而 HIV 感染患者容易感染结核主要是由于 CD4⁺ 和 CD8⁺T 细胞数量和功能下降，治疗性肿瘤坏死因子-α（TNF-α）和 IFN-γ 及 IL-12 分泌减少。

第三阶段：激活阶段机制。①CD4⁺ T 细胞耗竭：T 细胞耗竭是在许多慢性感染和癌症期间出现的一种 T 细胞功能障碍状态，其定义是 T 细胞的效应功能不足、抑制性受体持续表达，表现为不同于功能效应性 T 细胞或记忆性 T 细胞的转录状态。在机体中，CD4⁺ T 细胞能产生不同的细胞因子调节机体免疫。这种由 CD4⁺ T 细胞主导的细胞免疫在机体抗 MTB 感染过程中至关重要。在感染 MTB 后，T 细胞被激活并分化为效应和记忆 T 细胞，限制病原体的生长并介导其清除，在机体维持一种长期的保护作用，防止后续感染。当患者合并慢性感染疾病（风湿相关疾病、癌症等）时，持续性抗原刺激导致 T 细胞内稳态改变，使 T 细胞表达耗竭表型。这些耗竭 T 细胞会竞争生长因子和空间，导致有功能可用于对抗外来抗原的 T 细胞大量减少，打破 LTBI 的免疫平衡状态，从而使其激活。②TNF 阻断：在结核病患者中观察到，促炎细胞因子的滴度水平升高，如 IFN-γ、TNF-α、IL-17A、IL-1β、IL-12 等，其中，IL-12 和 IFN-γ 主要是 Th1 细胞激活后所产生的，提示 Th1 型细胞因子能增强巨噬细胞杀灭 MTB 的能力。虽然对结核病的反应主要依赖于 Th1 型细胞因子如 IL-12、TNF-α 和 INF-γ，但 Th2 型细胞因子如 IL-6、IL-10 也参与其中。这些细胞因子共同参与感染进程，并与免疫物质的产生和淋巴细胞的激活、吸引与增殖有关。在 MTB 感染的病灶中，TNF-α 能够促进病灶周围肉芽肿的形成，以防止 MTB 感染的进一步扩散。体外研究表明，TNF 通过一氧化氮依赖和非一氧化氮依赖途径增加巨噬细胞吞噬和杀死分枝杆菌和其他细胞内病原体的能力。TNF 在控制和遏制细胞内病原体、招募炎症细胞到感染灶、刺激肉芽肿的形成和维持方面起着至关重要的作用，当 TNF 分泌减少，可打破 LTBI 的免疫平衡导致结核的激活。研究证明，TNF 基因敲除小鼠感染 MTB 后，存活时间从 50 天减少到 33 天，同时，肺、肝、脾和肾出现弥漫性脓肿和非典型肉芽肿。因此，使用 TNF 抑制剂(tumor necrosis factor inhibitor, TNFi)治疗的患者 LTBI 被激活的风险增加，可导致肺结核、肺外结核或结核播散。目前还有研究表明，补体系统的紊乱亦能促进 MTB 的激活。补体系统是先天免疫系统的重要组成部分，通过结合补体识别分子随后激活三种主要途径来对抗微生物感染，在预防感染、维持免疫内环境平衡方面起着至关重要的作用。有研究显示补体系统参与 MTB 感染。当 MTB 入侵机体时，补体系统参与协调多方面免疫反应。巨噬细胞吞噬 MTB 后，通过细菌细胞表面蛋白或激活补体途径的分泌蛋白将 MTB 内化，补体成分 C3 能调节 MTB 细胞表面配体，以便巨噬细胞通过补体受体将其识别，随后激活三种补体途径以清除 MTB，当补体免疫系统紊乱，也可能干扰补体介导的微生物清除，打破原有的 LTBI 状态，使免疫的天平从潜伏向激活倾斜。还有研究发现，维生素 D 可能会抑制 LTBI 向活动性结核病进展，维生素 D 的生物活性形式1,25-二羟维生素 D 可与维生素 D 受体结合，激活其信号，调节免疫并诱导一系列抗微生物感染反应，如诱导自噬、激活抗结核菌肽 LL-37 和杀死细胞内的 MTB 等。越高的维生素 D 水平往往伴随着越低的 LTBI 发生率。

第四阶段：传播阶段。某些患者的继发病例远远多于其他人，特别是空洞性结核病患者。人类 T 细胞免疫反应有助于肺组织破坏从而引起空洞，可能有助于宿主间结核病的传播。

## 第三节　结核病耐药发病机制

耐药结核病根据发病原因的不同被分为原发性耐药结核病和获得性耐药结核病。传统的观点认为获得性耐药是 MTB 产生耐药性的主要形式，但近来的研究结果表明，耐药结核病患者中存在较高比例的原发性耐药结核病患者，即由于直接感染耐药 MTB 而导致的耐药性结核病。因此，明确 MTB 耐药的产生和传播具有非常重要的意义，可为有效控制耐药结核病提供一定的思路。

耐药 MTB 的进化取决于许多因素，如细菌适应性、菌株的遗传背景及其适应周围环境的能力，以及宿主特异性和环境因素。其中主要因素为以下两点：①外部因素：与人群中结核病的社会决定因素、结核病控制和预防服务的质量有关，如结核治疗过程中不正确的化疗方案，抗结核药物血药浓度不足，服药方式不合理，选择药物顺序不恰当，结核病防治规划不合理，人力资源不足等；②内在因素：一些结核分枝杆菌存在固有耐药，一些结核分枝杆菌在增殖过程中由于自然突变可出现少量耐药菌，还有些患者在接受抗结核治疗前就对某些药物耐药，有些接受抗结核治疗 1 个月后出现耐药(称为获得性耐药)等。

目前关于耐药肺结核发病相关机制如下：

1. MTB 的耐药相关基因突变：①耐药相关基因突变是 MTB 产生耐药性主要机制，其对抗结核病药物的抗性主要是由染色体上的基因或单核苷酸多态性(SNP)突变介导，其突变形式有碱基的插入、缺失、置换等，发生在编码药物靶点/药物激活酶的基因突变是耐药的主要模式，通过突变从而降低药物结合能力或活化水平，导致 MTB 对抗结核药物产生耐药性。现在有证据表明，至少对于某些抗结核药物，获得性耐药的相关基因突变是逐步获得并且在固定位置突变，逐渐增加新的突变位点，例如一般先出现异烟肼耐药性，随后是利福平或乙胺丁醇耐药。以下为常见结核药物耐药相关基因突变（表3-1，表3-2）。②基因转移：通过水平基因转移获得。结核杆菌复合体的共同祖先通过横向基因转移（lateral gene transfer，LGT）获得了新的基因内容，LGT获得的遗传基因内容包括脂肪酸合成基因和CRISPR-Cas基因座。③上位性，一种影响表型的基因或突变之间相互作用的形式，也被认为推动了耐药结核病的演变。上位性分为消极上位性和积极上位性；后者意味着与单独的遗传决定因素相比，基因或突变之间的相互作用具有更小的适应成本。事实上，一些结核分枝杆菌代偿性突变与上位性相互作用有关。结核分枝杆菌耐药突变和耐药相关突变与代偿突变之间存在不同的阳性和阴性上位性。在这种情况下，携带相同利福平相关突变的结核分枝杆菌的不同谱系表现出不同水平的适应成本，支持了结核分枝杆菌菌株遗传背景影响上位的观点，上位性相互作用也可能决定耐药突变和代偿突变发生的顺序，在确定获得耐药结核病的进化过程中发挥关键作用。彩图3-3为在感染的不同阶段，肺部微环境中的耐药结核分枝杆菌-宿主相互作用。

**表3-1 与一线抗结核药物耐药相关的基因突变**

| 药物名称 | 与耐药相关的基因突变 |
|---|---|
| 异烟肼 | 主要与katG和inhA基因发生突变有关，最常见的是katG基因上第315密码子突变（异烟肼耐药菌株中的突变率约为64%），文献报道该位点突变可能与异烟肼高水平耐药相关，而inhA启动子突变可能与异烟肼低水平耐药以及XDR-TB相关。 |
| 利福平 | 由RNA聚合酶β亚基编码基因rpoB的突变所导致，突变位点主要集中在rpoB上一段长81bp的区域内，称之为利福平耐药决定区 |
| 乙胺丁醇 | 耐药性的产生主要与阿拉伯糖基转移酶编码基因embCAB操纵子突变有关 |
| 吡嗪酰胺 | 耐药性与吡嗪酰胺酶编码基因pncA突变有关 |
| 链霉素 | 耐药性与核糖体蛋白S12的编码基因rpsL和16 srRNA编码基因ITS突变有关 |

**表3-2 与二线抗结核药物耐药相关的基因突变**

| 药物名称 | 与耐药相关的基因突变 |
|---|---|
| 氟喹诺酮类药物 | 耐药性的产生主要是由于DNA促旋酶编码基因gyr突变导致的，其中gyrA基因的第90、91和94密码子为常见突变位点 |
| 阿米卡星和卡那霉素 | 耐药性产生与编码16S核糖体RNA的rrs基因突变和编码氨基糖苷乙酰基转移酶的eis基因突变有关 |
| 对氨基水杨酸 | Folc基因发生突变，会加速菌体内叶酸的合成速度，提高菌体对该药代谢速率产生耐药性 |
| 环丝氨酸 | 结核分枝杆菌alr、ald、ddlA和cycA基因发生突变会对环丝氨酸产生耐药性，这些基因发生突变，增加菌体细胞壁的厚度，使药物难以渗透过细胞壁 |

续表3-2

| 药物名称 | 与耐药相关的基因突变 |
| --- | --- |
| 利奈唑胺 | 结核分枝杆菌 rrl 和 rplc 基因发生突变时，有助于促进菌体蛋白的合成，为结核分枝杆菌的繁殖提供足够的营养，降低利奈唑胺对结核分枝杆菌活性的抑制作用 |
| 氯法齐明 | 结核分枝杆菌 Rv0678 基因的非靶向突变会使外排泵发生上调，进而加快菌体生长速度，使分枝菌酸对氯法齐明发生耐药 |
| 贝达喹啉 | 当 atpE 基因发生突变，削弱了贝达喹啉抑菌或杀菌作用，令结核分枝杆菌对该药产生抗性 |
| 德拉马尼 | 结核分枝杆菌中 ddn、fgd1 和 fbiA/B/C 基因发生突变会令菌体对德拉马尼产生耐药性 |
| Pretomanid | 结核分枝杆菌中 Rv3547 和 Rv0407 基因发生突变时，破坏细胞壁的完整性，降低 PretoGmanid 抑菌作用，令结核分枝杆菌对 Pretomanid 产生抗性 |

2. 除了由靶突变引起的耐药突变，以下为抗结核分枝杆菌先天耐药性的独特机制。

(1)结核分枝杆菌细胞壁结构改变：Da Sil va 等发现原发性耐药的出现与 MTB 组成结构密切相关，当 MTB 组成结构发生变化，降低其对抗菌药物的敏感性从而引发原发性耐药。与革兰阴性菌的细胞壁相比，原发性耐药降低了结核分枝杆菌细胞壁的渗透性，从而干扰营养物质或药物的运输，同时低渗透性对宿主体内的分枝杆菌起到保护作用，使结核分枝杆菌逃避宿主的免疫监视。结核分枝杆菌细胞壁主要由脂质和碳水化合物构成，其细胞壁分为内外两层，内层由肽聚糖、阿拉伯半乳糖和霉菌酸共价连接在一起，形成肽聚糖-阿拉伯半乳糖-霉菌酸 MA-AG-G 复合物(mAGP)，构成其渗透性屏障，外层由脂质和蛋白质组成，其中脂质可与细胞壁自由结合。细胞壁中的肽聚糖是菌体所特有的，是由 NG 乙酰基胞壁酸和 NG 乙酰葡萄糖胺通过 1，4 糖苷键连接成的糖聚骨架，肽聚糖网状排列方式有利于维持菌体形态，可为菌体的生长繁殖提供足够空间。Birch 等研究发现 Rv2673 是 MTB 的阿拉伯呋喃糖基转移酶 C，可将 Araf 残基从 DPA 转移到阿拉伯多糖结构域形成 α(1→3)Araf 残基，导致分枝杆菌 AG 非还原性末端 Ara6 基序远端的分支阿拉伯多糖结构域形成。

Rv2673 缺失会影响结核分枝杆菌细胞壁中阿拉伯糖结构的形成。Rv2673 的过表达促进脂多糖合成，降低宿主细胞对结核分枝杆菌的免疫应答能力。由 MTB 的多聚磷酸激酶(PPK)和胞外多聚磷酸酶(PPX)分别参与无机多聚磷酸盐[poly(P)]的合成和水解的反应，该反应在 MTB 持久性中具有重要的调节作用，多聚(P)的积累与 MTB 生长受限有关。Shi 等发现，MTB 在巨噬细胞感染期间，结核多聚(P)的累积导致生长减慢和对异烟肼的敏感性降低，对热和酸性 pH 的抵抗力增强，并增强细胞内存活，同时低渗透性对宿主体内的结核分枝杆菌的生长起到保护作用，引起机体发病。霉菌酸主要由长链 α-烷基-β-羟基脂肪酸构成，细胞壁的渗透性主要由其决定，脂肪酸长度的增加会抑制菌体对亲脂分子的吸收，当它以海藻糖单菌酸或海藻糖二菌酸的形式存在于菌体细胞壁，形成不对称的外脂双层内小叶结构时，此结构提高了 MTB 发生原发性耐药的概率。虽然脂质和碳水化合物占细胞壁的80%，但蛋白质也是结核分枝杆菌包膜的重要组成部分，被认为是潜在的药物靶点。

其中，我们发现分枝杆菌膜蛋白大 3(MmpL3)、Rv3143/Rv1524 轴和十烯丙基磷酸化-d-核糖 20-epimerase（DprE）参与结核分枝杆菌细胞壁的输出和合成，调节其通透性。还有一些结核分枝杆菌细胞壁蛋白直接使药物失活。目前研究发现 Rv2170———一种假定的乙酰转移酶，可使异烟肼（INH）乙酰化，诱导其直接分解成乙酰肼和异烟酸。除了提供结构支持外，结核分枝杆菌细胞包膜还在细菌-宿主相互作用中发挥关键的免疫调节作用，其中已知有几种细胞包膜外分子参与细菌感染的不同阶段，对结核分枝杆菌的发病和耐药性的发展具有关键意义。

（2）结核分枝杆菌蛋白酶对药物进行修饰：MTB 蛋白酶体是一类巨型蛋白质复合物，在相关激活因子的协助下能够调控错误折叠蛋白、调节蛋白、毒性蛋白等多种蛋白质的降解过程，进而影响 MTB 的致病性、病原性、细胞壁形成等。2003 年，Darwin 等首先发现结核分枝杆菌蛋白酶体能够帮助 MTB 抵抗宿主的杀伤作用，进而在宿主内存留、致病。MTB 蛋白酶体能够帮助 MTB 抵抗宿主的杀伤作用，进而在宿主体内持留，致病。蛋白酶体与 MTB 在宿主内的致病性有密切关系，缺少蛋白酶体的 MTB 无法应对感染宿主后宿主内产生的多种应激条件，且不能合理调节相关基因的表达从而导致致病性减弱。

（3）MTB 外排泵系统的存在将能够穿过结核分枝杆菌包膜的药物排除在外：由于 MTB 的药物诱导应激反应，MTB 外排泵在药物暴露后数小时内迅速上调，导致产生低水平耐药性。这种外排泵介导的低水平耐药具有选择性优势，并允许结核分枝杆菌在次优药物浓度下存活和复制，直到经典耐药相关突变进一步发展，从而产生临床耐药表型。通过外排泵抑制剂可以降低关键药物如异烟肼、利福平、利奈唑胺和一些氟喹诺酮类药物的最低抑制浓度（MIC）。

（4）MTB 调节其基因表达以适应药物的作用（或其存在）：MTB 代谢适应宿主环境导致获得性耐药突变。MTB 的耐药相关基因突变常常发生在细菌高度保守的基因区域内，这些区域发生突变会影响细菌正常的生理功能，进而降低细菌的生存能力，MTB 为适应宿主环境而获得耐药突变，耐药菌株的适应性受到基因突变、补偿进化和基因型背景等多种因素的影响，最终筛选出适应性高的菌株才能在菌群中稳定遗传。

（5）一种表型耐药性考虑与 MTB 生长速度缓慢和代谢关闭状态相关。MTB 感染期间，某些被称为持久性细菌的细菌亚群可以在不获得基因突变的情况下对抗结核药物产生表型耐受性，这种现象一般可逆，主要由于缺氧或药物治疗等外部压力引起，并与杆菌的非复制状态有关。分枝杆菌的亚型、生理状态、代谢状态亦被考虑与耐药性的持续状态有关。目前还有些研究发现一种导致 MTB 耐药性可逆的新的基因编码机制。这种相位变化现象是由编码结核分枝杆菌甘油分解代谢所需的甘油-3-kynase 的 glpK 基因 5′同聚区域的瞬态移码突变引起的。这种移码突变在耐多药和广泛耐多药中尤其丰富。这表明 GlpK 的变化可能有助于耐药性的发展。目前结核病治疗的有限疗效表明，不同宿主的异质性和分枝杆菌在肺内生理的异质性在感染的不同阶段都可能会影响 MTB 持续存在的时间，并最终增加耐药性。最近，DNA 甲基化被认为是 MTB 表型可塑性的一种机制，有助于快速适应变化的环境压力，在 MTBC 临床分离株中报道了异质性 DNA 甲基化。相反，患者体内具有不同药敏谱的 MTB 群体的混合克隆感染和/或遗传异质性也可能导致治疗期间的不同反应，从而促进耐药性的出现。

3.耐药 MTB 的富集繁殖及其影响因素：MTB 可以通过基因突变获得可稳定遗传的耐药基型菌株，但 MTB 的突变频率很低，为 $10^{-10} \sim 10^{-7}$ 突变/代，因此耐药突变菌株在菌群中获得优势生长是发生耐药结核的必要条件。目前的观点认为抗菌药物存在一个最适合筛选耐药相关基因突变菌株的危险浓度范围，即耐药相关基因突变选择窗（mutant selection windows，MSW)，在此浓度范围内耐药菌株可大量繁殖。MSW 理论认为：当药物浓度<MIC 时，敏感菌株不能被杀死，敏感菌株和耐药菌株同时存在，由于竞争抑制的作用导致耐药突变菌株不能被筛选出来。而当药物浓度＞防耐药突变浓度 (mutant prevention concentration，MPC)时，细菌必须同时产生 2 种或 2 种以上耐药相关基因突变才能生长，可能性较小。只有抗菌药物浓度在 MIC 和 MPC 之间时，耐药突变菌株才会发生选择性地大量繁殖，从而导致耐药性的产生，只有那些能够适应的 MTB 耐药突变株将占上风，从而启动 MTB 克隆之间的竞争选择过程，这些克隆可能获得不同的有益突变而得以生存(克隆干扰)。MTB 菌株谱系可以呈现不同的突变率和不同的获得耐药性的能力。这说明耐药 MTB 的繁殖与抗菌药物浓度密切相关。抗菌药物在宿主体内的浓度受到多种因素的影响。一般认为抗结核药物的不合理应用，如单药治疗、不规范联合治疗、间断治疗等问题是造成患者体内药物浓度不能达到有效浓度的主要原因。此外，抗菌药物在体内微环境的渗透效率不同，可能造成局部药物浓度低，导致耐药 MTB 的产生。

（袁婷　罗莘　黄曼辉　陈慧伟）

## 参考文献

［1］唐神结，高文.临床结核病学.北京：人民卫生出版社，2011.

［2］Schwander S, Dheda K. Human lung immunity against Mycobacterium tuberculosis：insights into pathogenesis and protection. Am J Respir Crit Care Med, 2011；183(6)：696-707.

［3］李勤静，焦伟伟，申阿东.耐药结核病发病机制的研究进展［J］.中华结核和呼吸杂志，2015，38(9)：691-694.

［4］Allué-Guardia A, García JI, Torrelles JB. Evolution of Drug-Resistant Mycobacterium tuberculosis Strains and Their Adaptation to the Human Lung Environment. Front Microbiol, 2021；12：612675.

［5］Borrell S, Teo YJ, Giardina F, et al. Epistasis between antibiotic resistance mutations drives the evolution of extensively drug-resistant tuberculosis. Evol. Med. Public Health, 2013：65-74.

［6］Bucsan AN, Mehra S, Khader S A, et al. The current state of animal models and genomic approaches towards identifying and validating molecular determinants of Mycobacterium tuberculosis infection and tuberculosis disease. Pathog. Dis, 2019；77：ftz037.

［7］Arun KB, Madhavan A, Abraham B, et al. Acetylation of isoniazid is a novel mechanism of isoniazid resistance in Mycobacterium tuberculosis. Antimicrob. Agents Chemother, 2020；65：e00456-520.

［8］Ernst JD. The immunological life cycle of tuberculosis. Nat Rev Immunol, 2012；13；12(8)：581-591.

［9］Schwander S, Dheda K. Human lung immunity against Mycobacterium tuberculosis：insights into pathogenesis and protection. Am J Respir Crit Care Med, 2011；183(6)：696-707.

［10］李蒙，高谦.结核病自然史的阶段划分及其诊断的现状与展望［J］.中国防痨杂志，2021；43(11)：1125-1131.

［11］杜威，刘春雨，王路生，等.结核病发病机制的研究进展［J］.中国人兽共患病学报，2022；38(3)：217-225.

［12］吴文琪，钟剑球，何娟，等.风湿性疾病患者结核分枝杆菌潜伏感染激活机制的研究进展［J］.中国防痨杂志，2022；44(9)：954-959.

［13］Dheda K, Schwander SK, Zhu B, et al. The immunology of tuberculosis：from bench to bedside. Respirology, 2010；15(3)：433-450.

［14］Pepperell CS. Evolution of Tuberculosis Pathogenesis. Annual Review of Microbiology，2022；76：66-80.

［15］Batt SM，Burke CE，Moorey AR，et al. Antibiotics and resistance：the two-sided coin of the mycobacterial cell wall. Cell Surf，2020；6：100044.

［16］BirchHL，Alderwick LJ，Bhatt A，et al. Biosynthesis of mycobacteri alarabinogalactan：identification of a novel α（1→3）arabinofuranosyltransferase. MolMicrobiol，2008；69（5）：1191-1206.

［17］郑伟，田甜，王琦，等.结核分枝杆菌的耐药机制研究进展［J］.中国人兽共患病学报，2021，37（11）：1044-1052.

［18］Mashabela GT，de Wet TJ，Warner DF. Mycobacterium tuberculosis Metabolism. Microbiol Spectr. 2019 Jul；7（4）. doi：10.1128/microbiolspec.

［19］Alsayed SSR，Gunosewoyo H. Tuberculosis：Pathogenesis，Current Treatment Regimens and New Drug Targets. Int J Mol Sci，2023；24（6）：5202.

# 第四章　病理学

　　结核病是人类最古老的疾病之一，人类与之斗争了数千年，至今也未能将它消除。20 世纪 90 年代以来，由于结核分枝杆菌耐药菌株的出现、艾滋病、吸毒及人口流动、免疫抑制剂应用增加等众多因素，结核发病率再次上升，成为严重威胁人类健康的公共卫生事件。病理学诊断是微生物学之外最重要的结核病确诊途径，在痰菌阴性的肺结核及肺外结核的诊断中发挥着非常重要的作用。本章节着重介绍结核病病理改变及各系统结核病理诊断及鉴别诊断。

**结核病理学的发展**

　　结核病的病理在 19 世纪和 20 世纪早期被描述为"增殖性"和"渗出性"。1821 年，著名的病理解剖学家 Laennec 通过临床和大体病理观察报告称，原发性和继发性结核病是同一疾病的不同表现。半个世纪后，随着显微镜的引进，Virchow 对此提出了异议，并声称它们是完全不同的疾病。他报告说原发性肺结核是一种肿瘤，而继发性肺结核是一种感染。科赫发现了结核分枝杆菌，解决了这一争论并且进一步支持了 Laennec 的观点。然而，科赫观察到，第二次接触 MTB 会产生与第一次接触完全不同的疾病。从 19 世纪 80 年代到 20 世纪 50 年代，结核病病理学研究处于活跃期，许多研究者使用不同的命名法描述了结核病的两种不同的组织学类型。增殖性病变或结节是肉芽肿，特别是干酪性肉芽肿。渗出性病变为结核性肺炎。每一种都以多种变化形式发生，并通过一系列阶段发展。结核病的许多重要病理特征被描述。然而，在 20 世纪 50 年代，随着抗结核药物陆续出现，结核病的治疗方式转化，外科手术和介入性治疗逐渐减少，能获得的人体组织标本减少，人们对这种疾病和人类肺组织实用性的兴趣直线下降，对于结核病理学研究逐渐冷淡。人们认为结核病和其他细菌性疾病一样通过抗结核治疗将很快被根除，因此不需要进一步的研究。同时在 20 世纪下半叶，免疫学、分子生物学和遗传学领域的进步取代了病理学，成为一门前沿科学。几十年后，人们意识到结核病还没有被根除，现代免疫学和分子生物学的兴起为研究结核病提供了强有力的新方法，人们对结核病的兴趣又重新燃起。结核分枝杆菌是一种专性人类病原体，它只能在人体内完成其生命周期，目前对于结核病病理的研究主要是借助动物模型，但是由于缺乏合适的人体组织进行研究，无法对于动物模型进行验证。

## 第一节 结核病的基本病理变化及转归

结核病是由结核分枝杆菌复合群(Mycobacterium tuberculosis complex，MTBC)引起的传染性疾病，可发生在全身多种脏器，其中以肺部最为常见。结核病按照发病部位可分为肺结核与肺外结核。肺结核指发生在肺实质的结核病。肺外结核指发生在肺脏以外器官的结核病，常见发病部位有胸膜、淋巴结、骨与关节、脑膜与脑、皮肤、肠道及泌尿生殖系统等。其基本病理变化为渗出性病变、增生性病变和坏死性(变质性)病变，渗出性病变是由血管改变而致，而增生与变质是由于组织改变而出现的。结核性炎症通常与一般性炎症的病理改变不同，其渗出细胞常以单核细胞为主，而一般性炎症渗出细胞以中性粒细胞为主；增生性病变可形成结核性肉芽肿及结核结节；而变质性病变则出现干酪样坏死。入侵人体结核分枝杆菌菌量、毒性以及机体免疫能力和变态反应状态的不同，可导致不同的病理改变，也可以是几种病理改变混杂共存或相互转变。通常，结核病变以渗出或增生为主，而以变质为主要表现的相对少见。结核病的大体观察，镜下表现虽然具有一定特异性，但是常规病理所见并非结核病的诊断金标准，需与其他感染和非结核分枝杆菌病鉴别，必须通过其他辅助手段找到结核病病原学依据方可确诊。

### 一、结核病变的基本表现

#### 1.渗出性病变

渗出性病变主要出现在结核性炎症的早期或机体免疫力低下、MTB量多、毒力强或变态反应较强时，表现为浆液性或浆液纤维素性炎。病理改变(图4-1)主要为局部组织小血管扩张、充血，浆液、中性粒细胞及淋巴细胞向血管外渗出，渗出液中主要为浆液和纤维蛋白，之后出现中性粒细胞减少，代之以淋巴细胞和巨噬细胞为主要细胞成分，巨噬细胞可吞噬MTB。在渗出性病变中可查到MTB。当机体抵抗力强或治疗及时，渗出性病变可完全吸收而不留痕迹，但亦可转化为增生性病变或坏死性病变。

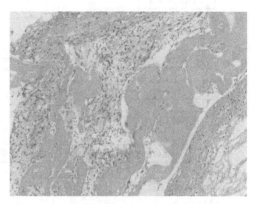

**图4-1 为1例肺结核患者肺组织渗出性病变**
(如箭头所示，2×10HE染色)

#### 2.增生性病变

当感染的MTB量少、毒力低或免疫反应较强时，出现以增生反应为主的病变。增生性病变是结核病病理特征性的病变(彩图4-2)，主要表现为肉芽肿形成，包括坏死性和非坏死性肉芽肿，有时形成结核结节。肉芽肿病变的主要成分为类上皮细胞(亦称上皮样细胞)及多核巨细胞。肉芽肿病变并非结核病所特有，亦可出现在其他病变中，如真菌病和结节病等。结核性肉芽肿病变中可见类上皮细胞、朗格汉斯巨细胞及干酪样坏死等。

结核结节是结核性肉芽肿病变中较特异的形态结构，结节中心常为干酪样坏死，坏死周边围绕类上皮细胞及散在的朗格汉斯巨细胞，结节的外侧为淋巴细胞及少量反应性增生的纤维母细胞。单个结节一般较小，肉眼不易区别，当3~5个结核结节融合在一起时则为粟粒大小，呈灰白色或灰黄色。类上皮细胞是增生性病变的主要成分，是由巨噬细胞在MTB菌体脂质的作用下转化而成。朗格汉斯巨细胞是由类上皮细胞相互融合而成，体积较大，大小不一，直径为100~500 μm，细胞核为数个至上百个不等，呈花环状或马蹄形排列在细胞质一侧，这与其他多核巨细胞的形态有所不同。

### 3.坏死性病变

当结核分枝杆菌数量多、毒力强、机体抵抗力低下或变态反应强烈时，渗出、增殖性病变可出现凝固性坏死，坏死组织中含有结核分枝杆菌的脂质和巨噬细胞在变性坏死中所产生的细胞内脂质，呈淡黄色，均匀细腻，细颗粒状，状似奶酪，又称干酪样坏死(彩图4-3)。干酪样坏死的组织中含有数量不等的结核分枝杆菌，可长期以冬眠的形式存在。干酪样坏死灶可出现钙化或骨化，周围纤维组织增生，继而形成纤维包裹，病变可长期稳定。在某些因素作用下，干酪样坏死灶亦可出现液化，液化的物质可成为MTB的培养基，使其大量繁殖，导致病变渗出、扩大。当病灶与外界相通(如位于肺脏、肾脏等)时，液化坏死物质可经肺支气管及肾输尿管排出，形成空洞性结核，并成为结核病的重要传染源。

## 二、病理演变及其与免疫反应的关系

结核病的发病及其过程与宿主的免疫反应(CMI和DTH)关系非常密切，不仅反映在细胞和体液，而且反映在组织水平，且随着免疫反应的不同会发生转化和变化(图4-4)。

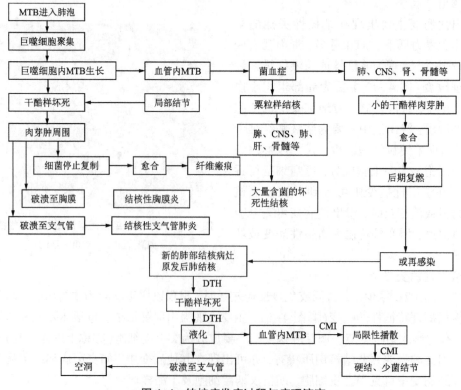

**图4-4　结核病发病过程与病理演变**

### 三、结核病变的构成成分

1. 巨噬细胞

巨噬细胞是单核吞噬细胞系统内一种有功能的细胞。单核吞噬细胞系统起源于骨髓干细胞（或前单核细胞），在骨髓内细胞分裂后，分化成单核细胞后释放入血循环，然后进入组织，在组织中演变成巨噬细胞，肝、脾、肺、淋巴结内都有各自的巨噬细胞，这些细胞能及时清除、吞食侵入的微物、异物颗粒或自身衰老的细胞。

巨噬细胞能吞食入侵机体的结核分枝杆菌，但要摧毁细胞内结核分枝杆菌必须被激活。巨噬细胞吞食坏死组织或组织，并借助淋巴细胞释放的淋巴活素、MIF（移动抑制因子）、巨噬细胞胞膜上激活的 MIF 受体，使巨噬细胞不离开炎症部位，发挥其强有力的吞食及细胞毒作用。结核病灶内获得性细胞抵抗力、细胞免疫力表现为在局部呈现大量的巨噬细胞、淋巴细胞免疫以及对局部区域上述细胞的激活。

2. 淋巴细胞

淋巴细胞有 T 细胞及 B 细胞。结核病的免疫是细胞免疫，与细胞有关。参与免疫的淋巴细胞主要是辅助 T 细胞(Th)。Th 又分为 Th1 及 Th2。Th1 主要分泌 IL-2、IFN 及淋巴毒素，激活巨噬细胞和细胞毒细胞，介导迟发型超敏反应；Th2 主要产生 IL-4、IL-5、IL-6，辅助特异性 Ig 的生成。

3. 上皮样细胞和朗汉斯巨细胞

上皮样细胞是激活的不同状态下的巨噬细胞，成熟的上皮样细胞是高度激活的细胞，部分具有分泌功能。朗汉斯巨细胞(Langhans giant cell)是多核上皮样细胞，由上皮样细胞融合而成。结核分枝杆菌的菌体脂质促使巨噬细胞转变成上皮样细胞和朗汉斯巨细胞，这两种细胞介导结核结节的形成。上皮样细胞和朗汉斯巨细胞有很强的吞噬、消化病菌的能力，它们的出现体现机体的抵抗力。

4. 结核性肉芽肿、结核结节

肉芽肿是慢性炎症的病变。病变局限化，病变过程是增生性的，表现为细胞积聚，积聚在损伤组织的周围。开始时，病变为微细的颗粒，之后融合成大的病变而成为肉芽肿。结核性肉芽肿有一定的特征性，主要成分为类上皮细胞、朗汉斯巨细胞及干酪样坏死等。结核结节是在结核性肉芽肿病变中形成的一种较特异的形态结构，中心常为干酪样坏死，坏死周围为类上皮细胞、散在多少不等的朗汉斯巨细胞，结节的外侧为淋巴细胞及少量反应性增生的纤维母细胞。类上皮细胞由巨噬细胞在结核分枝杆菌的菌体脂质的作用下转化而成，而朗汉斯巨细胞由类上皮细胞互相融合而成。朗汉斯巨细胞体积较大，大小不一，一般直径为100~500 μm，细胞核为数个至上百个，成花环状或马蹄状排列在细胞浆的一侧。

5. 干酪样坏死、干酪溶化

干酪样坏死是结核病的特征性病变，是凝固性坏死的一种。镜下组织细胞先呈混浊肿胀，继而细胞发生脂肪变性，细胞核溶解散裂，进而组织完全坏死，最后成为无结构的颗粒状物质。干酪样坏死区内无结缔组织，区内的结缔组织可能在坏死前已被巨噬细胞分泌的胶原酶和弹力酶水解。而后，干酪灶内可出现钙化、骨化。虽然结核分枝杆菌在干酪样坏死内可以繁殖，但经常被低氧分压、低 pH 值及局部积聚的脂肪酸抑制。干酪样坏死可以长期不溶化、不排出或不被吸收。

干酪样坏死物中含结核分枝杆菌，菌量不等，一般数量不多，在某些因素作用下，干酪样坏死灶可以出现液化，液化的机制尚未清楚，可能与结核性过敏有关，细胞超敏性引起局部巨噬细胞的积聚，之后蛋白酶、核酸及酯酶从这些细胞中释放，可能液化了硬的干酪样物质。液化的物质可成为结核分枝杆菌的培养基，结核分枝杆菌大量繁殖，导致病变渗出、扩大。如果病灶与外界相通，如肺的支气管、肾的输尿管相通，液化的坏死可经管道排出，成为"开放性结核"。液化的坏死物排出后，病变处便出现空洞或溃疡。

## 第二节　肺结核病的病理变化

### 一、原发性肺结核

原发性肺结核（primary pulmonary tuberculosis）是指人体初次感染结核分枝杆菌而引起的结核病。其主要病变特征是肺内原发病灶、淋巴管炎和肺门淋巴结核，亦称原发综合征（primary complex）。由于此型结核病儿童多见，故又称儿童型结核病。其典型的病理改变为干酪性肉芽肿，其是一种局限于组织内的病变，包括干酪性坏死的中心区域，周围有上皮样巨噬细胞和淋巴细胞（彩图4-5）。Virchow 称干酪性坏死为脂肪变性，主要是由于其含有丰富的脂质和泡沫细胞。干酪性坏死肉芽肿可扩大和进展，但是很少直径超过 3 cm，它们中心可能出现钙化、纤维化和瘢痕愈合。在干酪性肉芽肿内结核分枝杆菌并不是全部被杀死。干酪性肉芽肿的组织学表现与原发性肺部感染、继发性结核瘤相似。

### 二、血行播散性肺结核

肺原发病灶中的结核分枝杆菌侵入血流导致肺内播散称为血行播散性肺结核。

1.急性血行播散性肺结核

又称粟粒型肺结核，肺部 CT 表现为双弥漫性粟粒结节影，结节大小较一致，分布均匀。肉眼观，各器官内均有密度大小一致，灰白色，圆形，境界清楚的小结节。镜检主要为增殖性病变，偶尔出现以渗出、坏死为主的病变。

2.亚急性或慢性血行播散性肺结核

一般认为，当少量结核分枝杆菌多次进入血流可引起此型结核。这与患者免疫力，病程缓慢等因素相关。肺标本大体观察，肺内病变新老不一，粟粒大小不一，显微镜下见多个结节相互融合，以增生性和渗出性病变为主。可见干酪样坏死。

### 三、继发性肺结核

继发性肺结核病（secondary pulmonary tuberculosis）指在原发性肺结核自愈或治愈后，机体再次感染结核分枝杆菌引起的肺结核病。此型结核多见于成人，又称成人型肺结核病。其可分为以下类型：局灶性肺结核，浸润型肺结核，慢性纤维空洞性肺结核，干酪性肺炎，结核瘤，结核性胸膜炎。

目前相关研究表明继发性肺结核是以渗出性反应开始，其开始于肺泡内巨噬细胞在肺内局部区域的聚集，典型的肺结核靠近上肺叶的边缘（彩图4-6A），结核分枝杆菌（1~2/高倍视野）几乎只存在于肺泡巨噬细胞中。在这些病变中一般没有白细胞和纤维蛋白，少量水肿。早期肺结核的病变可沿着多种途径发展。大约90%的患者会自发地消退，只在肺尖留下很小的瘢痕。当肺泡内除了巨噬细胞还存在纤维蛋白、细胞碎片（彩图4-6B）、红细胞和白细胞时，结核分枝杆菌的数量将会下降。当结核渗出性病变不能愈合，最终坏死将形成干酪性肺炎。干酪样坏死的特征是浑浊的肿胀和均质化，没有任何细胞流入的情况。它开始是一种纤维蛋白失去其纤维状结构的渗出膨胀，变得均匀并充满整个肺泡，肺泡细胞失去轮廓，细胞质被破坏，细胞核缩小，然后消失。坏死很快累及肺泡间隔，毛细血管消失但保留弹性纤维。血管和支气管最终会经历同样的过程，坏死区域呈现出完全均匀的特征。干酪性肺炎的区域特别是较大区域最终软化碎裂，当肺软化碎片化并随咳嗽排出即出现空洞，开始空洞不规则，但很快因为更多坏死物的排出和补偿机制变得规则，整个过程一般持续1~2周，缓解后肺部出现一个空洞（彩图4-7）。新形成的空洞内抗酸杆菌很少，随着时间推移，坏死层纤维化薄壁形成，该空腔壁由一层薄薄的干酪性坏死组织组成，周围富含毛细血管淋巴细胞和成纤维细胞的肉芽组织，少量炎症、上皮样细胞和巨噬细胞，其中胶原纤维融合为一个环，形成一个囊，随着时间推移囊逐渐变厚，此时空洞内壁生长大量细菌。形成此类空洞的患者是最危险的感染传播者，他们通常生活几十年，但是其向环境中咳出大量的微生物。当然在某些情况下，干酪性坏死物质不分解，不出现软化碎裂，保持完整的干酪样块。这种情况下上叶的大部分病灶为坏死灶，颜色为白色，组织学上为坏死性干酪性肺炎，边缘有脂质性肺炎表现（彩图4-6）。

其各类型病理变化主要如下：

局灶型肺结核镜下病变以增生为主，中央为干酪样坏死。浸润型肺结核病变主要以渗出为主，中央有干酪样坏死，病变周围有炎症包绕，随着病程进展，渗出性病变可吸收、增生，坏死性病变可通过纤维化、钙化而愈合。如病变继续发展，干酪性坏死扩大（浸润进展），坏死物液化后经过支气管排出，局部形成急性空洞，洞壁坏死层含大量结核分枝杆菌，经过支气管播散可引起干酪性肺炎（溶解播散），急性空洞一般易愈合。经适当治疗后，洞壁肉芽组织增生，洞腔逐渐缩小，闭合，最后形成瘢痕组织而愈合；也可通过空洞塌陷，形成条索状瘢痕而愈合。如果急性空洞经久不愈，则可发展为慢性纤维空洞性肺结核（图4-8）。慢性纤维空洞性肺结核镜下洞壁分三层：①内层为干酪样坏死物，其中有大量结核分枝杆菌；中层为结核性肉芽组织；外层为纤维结缔组织。如空洞壁的干酪样坏死侵蚀较大血管，可引起大咯血，患者可因吸入大量血液而窒息死亡。空洞突破胸膜可引起气胸或脓气胸。②同侧或对侧肺组织，特别是肺小叶可见由支气管播散引起的很多新旧不一、大小不等，病变类型不同的病灶。愈往下愈新鲜。③后期肺组织严重破坏，广泛纤维化、胸膜增厚并与胸壁粘连，使肺体积缩小、变形，严重影响肺功能，甚至使肺功能丧失。干酪性肺炎镜下主要为大片干酪样坏死灶。肺泡腔内有大量浆液纤维蛋白性渗出物。根据病灶范围的大小分小叶性和大叶性干酪性肺炎。此型结核病病情危重。结核球又称结核瘤（tuberculoma）。镜下主要表现为有纤维包裹的孤立的境界分明的干酪样坏死灶。多为单个，也可多个，常位于肺上叶。结核瘤为相对静止的病变，临床上可保持多年无进展，但在某些条件下，如机体抵抗力低下，患有其他严重慢性疾病时，病变可扩展，坏死组织液化，穿破包膜向周围组织浸润，可形成空洞和支气管播散。结核瘤的形成机制及病理形态：①肺炎型：此型一般为干酪性肺炎病灶未能完全吸收，周围纤维组织包裹形成。②多病灶融合型：局部多个病灶相互融合，周围纤维组织包裹，边缘常呈结节状。③单病灶扩展型（肉芽肿型）：此型结核瘤一般由单病灶逐渐扩大，反复"恶化"及"缓解"形成的，恶化时出现坏死、液化，缓解时有纤维包膜形成。病理形态特点为同心圆层状排列的干酪坏死灶。④阻塞空洞型：空洞型结核因引流支气管阻塞，空洞内气体被吸收，坏死物及液化物充填空洞，形成实性病灶。除肺结核瘤外，身体其他部位亦可形成结核瘤，如颅内结核瘤，胸、腹膜结核瘤等。

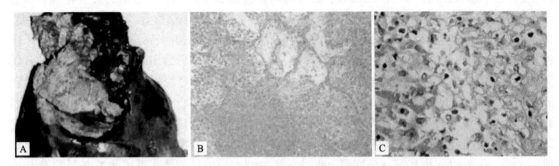

**图 4-8 慢性纤维干酪性结核病：大量干酪样肺炎不能软化和碎片化而产生空洞**

A：肺上叶坏死伴干酪样肺炎，已干尸化。B、C：显微镜下，它由干酪样肺炎构成，邻近富含脂质结核性肺炎的生存区（H & E 染色 100~400 倍放大）。

（Hunter RL. Pathology of post primary tuberculosis of the lung：an illustrated critical review. Tuberculosis（Edinb），2011；91(6)：497-509.）

结核性胸膜炎的发生有两种途径：一种是结核分枝杆菌由肺内病灶通过淋巴管到达胸膜发生；另一种是结核分枝杆菌通过血行性播散至胸膜发生。前者以单侧为主，后者则多为双侧性，同时可合并其他部位浆膜结核性炎（如心包、腹膜）。根据病变性质结核性胸膜炎分渗出性和增生性两种。渗出性结核性胸膜炎较多见，儿童和青年多发。病变以浆液和浆液纤维素性炎为主，常引起胸腔积液，有时伴血性积液，浆液性积液中有一半是无菌的，这是胸膜对结核菌素样产物释放入胸腔的反应。渗出性结核性胸膜炎治疗及时和规范，一般在 1~2 个月可吸收。增生性结核性胸膜炎多由肺内病灶直接蔓延至胸膜所致。增生性改变为主的病变局限，胸腔积液少，多通过纤维化痊愈，局部胸膜可出现增厚和粘连，病程长的病灶可形成钙化。

## 四、支气管结核

支气管结核病理表现主要为感染的细胞和碎片填满小支气管，产生可见的"树枝状成分"，相邻的肺泡病灶充满了泡沫状肺泡巨噬细胞和脂质碎片，形成"树芽成分"。之后肺泡巨噬细胞逐渐形成泡沫并退化，在肺泡内可见脂质碎片，有时候罕见抗酸杆菌。

## ▶ 第三节 常见肺外器官结核病的病理变化

肺外器官结核病多为原发性肺结核血行播散的结果，亦可由淋巴道、支气管、消化管直接播散。极少数为原发性结核，如小儿肠结核。

## 一、肠结核

肠结核分为原发性和继发性两种。原发性肠结核很少，小儿可因食用或饮用被结核分枝杆菌污染的食物、牛奶等引起发病。大部分肠结核继发于肺结核，因咽下含结核分枝杆菌的痰液感染所致。肠结核主要分为溃疡型结核和增生型结核两种，以前者多见。溃疡型肠结核主要是结核分枝杆菌侵入肠壁淋巴组织，形成结核结节，以后结节逐渐融合并发生干酪样坏死，破溃后形成溃疡。肠壁淋巴管环肠管行走，病变沿淋巴管扩散，因此典型的肠结核溃疡多呈环形，其长轴与肠腔长轴垂直。溃疡

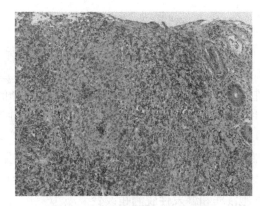

**图 4-9　1 例肠结核患者的病检**

边缘参差不齐，一般较浅，底部有干酪样坏死物，其下为结核性肉芽组织（图 4-9）。溃疡愈合后由于瘢痕形成和纤维收缩而致肠腔狭窄。肠浆膜面见纤维素渗出和多数结核结节形成，连接成串，这是结核性淋巴管炎所致。后期纤维化可致粘连。增生型较少见。以肠壁大量结核性肉芽组织形成和纤维组织增生为其病变特征。肠壁高度肥厚、肠腔狭窄。黏膜面可有浅溃疡或息肉形成。临床上表现为慢性不完全低位肠梗阻。右下腹可触及肿块，故需与肠癌相鉴别。

## 二、结核性腹膜炎

结核性腹膜炎与结核性胸膜炎、结核性心包炎类似，均为浆膜因结核分枝杆菌感染所致。溃疡型肠结核病是最常见的原发病灶，其次为肠系膜淋巴结结核或结核性输卵管炎。由腹膜外结核灶经血道播散至腹膜者少见。根据病理特征可分为干性和湿性两型，以混合型多见。湿性结核性腹膜炎以大量结核性渗出为特征。干性结核性腹膜炎因大量纤维素性渗出物机化而引起腹腔脏器的粘连。其病理变化为腹膜表面可见多发粟粒结节，镜下为结核性肉芽肿病变，可见坏死。腹腔渗出液中可查到结核分枝杆菌。

## 三、淋巴结结核

全身各部位的淋巴结均可发生结核，表浅淋巴结结核以颈部多见，约占 88%，其次为腋下淋巴结结核，约占 7%。深部淋巴结结核则以纵隔、腹腔淋巴结结核多见。结核累及淋巴结时，受累淋巴结肿大，并可互相粘连，形成多个淋巴结融合的大团块，临床上需与转移癌鉴别。淋巴结显著肿大的最常见部位为颈部（"瘰疬"），并可通过淋巴引流使皮肤受累（"皮肤瘰疬"）。显微镜下，可见多个小结节病样上皮样肉芽肿（图 4-10），直至大的干酪样坏死灶，

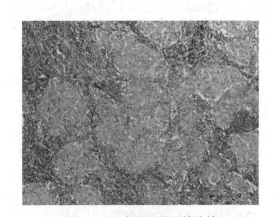

**图 4-10　1 例淋巴结结核病检**

显微镜下，可见多个小结节病样上皮样肉芽肿
（2×10HE 染色）。

周围可围绕着朗汉斯巨细胞、上皮样细胞和淋巴细胞。同时，特殊染色、细菌培养或分子生物学检测对于证实病原菌是必要的。

## 四、结核性脑膜炎

结核性脑膜炎主要因血行播散性结核所致。结核分枝杆菌侵入血液循环在脑脊膜上播散，先是在脑皮层或是软脑膜上形成小结核灶，另有人主张先侵及脉络丛，以后在脑室壁和蛛网膜下腔播散。发病机制上患者抵抗力降低和发生变态反应是造成结核性脑膜炎的重要条件。镜下见软脑膜和蛛网膜下腔内多量炎性渗出物。主要是单核细胞，淋巴细胞和纤维素，在病情进展的结核性脑膜炎中常见有结核性肉芽肿，病灶中心是干酪样坏死，周围是上皮样细胞，朗汉斯巨细胞和淋巴细胞浸润，并可见纤维母细胞增生。此外，小动脉见血管周围炎和动脉内膜炎性增生，有的病例中伴有血栓形成和脑组织软化。受侵犯的脑神经也可见淋巴细胞浸润和继发性脱髓鞘改变。

## 五、泌尿及生殖系统结核

### 1.肾结核

肾结核主要由血行性播散引发，亦可因膀胱感染结核逆行所致。病变先在肾皮质及髓质交界处，之后逐渐增大，并侵犯肾乳头，大量坏死物质排入肾盂及输尿管，形成结核性空洞。输尿管及膀胱可因尿中的结核分枝杆菌而感染。输尿管黏膜可发生溃疡和形成结核性肉芽肿，可使管壁增厚，管腔狭窄甚至阻塞，引起肾盂积水或积脓。膀胱结核以膀胱三角区最先受累形成溃疡，以后累及整个膀胱，肌壁受累后膀胱壁纤维化和肌层破坏，致使膀胱容积缩小，膀胱溃疡和纤维组织增生，如影响对侧输尿管口，可使得管口狭窄或失去正常括约肌功能，造成对侧健肾引流不畅，最后引起肾盂积水而损害肾功能。

### 2.生殖系统结核病

男性生殖系统结核经两种途径发生。一种为继发于泌尿系统结核，结核分枝杆菌随尿液经尿道至精囊和前列腺，然后再蔓延至附睾、睾丸等。另一种为血行性播散至附睾，再蔓延到睾丸、精囊及前列腺。女性生殖系统结核主要由血道及淋巴道播散，其次为局部结核病灶直接蔓延。输卵管结核发病率最高，占90%以上，也是女性不孕的重要原因之一。其次为卵巢结核、子宫内膜结核等。

## 六、骨、关节结核的病理

骨、关节结核多由血源播散所致，是肺外器官最常见的结核病，约占患者总数的13%，好发于儿童和青少年，中年以上亦有发病，男、女比例无明显差异。

### 1.各型骨、关节结核的病理变化

骨、关节结核依其病变部位可分为骨结核、滑膜结核和关节结核。

（1）骨结核：病变仅限于骨而未累及滑膜及关节腔的结核称为骨结核，亦可称为单纯骨结核。骨结核依其病变发生部位不同分为以下几种类型：

1）松质骨结核：按病变部位又可分为中心型和边缘型。中心型松质骨结核易出现干酪样坏死，以死骨形成为主而新生骨增生不明显。松质骨边缘型结核病灶与血供丰富的软组织接近，病变易被吸收，一般不形成死骨。

2)皮质骨(骨干)结核:病变一般由髓腔开始,以溶骨性破坏为主。皮质骨结核为增生型,病变骨周围大量新骨增生,这主要是由于病变处的脓液经 Volkman 小管汇集到骨膜下,使骨膜掀起,骨膜受到刺激所致。死骨、脓肿及窦道很少见,病变也很少扩展到关节,此型结核临床较少见。

3)干骺端结核:干骺端介于骨端松质骨和骨干皮质骨之间,既有松质骨也有皮质骨。因此。干骺端结核既有松质骨结核的特点,又具有皮质骨结核特征。如局部可以出现死骨及骨膜新生骨。干骺端结核治疗不及时可侵入关节腔,导致全关节结核,严重影响关节功能。

(2)滑膜结核:滑膜组织广泛分布于关节、腱鞘和滑囊等处的内衬,当结核病变仅局限于关节滑膜而未累及关节软骨和软骨下骨板者称为单纯性滑膜结核。结核分枝杆菌引起滑膜结核的主要途径有两种,其一为结核分枝杆菌通过血运直接进入关节腔,并在滑液内繁殖,其毒力和代谢产物刺激滑膜产生炎症反应和渗出,结核分枝杆菌可侵入滑膜;其二是结核分枝杆菌首先通过血运侵入滑膜下层组织,并产生局部病灶,此时多无临床症状。如果病变迅速发展向关节腔内破溃,可引起广泛的滑膜结核性炎症或关节结核,此时关节肿胀,全身中毒反应亦较明显。滑膜结核常见于滑膜组织分布比较丰富的部位,如髋、膝、肘、踝、肩等。腱鞘和滑囊结核较少见。

(3)关节结核(结核性关节炎):关节结核发病部位多见于髋、膝、踝、肘和肩关节等。早期关节结核均局限于骨组织或滑膜组织,关节面软骨完好无损,关节功能多无明显障碍,此时若治疗正确及时,关节功能保存完好或基本保存。若病变进一步发展,可穿破关节面软骨侵入关节,导致全关节结核。关节结核包括骨端、关节面软骨、关节腔和滑膜组织均被侵犯,即使治愈也会出现不同程度的关节功能障碍,严重时可出现纤维性强直,功能将大部分丧失。

2.骨、关节结核病变转化规律

(1)转向愈合:主要通过吸收消散、纤维化、纤维包裹和钙化方式达到愈合。

1)吸收消散:为渗出性病变的主要愈合方式。渗出物通过淋巴道吸收,病灶可缩小或完全吸收。一些小的死骨可被肉芽组织侵蚀或被脓液消化吸收;较大的死骨可转化为小的死骨,随脓液排出。

2)纤维化、纤维包裹及钙化:增生性结核和较小的干酪样坏死灶(1~2 mm)可通过纤维化的方式达到愈合,大的干酪样坏死灶可通过纤维包裹、钙化的方式达到愈合。

(2)转向恶化:当机体抵抗力低下或未经规范化治疗,原有的结核病便可发展扩大,在病灶周围出现渗出性炎症,发生干酪样坏死,甚至引起播散。

## 第四节 结核病病理学诊断方法

### 一、常规病理学诊断方法

主要包括肉眼的大体观察和光镜水平的形态学观察。

1.大体观察

主要是运用肉眼或辅以放大镜、量尺和磅秤等工具,对大体标本及其病变性质进行的解剖、观察、测量、取材和记录。大体检查中肺内结核瘤多位于脏层胸膜下，呈圆球形干酪样坏死灶，直径多在2~4 cm，切面呈黄白色或灰白色，呈同心性分层排列，中央可钙化或有空洞形成。随着微创技术在临床的广泛应用，目前病理标本大多为内镜活检、穿刺活检和细针吸取的小标本，缺少手术切除标本的大体观察，病理科医生在诊断中要谨慎，防止漏诊或误诊。

**2.组织学观察**

组织切片最常用的染色方法是苏木素-伊红(hematoxylin and eosin, HE)染色，是目前病理学诊断的基本方法。显微镜下结核病病变通常为坏死性肉芽肿性炎，但亦可为非坏死性肉芽肿性炎。典型的病变是肉芽肿伴干酪样坏死，外周有纤维结缔组织和慢性炎症细胞浸润，病变周边可见朗汉斯巨细胞。需要注意的是，结核病的大体观察、组织学表现及细胞学表现虽然具有一定的特异性，但所有上述表现亦可出现在其他感染性和非感染性肉芽肿性病变中。所以常规的病理学诊断手段并非结核病诊断的金标准，必须通过其他辅助检查找到结核病病原学依据方可确诊。

**3.细胞学检查**

采集病变处的细胞、涂片染色后进行诊断。常见的取材方法有内镜采集或刷取细胞，或用细针直接穿刺病变部位(即细针穿刺, fine needle aspiration, FNA)吸取细胞。在光镜下涂片中可见类上皮细胞、多核巨细胞、淋巴细胞及坏死物等。结核病病变为坏死性肉芽肿性炎，伴有不同数量的非坏死性肉芽肿。典型的病变是肉芽肿伴干酪样坏死，外周有纤维结缔组织和慢性炎细胞浸润，病变周边可见朗汉斯巨细胞。

## 二、特殊染色

**1.抗酸染色**

想要确诊结核性病变，需要在病变区找到病原菌。最常用的抗酸染色方法是姜-尼(Ziehl-Neelsen)染色法。油镜下观察可见红染的两端钝圆稍弯曲的细杆菌。常位于坏死区的中心或坏死区与上皮样肉芽肿交界处。需注意的是：①除了结核分枝杆菌，麻风杆菌和非结核分枝杆菌也是抗酸阳性菌，肉眼很难分辨，需要进一步进行分子病理检测加以鉴别。其次，除分枝杆菌外，诺卡菌属(Nocardia)及军团菌属(Legionella)部分细菌也可呈抗酸染色阳性，应注意鉴别。②抗酸阳性率一般较低，抗酸阴性不能否定MTB的存在。对于临床高度怀疑结核病的组织标本可适当制成厚切片(如10 μm)进行抗酸染色，以提高阳性检出率。③NTM是一类环境分枝杆菌，主要源于污水、土壤及气溶胶等，是造成抗酸染色假阳性的重要污染源。如抗酸杆菌出现在非结核病病变区、组织外的玻片空白区或与组织不在同一个水平面时，需排除污染造成的假阳性。④每次进行抗酸染色时需设阳性对照。阅片需使用高倍镜和油镜，当高倍镜未发现阳性菌时，须使用油镜检查，以防假阴性。

**2.网状纤维染色**

该染色显示组织结构是否完整，坏死的范围和程度。由于干酪样坏死对于结核具有一定的诊断价值，而仅仅通过HE染色对于坏死性质的判定可能出现一定的偏差，所以网状纤维染色对结核病的诊断和鉴别诊断有一定的帮助。

**3.六胺银(GMS)、过碘酸盐希夫(PAS)染色**

真菌病是除结核病外最为常见的感染性肉芽肿性疾病。真菌病和结核病有时很难通过HE

染色鉴别。诊断真菌病需要在病变区找到真菌病原体。六胺银染色和过碘酸盐希夫染色是最常用的识别真菌的染色方法，可以起到与真菌病进行鉴别的作用，有效防止误诊。

4. 金胺罗丹明染色

金胺罗丹明染色后抗酸杆菌会发出黄绿色荧光，在荧光显微镜下可观察到金黄色荧光菌，且与抗酸染色相比具有更高的敏感性。但需要注意，荧光染色片无法长期保存，有时会出现假阳性。

## 三、免疫组织化学法

免疫组织化学法（immunohistochemistry，IHC）是利用抗原–抗体的特异性结合反应特异性结合反应的原理。以抗原或者抗体来检测抗原或抗体来检测和定位组织中的目标蛋白质的一种技术方法。结核病 IHC 染色主要使用两种类型的抗体。第一种类型是针对不同细胞类型的抗体。如抗 CD68 抗体可以帮助区分类上皮细胞与上皮来源细胞，有助于确认肉芽肿结构。第二种类型是针对结核分枝杆菌特异抗原的抗体。目前报道的抗体主要识别 BCG 成分、MPT64、PstS1、Ag85B 等抗原。免疫组织化学检查操作简便，阳性信号易于观察，不需要使用油镜，可以有效提高敏感性和工作效率。

## 四、分子病理学检测

### （一）结核病与非结核分枝杆菌病的鉴别诊断方法

常规病理学诊断方法及特殊染色方法均很难鉴别诊断结核病与非结核分枝杆菌病。因此，结核病的病理学确诊需要分子病理学检查作为重要的辅助手段。通过检测结核分枝杆菌特异基因，如 IS6110、16 srDNA、rpoB 等可以鉴别诊断结核病与非结核分枝杆菌病。

常用的技术有以下两种：

1. 实时荧光定量 PCR 技术（realtime fluorescence quantitative PCR）

主要原理是通过荧光染料或荧光标记的特异性探针，对 PCR 产物进行标记跟踪，实时在线监控反应过程，结合相应软件对产物进行分析。其主要优势在于操作简便，成本低廉，快速灵敏等。与传统的抗酸染色相比，该技术不仅可以有效提高结核病的阳性检出率，还可以鉴别诊断结核病与非结核分枝杆菌病。

2. 探针杂交技术

探针杂交技术相比 PCR 技术具有更高的检测通量，一次实验可以检测多个基因。由于非结核分枝杆菌种类繁多，而不同非结核分枝杆菌病治疗方案不尽相同，因此该技术在分枝杆菌菌种鉴定中具有独特优势。但与 PCR 相比操作要求相对复杂，敏感性相对差。

3. 高分辨熔解曲线技术

高分辨熔解曲线（high resolution melting，HRM）技术主要原理是双链核酸分子热稳定性受其长度及碱基组成的影响，序列变化会导致升温过程中双链核酸分子解链行为的改变。其特点是敏感度高、可检测单碱基差异、成本低且闭管操作等。该技术也可应用于分枝杆菌菌种鉴定及耐药结核病的诊断。

### （二）耐药结核病的诊断方法

结核分枝杆菌的耐药基因突变是产生耐药结核病的最主要原因。利用分子病理技术检测组织标本中的结核分枝杆菌是否发生耐药基因突变是病理学诊断耐药结核病的重要手段。如通过检测 rpoB 基因突变可以检测利福平耐药结核菌，通过检测 katG、inhA、ahpC 等基因突变可以检测异烟肼耐药结核菌。

1. 常用的技术

（1）实时荧光定量 PCR 技术

其中最具代表性的技术是 GeneXpert 检测系统。GeneXpert 通过检测 rpoB 基因的有无以及耐药决定区是否发生突变来诊断结核病与耐药结核病。此外，实时荧光定量 PCR 方法与高分辨溶解曲线分析方法相结合也可以应用于耐药基因的检测。

（2）探针杂交技术

该技术具有较高通量性，目前应用比较多的方法有膜反向杂交法和基因芯片法等，可以实现一次实验中检测多种抗结核药物的耐药相关基因突变。

（3）高分辨溶解曲线技术

研究结果表明，HRM 技术可有效检测利福平、异烟肼、乙胺丁醇、链霉素及喹诺酮类药物的耐药情况，可一次检测多个位点，成本低，且可闭管操作。

由于分子病理基因检测技术灵敏度高，临床检测需在符合国家标准的临床基因扩增实验室中，由持有 PCR 检测上岗证的专业人员按照规范化操作规程进行，以保证检测结果的准确性。当检测结果出现阴性时，不能排除由于病原菌数量低于检测限值而引起的假阴性结果。

2. 常见的 MTB 耐药相关基因

（1）利福平耐药相关基因

与利福平耐药相关的主要基因是 rpoB，90%～95% 的利福平耐药菌株 rpoB 基因 81 bp 耐药决定区（rifampicin resistance determining region，RRDR）出现突变，最常见的突变位点是 531、526 及 516 位密码子，有些密码子如 513、526 及 531 还会同时引起高水平利福平与利福布汀交叉耐药。由于 85%～90% 的利福平耐药 MTB 同时出现异烟肼耐药，故 rpoB 耐药基因突变检测对于耐多药结核病患者的筛查具有重要的意义。

（2）异烟肼耐药相关基因

与异烟肼耐药相关的基因有 katG、inhA、kasA 及 ahpC 等，其中以 katG 基因编码区及 inhA 基因调控区突变为主。katG 基因 315、138 及 328 位密码子是最常见的突变位点。inhA 基因大部分突变出现在 −15～−8 启动子区。katG 及 inhA 突变频率在不同地区不同人群中差异较大，如 katG 突变率为 50%～95%，inhA 突变率为 6%～30%。

（3）乙胺丁醇耐药相关基因

MTB 的乙胺丁醇耐药主要与 embABC 操纵子基因突变相关。98% 的 MTB 乙胺丁醇耐药分离株含有 embABC 操纵子基因突变，其中以 embB306、embB406 及 embB497 突变最为常见。embB306 突变率在不同地区人群中变化较大，为 20%～70%。

（4）吡嗪酰胺耐药相关基因

pncA 是目前报道的与吡嗪酰胺耐药相关的主要基因，相对热点突变区域是 3～17、61～85 和 132～142 位密码子，但有 20%～30% 的吡嗪酰胺耐药 MTB 菌株具有野生型 pncA 基因。

（5）链霉素耐药相关基因

rpsL 和 rrs 基因突变是导致 MTB 对链霉素耐药的主要原因，70%～95% 的耐药突变发生在这 2 个基因中。rpsL 43 密码子和 rrs 基因 905 及 513 密码子是最为常见的突变位点。

（6）氟喹诺酮类药物耐药相关基因

氟喹诺酮类药物作为重要的二线抗结核药物在耐药结核病的治疗中起着重要作用。目前与氟喹诺酮类药物耐药相关的主要基因有 gyrA 和 gyrB，其中 gyrA 基因 67~106 位密码子区域被称为喹诺酮耐药决定区（quinolone resistance determining region，QRDR），报道最多的突变位点有 gyrA 的 90、91 和 94 位密码子以及 gyrB 的 464 和 495 位密码子。

分子生物学技术与病理学技术相结合形成的分子病理学新技术为结核病的诊断和鉴别诊断提供了可靠依据，具有良好的应用前景。如图 4-11 为病理学诊断结核病的推荐流程。

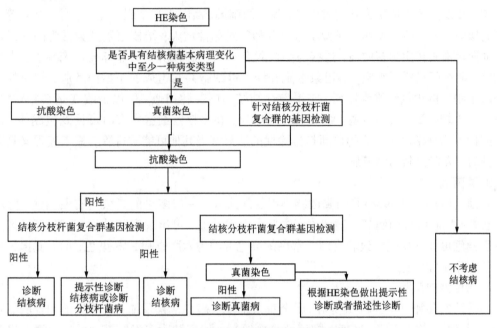

**图 4-11 病理学诊断结核病推荐流程**

（中华医学会结核病学分会，结核病病理学诊断专家共识编写组. 中国结核病病理学诊断专家共识[J]. 中华结核和呼吸杂志，2017，40（6）：419-425. ）

## 第五节 结核病与其他肉芽肿性疾病的鉴别诊断

慢性肉芽肿性炎（chronic granulomatous inflammation）是以肉芽肿形态结构为特征的增生性炎，主要分为感染性、异物性、过敏性及病源不清的肉芽肿四类，不同的致病因素可引起组织学上相同或不同的肉芽肿形态，结核分枝杆菌感染易形成慢性肉芽肿性炎，需要与下列疾病鉴别：

1. 非结核分枝杆菌（nontuberculous mycobacteria，NTM）

非结核分枝杆菌是指分枝杆菌属内除结核分枝杆菌复合群（结核分枝杆菌、牛型分枝杆菌、非洲分枝杆菌、田鼠分枝杆菌）和麻风分枝杆菌以外的分枝杆菌，其中部分为致病菌或条件致病菌，现统称为非结核分枝杆菌。非结核分枝杆菌病见于免疫功能低下的宿主和（或）之前有肺疾病的患者，包括慢阻病、肺结核、尘肺、支气管扩张和肺癌等。此外，由于消毒不严而引起的院内感染亦有发生。非结核分枝杆菌病病理变化与结核病非常类似，常为坏死性肉芽肿性炎。NTM 与 MTB 均为抗酸阳性菌，形态非常相似，大多数情况下很难鉴别。目前有明确报道的与 MTB 具有不同形态特征的 NTM 为堪萨斯分枝杆菌（Mycobacterium kansasii），该菌与 MTB 相比菌体粗而长，末端易弯曲成钩状或 S 状。但要明确分枝杆菌的类型，需要进行分子病理检测或新鲜组织培养。

### 2. 结节病

结节病是一种世界范围内广泛发生，原因不明的多系统肉芽肿性疾病。全身多个系统均可受累，按发生频率依次为肺门淋巴结、肺、周围淋巴结、肝脏、眼、皮肤、骨、涎腺等。临床可有咳嗽，但一般不发热。影像学常见双肺门对称性增大，结核菌素试验常为阴性或弱阳性，血管紧张素转换酶多增高，这些与结核病有不同。病理所见为非坏死性肉芽肿，由上皮样细胞、散在朗汉斯巨细胞、淋巴浆细胞和纤维母细胞共同组成的小型肉芽肿，缺乏坏死或仅局限于中央的少量纤维素坏死，与增殖性结核病肉芽肿相似，但以下改变是其相对特点：结节的大小较一致，边界清楚；结节中心无坏死；在多核巨细胞内有时可见到包涵体，抗酸染色阴性。病理学对结节病的诊断是排除性的。只有当其他可能被排除，临床表现又具有一定特征时，方能诊断为结节病。

### 3. 真菌病

真菌病（fungal disease）是由真菌感染引起的疾病。一般多见的真菌病有曲菌病、隐球菌病、毛霉菌病和酵母菌病等。病理改变主要为急慢性炎，可出现肉芽肿病变，在病变区内通过特殊染色可找到相应的致病真菌。常用的染色方法为六胺银和 PAS 染色，前者真菌染色为棕黑色，后者为红色。

### 4. 韦格纳肉芽肿

韦格纳肉芽肿（Wegener 肉芽肿）属全身系统性疾病。常累及肺、上呼吸道和肾脏。临床多表现为发热、体重下降、咳嗽、胸痛及咯血等。一般双肺为多发结节，界限较清。患者血清 ANCA 特别是 C-ANCA 常阳性。Wegener 肉芽肿组织学改变是以坏死性肉芽肿性炎伴血管炎为其特征，抗酸染色、PAS 染色可与结核、真菌病鉴别。

### 5. 麻风病

麻风是由麻风分枝杆菌引起的一种慢性传染病，麻风分枝杆菌与结核分枝杆菌形态类似，但较粗短。麻风主要侵犯皮肤和周围神经，形成肉芽肿，亦可形成结核样结节，结节中心可见坏死，抗酸染色可见分枝杆菌，需结合临床表现及菌的形态综合考虑诊断，确诊需做菌种鉴定。

### 6. 克罗恩病（Crohn disease）

克罗恩病是一种原因未明的多发于胃肠道的疾病。以回肠末端和结肠多见，为反复发作的慢性进行性炎症。镜下可见不连续性肠炎，裂隙状溃疡，淋巴细胞增生及结节病样肉芽肿形成。肉芽肿中心一般无坏死，抗酸染色阴性。而肠结核常见干酪样坏死及肠系膜淋巴结结核。

### 7. 异物性肉芽肿

异物性肉芽肿是由异物引起的肉芽肿。常见的异物有手术缝线、石棉、滑石粉、木刺及其他异物等。典型异物反应为巨噬细胞及异物巨细胞包围异物，细胞质内有时可见吞噬的异物。异物巨细胞的核多在细胞质中心排列，成簇状，与结核肉芽肿中的朗汉斯巨细胞不同。

8. 坏死性淋巴结炎

坏死性淋巴结炎又称菊池病。病因不明，年轻人多见，常伴高热。肿大淋巴结一般为单个，以颈部多见，触之有痛感。白细胞正常或偏低。组织学表现为淋巴结结构消失，可见坏死和大量核碎屑，但无中性粒细胞。应与结核早期坏死而又无肉芽肿病变形成时鉴别，抗酸染色是预防病理误诊的重要方法之一。

9. 寄生虫（parasite）感染

寄生虫感染也可引起肉芽肿病变。常见寄生虫有肺血吸虫（pulmonary schistosomiasis）和肺吸虫（pulmonary paragonimiasis）等，可引起动脉阻塞及坏死性肉芽肿病变，有时还可见到大量嗜酸性粒细胞浸润。在坏死区或肺血管腔内可见少量病原虫，病原虫体积大，不需要特殊染色，在 HE 切片中就可以清楚识别。

10. 嗜酸性肉芽肿多血管炎

嗜酸性肉芽肿多血管炎（eosinophilic granulomatosis with polyangiitis，EGPA）又称为 Churg-Strauss 综合征（Churg–Strauss syndrome，CSS）或过敏性肉芽肿病（allergic granulomatosis，AG），是一类涉及中、小动脉的系统性血管炎。常见受累器官包括肺、心脏、肝脏、脾、皮肤及周围神经等。主要的临床特点有合并支气管哮喘，外周血嗜酸性粒细胞达 $1500/\mu L$ 或外周血白细胞分类中嗜酸性粒细胞比例>10%，累及 2 个或更多肺外器官的系统性血管炎等。患者血清核周型 ANCA（perinuclear ANCA，P–ANCA）常阳性。诊断常常通过肺外活检组织进行，主要包括皮肤、神经组织及肌肉组织等。主要的病理特点是嗜酸性粒细胞浸润、坏死性血管炎及血管外肉芽肿性炎。

11. 猫抓病性淋巴结炎

猫抓病性淋巴结炎又名猫抓病（cat scratch disease，CSD），一般多因猫抓伤引起的淋巴结炎，病因尚不太清楚，多考虑由细菌感染引起，主要累及滑车、腋下及颈部淋巴结，淋巴结肿大，并可见多灶状小脓肿形成，周边围以上皮样细胞，但无干酪样坏死，这与结核不同。抗酸染色及 MTB DNA 检测阴性。

（袁婷　柴铭铭　饶妍　江伟民）

# 参考文献

［1］中华医学会结核病学分会, 结核病病理学诊断专家共识编写组. 中国结核病病理学诊断专家共识［J］. 中华结核和呼吸杂志, 2017, 40(6)：419-425.

［2］Basaraba RJ, Hunter RL. Pathology of Tuberculosis：How the Pathology of Human Tuberculosis Informs and Directs Animal Models. Microbiol Spectr, 2017；5(3).

［3］唐神结, 高文. 临床结核病学［M］. 北京：人民卫生出版社, 2011.

［4］Hunter RL. Pathology of post primary tuberculosis of the lung：an illustrated critical review. Tuberculosis (Edinb), 2011；91(6)：497-509.

［5］李玉林. 病理学, 北京：人民卫生出版社, 2015.

［6］马玙, 朱莉贞, 潘毓萱. 结核病［M］. 人民卫生出版社, 2009.

［7］黄志英, 周晃, 吕福东. 5050 例肺结核患者病理学观察. 中华结核和呼吸杂志, 1999, 22(3)：153-155.

［8］吴启秋, 林羽. 骨与关节结核, 北京：人民卫生出版社, 2006.

# 第五章　流行病学

2022 年 10 月 27 日，世界卫生组织发布了《2022 年全球结核病报告》，这也是世界卫生组织连续第 27 年发布结核病全球年度报告。作为现存时间最长的传染性疾病之一，结核病毋庸置疑仍是全球公共卫生工作的优先事项。全球终结结核病工作的持续进展由于 COVID-19 大流行出现逆转，接受诊治的结核病患者人数骤降、结核病死亡人数十余年来首次逆转上升，接受耐药结核病治疗的患者仅占估算人数的三分之一。2021 年的全球结核病数据约有 1060 万结核病患者，比 2020 年增加 4.5%，有 160 万人死于结核病，耐药结核病患者数量也有所增加，这些预示结核病防控工作不容松懈，其进展很有可能会得而复失。总而言之，我们距离全球结核病防治的阶段性目标(包括"终止结核病流行策略"的里程碑目标以及联合国高级别会议制定的多项指标等) 相差甚远。并且，根据世卫组织的模型进行预测，2022 年患结核病和死于结核病的人数仍不可能改善。

在中国，结核病仍然是一个重大的公共卫生问题，中国是全球第二大结核病高负担国家，约 1/3 的人口感染结核分枝杆菌，发病者数约占全球发病病例总数的 8.5%。在过去的 20 年里，中国在结核病疫情跟踪方面取得了重大成功，从 2000 年到 2010 年，活动性结核病例减少了 50% 以上。近 5 年来，中国结核病和耐药结核病的治疗成功率相对稳定，复治结核病患者的治疗成功率在 2020 年提高到了 87%。中国在 2019 年后也实现了 80% 以上的利福平耐药性检测覆盖率，2020 年提高到了 83%，在复治结核病患者中利福平耐药性检测覆盖率甚至达到了 97%。但是，氟喹诺酮类药物耐药性检测的覆盖率仍然很低，不及三分之一。接受治疗的耐药结核病患者数仍然不足一半。尽管取得了这一成就，但从 2000 年至 2010 年，疾病总流行率仅略有下降(466/10 万人口～459/10 万人口)；高流行率、耐多药结核病、农村地区的高疾病负担以及从农村到城市的大量人口流动仍然是重大挑战，是我国结核病控制的主要障碍。中国仍需加大对 MDR/RR-TB 的诊断和治疗力度，提高治疗覆盖率和检测覆盖率。最近的一项数学模型研究表明，在目前的策略下，中国的结核病疫情控制在不久的将来仍然不容乐观。

## ▶ 第一节　全球结核病疫情现状

### 一、结核病的发病情况

2021 年全球估算新发结核病患者 1060 万例，较 2020 年增加 4.5%，其中成年男性

599 万例，女性 345 万例，0~14 岁儿童 116.6 万例，2021 年罹患结核病的 HIV 感染者估计人数 703 000 例，HIV 感染者占所有结核病病例的 6.7%。2015—2020 年间结核病发病率的累计下降了 11%，但 2021 年全球结核病发病率未延续此前多年的下降趋势，较 2020 年增长 3.6%，达到 134/10 万，防控形势不容乐观。从 WHO 六大区域分布来看，东南亚区域（482 万，45%）、非洲区域（246 万，23%）和西太平洋区域（189 万，18%）新发病例数占比较高，非洲区域国家中新发结核病合并 HIV 感染的比例最高，非洲南部部分地区超过 50%。全球 30 个结核病高负担国家估算发病数占全球估算发病总数的 87%，其中居前 8 位的国家占全球估算发病总数的 2/3，分别是印度（300 万，28.3%）、印度尼西亚（96.9 万，9.1%）、中国（78 万，7.4%）、菲律宾（74.1 万，7.0%）、巴基斯坦（61.1 万，5.8%）、尼日利亚（46.7 万，4.4%）、孟加拉国（37.5 万，3.5%）和刚果共和国（30.5 万，2.9%）。各国结核病发病率相差较大，2022 年报中覆盖的 215 个国家/地区中 21.9%的国家/地区发病率低于 10/10 万，它们已达到终止结核病流行的目标。多数结核病高负担国家结核病发病率在（150~400）/10 万不等。2015—2021 年全球结核病发病率累计下降 10%，仅为终止结核病首个里程碑目标（2020 年发病率较 2015 年下降 20%）的一半。从全球各区域来看，WHO 欧洲区域和非洲区域已达到上述里程碑目标，2015—2021 年，这两个区域发病率累计下降分别为 25%和 22%；东地中海区域、东南亚区域和西太平洋区域在 2015—2021 下降速率不甚理想，累计下降分别为 5.3%、11%和 2.3%；美洲区域更为严峻，同期发病率不降反升 9.4%。从国家层面来看，全球 30 个结核病高负担国家中，包括埃塞俄比亚、肯尼亚、莱索托、纳米比亚、南非、赞比亚和坦桑尼亚在内的 7 个国家已先行达标，3 个摘掉高负担帽子。被列入全球结核病观察国的柬埔寨、俄罗斯和津巴布韦也已达标，而多数结核病高负担国家距 2020 年里程碑目标实现尚有较大距离。考虑到性别和年龄，负担最重的是成年男性，2020 年占所有结核新发病例的 56%；成年女性占 33%，儿童占 11%。所有结核新发病例中，8%的患者伴有 HIV 感染。

目前我国在 30 个结核病高负担国家中估算结核病发病数排第 3 位。我国 2021 年估算的结核病新发患者数为 78 万例（2020 年 84.2 万），估算结核病发病率为 55/10 万（2020 年 59/10 万），2000—2021 年中国结核病发病率一直处于下降趋势。在 30 个结核病高负担国家中，中国估算结核病发病数（78.0 万）低于印度（295 万）和印度尼西亚（96.9 万），排位由 2020 年的第 2 位降至第 3 位。2021 年中国的 HIV 阳性结核病发病的病例数为 1 万，约占全国发病总病例数 1.3%，远低于全球发病率 6.7%。这一数值与 2020 年（1 万）持平。低于 2019 年（1.4 万）。表 5-1 为近 6 年中国结核病估算发病数据。

表 5-1 近 6 年中国结核病估算发病数据

| | 2016 年 | | 2017 年 | | 2018 年 | | 2019 年 | | 2020 年 | | 2021 年 | |
|---|---|---|---|---|---|---|---|---|---|---|---|---|
| 人口总数 | 14.04 亿 | | 14.1 亿 | | 14.28 亿 | | 14.34 亿 | | 14.39 亿 | | | |
| | 人数（万） | 率（每10 万人口） | 人数（万） | 率（每10 万人口） | 人数（万） | 率（每10 万人口） | 人数（万） | 率（每10 万人口） | 人数（万） | 率（每10 万人口） | 人数（万） | 率（每10 万人口） |
| 总 TB 发患者数 | 89.0 | 63 | 88.4 | 62 | 88.6 | 61 | 83.3 | 58 | 84.2 | 59 | 78 | 55 |
| HIV-阳性TB 发病 | 1.8 | 1.3 | 1.7 | 1.2 | 1.5 | 1.1 | 1.4 | 0.95 | 1.2 | 0.84 | 1 | 1.3 |

续表 5-1

| | 2016 年 | | 2017 年 | | 2018 年 | | 2019 年 | | 2020 年 | | 2021 年 | |
|---|---|---|---|---|---|---|---|---|---|---|---|---|
| 人口总数 | 14.04 亿 | | 14.1 亿 | | 14.28 亿 | | 14.34 亿 | | 14.39 亿 | | | |
| | 人数(万) | 率(每10万人口) | 人数(万) | 率(每10万人口) | 人数(万) | 率(每10万人口) | 人数(万) | 率(每10万人口) | 人数(万) | 率(每10万人口) | 人数(万) | 率(每10万人口) |
| MDR/RR-TB 发病 | 7.3 | 5.2 | 7.3 | 5.2 | 6.6 | 4.6 | 6.5 | 4.5 | | | | 3.4 |
| HIV-阴性 TB 死亡 | 3.9 | 2.8 | 3.7 | 2.6 | 3.4 | 2.4 | 3.1 | 2.2 | 3.0 | 2.1 | 3 | |
| HIV-阳性 TB 死亡 | 0.31 | 0.22 | 0.26 | 0.18 | 0.20 | 0.14 | 0.22 | 0.15 | 0.21 | 0.15 | 0.21 | |

## 二、结核病的死亡情况

2021 年全球约 160 万人死于结核病，其中 HIV 阳性患者因结核病死亡例数为 18.7 万，HIV 阴性患者的结核病死亡数从 2020 年的 128 万增加到 140 万。从结核病总体死亡趋势来看，2015—2021 年，全球结核病死亡数下降了 5.9%，仅为终止结核病策略首个里程碑（2020）目标的 1/6。从全球各区域来看，非洲区域死亡数递降最快，2015—2021 年累计下降了 26%，距离终止结核病里程碑目标（2020 年死亡数较 2015 年下降 35%）最近。欧洲区域 2015—2021 年累计下降了 21%。从国家层面来看，30 个结核病高负担国家中 6 个国家（肯尼亚、莫桑比克、孟加拉国、乌干达、赞比亚和坦桑尼亚）已达到里程碑目标，3 个摘掉高负担国家帽子的观察国中仅俄罗斯实现终止结核病的里程碑目标。

2021 年估算中国结核病病死率为 4%（95%CI：3%~5%）。其中，HIV 阴性结核病死亡数为 3 万（95%CI：2.7 万~3.3 万），HIV 阳性死亡数为 0.21 万（95%CI：0.16 万~0.27 万），总数与 2020 年（3.2 万）大致持平。2020 年我国的艾滋病病毒阴性结核病死亡数估算为 3 万例，结核病死亡率为 2.1/10 万，与 2019 年几近持平。在 2016 至 2020 年间，死亡人数较前一年下降速度分别为：2.5%、5.1%、8.1%、8.8%、3.2%。与 2015 年数据相比，死亡人数下降了 25%，远不及 WHO 2020 年目标中死亡人数下降 35%的目标。

## 三、耐药结核病的负担现状

2021 年全球估算新发耐多药结核病/利福平耐药结核病（multidrug-resistant or rifampicin-resistant tuberculosis，MDR/RR-TB）患者共 45 万例。较 2020 年的 43.7 万例增长了 3.1%。估算全球 3.6%的新患者和 18%的复治患者为 MDR/RR-TB，而不同区域，新患者与复治患者中 MDR/RR-TB 比例差异巨大，新患者中的比例从不足 4%（非洲地区）到 26%（欧洲地区）不等，复治患者中从 7.9%（地中海地区）到 57%（欧洲地区）不等。耐药结核病例数增加主要原因是 2020—2021 年结核病发病率总体增加，估计与 COVID-19 大流行影响结核病的检测有关。MDR/RR-TB 发病数居前 3 位的国家是印度（11.9 万，26%）、俄罗斯（3.8 万，8.5%）和巴基斯坦（3.6 万，7.9%），我国 MDR/RR-TB 估算发病数为 3.3 万（7.3%），居第

4 位。2021 年全球约有 19.1 万例患者因 MDR/RR-TB 死亡。

2020—2021 年，我国依旧在 30 个耐药结核病高负担国家名单中，2020 年新增耐药结核病患者 1.63 万，发病数占全球病例的 14%，治疗成功率仅为 52%，耐药结核病疫情严重。2001—2008 年全国结核病耐药基线调查结果显示，我国结核分枝杆菌耐多药率为 8.32%，其中初治涂阳患者菌株的耐多药率 5.71%，均高于全球平均水平（5.3% 和 2.9%），由此估算我国每年新发生耐多药结核病患者为 12 万例。我国 2007—2008 年开展的全国结核病耐药基线调查结果显示，我国的结核病总耐药率为 39.12%，耐多药率为 8.32%，其中初治涂阳患者菌株的耐多药率为 5.71%，均高于全球平均水平（5.3% 和 2.9%），广泛耐药率为 0.74%，其中四种主要抗结核药的耐药顺位为链霉素（28.93%）>异烟肼（18.96%）>利福平（9.63%）>乙胺丁醇（6.52%）。该调查还显示初治患者的总耐药率为 35.16%，耐多药率为 5.71%，广泛耐药率为 0.47%，四种主要抗结核药的耐药顺位为链霉素（27.69%）>异烟肼（16.01%）>利福平（6.65%）>乙胺丁醇（4.91%）；复治患者总耐药率为 55.17%，耐多药率为 25.64%，广泛耐药率为 2.06%，四种主要抗结核药的耐药顺位为异烟肼（38.51%）>链霉素（37.20%）>利福平（29.40%）>乙胺丁醇（17.18%）。和全球相比，我国总耐药率、总耐多药率和不同抗结核药物的总耐药率及初复治患者的 RR/MDR-TB 率均处于较高水平，说明我国的耐药结核病处于较严重的状态。一篇发表在柳叶刀上关于中国消灭结核病的研究显示，在过去 30 年间，中国在控制结核病方面取得了长足的进步，但仍然是世界上结核病和耐多药结核病负担最重的国家之一。

## 第二节　全球结核病的诊断和治疗现状

### 一、全球结核病的诊断情况

2020 年，全球新诊断的结核患者数为 580 万人，其中 82% 为肺结核患者，约 476 万人，其余 18% 为肺外结核患者。与 2019 年的 710 万人相比，下降了 18%，由于新型冠状病毒感染疫情的暴发和持续影响致使患者登记报告倒退至 2012 年水平，2021 年回升至 640 万，但仍远低于疫情前水平，考虑与疫情未确诊及未治疗的结核患者数有所增加，导致因结核病死亡人数增加有关。2019 年降幅最大的是东南亚区域和西太平洋区域。2020 年、2021 年两大区域下降数占全球下降总数的 84% 和 99%。2020 年登记报告下降总数的 90% 集中于 10 个国家，其中印度占 41%，印度尼西亚占 14%，菲律宾占 12%。2021 年登记报告下降总数的 90% 集中于印度、中国、印度尼西亚、菲律宾和缅甸 5 个国家。2021 年，全球 71% 的结核分枝杆菌阳性的新发结核患者接受了利福平耐药性检测，检测覆盖率与 2020 年相同（2020 年 WHO 六大区域中欧洲区域开展利福平耐药检测覆盖率高达 93%，而非洲区域和美洲区域该比例亟需提升，目前仅 50% 左右。在 30 个耐药结核病高负担国家中，18 个国家利福平耐药检测覆盖率已超过 80%），高于 2019 年的 61%。细菌学检查确诊的肺结核中，71% 接受了利福平耐药检测，高于 2019 年的 61% 和 2018 年的 50%。相比之下，无论全球层面、区域层面还是国家层面，氟喹诺酮类耐药检测覆盖率不甚理想，约为 50%，其中美洲区域、东南亚区域和西太平洋区域刚超过 25%。在全球范围内，2019—2020 年期间，接受 RR-TB 和

MDR-TB 治疗的人数下降了 17%（从 181 533 例减少到 150 469 例），2021 年部分恢复至 161 746 例，比 2020 年上升了 7.5%，但仅占有需要治疗病例数的 1/3。

2021 年，中国 MDR/RR-TB 病原学阳性的新发结核病患者开展利福平耐药监测率为 80%，复治患者检测率达到 92%，均高于全球检测比率（71%）。

实验室确诊 MDR/RR-TB 为 16826 例，确诊 pre-XDR-TB 或 XDR-TB 为 60 例。2020 年我国登记报告结核病患者 62.5 万例，其中 95% 为肺结核患者。但是我国报告的结核病患者中经细菌学确诊的比例仅有 45%，83% 的新发患者接受了利福平耐药检测，97% 的复治患者进行了利福平耐药检测。实验室确诊的 MDR-TB/RR-TB 患者共 16343 例，通报的 MDR-TB/RR-TB 患者中，仅有 4726 例（28.9%）患者接受了喹诺酮类药物耐药检测。同全球报告发病病例数骤降趋势一样，2020 年中国结核病报告发患者数较 2019 年下降了 14%，是 2019 年下降速度（8%）的 1.75 倍。近 10 年来，我国一直在努力减少发患者数与估算病例数之间的差距。2019 年两者之间的差距为 10.5 万人，2020 年则增加到 21.7 万人（估算数据为 84.2 万，实际报告病例数为 62.5 万），差距增大了 1.1 倍。

表 5-2  近 5 年中国结核病报告病例情况

|  | 2016 年 | 2017 年 | 2018 年 | 2019 年 | 2020 年 |
|---|---|---|---|---|---|
| 总计新患者数和复发 | 778493 | 773150 | 795245 | 728265 | 624715 |
| 诊断时通过快速诊断测试的百分比 | / | / | 15% | 31% | 45% |
| 肺结核的百分比 | 95% | 95% | 95% | 95% | 95% |
| 经细胞学证实的百分比 | 31% | 32% | 37% | 47% | 55% |
| 0~14 岁儿童百分比 | / | / | 1% | 1% | 1% |
| 女性（≥15 岁）% | / | / | 31% | 31% | 31% |
| 男性（≥15 岁）% | / | / | 68% | 68% | 68% |
| 登记病例总数 | 783842 | 778390 | 801532 | 738193 | 633156 |

## 二、全球结核病的治疗覆盖情况

2021 年结核病的治疗覆盖率为 61%，较 2020 年的 58% 有所改善，但较 2019 年的 69% 下降明显，其中美洲最高达到 69%，东地中海最低为 58%。而 2019 年该指标从 2000 年的 35%、2010 年的 53%、2017 年的 64% 和 2018 年的 69% 增长到 72%。各区域层面，较之 2019 年美洲、欧洲和西太平洋区域均超过了 75% 的良好态势，2020 年该指标降幅显著，欧洲虽最高，也仅为 69%，东地中海区域最低为 52%。在 30 个结核病高负担国家中，孟加拉国、巴西、中国、乌干达和赞比亚治疗覆盖水平较高，而治疗覆盖率不足 50% 的国家包括中非共和国、尼日利亚、加蓬、印度尼西亚、莱索托、利比里亚、蒙古、缅甸、菲律宾和越南。2020 年全球约有 150359 例 MDR-TB/RR-TB 患者纳入治疗，较 2019 年的 177099 例降低 15%。根据联合国大会结核病防治问题高级别会议 2022 里程碑目标，2018—2022 年要治疗 4000 万例结核病患者，截至 2021 年底，全球合计治疗了 2630 万例患者，仅完成 5 年目标的

66%；更为令人担忧的是儿童及青少年患者，2021年全球15岁及以上患者治疗覆盖率为63%，而0~14岁患者仅为38%。2018—2021年全球累计治疗儿童患者190万，仅完成联合国大会结核病防治问题高级别会议确定的5年目标的54%。2021年全球有161 746例MDR/RR-TB患者纳入治疗，较2020年的150469例增加7.5%，但较2019年的181533例下降了11%，占2021年估算45万例发病数的1/3。2018—2021纳入治疗的MDR/RR-TB患者合计648953例，仅为联合国大会结核病问题高级别会议承诺的5年目标（2018—2022年发现并治疗150万例耐药患者）的43%。儿童MDR/RR-TB患者同期累计发现并治疗17715例，仅达到2018—2022年5年目标（发现并治疗11.5万例儿童耐药患者）的15%。此外，2022年报告指出，2012—2019年，虽然全球耐药结核病的治疗成功率一直在稳步提升，但截至2019年，全球耐药结核病治疗成功率仍然很低，仅达到60%。2021年，MDR-TB/RR-TB治疗覆盖率较低的10个国家为中国、刚果民主共和国、印度、印度尼西亚、尼日利亚、巴基斯坦、菲律宾、俄罗斯、南非和越南，提高上述国家耐药结核病的诊断能力和治疗可及性，才能提高整体MDR/RR-TB治疗覆盖率。

### 三、中国结核治疗覆盖率

中国结核病治疗覆盖率一直维持在较高水平，在30个结核病高负担国家中，中国是2020年治疗覆盖率最高的国家之一（超过80%）。2021年，中国结核病治疗覆盖率为75%（95%CI：66%~78%），高于同年全球结核病治疗覆盖率（61%），但低于2020年及2019年中国结核病治疗覆盖率。近5年来，中国结核病和耐药结核病的治疗成功率相对稳定，2022年报告显示，中国共有12846例MDR/RR-TB患者和43例pre-XDR-TB或XDR-TB患者开始接受治疗，治疗覆盖率大于67%，远高于全球耐药结核病的治疗覆盖率（约33%）。但是我国2019年开始治疗的MDR/RR-TB患者的治疗成功率仅为53%，稍低于全球耐药结核病治疗成功率（60%）。中国在2019年后也实现了80%以上的利福平耐药性检测覆盖率，2020年提高到了83%，在复治结核病患者中利福平耐药性检测覆盖率甚至达到了97%。但是，氟喹诺酮类药物耐药性检测的覆盖率仍然很低，2021年仅仅为50%。接受治疗的耐药结核病患者数仍然不足一半。中国仍需加强MDR/RR-TB的诊断和治疗力度，提高治疗覆盖率和检测覆盖率（表5-3，表5-4）。

表5-3 中国近5年耐药结核病治疗情况

| | 2016年 | 2017年 | 2018年 | 2019年 | 2020年 |
|---|---|---|---|---|---|
| 病原学阳性的结核病患者中开展利福平耐药检测的比例—新发 | / | / | 58% | 80% | 83% |
| 病原学阳性的结核病患者中开展利福平耐药检测的比例—复治 | / | / | 100% | 88% | 97% |
| 实验室确诊病例-MDR/RR-TB | 10898 | 13069 | 14636 | 18246 | 16343 |
| 开始治疗-MDR/RR-TB | 5405 | 5943 | 8965 | 13525 | 13250 |
| 实验室确诊病例-XDR-TB或pre-XDR-TB | 525 | / | 430 | 377 | 1185 |
| 开始治疗-XDR-TB或pre-XDR-TB | 265 | / | / | 226 | 947 |
| MDR/RR-TB病例开展对任何氟喹诺酮类药物的耐药检测 | / | / | / | 5790 | 4726 |

#### 四、全球结核病治疗的转归

2020 年(数据来源于 2020 年的治疗队列)全球登记报告的新发和复发肺结核患者的治疗成功率为 86%,该数值与 2019 年一致,反映出新冠疫情期间患者治疗质量得以持续保障,其中 0~14 岁儿童治疗成功率为 88%;2019 年(数据来源于 2019 年的治疗队列)全球 MDR/RR-TB 患者治疗成功比例为 60%,较 2018 年的 59% 略有提高。

中国 2019 年登记结核病新发患者和复发患者的治疗成功率为 94%,高于全球水平。中国近几年 MDR-TB/RR-TB 患者的治疗成功率稳步上升,从 41% 提高至 54%,随着抗结核新药贝达喹啉、德拉马尼在中国的引入、使用和推广,围绕含新药、全口服、短疗程方案的不同研究队列获得的初步结果已显示出良好的治疗转归。

表 5-4　中国近 5 年结核病治疗情况

| | 2016 年 | | 2017 年 | | 2018 年 | | 2019 年 | | 2020 年 | |
|---|---|---|---|---|---|---|---|---|---|---|
| | 成功率 | 数 | 成功率 | 数 | 成功率 | 数 | 成功率 | 数 | 成功率 | 数 |
| 前一年登记的新发患者和复发患者 | 94% | 798281 | 93% | 778493 | 93% | 764701 | 94% | 776514 | 94% | 711965 |
| 前一年登记的复治患者(不包括复发) | 83% | 5739 | 81% | 5349 | 83% | 5077 | 81% | 5700 | 87% | 6204 |
| 前两年开始接受二线药方案治疗的 MDR/RR-TB 病例 | 41% | 2846 | 31% | 5691 | 52% | 5405 | 54% | 5943 | 54% | 8965 |

## ▶ 第三节　全球结核病的预防

终止全球结核病流行是 2015—2030 年全球可持续发展目标(SDGs)之一,2014 年世界卫生大会(World Health Assembly)通过了"WHO 终止结核病策略"(WHO End TB Strategy),该策略着重强调了结核病预防的种种策略,包括医疗卫生机构及其他结核分枝杆菌传播高风险场所的感染预防与控制(IPC)。实施 IPC 策略主要通过减少空气中的传染性飞沫核、减少易感人群对于传染性气溶胶的暴露来降低结核分枝杆菌传播风险。结核病预防治疗的主要卫生保健干预措施是降低结核病潜伏感染进展为活动性结核病的风险,其他干预措施还包括结核病感染的控制,以及为儿童接种卡介苗(BCG)。BCG 是一种牛分枝杆菌制成的减毒疫苗,1921 年首次用于人体,距今已有百年的历史,它对大多数新生儿具有良好的安全性,并能预防血型播散性结核病和结核性脑膜炎等严重疾病,但它对肺结核的疗效不同,特别是在成人中。2020 年,全球 154 个国家制定了全民接种卡介苗的政策,其中 53 个国家报告覆盖率至少达到 95%。令人担忧的是，31 个国家报告的覆盖率下降了 5%，甚至在 2019 年至 2020 年超过了 5%。卡介苗不能有效刺激 T 细胞混合人群(特别是 $CD8^+$ T 细胞)，卡介苗的免疫保护作用仅持续 10~15 年。全世界的研究人员已经达成共识，必须开发更有效的疫苗，以弥补卡介苗的局限性。随着免疫学和分子生物学的迅速发展，一些新的结核病疫苗已经出现，包括灭活疫苗、重组活疫苗、减毒活疫苗、亚单位疫苗和 DNA 疫苗。根据世界卫生组织发布的报告，目前有 14 种候选结核病疫苗正在进行临床试验，包括第一阶段的 AEC/BC02、Ad5 Ag85A 和 ChAdOx185A-MVA85A 疫苗，Ⅱa 阶段的 MTBVAC、ID93+GLA-SE、TB/FLU-04L 和 GamTBvac 疫苗，Ⅱb 阶段的 DAR-901 疫苗、H56：IC31、M72/AS01$_E$、RUTI ©疫苗，Ⅲ阶段的 VPM1002 和 MIP/Immuvac 疫苗。目前，这些结核新疫苗可分为四类：病毒载体疫苗、亚单位疫苗、分枝杆菌减毒活疫苗和灭活疫苗，但我们迫切需要筛选更多的候选结核病疫苗，以开发更有效和更安全的结核病疫苗，抵御结核病感染，特别是耐多药结核病和艾滋病毒结核病合并感染。

潜伏结核感染(latent tuberculosis infection，LTBI)是指机体对体内的 MTB 产生持续的免疫应答，但是没有活动性结核的临床症状的一种状态。Chee 等在 2018 年发表的一篇文章对 LTBI 的定义为："LTBI 是结核分枝杆菌感染的一种亚临床状态，其特征是机体和宿主的免疫反应相互作用导致的复杂和异质状态。"换句话说，我们认为 LTBI 是由宿主免疫和结核分枝杆菌侵袭性之间的动态平衡过程控制的。一旦平衡被打破，结核分枝杆菌感染可导致三种结果(彩图 5-1)。

LTBI 患者无感染症状，但仍有复发和发展为活动性结核病的风险。据估计，在一般免疫能力人群的一生中，5%~10% 会发生这种情况。然而，免疫缺陷个体的风险更高，如人类免疫缺陷病毒(HIV)感染者、糖尿病患者、婴幼儿等人群。重要的是，据估计 LTBI 会影响世界上四分之一的人口。此前的一项研究表明，估计 23% 的世界人口(相当于 17 亿人)潜伏感染了结核分枝杆菌，来自 LBTI 负担最高的三个世卫组织区域(东南亚、西太平洋和非洲)的病例约占所有 LTBI 病例的 80%。最新数据显示，中国是世界上 LTBI 负担最重的国家，约有 3.5 亿人潜伏感染了结核分枝杆菌。这些数据表明，很大比例的 LTBI 患者以及缺乏 LTBI 和活动性结核的鉴别诊断可能是结核病高负担国家结核病发病率和死亡率高的潜在原因。因此，结核病负担高的国家应考虑强调与慢性结核感染相关的研究，并采取行动加速实现 2025 年、2030 年和 2035 年制定的减少结核病负担的全球里程碑和目标。LTBI 个体的鉴别诊断不仅可以促进对 TB 发病机制的了解，而且可以通过预防性治疗降低 LTBI 向活动性肺结核(aTB)发展的风险。然而，到目前为止，还没有特定的诊断 LTBI 的金标准测试。目前 LTBI 的诊断主要取决于宿主对结核分枝杆菌抗原的阳性免疫反应和宿主的临床表现。目前，有两种方法被世卫组织认可为结核病感染的检测方法——具有百年历史的结核菌素皮肤试验(tuberculin skin test，TST，PPD)和自 2005 年以来引入的 γ-干扰素释放试验(IGRAs)。结核菌素皮肤试验是一种通过皮下注射旧结核菌素(OT)或纯化蛋白衍生物(PPD)作为抗原进行诊断的方法。100 多年来，它一直应用于结核病分枝杆菌原发感染的筛查、诊断和流行病学研究，是 LTBI 的主要诊断测试。TST 由于其价格低廉、操作简单和对实验室设备的要求最低的优点，被广泛用于筛查和检测结核病。但其缺点也不容忽视，如需要在 48~72 h 后观察结果，不能区分 LTBI 和 aTB，接种卡介苗(BCG)可假阳性，与非结核分枝杆菌(NTM)交叉反应，免疫抑制和免疫缺陷者出现假阴性。γ-干扰素体外释放试验(Interferon gamma release assay，IGRA）是国际最新的用于结核杆菌感染的体外免疫诊断方法，根据检测全血中 T 淋巴细胞在结核分枝杆菌特异性抗原刺激下产生的 γ-干扰素的水平（受到结核分枝杆菌抗原刺激而致敏的 T 细胞若再次遇到同类抗原时可产生 γ-干扰素），来判断患者是否感染过结核分枝杆菌。IGRA 在发达国家已广泛应用，目前已被美、德、法、英、日、加拿大等 20 多个国家写入自己国家的结核病诊疗指南。IGRA 不受接种卡介苗（BCG）的影响，所以它是接种过卡介苗的儿童结核感染检测的首选；不受非结核分枝杆菌（NTM）和其他细菌感染的影响，可用于结核病的鉴别诊断，尤其是其阴性结果有较好的鉴别诊断价值。如：呼吸系统疾病与结核病的鉴别、不明原因发烧患者结核感染的排筛、克罗恩病和肠结核的分辨等；IGRA 受机体免疫力状态影响较小，可以用于艾滋病/结核病（HIV/TB）双重感染人群的检测、免疫抑制剂治疗前后的筛查、大剂量激素治疗前后的筛查、血液病治疗前后的结核筛查等；样本检测时限短，结果读取受主观因素影响相对较小。2018 年 WHO 潜伏结核感染规划管理更新和整理指南执行概要中，强烈建议用 γ-干扰素释放试验（IGRA）或结核菌素皮肤试验（TST）检测 LTBI。DIEL 等人比较了三种不同方法对潜伏性结核感染诊断的准确性，提出 IGRA 在诊断潜伏性结核感染时比结核菌素皮肤试验（TST）有更大的优势，而且在排除结核感染中可信度更大。TM Doherty 等人对 24 例曾与开放性结核患者密切接触并最后被证实为潜在结核感染者进行了长达 3 年的随访观察，发现 2~3 年内大部分患者出现了典型的结核症状，这表明 IGRA 对结核感染还有很好的预测作用。

从人群中准确识别和干预结核病病例，特别是 LTBI 病例，是降低发病率和死亡率的关键。实现终结结核病战略的里程碑也十分紧迫。如果不隔离细菌阳性结核病患者，只要存在大量 LTBI 患者，就不可能消除结核病。诊断 LTBI 为治疗提供了一个机会窗口，这种治疗可防止活动性结核感染的复发和随后发展，而活动性结核感染具有显著增加发病率和死亡率的风险。对 LTBI 者进行预防性服药，是控制其发病的重要措施，也是全球降低结核病疾病负担的一项重要措施。WHO 指南建议在流行病学危险因素的基础上，筛查和治疗 LTBI 的高危患者。治疗可以防止感染的传播，是在低发病率国家消除结核病的一个重要组成部分。LTBI 患者结核病复发的一个主要危险因素是免疫抑制或免疫能力不足，后者包括原发性免疫缺陷疾病和继发性免疫缺陷疾病。目前世界卫生组织（World Health Organization，WHO）发布的《结核分枝杆菌管理指南》推荐结核病发病率低于 100/10 万的高及中高收入国家对所有并发 HIV 感染、成人及儿童结核病密切接触者、接受免疫抑制剂治疗的患者，以及透析、器官移植、硅肺病患者进行 LTBI 筛查；资源许可的情况下推荐对囚犯、医务工作者、结核病高疫情地区的移民、流浪者、药物滥用者进行 LTBI 筛查；资源有限或中低收入国家推荐仅对 HIV 感染者及<5 岁的家庭密切接触者进行 LTBI 筛查。除此之外，由于学校结核病聚集性疫情时有发生，新生入学体检 LTBI 的筛查和学校结核病患者密切接触者 LTBI 筛查应作为学校结核病防控策略的重要内容。全球接受结核病预防治疗的人数从 2015 年的 100 万人增加到 2019 年的 360 万人，但这一积极趋势在 2020 年发生了逆转，减少了 21%，降至 280 万人。这可能反映了新冠病毒感染大流行对卫生服务系统造成的干扰。2018—2020 年的总和为 870 万，仅为 2018—2022 年 5 年期间 3000 万目标的 29%。到目前为止，大多数接受结核病预防性治疗的人都是艾滋病毒携带者。在全球范围内，这一数字从 2005 年的不到 3 万人增加到 2020 年的 230 万人，包括 2018—2020 年的 720 万。这意味着，尽管从 2019 年的 300 万人减少到 2020 年的 230 万人（减少了 23%），但是在 2018 年至 2022 年期间为 600 万艾滋病毒携带者提

供结核病预防治疗的全球次级目标还是提前实现了。

我国自新中国成立初期，原卫生部成立 BCG 接种推广委员会，在全国开始进行 BCG 接种工作，1978 年将 BCG 纳入儿童计划免疫。最近几年我国 BCG 接种率一直维持在 99% 左右的高水平。《中国结核病预防控制工作技术规范（2020 年版）》要求对以下对象开展结核病预防性治疗：①与病原学阳性肺结核患者密切接触的 5 岁以下儿童 LTBI 者；②HIV 感染者及艾滋病患者中的 LTBI 者，或感染检测未检出阳性而临床医生认为确有必要进行治疗的个体；③与活动性肺结核患者密切接触的学生等新近 LTBI 者；④其他人群，包括需使用肿瘤坏死因子治疗者、长期应用透析治疗者、准备做器官移植或骨髓移植者、硅肺病患者，以及长期应用糖皮质激素或其他免疫抑制剂的 LTBI 者。此外，还特别提出各地区应根据当地实际情况选择预防性治疗的对象，指出上述①~③类人群为重点对象。由于 LTBI 人群基数大，在结核病高负担（尤其是资源有限）的国家或地区，开展全人群 LTBI 筛查和干预是难以实施的。为此，需要针对 LTBI 高危人群进行干预，才能起到事半功倍的作用。目前，我国对 LTBI 高危人群筛查及预防性治疗尚未系统全面地开展，因此，没能获得 LTBI 筛查和预防性治疗全面的数据。随着我国 LTBI 防治策略的不断发展，LTBI 检测新技术和预防性治疗新方法不断创新，我们相信，做好 LTBI 人群筛查并对高危人群进行预防性治疗将会开辟我国结核病防治新局面。

## 第四节　结核病的院感控制

结核病感染控制（Tuberculosis infection control，TBIC）是一项旨在最大限度减少人群中结核病传播风险的综合措施，它是世界卫生组织最新控制结核战略的一个组成部分。1999 年至 2009 年期间发表了关于实施结核病感染控制的初步全球建议。对这些建议的需求源于结核病的死灰复燃和助长该流行病的各种驱动因素，如艾滋病毒感染患者数的激增、低收入和中等收入国家卫生保健系统的中断、非传染性疾病发病率的增加和耐药结核病的出现。尽管预防和控制措施可以降低结核分枝杆菌传播的风险，且预防和控制做法具有潜在的效益和影响，但没有常规或系统地实施，特别是在资源有限的环境中。此外，在生成结核病感染控制和预防措施的具体证据方面进展甚微。到目前为止，没有数据可用于评估全球实施感染控制和预防措施的进展，包括在结核病负担高的环境中。

### 一、医务人员的结核感染和发病风险高

结核病在资源有限的卫生保健设施中具有极大的传染性，卫生保健工作者在这种环境中感染结核病的风险增加。尽管是否感染结核与个体的体质和免疫力有一定的关系，但是医护工作者（HCW）因其工作环境长期存在感染源，仍是感染结核的高风险人群。2017 年仅在 60 个国家，就报告了 9299 例卫生保健工作者感染结核病的病例，与卫生保健相关的结核分枝杆菌传播的通报率是普通成人的两倍。在中国开展的相关研究也获得一致的结果。我国大部分医疗卫生机构结核病感染控制工作存在一些问题，诸如缺少分诊、隔离患者措施，建筑布局相对不合理，消毒及个人防护不到位。广大医务人员、结核病防治人员处于感染结核的高风险环境，医务人员的结核分枝杆菌感染率和结核病患病率明显高于一般人群。从部分地

区所开展的调查结果来看，医务人员的结核分枝杆菌感染率在 50%～70%，结核病患病率在 415/10 万～2240/10 万，而结核病发病率在 2.9‰～6.7‰，其感染和患病情况与中低收入国家接近，较发达国家更为严重。我国研究者相继报道了在 2010 年至 2015 年期间各医疗机构医务人员潜伏结核感染情况，中国医务人员人群 LTBI 患病率为 10%～70%，但多为横断面研究，目前尚缺乏关于医务人员新发感染情况的数据。多项研究证实，中低收入国家医务人员 LTBI 患病率>40%，结核菌素试验(TST)检测发现 LTBI 感染率为 54%(33%～79%)，其中中位患病率为 63%(33%～69%)。相比而言，高收入国家医务人员 LTBI 患病率较低，TST 阳性仅占 24%(4%～46%)，中低收入国家医务人员 LTBI 中位患病率估计值接近高收入国家的 3 倍。相关研究开展的我国结核病防治相关医务工作者结核分枝杆菌潜伏感染的 Meta 分析发现，使用 T-SPOT、QFT 和 TST 三种方法检测结核感染率分别为 29.53%、41.07% 和 43.44%，表明医务人员的结核感染率显著高于一般人群，且多个研究指出结核感染和职业暴露之间存在明显相关性。

职业获得性结核病的监测数据在资源缺乏并处于高负荷工作的医疗保健人员中非常有限，一方面因为没有监测系统对医务人员的工作环境开展监测，另一方面在国家层面缺乏监测的数据记录，还有一个原因就是职业环境的安全措施执行不力。因为担心歧视也使医务工作者延迟或缺乏寻求必要的医疗保护。职业人群获得结核的风险因人、因工种而异，但一线人员感染风险最高，如护士，病房临床医生和清洁工，因为他们要花很长时间照顾未确诊的结核病患者或治疗尚处于传染期的患者。结核实验室的工作人员也是高风险职业类别，由于接触不良的生物安全设施，如生物安全柜，通风设施，紫外线杀菌灯和实验室的个人防护等。还有一群容易被遗忘的人，那就是医学院校的学生。印度的一项研究指出在护士学员中潜伏感染的发生率高，估计年结核感染的风险为 7.8%，而一般人群仅为 1.5%。另外就是社区卫生工作者，因没接受过或接受的是不正规的培训，以及缺乏激励和支持，又在高风险环境中持续工作，其结果可想而知。必须要引起注意的是，对医疗保健人员感染结核的危险因素的了解和关注度仍远远不够。医疗保健工作者还具有更大的感染耐多药结核和广泛耐多药结核的风险，例如医疗保健工作者被住院的耐多药结核病患者传染的风险比一般人群高 6 倍。在南非开展的一项研究发现，诊断为广泛耐多药结核的医疗保健工作者往往存在诊断延迟，治疗效果不佳和高死亡的现象。

## 二、我国医疗卫生机构的结核感染控制现况

我国结核感染控制工作基础薄弱，2017 年相关研究调查了中国 12 个省 241 家医疗卫生机构结核感染控制情况。研究结果表明，结核感染控制相关组织管理情况不容乐观，尽管在 241 家医疗卫生机构中 80.1% 的机构制定了结核感染控制相关规章制度，89.6% 的机构建立了结核病转诊机制，但是，这些制度机制的落实情况并不到位，只有 24.5% 的机构落实了结核感染控制工作经费，超过 1/2(53.1%) 的机构结核感染控制人力资源配置不能满足开展工作的需要，开展结核感染控制工作的人力和财力短缺，落实结核感染控制工作相关措施缺乏相应保障。仅有 33.2% 的机构对其布局设计进行过感染控制评价，35.3% 的机构未将结核感染控制纳入本单位工作考核指标。只有 29.9% 的机构采取相关缩短患者在医疗机构内停留的时间措施，51.9% 的机构未安排有咳嗽症状的候诊者到单独候诊区候诊，有 38.2% 的机构结核门诊未给就诊者提供纸巾或口罩，仅有 63.6% 的机构结核病房将传染性患者与其他患者

分开，将耐多药肺结核患者与其他患者分开诊治的比例更低，仅有 52.5%。在个人防护方面，除了收集痰标本和结核门诊的医务人员佩戴医用防护口罩的情况不佳之外，还存在未定期对佩戴医用防护口罩进行适合性试验的问题。

我国党和政府高度重视结核病的防治工作，新中国成立后制定并实施了一系列的政策和规划。中国疾病预防控制中心分别于 2010 年和 2012 年牵头编制和出版了《中国结核感染预防控制手册》和《中国结核感染控制标准操作程序》，这两本手册为我国各级结核病防治机构和其他医疗卫生机构开展结核感染控制工作提供了具有可操作性的措施和技术方法。中国防痨协会于 2022 年 2 月 24 日发布了《基层医疗卫生机构结核感染预防与控制指南》，规定了基层医疗卫生机构结核感染控制组织管理活动的内容、可采用的结核感染控制的具体措施及开展评价时的要求。我国的结核病感染控制工作仍面临诸多挑战，主要包括 4 个方面：①我国尚未出台针对结核病诊疗机构感染控制的政策法规，结核感染控制在国家政策层面亟待加强；②诊疗机构结核感染控制相关措施落实不到位；③医务人员结核分枝杆菌感染和结核病患病率较高；④医务人员缺乏结核感染控制知识。

结核病感染控制工作是一项包括政府、资金、人员、技术、药品等多方位的社会系统工程，目前我国的结核病防控仍面临诸多困难与不足，需要多方合力，并采取相应措施，不断提高和改善我国医疗卫生机构的结核感染控制现状。

### 三、目前 WHO 的感染控制策略

终止全球结核病流行是 2015—2030 年全球可持续发展目标（SDGs）之一，2014 年世界卫生大会（World Health Assembly）通过了"WHO 终止结核病策略"（WHO End TB Strategy），该策略着重强调了结核病预防的种种策略，包括医疗卫生机构及其他结核分枝杆菌传播高风险场所的感染预防与控制（IPC）。实施 IPC 策略主要通过减少空气中的传染性飞沫核、减少易感人群对于传染性气溶胶的暴露，以降低结核分枝杆菌传播风险。最初，WHO 关于 TBIPC 的建议更多着眼于降低资源有限地区医疗卫生机构结核病传播的风险；这些建议于 2009 年得到扩展后，为医疗卫生机构、人群密集场所和居家场所提供了具体的感染防控策略。在 2009 年指南发布近 10 年后，全球对于更新该指南的期待日益增加。一方面可以重新审视建议所参考的证据，又可以通过联系已知行之有效的 IPC 案例强化早先的一些建议。

世界卫生组织于 2019 年发布了新的《结核感染预防控制指南》（以下简称《指南》），用于替代 2009 年版《指南》，主要目的是为结核病规划和临床管理中预防结核分枝杆菌的传播提供循证建议，帮助各国加强或建立有效的感染预防控制规划，以实现终止结核病的宏伟目标。新《指南》更加重视将各种感染预防控制措施作为一个干预包，强调实施系统的、综合的、不同层级的感染预防控制措施的重要性，从而加强感染预防控制，降低结核传播风险。新《指南》包含了适用于所有病种及卫生机构的基本感染原则和核心要素，特别针对结核病等空气传播疾病提出了三大感染控制干预措施：行政控制、环境控制和呼吸防护。该《指南》适用于国家和省级政策制定者，一线医务人员，结核病、艾滋病和高流行地区的非传染性疾病规划管理者，医疗卫生机构感染预防控制部门管理者，聚集性场所和监管场所管理者，职业卫生行政人员，和其他结核相关人员。医疗卫生机构和其他聚集性场所是结核分枝杆菌传播的高风险区域。实施结核感染预防控制措施能够降低高风险区域空气中的传染性飞沫核的浓度，减少易感人群暴露，从而减少结核传播。该《指南》同 2009 年版指南相比主要更新包括：

①由组织管理措施、行政管理控制、环境工程控制和个人防护四个部分，变为行政管理控制、环境工程控制和呼吸防护三个部分；②推荐建议由 12 条变为 7 条。

2019 年版指南中预防控制的措施包括两部分内容，第一部分是国家级和医疗卫生机构感染预防控制计划的核心要素；第二部分是基于最新研究证据的 7 条推荐。

1. 感染预防控制计划的核心要素

（1）感染预防和控制规划

①医疗卫生机构层面：建议在每个医疗卫生机构中设立感染预防和治疗方案，配备一支专门的、受过训练的团队，以便通过实施规范的操作从而预防医疗相关的感染和耐药性。

②国家层面：应建立具有明确目标、职能和活动的积极、独立的国家感染预防控制规划，以便通过实施规范的操作从而预防医疗相关的感染和耐药性。国家感染预防和控制方案还应与其他有关国家和专业组织联系起来。

（2）国家和机构层面的感染预防和控制指南：应制定和实施以证据为基础的指南，以减少医疗相关的感染和抗生素耐药性。应就指导方针建议对相关的医务人员进行教育和培训，并监测遵守指导方针建议的情况，以保证指南成功的实施。

（3）感染防控的教育培训

①医疗卫生机构层面：通过利用基于团队和任务的参与式策略，并包括床边培训和模拟培训，为所有医务人员开展感染预防控制教育，以减少医疗相关的感染和抗生素耐药性。

②国家层面：国家感染预防和控制方案应将支持医务人员队伍的教育和培训作为其核心职能之一。

（4）医疗相关感染的监测

①医疗卫生机构层面：应开展以机构为基础的医疗相关感染监测，以指导感染控制和预防措施并发现疫情，包括将结果及时反馈给医务人员和各相关人员。这些监测应通过国家网络进行。

②国家层面：应建立包括即时数据反馈机制和可用于制定基准目的的国家级医疗相关感染的监测计划和网络，以减少医疗相关的感染和抗生素耐药性。

（5）实施感染预防和控制活动的多模式策略

①医疗卫生机构层面：应实施使用多模式策略的感染控制和预防活动，以改进做法并减少医疗相关感染和药物耐药性。

②国家层面：国家感染和预防控制计划应通过国家级或国家以下一级的多模式策略协调和促进感染预防控制活动的实施。

（6）感染预防控制实践的监控、反馈和控制活动

①医疗卫生机构层面：应根据感染预防和控制标准，对感染控制的实践活动进行定期监测/审计并及时反馈，以减少医疗相关感染和药物耐药性。并应向所有被审计人员和相关人员提供反馈。

②国家层面：建议设立一个国家感染预防和控制监测和评价方案，以评估达到标准的程度和根据方案的目标开展活动的情况。应将反馈式手卫生监控作为国家层面的一项关键绩效指标。

（7）机构层面的工作量、人员配备和床位使用率：为减少医疗相关感染和药物耐药性的传播，应遵守以下要素：①床位使用率不应超过该医疗机构的标准容量；②根据工作负荷量

适当分配医护人员。

(8)在机构水平创建良好的感染预防控制建设环境、材料和设备

①通用原则:患者护理活动应在清洁和/或卫生的环境中进行,以帮助预防和控制医疗相关感染和药物耐药性,有关的做法包括卫生清洁基础设施和服务周围的所有要素以及适当的感染控制材料和设备的可获得性。

②适合手部卫生的材料、设备:在护理点应随时提供进行适当手卫生的材料和设备。

2.《指南》的 7 条建议如下:

(1)行政管理控制(Administrative controls)

推荐 1:将结核病可疑症状者或疑似结核病患者或患有结核病的人员及时分诊,从而减少结核分枝杆菌在医务人员(包括社区医务人员)、进入医疗卫生机构内的人员或处于高传播风险场所的其他人员中的传播。(有条件地推荐:基于对效果估计的低确定性)

推荐 2:对疑似肺结核患者或传染性肺结核患者采取呼吸分离/隔离措施,从而减少结核分枝杆菌在医务人员和进入医疗机构的其他人员的传播。(有条件地推荐:基于对效果估计的低确定性)

推荐 3:快速启动结核病患者的有效治疗,从而减少结核分枝杆菌在医务人员、进入医疗卫生机构内的人员,或处于高传播风险场所的其他人员中的传播。(强烈推荐:基于对效果估计的低确定性)

推荐 4:在疑似肺结核患者或确诊的结核病患者中倡导呼吸卫生(包括咳嗽礼仪),从而减少结核分枝杆菌在医务人员、进入医疗卫生机构内的人员,或处于高传播风险场所的其他人员中的传播。(强烈推荐:基于对效果估计的低确定性)

(2)环境工程控制(Environmental controls)

推荐 5:推荐使用上层空间紫外线灯杀菌装置,从而减少结核分枝杆菌在医务人员、进入医疗卫生机构内的人员,或处于高传播风险场所的其他人员中的传播。(有条件地推荐:基于对效果估计的中等确定性)

推荐 6:推荐使用通风系统(包括自然通风、混合模式通风、机械通风和通过高效空气过滤器的循环风),从而减少结核分枝杆菌在医务人员、进入医疗卫生机构内的人员,或处于高传播风险场所的其他人员中的传播。(有条件地推荐:基于对效果估计的低确定性)

(3)呼吸防护(Respiratory protection)

推荐 7:在呼吸防护规划的整体框架下,采用医用防护口罩(颗粒物防护口罩)减少结核分枝杆菌在医务人员、进入医疗卫生机构内的人员,或处于高传播风险场所的其他人员中的传播。(有条件的推荐:基于对效果估计的低确定性)

## 四、中国结核病预防控制工作技术规范(2020 版)

(1)结核病感染控制的组织管理:加强组织领导,将结核感染控制纳入本医疗机构院内感染控制体系之中,落实机构内感染控制经费,设专人负责结核感染控制工作,配备必要的感染控制设施和耗材。

(2)结核病感染控制措施:医疗机构要为肺结核可疑症状者和结核病患者提供外科口罩并要求其佩戴,与其接触的医务人员在进行适合性检测的基础上佩戴合适的医用防护口罩;在进入支气管镜检查室、结核病实验室、耐药肺结核病房等环境时,需根据操作的不同危险

级别或生物安全水平使用相应防护用品；在对肺结核患者进行访视、督导服药时，访视者需佩戴适合的医用防护口罩。

### 五、《基层医疗卫生机构结核感染预防与控制指南》

基层医疗卫生机构结核感染预防与控制指南（XT/CHATA-018—2022）是中国防痨协会于 2022 年 2 月 24 日发布的团体标准，于当日起实施。该指南规定了基层医疗卫生机构开展结核感染预防与控制工作的组织管理、结核感染预防与控制措施、评价的要求。指南中提出的结核感染预防与控制措施除应在基层医疗卫生机构规范实施外，疾病预防控制机构在对基层医疗卫生机构进行指导、评价和考核时也可参照使用。本指南也可供门诊部、诊所（医务室）等其他基层医疗卫生机构参考使用。

1. 组织管理

（1）应将结核感染预防与控制工作纳入本机构感染管理的整体工作之中，并由感染管理工作人员落实各项感染控制措施。

（2）感染管理工作人员应接受上级卫生健康行政部门或医疗卫生机构组织的含结核感染预防与控制工作内容的医院感染管理知识岗位培训并考核合格。

（3）应按照 WS/T 591—2018 附录 A 的要求制定本机构的感染管理相关制度，做好标准预防，并制定结核感染预防与控制计划（见附录 A），开展结核感染预防与控制的组织管理工作。

（4）应建立本机构的结核感染预防与控制培训制度，对所有新入职人员进行岗前培训，每年组织一次对所有工作人员的在岗培训，并做好记录和考核评估。

（5）应建立结核感染预防与控制措施实施状况的定期评价机制，做好评价相关记录和结果分析，根据评价结果不断完善各项工作。

（6）应建立定期体检制度，至少每年对所有工作人员进行一次包含胸部影像学的结核病检查。

（7）应配备结核感染预防与控制工作相关的设施和物品。

2. 社区卫生服务中心/乡镇卫生院的结核感染预防与控制措施

（1）门诊设置和接诊基本要求

1）应设置单独的肺结核可疑症状者或疑似肺结核患者或结核病患者的候诊区、诊室和结核病患者督导用药室/健康管理室，位于通风良好处，且处于其他诊室的下风向。无法单独设置时，宜设置单独的出入口。

2）应设置醒目标识、告示、指引牌等，指引肺结核可疑症状者或疑似肺结核患者或结核病患者到相应区域就诊。

3）接诊肺结核可疑症状者或疑似肺结核患者或结核病患者的诊室、督导用药室/健康管理室应保证一室一医一患。

4）接诊肺结核可疑症状者或疑似肺结核患者或结核病患者的诊室、督导用药室/健康管理室应安装符合《消毒技术规范》（2002 年版）要求的紫外线灯或配备移动式紫外线消毒车。

（2）预检分诊

1）应严格执行《医疗机构传染病预检分诊管理办法》的规定，建立本机构的预检分诊制度。

2）咨询处或预检分诊处的工作人员应对就诊者进行肺结核可疑症状筛查，发现可疑症状者应立即进行咳嗽礼仪教育，指导进行痰液等分泌物的处理，安排其到指定的候诊区域候诊，要求其全程佩戴医用外科口罩。

3）预检分诊处工作人员应采取标准预防措施，并佩戴医用防护口罩。医用防护口罩应满足 GB 19083—2010 的要求，并在适合性测试的基础上进行选择。

（3）及时发现和转诊

1）宜安排肺结核可疑症状者或疑似肺结核患者或结核病患者优先就诊。

2）宜安排肺结核可疑症状者或疑似肺结核患者或结核病患者在相对集中的时间进行胸部影像学检查，检查结束后立即采用紫外线灯或化学消毒剂对检查室进行有效消毒。化学消毒剂选择、剂量和使用方法应符合 GB 27953—2020 的要求。

3）对发现的疑似肺结核患者，应依照《中华人民共和国传染病防治法》乙类传染病报告的要求，在 24 h 内进行网络直报。如不具备网络直报条件，应于 24 h 内将"中华人民共和国传染病报告卡"寄/送给辖区疾病预防控制机构，并于当天将疑似肺结核患者转诊到当地结核病定点医疗机构。

（4）通风要求

1）肺结核可疑症状者或疑似肺结核患者或结核病患者的候诊区和诊室、结核病患者督导用药室/健康管理室应通风良好，每小时换气次数达到 12 次。

2）在采用自然通风方式、每小时换气次数无法达到 12 次的情况下，应安装排风扇。

3）诊室内医务人员应处于上风向，肺结核可疑症状者或疑似肺结核患者或结核病患者处于下风向。

（5）消毒措施

1）对肺结核可疑症状者或疑似肺结核患者或结核病患者停留的区域应每天采用紫外线灯进行空气消毒和物表消毒。紫外线灯的辐照强度和使用条件应符合《消毒技术规范》（2002 年版）的要求。宜采用上层空间紫外线灯。

2）可采用化学消毒剂进行空气和物表/地表消毒。进行空气消毒时应门窗关闭，消毒结束后，应打开门窗通风。进行物表或地表消毒时采用喷洒或湿式擦拭。化学消毒剂的选择和使用方法应符合 GB 27953—2020 的要求。

3）痰等口鼻分泌物可使用含氯消毒剂进行浸泡消毒。使用方法应符合 GB 27953—2020 的要求。

（6）个人呼吸防护

接诊肺结核可疑症状者或疑似肺结核患者或结核病患者、对结核病患者进行直接面视下督导用药时，医务人员应佩戴适合的医用防护口罩。医用防护口罩应满足 GB 19083—2010 的要求，并在适合性测试的基础上进行选择。

3. 社区卫生服务站/村卫生室的结核感染预防与控制措施

（1）督导用药室/健康管理室基本设置要求

1）应单独设置在通风良好处，远离疫苗接种室等人群聚集区域。无法单独设置时，宜设置单独的出入口。

2）督导用药室/健康管理室应保证一室一医一患。

3）在采用自然通风方式、每小时换气次数无法达到 12 次的情况下，应安装排风扇。宜安装紫外线灯。

（2）督导用药工作流程

1）社区医生/村医提前与患者约定督导用药时间，尽量与其他患者的就诊时间分开，并提醒患者离开家后应一直佩戴医用外科口罩。

2）完成督导用药、患者离开时，社区医生/村医应提醒患者佩戴医用外科口罩后再离开，并需全程佩戴。

3）患者离开后，社区医生/村医应对督导用药室进行空气消毒和物表/地表消毒。采用紫外线灯照射消毒时其辐照强度和使用条件应符合《消毒技术规范》（2002 年版）的要求，采用化学消毒时其消毒剂选择和使用方法应符合 GB 27953—2020 的要求。

（3）个人呼吸防护

对结核病患者进行直接面视下督导用药时，医务人员应佩戴医用防护口罩。医用防护口罩应满足 GB 19083—2010 的要求，并在适合性测试的基础上进行选择。

（4）肺结核患者及其家属健康教育核心要素

1）肺结核是通过呼吸道传播的慢性传染病。

2）坚持正规治疗，绝大多数肺结核是可以治愈的。

3）中断治疗会导致治疗失败，造成耐药，增加治疗费用，影响治疗效果。

4）按医嘱定期复查、出现不良反应及时和医生联系，如有紧急情况应尽快就医。

5）保持心情舒畅、情绪稳定，减轻精神压力，树立治疗信心。

6）与家人分室居住，注意咳嗽礼仪，保持居室内通风良好，妥善处理痰液等口鼻分泌物。

7）尽量避免去公共场所，必须外出时佩戴医用外科口罩，注意咳嗽礼仪。

（李丹　毛鑫城　文湘兰　贺喜）

# 参考文献

［1］ Global tuberculosis report 2021. Geneva：World Health Organization；2021. Available from：https：//www. who. int/publications-detail-redirect/9789240037021.

［2］ World Health Organization. Global tuberculosis report 2022［R］. Geneva：World Health Organization，2022.

［3］ World Health Organization. WHO consolidated guidelines on tuberculosis. Module 3：diagnosis. Tests for tuberculosis infection［R］. Geneva：World Health Organization，2022.

［4］ 高静韬，刘宇红.世界卫生组织 2022 年全球结核病报告要点解读［J］.国际流行病学传染病学杂志，2023；50（2）：86-91.

［5］ 高谦，杨崇广.我国结核病近期传播与控制策略［J］.结核病与肺部健康杂志，2017；6（3）：193-198.

［6］ ZhaoY，Xu S，Wang L，et al. National survey of drug-resistant tuberculosis in China［J］. N Engl J Med，2012；366（23）：2161-2170.

［7］ 高静韬，刘宇红.2021 年世界卫生组织全球结核病报告要点解读［J］.河北医科大学学报，2022；4（7）：745-749.

［8］ 徐彩虹，赵雁林.从《2020 全球结核病报告》看我国结核病防治工作［J］.中华传染病杂志，2021；39（7）：392-397.

［9］ Sharma SK，Katoch K，Sarin R，et al. Efficacy and Safety of Mycobacterium indicus pranii as an adjunct therapy in Category Ⅱ pulmonary tuberculosis in a randomized trial. Sci Rep，2017；7：3354.

[10] WHO. Global Tuberculosis Report 2020. Geneva：Genevapp：World Health Organization，2020.

[11] World HealthOrganisation. Latent tuberculosis infection：updated and consolidated guidelines for programmatic management［Internet］. Geneva：World Health Organization，2018.

[12] World HealthOrganization. Latent tuberculosis infection：updated and consolidated guidelines for programmatic management，2018.

[13] 马艳，陆伟，高磊，等.终止结核病流行须加强结核分枝杆菌潜伏感染高危人群筛查和预防性治疗的管理［J］.中国防痨杂志，2022；44（3）：209-214.

[14] 耿梦杰，宋渝丹，赵飞，等.国内外医务人员结核感染控制现状的比较研究［J］.中国防痨杂志，2013；35（8）：581-586.

[15] 张炜敏，何广学，洪峰.医疗卫生机构医务人员结核病感染控制现状［J］.中国感染控制杂志，2011；10（4）：248-251.

[16] 饶立歆，蒋鸿琳，陈静，等.我国结核病防治相关医务工作者结核分枝杆菌潜伏感染现况的 Meta 分析［J］.首都公共卫生，2022；16（1）：18-21.

[17] 张炜敏，耿梦杰，宋渝丹，等.中国 12 个省 241 家医疗卫生机构结核感染控制情况分析［J］.中国防痨杂志，2017；39（4）：414-419.

[18] 成君，陆伟.《基层医疗卫生机构结核感染预防与控制指南》解读［J］.中国防痨杂志，2022；44（8）：762-767.

[19] Gong W，Wu X. Differential Diagnosis of Latent Tuberculosis Infection and Active Tuberculosis：A Key to a Successful Tuberculosis Control Strategy. FrontMicrobiol，2021；12：745592.

[20] 舒薇，刘宇红.精进臻善 惟实励新：世界卫生组织《2022 年全球结核病报告》解读［J］.中国防痨杂志，2023；45（05）：454-457.

[21] 宋敏，陆普选，方伟军，等.2022 年 WHO 全球结核病报告：全球与中国关键数据分析［J］.新发传染病电子杂志，2023；8（01）：87-92.

# 第六章 肺结核的分类

结核病仍是威胁人类健康的主要公共卫生问题，目前我国每年新发肺结核患者约 90 万例。及时、准确地诊断和彻底治愈结核病患者，是恢复患者健康、消除传染源和控制结核病流行的最重要措施。科学的结核病分类能客观反映结核病的发生、发展和转归，对结核病的诊断、治疗和预防至关重要，具有重要的流行病学意义。近年来，随着医学界对肺结核的认识不断加深，包含分子生物学诊断技术在内的新的结核病诊断技术不断出现和应用，2001 年颁布实施的《WS196—2001 结核病分类》标准已经不能适应当前结核病防治工作的需要。2017 年 11 月 9 日，原中华人民共和国国家卫生和计划生育委员会(简称"卫生计生委")发布了《WS196—2017 结核病分类》卫生行业标准。该标准在 2018 年 5 月 1 日正式实施。现将标准修订背景、主要技术修订情况进行讲解。

## ▶ 第一节 结核病分类的演变

我国在不同的历史阶段采用了 4 个不同的结核病分类标准，分别反映了不同阶段的结核病疫情、临床治疗特点，也反映了不同时期对结核病的认识水平。结核病分类标准的实施为统一我国结核病诊断类型、登记工作、指导治疗和流行病学调查分析等起到了积极的作用和重要贡献。解放前，我国主要采用的是美国结核病协会(NTA)1922 年制定的分类方法，即主要依据患者胸部 X 线摄影表现，再结合病理学改变将结核病划分为轻度、中度、重度三类。进入 20 世纪 90 年代，现代结核病控制概念和理论逐步在全国推广，结核病防治对策出现重大进展，即短程化疗的普及应用和 DOTS 策略的广泛推行。为适应新形势的需要，1998 年中华医学会结核病学分会组织专家在"五型"分类法的基础上制订新的结核病分类法。2001 年原卫生部将此结核病分类固化为中华人民共和国卫生行业标准，即《WS196—2001 结核病分类》。该分类标准将结核病分为 5 型：Ⅰ型(原发性肺结核)，包括原发综合征及胸内淋巴结核；Ⅱ型(血行播散性肺结核)，包括急性血行播散性肺结核(急性粟粒型肺结核)及亚急性、慢性血行播散性肺结核；Ⅲ型(继发性肺结核)，包括浸润性、纤维空洞及干酪性肺炎等；Ⅳ型(结核性胸膜炎)，包括结核性干性胸膜炎、结核性渗出性胸膜炎、结核性脓胸；Ⅴ型(其他肺外结核)。该分类标准为规范我国结核病的诊断发挥了重要作用。

2018 年由中国疾控中心牵头制定的《结核病分类 WS196—2017》，于 2011 年立项，由中国疾病预防控制中心、首都医科大学附属北京胸科医院、解放军第三〇九医院、首都医科大学附属北京儿童医院共同起草，共计 11 位专家组成修订组。在确定修订原则、框架及分工后，将各位专家起草的结核病分类标准各部分初稿汇总、编辑，对已收集的相关资料进行整理、分析，根据《结核病分类（标准草案）》，讨论确定了《工作组讨论稿》。按照全国传染病标准专业委员会修订方案要求将修订后的《结核病分类》初稿以电子邮件方式发给包含综合医院呼吸科、专科医院、基层结核病防治机构等共计 20 名专家征求意见。对每条建议和意见都进行认真整理、归类和汇总，形成分类标准（送审稿）。2017 年 11 月 9 日，原国家卫生计生委正式发布了《WS196—2017 结核病分类》。修订主要依据结核病的病原学、实验室检测等，参考国际上结核病分类，结合修订方案的具体要求。本次修订以活动性结核病为主，为适应结核病防治工作的形势，分类中增加了结核分枝杆菌潜伏感染、非活动性结核病等。将气管、支气管结核和结核性胸膜炎纳入肺结核分类中。同时，将原标准中按痰菌检查结果分类修订为按病原学检查结果分类，并将抗结核药物敏感性试验结果纳入活动性结核病分类中。该标准规定了结核病的分类方法、检查方法和病历记录格式。

## 第二节 结核病分类

### 一、结核分枝杆菌潜伏感染者

结核分枝杆菌潜伏感染者是机体内感染了结核分枝杆菌，但没有发生临床结核病，没有临床细菌学或者影像学方面活动结核的证据。这次标准的制定将结核分枝杆菌潜伏感染者纳入分类标准。因为结核分枝杆菌潜伏感染者是结核病发病的重点人群，全球约有 1/3 的人口，即 20 亿人属于结核分枝杆菌潜伏感染者。美国 1999—2000 年的全国健康与营养状况调查结果显示，全人群结核分枝杆菌感染率以结核分枝杆菌纯蛋白衍生物（PPD）皮肤试验硬结平均直径≥10 mm 为标准，估算有 1121 万例结核分枝杆菌潜伏感染者。与 1972—1974 年的结果相比，25~74 岁年龄组的感染率从 14.3%降至 5.7%。加拿大不列颠哥伦比亚省疾病预防控制中心对既往数据进行分析，得到非原住民的结核分枝杆菌潜伏感染率（PPD 皮肤试验硬结平均直径≥10 mm）为 14.2%，原住民的结核分枝杆菌潜伏感染率平均为 33.7%，而非加拿大出生人群结核分枝杆菌潜伏感染率为 59.4%。阿富汗于 2006 年在 8 个省进行的 PPD 皮肤试验调查结果表明，结核分枝杆菌潜伏感染率（PPD 皮肤试验硬结平均直径≥10 mm）为 15%（95%CI：14.4~15.7）。我国 2000 年第四次全国结核病流行病学抽样调查结果显示，全年龄组 PPD 皮肤试验硬结平均直径≥6 mm 者占 44.5%，≥10 mm 者占 28.3%，≥15 mm 者占 16.5%，≥20 mm 者占 7.6%；0~14 岁儿童 PPD 皮肤试验硬结平均直径≥6 mm 者占 8.5%，≥10 mm 者占 4.5%，≥15 mm 者占 2.6%。如果 1 例传染性肺结核患者不治疗或进行不规则治疗，通常可传染 10~15 名健康人；在无任何抗结核药物治疗的情况下，1~2 的结核分枝杆菌感染者在感染后不久即发病；HIV 阴性的结核分枝杆菌感染者绝大多数不会发病，而是处于潜伏感染状态；只有当机体抵抗力下降时，潜伏在体内的结核分枝杆菌才有可能生长繁殖，导致发病。结核分枝杆菌潜伏感染者一生中发展为结核病的风险为 5%~10%。对于 HIV 感染者，其罹患结核病的概率则会大幅增加，每年为 7%~10%，一生中会达到 50%。结核分枝杆菌潜伏感染者如果给予预防性治疗，其发病风险可大幅降低，结核分枝杆菌潜伏感染者是开展预防性抗结核药物治疗的重点人群。由于目前判断结核分枝杆菌潜伏感染方法的敏感度、特异度及实施受各种因素影响，诊断结核分枝杆菌潜伏感染尚缺乏金标准。目前常用的检测方法包括：PPD 皮肤试验及 γ 干扰素释放试验。本分类标准及同时修订的

《WS288—2017 肺结核诊断标准》还对结核分枝杆菌 PPD 皮肤试验结果的判定标准,根据多年的实践经验和国际上执行的标准进行了调整。目前 PPD 皮肤试验结果判断方法为:72(48~96)h 检查反应结果,以局部皮肤硬结平均直径为准。硬结平均直径<5 mm 或无反应者为阴性;阳性反应为:硬结平均直径≥5 mm、<10 mm 为一般阳性;硬结平均直径≥10 mm、<15 mm 为中度阳性;硬结平均直径≥15 mm 或局部出现双圈、水疱、坏死及淋巴管炎者为强阳性。此次修订将结核分枝杆菌潜伏感染者纳入分类标准中,有助于明确预防治疗的重点人群,提升对潜伏感染人群的防控力度。

## 二、活动性结核病

活动性结核病是具有结核病相关的临床症状和体征,结核分枝杆菌病原学、病理学、影像学等检查有活动性结核的证据。活动性结核按照病变部位、病原学检查结果、耐药状况、治疗史分类。

(1)按病变部位分类:分肺结核和肺外结核

肺结核:指结核病变发生在肺、气管、支气管和胸膜等部位。分为以下 5 种类型:

1)原发性肺结核:指初次感染即发病的肺结核,包括原发综合征和胸内淋巴结结核(儿童尚包括干酪性肺炎和气管、支气管结核)。多见于儿童,胸部影像学主要表现为肺内原发病灶及胸内淋巴结肿大,或单纯胸内淋巴结肿大。儿童原发性肺结核也可表现为空洞、干酪性肺炎以及由支气管淋巴瘘导致的支气管结核。

2)血行播散性肺结核:包括急性、亚急性和慢性血行播散性肺结核;急性血行播散性肺结核胸部影像学表现为两肺均匀分布的大小、密度一致的粟粒结节;亚急性或慢性血行播散性肺结核的弥漫病灶多分布于两肺的上中部,大小不一,密度不等,可有融合。儿童急性血行播散性肺结核有时表现为磨玻璃样阴影,婴幼儿粟粒病灶周围渗出明显,边缘模糊,易于融合。

3)继发性肺结核:由于初次感染后体内潜伏病灶中的结核菌复燃增殖而发病,本型是成人肺结核的最常见类型。继发性肺结核胸部影像表现多样,轻者主要表现为斑片、结节及索条影或表现为结核瘤或孤立空洞;重者可表现为大叶性浸润、干酪性肺炎、多发空洞形成和支气管播散等;反复迁延进展者可出现肺毁损,毁损肺组织体积缩小,其内多发纤维厚壁空洞、继发性支气管扩张或伴有多发钙化等;邻近肺门和纵隔结构牵拉移位,胸廓塌陷,胸膜增厚粘连,其他肺组织出现代偿性肺气肿和新旧不一的支气管播散病灶等。根据不同的影像学特点,继发性肺结核可分为 5 个亚型,包括浸润型肺结核、结核球、干酪性肺炎、慢性纤维空洞性肺结核和毁损肺等。①浸润型肺结核:渗出性病变和纤维干酪增殖灶多发生在上叶,影像学表现为小片状或斑点状阴影。②空洞性肺结核:空洞大小不一,多为干酪渗出病变溶解形成洞壁不明显、多个空腔的虫蚀样空洞伴周围浸润病变的薄壁空洞,当引流支气管出现炎症伴阻塞时,可形成薄壁的张力性空洞。③结核球:多由干酪样病变吸收和周围纤维包裹形成,常有钙化,周围有小结节的卫星病灶。④干酪性肺炎:机体免疫力减退者受到大量结核菌感染或淋巴结中的大量干酪样物经支气管进入肺内而发生。大叶性干酪性肺炎影像呈大叶性密度均匀磨玻璃状阴影,逐渐出现溶解区,呈虫蚀样空洞,可出现播散灶。⑤纤维空洞性肺结核:该型病程长,反复进展恶化,肺组织严重破坏,肺功能严重受损,双侧或单侧出现纤维厚壁空洞和广泛的纤维增生,造成肺门抬高和肺纹理呈垂柳样,患侧肺组织收缩,常见胸膜粘连和代偿性肺气肿。

4)气管、支气管结核:包括气管、支气管黏膜及黏膜下层的结核病;指发生在气管支气管的黏膜、黏膜下层、平滑肌、软骨及外膜的结核病，是结核病的特殊临床类型。成人气管、支气管结核最常见的感染途径为肺内病灶中结核分枝杆菌直接植入支气管黏膜，其次肺内病灶也可通过支气管周围组织侵及支气管黏膜；结核分枝杆菌也能经血行播散和淋巴引流首先侵袭支气管黏膜下层，然后累及黏膜层。儿童气管、支气管结核多因邻近纵隔淋巴结结核侵蚀支气管，引起结核性支气管炎。原发性支气管结核极少见。气管支气管结核主要表现为气管或支气管壁不规则增厚、管腔狭窄或阻塞，狭窄支气管远端肺组织可出现继发性不张或实变、支气管扩张及其他部位支气管播散病灶等。依据支气管镜下改变及组织病理学特征，分为Ⅰ型（炎症浸润型）、Ⅱ型（溃疡坏死型）、Ⅲ型（肉芽增殖型）、Ⅳ型（瘢痕狭窄型）、Ⅴ型（管壁软化型）和Ⅵ型（淋巴结瘘型）。

5）结核性胸膜炎：结核性胸膜炎是结核分枝杆菌侵入机体引起的疾病。我国结核性胸膜炎大多数由人型结核分枝杆菌引起。包括干性、渗出性胸膜炎和结核性脓胸。引起结核性胸膜炎的途径有：①肺门淋巴结结核的细菌经淋巴管逆流至胸膜；②邻近胸膜的肺结核病灶破溃，使结核分枝杆菌或结核感染的产物直接进入胸膜腔内；③急性或亚急性血行播散型肺结核导致结核性胸膜炎；④机体的应激性反应较强烈，胸膜对结核分枝杆菌毒素出现高度反应引起渗出；⑤胸椎结核和肋骨结核向胸膜腔破溃。干性胸膜炎为胸膜的早期炎性反应，通常无明显异常的影像学表现；渗出性胸膜炎主要表现为胸腔积液，可为少量或中到大量的游离胸腔积液，也可为局限性或包裹性积液，吸收缓慢者常合并胸膜增厚粘连，也可演变为胸膜结核瘤及脓胸等。

本次分类将气管、支气管结核和结核性胸膜炎纳入肺结核分类范畴。气管、支气管结核患者排菌率较高，传染性强；肺与胸膜密不可分，胸膜病变常累及肺。为控制传染源，将气管、支气管结核和结核性胸膜炎纳入肺结核范畴进行分类管理，利用肺结核的管控，同时在肺结核报告上也达到了与国际接轨的目的。

肺外结核：指结核病变发生在肺以外的器官和部位。如淋巴结（除外胸内淋巴结）、骨、关节、泌尿生殖系统、消化系统、中枢神经系统等部位。肺外结核按照病变器官及部位命名。

（2）按病原学检查结果分类

按照病原学检查结果如下分类：

1）涂片阳性肺结核：涂片抗酸染色阳性；

2）涂片阴性肺结核：涂片抗酸染色阴性；

3）培养阳性肺结核：分枝杆菌培养阳性；

4）培养阴性肺结核：分枝杆菌培养阴性；

5）分子生物学阳性肺结核：结核分枝杆菌核酸检测阳性；

6）未痰检肺结核：患者未接受痰抗酸染色涂片、痰分枝杆菌培养、分子生物学检查。

肺外结核的病原学分类参照执行。

《"十三五"全国结核病防治规划》提出，到2020年我国肺结核患者病原学检测阳性率达到50%以上，其目的是全面提升我国结核病诊断水平。世界卫生组织发布的《全球结核病报告（2016年）》中提到，全球结核病患者平均病原学检测阳性率为57%，而我国肺结核患者的病原学检测阳性率仅为31%，这在结核病30个高负担国家中排名靠后。邻近中国的越南为69%，泰国为60%、印度为63%、印度尼西亚为59%。而我国31%的病原学检测阳性率则意味着我国大多数患者是医生根据临床表现及X线摄影检查诊断的。胸部X线摄影检查诊断结核病敏感度高，但特异度低，用于肺结核筛查和分诊的效果好，但难以确定疾病是否为活动性。经验不足的医生，仅依据 X 线检查和临床表现确诊活动性结核病，会增加误诊和漏诊的可能性。另一方面，目前采用的萋-尼抗酸染色痰涂片检查方法，特异度高但敏感度低。当每毫升痰标本中有 5000~10000 条结核分枝杆菌时，观察 300 个视野，找到 1~2 条结核分枝杆菌的可能性仅为 50%。如果痰菌量少于 1000 条，找到结核分枝杆菌的可能性则低于10%。这些数据表明，由于方法本身的缺陷和其他技术问题，痰液中细菌数量少时，会明显影响病原学检查结果与确诊率。《"十三五"全国结核病防治规划》中提出，至 2020 年，我国东中部和西部地区分别有 80% 和 70% 的县（地、市）具备结核病分子生物学诊断的能力。与传统的结核分枝杆菌培养和药物敏感性试验检测技术相比，分子生物学检测技术可大大缩短结核病的确诊时间，既能确保患者及早治疗，还能避免患者在等待检测结果的过程中"丢失"，这对控制结核病的传播尤为重要。本标准对病原学检查的判定标准中，增加了分子生物学检测阳性结果作为诊断活动性结核病的标准之一，同时肺外结核的病原学检查结果也参照执行；将分子生物学检测阳性结果纳入病原学检查结果符合国际结核病诊断的最新进展，有助于提高结核病检出水平。

（3）按耐药状况

非耐药结核病：结核患者感染的结核分枝杆菌在体外未发现对检测所使用的抗结核药物耐药。

耐药结核病：结核患者感染的结核分枝杆菌在体外被证实在一种或多种抗结核药物存在时仍能生长。耐药结核病分为以下几种类型：

1）单耐药结核病：指结核分枝杆菌对一种一线抗结核药物耐药；

2）多耐药结核病：结核分枝杆菌对一种以上的一线抗结核药物耐药，但不包括对异烟肼、利福平同时耐药；

3）耐多药结核病（MDR-TB）：结核分枝杆菌对包括异烟肼、利福平同时耐药在内的至少两种以上的一线抗结核药物耐药；

4）广泛耐药结核病（XDR-TB）：结核分枝杆菌除对一线抗结核药物异烟肼、利福平同时耐药外，还对二线抗结核药物氟喹诺酮类抗生素中至少一种产生耐药，以及三种注射药物（如：卷曲霉素、卡那霉素、丁胺卡那霉素等）中的至少一种耐药；

5）利福平耐药结核病：结核分枝杆菌对利福平耐药，无论对其他抗结核药物是否耐药。

本次分类增加按耐药状况分类。我国是全球 27 个耐药结核病高负担国家之一，2000 年全国结核病流行病学抽样调查结果显示，结核病患者总耐药率为 27.8%，总耐多药率为10.7%。2007—2008 年开展的全国结核病耐药性基线调查结果显示，我国结核病患者的总耐药率为 37.79%，其中初治患者总耐药率为 35.16%，复治患者总耐药率为 55.17%。由此估算，我国每年新发耐多药结核病患者为 12 万例，占全球每年新发患者总例数的 24%，位列全球第二位。其中，广泛耐多药结核病患者近 1 万例。2010 年全国结核病流行病学抽样调查数据显示，我国结核病患者的总耐药率为 42.1%（95 CI：36.3%~48.2%），初治患者耐药率为42.7%（95 CI：36.4%~49.2%），复治患者耐药率为 38.5%（95 CI：23.4%~55.4%），耐多药率为 6.8%，广泛耐药率为 2.1%，较 2007 年又有所升高。世界卫生组织《全球结核病报告（2015 年）》估算，中国 2014 年耐多药结核病新发患者为 5.2 万例，占全球每年新发总例数的17%，仍高居全球耐多药结核病发病例数的第二位。2015 年全国耐药筛查肺结核患者82852 例中，共确诊耐多药肺结核患者 4472 例，耐多药率为 5.4%。全国登记的 3411 例耐多药肺结核患者中，接受治疗者仅为 2015 例，纳入治疗率为 59.1%，且在 2013 年全国登记治疗的耐多药肺结核患者中，治疗成功率仅为 56.0%。因此，我国耐药结核病疫情仍相当严峻。不同耐药状况的患者，需要根据耐药情况，对治疗方案进行调整。增加按耐药状况分类，有利于了解耐药结核病状况及科学客观评价耐药结核病的流行现状。

（4）按治疗史

初治结核病。初治患者指符合下列情况之一：

1）从未因结核病应用过抗结核药物治疗的患者；

2）正进行标准化疗方案规则用药而未满疗程的患者；

3）不规则化疗未满 1 个月的患者。

复治结核病。复治患者指符合下列情况之一：

1）因结核病不合理或不规则用抗结核药物治疗≥1 个月的患者；

2）初治失败和复发患者。

### 三、非活动性结核病

（1）非活动性肺结核病是指无活动性结核相关临床症状和体征，细菌学检查阴性，影像学检查符合以下一项或多项表现，并排除其他原因所致的肺部影像改变可诊断为非活动性肺结核：

1）钙化病灶（孤立性或多发性）；

2）索条状病灶（边缘清晰）；

3）硬结性病灶；

4）净化空洞；

5）胸膜增厚、粘连或伴钙化。

（2）非活动性肺外结核病

非活动性肺外结核诊断参照非活动性肺结核执行。

界定非活动性结核病，可以减少过度诊疗，降低医疗负担，也减少患者因不必要的治疗承受的医疗风险。同时，对非活动性结核病患者进行监控，有利于降低复发概率。

结核病分类涉及流行病学、临床诊断学、细菌学、影像学等多个领域，各学科具有各自的特点，形成了各自的学科标准，要制订一个详细包括各学科的结核病分类是不太可能的。我国结核病分类主要服务于控制我国结核病的流行，指导结核病的诊断、治疗和预防工作，以达到规范和统一，并尽可能反映当前一个时期内结核病控制的进展和需要。近年来，随着结核病防控理念的不断更新和完善，医学界对肺结核的认识也在不断加深，结核病防治的重点不仅是围绕活动性结核病这个传染源人群，还扩展到结核分枝杆菌潜伏感染者及非活动性结核病患者。新的《WS 196—2017 结核病分类》和《WS 288—2017 肺结核诊断》行业标准，将会对改善和优化结核病防治措施产生积极的影响，对有效控制我国结核病疫情起到重要的作用：①为结核病防治关口前移开展结核病预防性治疗奠定基础。结核病防治措施包括患者发现和治疗、卡介苗接种和结核病预防性治疗。结核分枝杆菌潜伏感染者的预防性治疗是一项预防结核分枝杆菌潜伏感染者发生结核病的非常有效的措施。目前，我国还没有将结核分枝杆菌潜伏感染者的预防性治疗列入全人群的防治措施。但是，对于少数高危人群已经将其中结核分枝杆菌潜伏感染者的预防性治疗列入防治措施之中。原国家卫生计生委办公厅和教育部办公厅发布的《学校结核病防控工作规范（2017 版）》中强化了结核分枝杆菌潜伏感染者的预防性治疗。随着结核病防治工作的进展，会增加对诸如人类免疫缺陷病毒（HIV）感染者等高危人群的结核分枝杆菌潜伏感染者的预防性治疗措施。本次发布的结核病分类标准，对结核分枝杆菌潜伏感染者进行了明确的定义；肺结核诊断标准明确了结核分枝杆菌感染的诊断方法，包括结核菌素皮肤试验的对象和具体方法，以及诊断标准。新标准的发布为结核病防治的关口前移、实施结核分枝杆菌潜伏感染者的预防性治疗措施奠定了基础。本次发布的新标准，明确提出了非活动性肺结核的诊断标准。对于钙化病灶（孤立性或多发性）、索条状病灶（边缘清晰）、硬结性病灶、净化空洞和胸膜增厚及粘连或伴钙化，同时无活动性结核病相关临床症状和体征，细菌学检查阴性，影像学检查符合上述一项或多项表现，可以诊断为非活动性肺结核。新的《WS 196—2017 结核病分类》标准，首次提出了非活动性肺结核的诊断标准，可以规范非活动性肺结核的诊断，减少过度治疗，节约医疗资源，减少不必要的医疗经费消耗，减少患者承受药物不良反应带来的痛苦和风险。《中国结核病防治规划实施工作指南（2002 年版）》和《中国结核病防治规划实施工作指南（2008 年版）》均要求，结核病的治疗主要依据初治和复治的治疗分类进行抗结核药物治疗。但依据此原则确定治疗方案不够精准，由于初、复治患者均含有耐药的患者，一律采用现有的初、复治化疗方案，达不到精准的治疗，也可能延误了耐药患者的及时有效治疗。如果是耐药患者而未采用耐药治疗方案，患者疗效差，导致其仍在传播耐药结核分枝杆菌，对结核病疫情控制、特别是耐药结核病疫情控制十分不利。本次发布的 2 个新标准，按照耐药状况分为非耐药结核病和耐药结核病，并将耐药结核病再进行详细的分类，包括：单耐药结核病、多耐药结核病、耐多药结核病（MDR-TB）、广泛耐药结核病（XDR-TB）和利福平耐药结核病。根据耐药状态对患者实施精准的治疗，一定能够获得理想的治疗效果；更重要的是，精准治疗使患者短期内失去传染性，减少耐药结核分枝杆菌的传播，对加速结核病疫情下降、特别是耐药结核病疫情的下降将起到不可估量的作用。耐药结核病、儿童结核病患者是结核病防治中需要重点关注的人群，因此在发挥分类标准对临床诊断治疗的积极促进作用的同时，应更加强化对结核病流行病学的防控指导，在当前全面贯彻实施新分类标准中具有十分重要的意义。《WS 196—2017 结核病分类》必将为 2035 年实现我国终止结核病防控目标提供有力的技术支撑。

（李丹　何愉洁　彭双　谭琴）

## 参考文献

[1] 结核核病分类 WS 196—2017[J]. 中国感染控制杂志，2018；17（04）：367-368.

[2] 刘二勇，周林，王黎霞.《结核核病分类 WS 196—2017》标准全面解读[J]. 中国防痨杂志，2018；3（40）：234-238.

[3] 中华人民共和国卫生部. WS196—2001 结核病分类. 北京：中华人民共和国卫生部，2001.

[4] 中华人民共和国国务院办公厅国务院办公厅关于印发"十三五"全国结核病防治规划的通知. 2017—0201.

[5] 唐神结，高文. 临床结核病学. 北京：人民卫生出版社，2011.

[6] Doocy SC, Todd CS, Llainez YB, et a1. Population-based tuberculin skin testing and prevalence of tuberculosis infection in Afghanistan. World Health Popul, 2008；10（1）：44-53.

[7] World Health Organization. Global tuberculosis report2016. Geneva：World Health Organization, 2016.

[8] 全国结核病流行病学抽样调查技术指导组，全国结核病流行病学抽样调查办公室. 2000 年全国结核病流行病学抽样调查报告. 中国防痨杂志，2002；24（2）：65-108.

[9] World Health Organization. Global tuberculosis report 2015 Geneva：World Health Organization, 2015.

# 第七章 临床表现

结核感染后结核菌可向全身传播，可累及肺脏、胸膜以及肺外器官。免疫功能正常的宿主往往将病灶局限在肺脏或其他单一的脏器，而免疫功能较弱的宿主往往造成播散性结核病或者多脏器的累及。一般人群中的结核病约80%的病例表现为肺结核，15%表现为肺外结核，而5%则两者均累及。肺结核的临床表现多种多样。虽然不同分型、病变性质和范围是决定因素，但机体反应性和肺功能储备能力也有重要影响。其影响因素可包括患者的年龄、机体的免疫、营养状态、有无基础疾病、有无接种过卡介苗、入侵的结核分枝杆菌的毒力、菌量以及病变的部位及严重程度等。

常见的结核病中毒症状为发热、盗汗、乏力、纳差、体重减轻和月经失调。统计发生频率：发热60%~70%，盗汗30%~50%，乏力50%~60%。肺结核常为午后低热，但也可出现高热，如重症肺结核、干酪性肺炎、合并浆膜结核、合并感染等。免疫损害患者也可以突发高热起病，而呼吸系统症状滞后，表现不明显。单纯结核病引起的高热，患者一般情况相对较好，引起的高热很少有寒战，此点有利于与其他细菌引起的感染相鉴别。临床上有时可应用试验性抗结核治疗以鉴别是否结核性发热。有人报告在合理抗结核治疗下，肺结核2周退热的约占60%，10周20%~30%，12周10%~12%。经治疗后能否较快退热与抗结核药物是否敏感、组合是否有力及病变范围大小、干酪性病变的多寡、有无合并肺外结核及患者免疫状态均有一定关系。肺结核常见的呼吸道症状为：咳嗽、咳痰、咯血、胸痛和呼吸困难。据统计发生频率为：咳嗽70%、咳痰40%、咯血30%~40%、胸痛30%。刺激性干咳应考虑合并支气管结核；空洞形成和合并继发感染时，痰量可增多。咯血是继发性肺结核的常见症状，在空洞形成、合并结核性支气管扩张及合并曲球菌时咯血多见。胸痛多为钝痛，一般不剧烈，常与呼吸有关。呼吸困难多在重症结核，肺部广泛破坏或合并气胸、胸腔积液、肺不张等情况时发生。结核感染可引起变态反应，临床上可见到结核变态反应引起的超敏表现，以结节性红斑、泡性结膜角膜炎、结核风湿症（poncet病）常见。2017年11月9日原国家卫生和计划生育委员会发布了《WS196—2017 结核病分类》卫生行业标准，按病变部位肺结核分为原发性肺结核[包括原发综合征和胸内淋巴结结核(儿童尚包括干酪性肺炎和气管、支气管结核)]、血行播散性肺结核(包括急性、亚急性和慢性血行播散性肺结核)、继发性肺结核(包括浸润型肺结核、结核球、干酪性肺炎、慢性纤维空洞性肺结核和毁损肺等)、气管、支气管结核(包括气管、支气管黏膜及黏膜下层的结核病)、结核性胸膜炎(包括干性、渗出性胸膜炎和结核性脓胸)。不同类型、病变性质和范围的结核临床表现不一样。

# 第一节　原发性肺结核

原发性肺结核的发病机制：结核菌第一次进入人体引发的感染称为结核菌原发感染。呼吸道为结核菌进入人体的主要途径，发展成为原发性肺结核者只占少数。当人吸入含有结核菌的微粒后，被上呼吸道的纤毛、黏液阻拦并通过咳嗽，多数被排出体外而不引起感染，仅有少数人在吸入<5 μm 的带有结核菌的微粒后微粒进入下气道构成结核感染。成人原发核感染后约 5%，儿童 15%~43%于一年内发生结核病。发病率之所以有如此大的区别，在于儿童免疫力尚未建立。当带有结核菌的微粒进入下呼吸道时，首先进入气管、支气管和肺泡，在肺泡内是否能形成感染病灶，决定于吸入细菌数量、毒力和肺泡吞噬细胞的抗结核菌能力。结核菌生长很慢，其分裂繁殖一代需 25~32 h。结核菌在肺内生长繁殖 2~12 周时，菌量可达 $10~10^4$，此时即引起体内细胞免疫反应，并可借皮肤结核菌素试验得知。在细胞免疫反应出现前，结核菌已从肺部病灶进入相应的淋巴系统并侵及相应部位的淋巴结，通过淋巴、血流而播散至远离肺的器官，如骨髓、肝、脾、肾、脑、脑膜等，这些部位可能更有利于结核菌的生长繁殖。此时细胞免疫的建立和完善将影响疾病的进展和预后。当细胞免疫系统健全时，T 淋巴组织和肺吞噬细胞通力合作，释放一系列细胞因子，Th1 系统的 IFN-γ 和 IL-12 对抗结核菌。家鼠模型中当小鼠感染结核菌而不能产生干扰素（interferon，IFN）时，即死于结核病。当细胞免疫发挥功效时（感染 4~6 周后），机体出现细胞免疫反应，病变内结核菌被大量杀死，病变局限形成肉芽肿，从而限制了病灶的扩大，但少量结核菌仍在内生存。同时出现过敏反应，结核肉芽肿内形成干酪性组织坏死，并可出现液化和形成空洞，引发病灶播散，对机体不利。

肺内原发结核的典型病变称为原发综合征（primary complex），它包括四个部分：①初染结核病灶，可在肺内任何部位；②支气管淋巴结结核；③初染病灶与淋巴结之间的淋巴管炎；④初染病灶周围胸膜炎症反应。临床上原发结核病以肺门淋巴结结核多见。极少数的结核菌由淋巴进入血流而形成血行播散性结核病。当结核菌从肺内原发病灶经引流淋巴管至相应的淋巴结时，导致机体出现结核过敏反应，引起淋巴结炎性强烈反应，使病灶大于肺内原发病变。支气管淋巴结结核好发部位的顺序依次为肺门、气管旁、右肺门、右气管旁及气管分支部。支气管淋巴结结核是原发性肺结核最特征性的表现，占儿童肺结核的 80% 以上。支气管淋巴结结核极易损害毗邻的气管、支气管，原发肺结核在胸片上显示有气管、支气管阻塞时，80%~90% 可在支气管镜下见支气管病变。

原发性肺结核的临床表现：一般来说，原发性肺结核早期症状很少且非特异性。临床症状不常见，部分患者因支气管受肿大淋巴结压迫或闭塞引起的喘息的症状而来就诊。部分患者出现结核类风湿样反应，如结节性红斑和结膜炎。只有少数原发性肺结核有临床症状，Myers 等观察 15 例初生~5 岁结核菌素阳性的幼儿，有随访纪录的 611 例中 136 例胸部 X 线显示病变。这些病例随访了 32 年，556 例（91%）未发现有临床证据的结核病变，39 例（5.3%）发展为有临床表现的结核病并治疗后恢复，22 例（3.6%）死于结核病。部分患者出现两下肢结节性红斑、膝关节肿痛、眼的刺激症状如流泪、畏光，常被误诊为关节炎、眼部疱疹性结膜炎等。患者体征也不明显，少数有肺不张体征，有胸腔积液者常叩诊呈浊音。肺内结核病与肺炎比较湿性啰音相对较少。原发性肺结核患者症状的有无以及轻重与感染的程度、抵抗力的高低、过敏性的强弱有直接关系。大多数原发结核的患者无任何症状，常在不知不觉中度过原发结核感染的过程。当然这里包括因症状轻微而未给予注意的病例在内。一些轻微发热常被误认为是感冒，也有持续 2~3 周者。部分患者表现为中毒症状，出现低热、盗汗、纳差、发育不良、消瘦、反复感冒样症状、烦躁及慢性咳嗽等。部分患者发病相对急，多见于婴幼儿，可有高热达 39℃~40℃，持续 2~3 周后转低热，可出现大叶性干酪性肺炎或血行播散性肺结核。病变累及胸膜时常有胸痛，出现有咳嗽、咳痰等呼吸道症状，需要和大叶性肺炎相鉴别。如果出现气促、喘憋、哮鸣音，要警惕有气管受压现象。肺门淋巴结肿大压迫支气管时患者似哮喘，有的因支气管淋巴结穿孔而引起哮喘的症状，若阻塞于大气管，则表现为吸气性呼吸困难，须与哮喘的呼气性呼吸困难进行区别。

原发性肺结核可侵犯胸腔四个结构中的任何一个或多个部位：肺实质、肺门或纵隔的淋巴结、支气管树及胸膜。常引起肺门、纵隔淋巴结肿大，气道、胸膜侵犯。

## ▶ 第二节　血行播散性肺结核

血行播散性肺结核是结核分枝杆菌通过血液播散引起的，居于结核病发病率和病死率的首位，通常发生在免疫功能低下、合并慢性肝功能衰竭或肝硬化、糖尿病等疾病的患者。血行播散性肺结核根据血液循环中结核菌的苗量、毒力、途径、次数、间隔时间和机体的免疫状态的不同，可分为急性、亚急性、慢性三种类型，可累及全身，临床表现不一，轻者可仅表现为发热、咳嗽咳痰等呼吸道症状，重者可出现肝脾大、头痛、呕吐等肺外症状。1990 年全国结核病流行病学抽样调查结果显示，血行播散性肺结核占全部肺结核病例的 0.8%。近来老年患者增多，临床表现不典型。

### 一、急性血行播散性肺结核

急性血行播散性肺结核又称为急性粟粒性肺结核，此型多见于儿童和青少年，老年人也可患此型结核病，但较少见。发病原因系机体抵抗力降低时，大量结核菌一次或在极短时间内、多次侵入血循环而引起，此时机体对结核菌的变应反应性增高，血管壁的通透性增强，结核菌经血管壁进入肺实质、进而侵及肺实质形成粟粒大小的结节。

急性血行播散性肺结核多数起病急骤，临床常有较严重的中毒症状。患者常高热 39℃ 以上，呈稽留或弛张热型，也有的患者呈规则或不规则低热，下午发热较多，多为大量出汗后热退。发热持续数周乃至数月，常见有寒战、全身不适等菌血症表现。患者常有咳嗽，在无合并感染的情况下仅咳少量白色黏液痰，偶尔可痰中带血，出现中等量或大量咯血者少见，这主要是由于病变多发生在肺边缘侵犯肺间质，极少损害较大血管，故仅出现痰中带血。如果病变波及胸膜或引起胸膜反应时，可出现胸痛，并与呼吸有关。胸部 X 线检查时，可出现少量叶间积液或肋膈角变浅。血行播散型肺结核患者可并发结核性脑膜炎，患者可出现头痛、恶心、呕吐等脑膜刺激症状。部分病例常以上述脑膜刺激症状就诊，而发现血行播散性肺结核。浙江医科大学黄文礼等报道急性血行播散性肺结核患者尸检或肝穿刺活检，70.9% 并发肝结核，10%~37% 并发结核性脑膜炎，可有颈项强直等脑膜刺激征及病理反射，眼底检查 20%~47% 可见脉络膜粟粒结节或结核性脉络膜炎。脉络膜可见 1~2 个或多个结节，呈黄色，微突起，以后变成白色且逐渐变扁平。少数可并发成人呼吸窘迫综合征，患者可在寒战、高热之后 1~3 天内逐渐出现呼吸困难，呼吸频率>35 次/min，常有呼吸性碱中毒，发绀加重，吸入纯氧，甚至正压给氧也不能纠正，双肺可听到湿性啰音。此型 20 世纪 50 年代多发生于婴幼儿、儿童及青少年，未接种过卡介苗的儿童更为常见。80 年代何礼贤报告血行播散性肺结核的发病年龄较解放初期明显后移。90 年代好发于免疫功能低下的人群，且老年患者明显增多。

此病属于原发后结核病，婴幼儿、儿童及青少年往往是原发结核病愈合后残留的干酪坏死灶引起感染。可发生于原发结核病的近期，也可数十年后发病，成人亦可在继发性肺结核病基础上发生。原发结核病后，在免疫力低下时如麻疹、百日咳等传染病后、糖尿病长期控制不好、脏器移植术后、长期抗肿瘤化疗、长时间使用激素及妊娠、分娩、人工流产等情况下，残留于干酪坏死病灶中的结核菌，一次大量进入肺动脉系统可导致双肺血行播散性肺结核。根据进入血管部位不同，个别情况可见单肺、单叶甚至某个肺段的血行播散性结核病灶。进入肺静脉后，经左心、血液循环可达全身多脏器结核病灶(脑、脑膜、肾、肝、肠、淋巴结、胸腔、腹腔等)。腹腔残留结核病灶中的结核菌，进入下腔静脉、右心、肺动脉，导致肺部病变。骨关节结核灶中的结核菌可经淋巴血行进入右心、肺动脉，导致相应病变。残留病灶中的结核菌多位于肺、肺门淋巴结、纵隔淋巴结、血管壁、血管内膜、肺部继发结核病、肺外继发结核病灶等处。可直接进入血循环，也可经淋巴血行进入血液循环。

## 二、亚急性及慢性血行播散性肺结核

该型肺结核是小量结核菌在较长时间内多次侵入血循环所造成。因此，可在肺脏及其他脏器中发生多次反复的血行播散性结核结节。病变以肺部和其他脏器增殖性结核结节为主，临床表现相对缓和。本病属于原发后结核，发病机制与急性血行播散性肺结核相同，由于每次进入血液的结核菌较少，菌量不同，机体的免疫反应、病理改变不尽相同。病变可在肺间质，也可在肺泡，以增殖性结核结节为主(尤其是慢性血行播散性肺结核)，亚急性及慢性血行播散性肺结核除上述结核结节、细胞浸润外，在肺泡间隔有许多新鲜或融合性上皮样细胞形成的瘢痕性结节和弥漫性硬化改变伴肺气肿。

亚急性及慢性血型播散性肺结核起病缓慢，其临床表现视病情轻重及疾病进展而不同。主要为阶段性低热，亚急性及慢性血行播散性肺结核发病机制是少量结核菌多次反复侵入血循环而发病，故这种低热，可随细菌进入血流而加重或反复发热。部分患者可有盗汗、乏力、消瘦、食欲不振和失眠。可有咳嗽，咳少许白色黏液痰，偶可痰中带血。常伴随呼吸运动而出现胸痛。慢性病例只有轻度或全无中毒症状，偶在体格检查或因其他器官患有结核病进行肺部检查时始被发现。常累及骨关节结核，结核性腹膜炎，而出现病变关节疼痛及活动受限，以及结核性腹膜炎所致的系列消化道症状。胸部体征的有无与病变范围有关，两肺上中部叩诊可稍呈浊音，呼吸音粗糙，偶尔可听到湿性啰音。有时可触及浅表淋巴结肿大，肝脾肿大。视网膜结核是较重要的体征，有决定诊断的意义，但此体征在亚急性及慢性血行播散性肺结核患者中较急性血行播散性肺结核患者少见，眼底镜可见到视网膜呈 1/4 乳头直径大小的 1~2 个或多个结节，黄色，略凸起，以后则扁平而中心呈白色。

## ▶ 第三节 继发性肺结核

结核分枝杆菌初次感染机体后（多在儿童期），早期菌血症播散至体内的潜伏病灶中的结核菌重新活动引起病灶复燃，或再次由外界感染结核菌而发生的肺结核病，称为继发性肺结核。本型可以发生在感染后任何年龄，以成人多见，又称成人型肺结核。它包括浸润型肺结核、结核球、干酪性肺炎、慢性纤维空洞型肺结核和毁损肺等。

初次（原发）感染后在肺内、外因早期菌血症播散而形成潜伏病灶，对于免疫功能健全的人群来说，一生中有5%～10%几率发病。当高龄和致使抵抗力减低因素持续存在时或其有免疫功能低下疾病时，可使潜伏性结核病灶复发。据报道HIV感染患者每年结核复发的可能为7%，糖尿病、硅沉着病、胃大部切除术、慢性肾衰竭、器官移植和骨髓移植术后，长期使用糖皮质激素或其他免疫抑制剂治疗的患者，结核发病率均明显增高。继发性肺结核病的特征是肺门淋巴结肿大少见，病灶多数较局限，易发生干酪样坏死和形成空洞，排菌者较多，与原发性肺结核相比，更具有流行病学意义。继发性肺结核常见临床表现如下：

### 一、发热

发热为结核最常见的全身毒性症状，多数为长期低热，每于午后或傍晚开始，次晨降至正常，可伴有倦怠、乏力、夜间盗汗，或无明显自觉不适。有的患者表现为体温不稳定，于轻微劳动后体温略见升高，虽经休息半小时以上仍难平复。据统计，37%～80%结核病患者可有不同程度的发热，粟粒性结核病患者发热几率可达87%～100%，并常伴有盗汗（63%）、体重下降（85%）、疲乏（77%）。另外当病灶急剧进展扩散时则出现高热，呈稽留热型或弛张热型，可有畏寒，但很少有寒战，出汗较少。肺结核高热患者尽管可能由于未能及时确诊治疗而持续不见改善，但全身状况相对良好。一般认为结核性发热与机体在免疫应答中肿瘤坏死因子过度表达有关，其他炎症细胞因子亦与之有关。肺结核病患者体内由结核杆菌及其菌体物质引起的变态免疫反应，可引起白细胞介素-2的释放和增多，作为内生性致热原，白细胞介素-2作用于体温中枢而引起发热。肺结核病引起的发热，体温和热型有不同的表现方式，主要与肺结核病的病情和病理形态，以及疾病的发展阶段有关。病情相对较轻的患者可只表现为低热，体温在38℃左右，一般不高于38.5℃，主要在午后、傍晚或劳累后出现。病情重的患者特别是疾病进展期的患者往往表现为中、高度的发热，体温一般在38.5℃以上，有时可达40℃以上。热型无明显规律性，有时呈弛张热，有的表现为稽留热。粟粒型肺结核、浸润型肺结核急性进展期以渗出或变质坏死为主要病理改变者以及干酪性肺炎患者可表现为高热，体温在39℃以上，有时>41℃，热型可为稽留热型。肺结核患者合并普通细菌感染是肺结核患者发热的常见原因之一。普通细菌感染主要发生在肺、泌尿系统等部位。发热时体温一般在38℃以上，可表现为寒战、畏寒及相关的感染部位的症状，热型无明显的规律性。合并有比较重的感染时，体温可达39%以上，并可达到41℃，热型可为弛张热或稽留热。一些复治肺结核、难治性肺结核患者在治疗过程中出现无其他明显原因的发热，呈现稽留热型，对症治疗效果不佳，普通抗生素治疗效果无效时，应考虑肺结核病合并霉菌感染。

## 二、咳嗽咳痰

对咳嗽咳痰持续 2~3 周以上，对症及抗感染治疗无效，痰普通培养阴性者应考虑有肺结核的可能。肺结核患者咳嗽咳痰与病情密切相关，早期、轻症肺结核可无咳嗽或仅为轻微干咳或伴有大量白黏痰；当病变进展，形成空洞，并发支气管结核、支气管扩张时则咳嗽剧烈，甚至出现呛咳，并伴有多量白黏痰，甚至血痰；合并细菌感染时则有脓性痰。

## 三、咯血

咯血是指气管、支气管以及肺实质性出血，血液通过咳嗽从口腔咯出的一种症状。咯血的主要原因有：①毛细血管通透性增加；②小血管破裂；③小动脉瘤破裂；④动静脉瘤破裂；⑤肺-体循环交通支形成并出血。其占肺结核死亡原因的第二位，部分患者出现大咯血症状，短时间内出现窒息或严重失血性休克等紧急症状，时刻威胁患者生命安全。引起咯血的常见疾病有肺结核、支气管结核、支气管扩张、肺化脓、支气管肺癌、支气管腺瘤、支气管异物、急慢性支气管炎、肺炎、肺出血肾炎综合征、继发性肺曲菌病等，此外，肺栓塞、二尖瓣狭窄、遗传性毛细血管扩张等心血管疾病及紫癜、白血病、血友病等血液病也可有咯血症状。1/3~1/2 的患者在不同病期有咯血。肺结核浸润期炎症仅累及毛细血管时为小量出血，如果肉芽肿组织中的小血管损伤则咯血量增加。肺结核愈合期如出现肺组织纤维化可因继发支气管扩张而咯血。肺结核大咯血一是因为肺结核进展时发生干酪样坏死，组织崩溃，肺部血管受到侵蚀破坏，加上病变累及支气管血管，而支气管动脉来自体循环，压力比肺动脉高出6倍，因而咯血量大而迅猛。二是空洞型肺结核空洞壁中的动脉壁失去正常组织的支撑，逐渐膨出形成动脉瘤。这种动脉瘤的管壁弹力纤维被破坏，脆性增加，在剧烈咳嗽或过度扩胸时可导致血管内的压力突然改变或空洞壁的坏死，血管断裂造成致命性大咯血。咯血易引起结核播散，特别是大量咯血。肺内陈旧性结核灶，由于继发性结核性支气管扩张或钙化灶脱落、纤维灶的牵引也可引起咯血。反复咯血还应考虑支气管结核、支气管结石等原因。

## 四、呼吸困难

呼吸困难是心肺疾患常见症状。临床上引起呼吸困难的肺疾病多见于广泛肺组织破坏、胸膜增厚或合并肺气肿、肺心病。轻度肺结核常无呼吸困难，当肺部病变广泛，累及多叶、多段，形成空洞、粘连、胸膜增厚，比如纤维厚壁空洞伴支气管播散、大片胸膜增厚、膈肌粘连、余肺代偿性肺气肿或并发肺叶或全肺肺不张时常有明显的限制性肺功能障碍。部分患者由于支气管结核导致气管、支气管管腔狭窄包括瘢痕性狭窄以及肿大的支气管旁淋巴结压迫也可引起呼吸困难。高热、感染中毒症状重时，也可引起呼吸频率增快、呼吸困难。但多数患者表现为慢性渐进性呼吸困难。并发结核性胸膜炎、心包炎、肺源性心脏病、心功能不全时可有明显呼吸困难症状。当发生张力性气胸、纵隔气肿时则多呈急性发作性呼吸困难并伴有锐性胸痛、明显发绀等表现。

## 五、胸痛

胸痛是肺结核的常见症状之一。肺组织无痛觉神经，因此肺本身病变并不引起胸痛。肺结核患者胸痛的原因有：①肺结核病变波及胸膜或发生结核性胸膜炎时，均可有胸痛。②胸壁结核或肋骨结核：肺结核患者并发胸壁结核或肋骨结核时，均可有胸痛。③肺结核并发症：肺结核患者并发自发性气胸、肺栓塞等也可引起胸痛。部位不定的隐痛是神经反射作用所引起。固定性针刺样痛、随呼吸和咳嗽加重而患侧卧位症状减轻，常是胸膜受累的缘故。膈胸膜受刺激，疼痛可放射至肩部或上腹部。

### 六、结核风湿症（即 Poncel 综合）

结核风湿症属于病原性免疫，是由结核分枝杆菌感染引起的细胞介导的超敏性免疫反应。包括结核风湿性关节炎、疱疹性结膜角膜炎及结节性红斑，发生几率为 10%~20%。青年女性患者多见，常有四肢关节痛、低热、血沉增快、抗链球菌溶血素"O"及类风湿因子阴性、关节无明显肿胀畸形、抗风湿治疗无效，而具有 PPD 皮肤反应常呈强阳性或阳抗结核治疗有效等特点，进一步检查可发现肺门、纵隔、腹腔淋巴结结核或盆腔结核病。有些患者还反复发生结节性红斑或环形红斑，多见于下肢胫前伸侧面或踝关节附近，常表现为多发性、易于融合、周围组织水肿等特点。有些患者还可有疱疹性结膜角膜炎，在除外寄生虫、病毒感染所致的变态反应后应考虑为结核超敏反应的表现。

（1）结核风湿症早在 1965 年已有报道，为结核病的一种特殊表现形式，发病率低，临床少见，其特点为好发于青年女性，呈慢性反复发作倾向，每次发作呈急性表现（如关节炎、发热、结节红斑等），有结核分枝杆菌感染表现（找到结核病灶或 PPD 强阳性），抗结核治疗有效。结节性红斑：出现此体征对结核诊断有一定帮助，但不能视为出现这一征象即为结核菌感染。结节病早期亦可有结节性红斑，此外亦可见于真菌感染、麻风和病毒感染、某些药物反应（如磺胺、碘及溴化物）等。另外，结节性红斑有时伴有发热及关节痛，临床易误诊为风湿热。结节性红斑在结核病主要见于结核菌素试验阳性期。一般 7 岁以前很少发生结节红斑，故青壮年原发结核结节性红斑较儿童多见。结节性红斑多发于小腿前部，有压痛，色暗红，直径 0.5~2.0 cm，多为对称出现，经 1 周后红斑消退，转为紫色，以后呈棕色，可持续数周。结节性红斑有时反复出现，红斑出现时可能伴有发热及大关节肿痛等症状。

（2）疱疹性角膜结膜炎：为机体对结核菌体蛋白过敏而引起。多见于儿童的结核初染期。比结节性红斑出现晚，多发生于原发感染后 1 年以内，有人报告 BCG 接种后亦可发生。疱疹性角膜结膜炎症状表现为眼的刺激症状如流泪、畏光。疱疹为白色小泡状隆起，1~2 mm 大小，多为单个，也可多发，位于角膜与结膜交界处。除抗结核治疗外还需局部滴可的松眼药水。在溶血性链球菌感染及结节病时也可出现此症状，临床上需结合其他检查资料进行鉴别。

## ▶ 第四节　结核性胸膜炎

结核性胸膜炎是由结核分枝杆菌感染及其他相应物质（包括结核菌的自溶产物、代谢产物）进入超敏机体的胸膜腔而引起的胸膜炎症。结核性胸膜炎可发生于结核分枝杆菌原发感染后，亦可发生在结核病病程的任何阶段。结核性胸膜炎的发病与结核分枝杆菌感染及机体的免疫状态密切相关。2000 年原卫生部批准将结核性胸膜炎分为第四类型的结核病，是一种常见的肺外结核病。近年来人们越来越重视结核性胸膜炎，2017 年 11 月，原国家卫计委发布 WS196—2017《结核病分类》，重新调整了肺结核范畴，将结核性胸膜炎归入肺结核，并纳入其管理模式，依照临床经过和病理表现可分为结核性干性胸膜炎，结核性渗出性胸膜炎和结核性脓胸。由于结核性干性胸膜炎和结核性渗出性胸膜炎是一种疾病的两个阶段，前者病程短暂而后者的临床表现和病理过程较为鲜明，因而前者的临床经过常常被后者掩盖，故临床上常将结核性干性胸膜炎和结核性渗出性胸膜炎（简称干性胸膜炎和渗出性胸膜炎）统称为结核性胸膜炎。近年来由于城市流动人口的增加，结核性胸膜炎的患者数呈明显上升趋势。国内报道内科住院患者中 3.5% 为结核性胸膜炎，在新发肺结核患者中伴有结核性胸膜炎者占 4.7%~17.6%，近 10 年结核性胸膜炎患者以城市流动人口最多，其次是城市居民中的老年人和青年。

结核性胸膜炎发病机制：机体左右两侧的脏层胸膜和壁层胸膜之间各形成一负压闭锁的假想的胸膜腔，左右胸膜腔互不相通。正常情况下两层胸膜紧密相贴，有生理性液体（约 0.3 mL/kg 体重）起润滑作用。机体在高度敏感状态下，结核分枝杆菌和其代谢产物进入胸膜腔时，就会迅速引起胸膜的炎症反应。正常状态下，由于胸膜腔压力存在一个垂直梯度，胸腔积液自胸腔顶区产生后向胸腔底部的方向流动，最终胸腔积液需经胸腔底部，主要是由横膈面和纵隔面壁层胸膜上的淋巴孔重吸收而排出。壁层胸膜的淋巴孔与淋巴间隙相连，因而胸腔积液及胸腔积液内的蛋白、细胞等成分被壁层胸膜淋巴孔回吸收后经淋巴管排出。脏层胸膜缺乏淋巴孔结构，不与淋巴间隙相连，故脏层胸膜对胸腔积液的形成和吸收几乎都不起作用。目前对胸腔积液形成机制的研究有了新的进展，正常情况下壁层胸膜淋巴的清除力随胸腔积液的增加而增强，力求胸腔容量保持恒定。最近 Negrini 等实验证明，壁层胸膜下淋巴管内压力低于胸腔积液压力，由于压力差，胸腔积液由胸腔流向壁层胸膜淋巴网。胸膜发生炎症时，一方面胸腔积液分泌大量增加，超出最大胸膜淋巴流量，同时结核性肉芽肿压迫胸膜淋巴管网或淋巴管病理性阻塞，导致排出量降低，造成胸腔积液积聚。结核性胸膜炎的诊断尤其困难。

结核性胸膜炎临床表现：结核性胸膜炎是一类全身及局部的Ⅳ型变态反应，患者主要表现为发热、胸痛、气短、干咳、盗汗等症状。结核性胸膜炎临床症状可以分为全身和局部症状两类，全身症状主要是全身反应引起的中毒症状，表现为低热，盗汗，食欲不振等，局部症状主要是局部刺激导致，表现为胸痛、干咳和呼吸困难等。胸痛症状通常发生在胸水量较少患者，当深呼吸或咳嗽加重时，胸痛症状表现明显，症状严重。胸膜炎时导致壁层胸膜神经受累，并可波及肋间神经、脊神经而引起胸背部、腰部疼痛，膈胸膜炎时则刺激膈神经并进一步波及膈神经而引起颈肩部疼痛，有时还可引起上腹部疼痛。纵隔胸膜炎时引起前胸部和胸骨的疼痛，叶间胸膜炎常无明显胸痛。患者可出现呼吸表浅，患侧局部有压痛和呼吸音减低，可闻及胸膜摩擦音，吸气和呼气均较明显。

多数渗出性胸膜炎是干性胸膜炎的延续，表现为发病急剧，高热，体温大都在 38℃~40℃，可持续数日甚至数周，体温与积液量往往成正比，患者可伴有全身不适、乏力、盗汗、食欲减退等结核中毒症状。早期渗液较少时可出现胸痛和干咳；随着胸腔积液的逐渐增多，壁层胸膜和脏层胸膜被其隔开，胸痛随之消失而呼吸困难日渐明显，其程度与积液量多少有关，积液量少或位于叶间时可无明显症状和体征，而当积液增多时特别是大量胸腔积液压迫肺脏、心脏、血管后因呼吸面积及心排出量减少，导致纵隔向健侧移位，患者出现气急和严重的呼吸困难，积液形成的速度越快症状越明显。胸膜受到结核分枝杆菌感染后，随即产生充血、水肿和纤维蛋白的渗出，造成结核性胸膜炎。随着病程的发展可有两种转归，一是病灶消散或造成胸膜增厚、粘连。二是由于机体对结核分枝杆菌和其代谢产物呈高度过敏状态，病情进展导致胸膜发生大量渗出性改变，此时胸膜表面除有纤维素性渗出外，还出现浆液性渗出和结核结节的形成，渗出液逐渐增多，渐发展为渗出性胸膜炎。胸膜一旦发生渗出性炎症，胸腔积液将处于不断产生和不断吸收的状态，胸腔积液的形成和吸收，决定于胸膜渗液量的多少和胸腔积液经壁层胸膜淋巴管排出的速度和淋巴管通畅程度。患者早期呼吸动度减低，可闻胸膜摩擦音，触及摩擦感。大量积液时患侧胸廓和肋间饱满，呼吸运动减弱；心尖搏动及气管向健侧移位，积液区叩诊呈浊音或实音；如在右侧可肝浊音区消失，如在左侧则 Traube 氏鼓音区下降，语颤和呼吸音减低或消失。叶间裂积液及肺底积液体征不明显。

## 第五节　气管、支气管结核

气管支气管结核病（Tracheo bronehial tuberculosis，TBTB）是肺结核（Pulmonary tuberculosis，PTB）的一种特殊类型，是指结核分枝杆菌侵袭气管、支气管的黏膜、黏膜下层、平滑肌、软骨及外膜而引起的结核病。

### 一、气管支气管结核发病机制

其发生机制尚不清楚。既往认为有以下途径：其一，结核杆菌由肺实质病变浸润而来，少数继发于支气管淋巴结结核，经淋巴和血行播散引起支气管内膜结核者极少见。其二，结核菌接触感染，此为支气管结核最常见的感染途径。气管支气管是呼吸通道，含有大量结核菌的痰液通过气管，或空洞、病灶内的含结核菌的干酪样物质通过引流支气管时，含有结核分枝杆菌的痰液及分泌物直接植入气管及支气管黏膜中。其三，通过血源性扩散的结核菌沿支气管周围的淋巴管、血管侵及支气管，病变首先发生在黏膜下层，然后累及黏膜层，但这种淋巴血行感染的发生机会较少。其四，从支气管周围淋巴道扩散，邻近脏器结核病波及支气管肺实质结核病进展播散时波及支气管，肺门及纵隔淋巴结发生结核性干酪样坏死时，可浸润穿破邻近支气管壁，形成支气管结核或支气管淋巴瘘，个别脊柱结核患者的椎旁脓肿可波及气管、支气管，形成脓肿支气管瘘。有报道显示该病 20~30 岁的女性多发，男女比例为1∶2~1∶3。活动性肺结核中 10%~40% 会并发气管支气管结核。

### 二、气管支气管结核分型

支气管结核的纤支镜所见通常可分为以下五种类型：

1. 浸润型

表现为局限性或弥漫性黏膜下浸润。急性期黏膜高度充血、水肿、易出血，慢性期黏膜苍白、粗糙呈颗粒状增厚，软骨环模糊不清，可产生不同程度的狭窄，黏膜下结核结节或斑块常呈黄白色乳头状隆起突入管腔，可破溃坏死，也可痊愈而遗留瘢痕。

2. 溃疡型

可继发于浸润型支气管结核或由支气管淋巴结溃破而引起，黏膜表面有散在或孤立的溃疡，溃疡底部有肉芽组织，有时溃疡被一层黄白色干酪样坏死物覆盖，如坏死物质阻塞管腔或溃疡底部肉芽组织增生，常可引起管腔阻塞。

**3. 增殖型**

主要是增生的肉芽组织呈颗粒状或菜花状向管腔凸出，易出血，可发生支气管阻塞或愈合而形成瘢痕。

**4. 纤维狭窄型**

为支气管结核病变的愈合阶段。支气管黏膜发生纤维性病变，常造成管腔狭窄，严重者管腔完全闭塞。

**5. 管壁软化型**

结核病变多已稳定或者痊愈。受累的气管、支气管软骨环因破坏而缺失或断裂，因失去支撑结构导致气管、支气管管腔塌陷，并形成不同程度的阻塞。

**6. 淋巴结瘘型**

主要为纵隔或肺门淋巴结结核破溃入气道形成支气管淋巴结瘘。淋巴结结核破溃前期表现为局部支气管因淋巴结结核外压、侵袭导致的黏膜充血、水肿、粗糙及管腔狭窄；破溃期表现为淋巴结破溃入支气管，局部溃疡形成，白色干酪样坏死物溢入支气管管腔，瘘口周围组织充血水肿；破溃后期表现为炎症消失，组织修复，瘘口肉芽肿形成，瘘口愈合闭塞，局部遗留有炭末沉着。

### 三、临床表现

支气管结核在抗结核化疗前发病率很高。但是在抗核化疗时代，支气管结核的发病率较前明显减少。1984 年有作者报告对 1000 例结核病患者尸检中支气管结核者仅 42 例，占 4.2%。值得指出的是，支气管结核的发病率与病例选择有明显关系。对结核患者无选择性地进行支气管镜检查，则支气管结核的发病率低，如选择有支气管结核症状的患者做检查，则发病率高。支气管结核的发病率又与肺结核病情有关，重症结核、有空洞者及痰结核菌阳性的肺结核患者，支气管结核的发病率较轻症、无空洞，痰菌阴性者高了 3 倍。另据国外统计，支气管结核发病率农村高于城郊，城郊高于城市，这可能与农村重症结核患者较多，且治疗不规则有关。支气管结核女性多于男性，男女比例为 1：4.2，各年龄组均可发生。多数支气管结核继发于肺结核，以 20～29 岁年龄组占多数，少数继发于支气管淋巴结结核，以儿童及青年为多。近年由于肺结核患病趋向老年化，老年支气管结核患者有增加的趋势。

几乎所有的支气管结核患者都有不同程度的咳嗽。支气管结核早期组织学改变为黏膜表面充血、水肿，分泌物增加，黏膜下形成结核结节和淋巴细胞浸润。此种改变与一般非特异性炎症不易区别。典型的支气管结核的咳嗽是剧烈的阵发性干咳。镇咳药物不易制止。当病变继续发展，可产生支气管黏膜萎缩及纤维组织增生，当病变发生干酪样坏死时，可形成深浅不一、大小不等的结核性溃疡，底部充满肉芽组织，表面覆以黄白色干酪样物，肉芽组织向管腔内生长，可造成管腔狭窄或阻塞。常造成局部的管腔狭窄，气流通过狭窄部时，便会发生喘鸣。发生于小支气管狭窄所致的喘鸣，只有用听诊器才能听到，发生于较大支气管的喘鸣，患者自己就能听到，部分患者出现阵发性呼吸困难，呼吸困难程度因病情而异。当气管支气管旁淋巴结干酪样坏死时，淋巴结可发生破溃穿透支气管壁，形成支气管-淋巴瘘，瘘孔多为单发，亦可数个同时或相继发生，干酪样物排空后，淋巴结可形成空洞，成为排菌源泉。少数患者淋巴结内干酪样物质突然大量破入气管内腔时，可导致严重呼吸困难，甚至可发生窒息。气管支气管黏膜有丰富的血管供血,支气管结核时,黏膜充血,毛细血管扩张,通透性增加。患者剧烈咳嗽时,常有痰中带血或少量咯血,溃疡型支气管结核或支气管淋巴瘘患者可因黏膜上的小血管破溃而发生少量或中等量咯血,个别患者发生大咯血。

通过合理有效的抗结核治疗,随着炎症消退,溃疡愈合,少数狭窄或阻塞的支气管可获得缓解,但多数随着支气管壁弹性组织破坏和纤维组织增生,狭窄或阻塞情况反而加重,引起肺不张、肺气肿、张力性空洞及支气管扩张等并发症。

## 第六节 儿童结核

儿童结核病以呼吸道传播为主,吸入含少量结核分枝杆菌气溶胶即可导致感染发生。感染后先在近胸膜处的肺实质形成原发灶,随后蔓延至周围淋巴结,并且可进一步通过血液循环扩散至全身各系统。但是儿童肺结核痰涂片抗酸染色阳性率不高,儿童结核病容易被临床医生忽略。重视儿童结核临床表现十分重要。

儿童结核病的自然史和临床表现与成人结核病明显不同。决定疾病进展风险的两个主要因素是患者的年龄和免疫状态。新生儿发展为疾病的风险最高。5~10岁的儿童比其他年龄组的儿童更不容易发生疾病,青少年患者可表现为进行性原发性结核或空洞疾病。免疫功能低下的患者更有可能发展为结核病和出现肺外表现。

儿童处于特定发育阶段,是结核病的特殊感染人群,而成年人结核病多由潜伏感染的激活或再次感染发病,儿童期的结核病大多数为初次感染MTB后直接进展而来,具有与成人结核不一样的临床特点。儿童最常见的病变部位是胸内病变和浅表淋巴结病变。在具有免疫能力的年龄较大的儿童和成人中,从结核病感染进展到疾病的风险很小(终生风险5%~10%)。然而,2岁以前的患儿(进展风险40%~50%)和未治疗的艾滋病毒感染患者(每年进展风险5%~10%),疾病进展和肺外表现的风险增加。大多数儿童在初次感染后的2~12个月内发病,肺部感染占所有病例的60%~80%。最常见的肺外表现是淋巴结肿大(67%),其次是中枢神经系统(CNS)累及(13%)和胸膜(6%),粟粒/播散性(5%)和骨性(4%)结核。

儿童肺结核以原发性肺结核多见,临床症状和体征往往不具有特异性。儿童肺结核临床症状因年龄、潜在基础疾病、疾病病程不同而有所不同,临床病程多为亚急性和慢性。常见临床症状包括:①全身结核中毒症状,包括原因不明的发热超过2周,多为间歇性或午后低热,高热不多见,伴夜间盗汗、食欲差、乏力、体质量不增或下降、生长缓慢或生长停滞等。②持续咳嗽超过2~3周,多为干咳,肺部体征不明显,与肺内病变亦不成比例。③肿大的纵隔或肺门淋巴结累及气管、支气管,出现喘息、呛咳、气促等症状。④伴有结核性胸膜炎时有胸痛症状,呈针刺样,咳嗽和深吸气时加重,主要见于年长儿童。出现以上症状的患儿经常规抗菌药物治疗无效时,应高度怀疑肺结核。

肺结核体征主要取决于病变性质及范围,尚无特异体征可准确提示肺结核的存在。早期肺部体征不明显,当病变累及范围较大时,局部叩诊呈浊音,听诊可闻及管状呼吸音;合并感染或合并支气管扩张时,可闻及湿啰音。病变累及气管、支气管,引起局部狭窄时,听诊可闻及固定、局限性的哮鸣音;当引起肺不张时,可表现气管向患侧移位、患侧胸廓塌陷、肋间隙变窄、叩诊为浊音或实音、听诊呼吸音减弱或消失;病变累及胸膜时,早期于患侧可闻及胸膜摩擦音，随着胸腔积液的增加，患侧胸廓饱满，肋间隙增宽，气管向健侧移位，叩诊呈浊音至实音，听诊呼吸音减弱至消失。

（谭英征　贺潇瑾　谭琴　贺晓元）

## 参考文献

［1］中华医学会结核病学分会结核性脑膜炎专业委员会.2019 中国中枢神经系统结核病诊疗指南［J］.中华传染病杂志，2020；38(7)：400-408.

［2］Jeon D. Tuberculous pleurisy：an update. Tuberc Respir Dis( Seoul)，2014；76(4)：153-159.

［3］Turner RD，Bothamley GH. Cough and the transmission of tuberculosis. J Infect Dis，2015；211(9)：1367-1372.

［4］儿童肺结核诊断专家共识［J］.中华实用儿科临床杂志，2022；37(7)：490-496.

［5］中华医学会，中华医学会杂志社，中华医学会全科医学分会，等.肺结核基层诊疗指南(2018 年)［J］.中华全科医师杂志，2019；18(8)：709-717.

［6］韦长为，陈显源.结核风湿症的诊断和治疗(病例报告及文献复习)［J］.医学文选，2006；25(4)：930-931.

［7］马占云，陈鹏，范学文.结核性脑膜炎临床研究进展［J］.中国现代神经疾病杂志，2014；14(8)：664-670.

［8］Lyon SM，Rossman MD. Pulmonary Tuberculosis. Microbiol Spectr. 2017 Jan；5(1). doi：10. 1128/microbiolspec.

［9］Alsayed SSR，Gunosewoyo H. Tuberculosis：Pathogenesis，Current Treatment Regimens and New Drug Targets. Int J Mol Sci，2023；24(6)：5202.

# 第八章　潜伏性结核感染

潜伏性结核分枝杆菌感染(简称潜伏性结核感染, latent tuberculosis infection, LTBI)是一种机体对结核分枝杆菌(Mycobacterium tuberculosis, MTB)抗原刺激产生持续免疫反应的状态,临床上没有活动性结核病的证据。目前尚不能直接诊断潜伏性结核感染,主要依靠体内外对结核分枝杆菌抗原刺激的反应来诊断。据估算,全球近1/4的人感染了MTB,感染人数约20亿,估算我国LTBI人数逾3亿。LTBI人群是一个庞大的潜在患者库,5%~15%的人会在一生中发展成为活动性结核病患者,但在免疫功能低下的宿主中,每年可能高达10%,成为新的结核病传染源,而其余人在其一生中仍存在发展为活动性结核病的持续风险。

## ▶ 第一节　发病机制

在吸入结核分枝杆菌之后,产生了包括肺泡巨噬细胞和粒细胞参与的天然免疫反应,部分患者清除了病原体,但部分患者则发生了感染。结核分枝杆菌在巨噬细胞和区域淋巴结中复制,导致淋巴和血液播散,可以累及多个脏器,最终可发展为肺外结核。巨噬细胞内吞噬和肉芽肿组织细胞外包裹可限制结核分枝杆菌的复制,控制组织的破坏,从而实现病原体和宿主之间的动态平衡。经典的二元论观念认为仅存在活动性结核病和潜伏性结核感染两种状态,但该观点因为过于简化而受到质疑。根据不同的免疫反应以及对应的细菌活性状态,人们提出结核分枝杆菌感染存在一个谱系(spectrum),这个概念包含了各种宿主-微生物的相互作用,当以宿主反应为主时表现为临床潜伏感染,当细菌复制超过了一定阈值则引起活动性结核病。目前的证据认为,宿主的炎症反应,特别是白介素-1β会促进结核分枝杆菌的复制,这提示与结核病类似,免疫反应在潜伏性结核感染中可能是把双刃剑。另外,细胞外结核分枝杆菌可能在生物膜中保持活性,抵御宿主的免疫反应。持留(persistent)这个概念不同于潜伏,可用于解释该复杂现象。

## ▶ 第二节　流行病学和高危人群

大多数LTBI患者从未患过结核病;但有5%~15%的患者会进展为结核病。结核病是由细菌复制引起,包括组织损伤和炎症,进而引起临床表现。潜伏性结核感染是否进展为活动性结核病与细菌、宿主和环境因素均相关。据推测，不同结核分枝杆菌菌株的致病能力存在差异，但该推论缺乏流行病学数据的支持。根据所接触患者的疾病严重程度及接触的密切程度推断初始感染的菌量，与发病的风险直接相关。婴儿和小年龄儿童的潜伏性结核感染的发病风险高于较大的儿童，对于大于 5 岁的儿童来说，发病风险与年龄几乎无相关性。HIV 感染者，使用 TNF-α 抑制剂，糖皮质激素，器官移植和骨髓移植的潜伏性结核感染者发病风险进一步升高。终末期肾脏病的潜伏感染患者风险升高。硅肺病患者和矽尘暴露者进展为活动性结核病的风险同样升高，如南非合并硅肺病的 HIV 患者是结核病暴发性流行的人群。其他需要进行潜伏性结核感染干预的高危人群包括：监禁者、药物滥用者、流浪者、近期来自结核病高流行国家的移民、老年人、医务工作者和医学生、糖尿病患者和 TST 近期阳转的患者。

图 8-1 流程用于无症状者，而非用于评估因活动性结核病症状或体征就诊的患者。高优

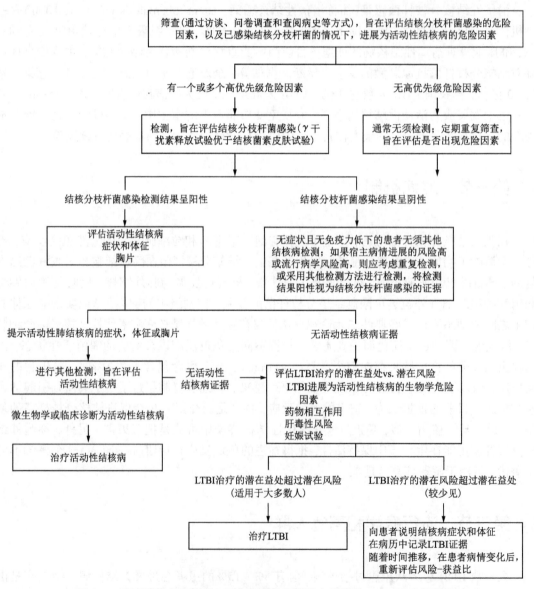

**图 8-1　确定哪些人应接受 LTBI 检测以及哪些人应接受 LTBI 治疗的流程**

先级危险因素包括：传染性活动性结核病患者的家人或其他密切接触者；在结核病高发地区出生、居住或长期旅行(>1个月)；基于当地流行病学的其他场所(如惩教机构和无家可归者收容所)；以及免疫抑制。LTBI进展为活动性结核病的生物学危险因素包括：免疫抑制；糖尿病；慢性肾脏病；白血病或淋巴瘤；头颈癌；慢性吸收不良、胃切除术或肠旁路术；体重指数[体重(kg)除以身高的平方(m²)]≤20；硅沉着病；当前或既往吸烟；或年龄≤5岁。

## 第三节 诊断

LTBI既无结核病相关症状，也没有细菌学和影像学方面的结核活动证据。目前对LTBI的诊断是间接的，依赖于机体对结核分枝杆菌抗原所产生的特异性免疫反应的检测，从而做出机体是否受结核分枝杆菌感染的诊断。故LTBI尚缺乏诊断的金标准。现在常用的检测方法(图8-2)包括结核菌素皮肤试验(tuberculin skin test, TST)和γ-干扰素释放试验(interferon gamma release assays, IGRA)，我国新的检测方法则有重组结核杆菌融合蛋白(EC)["EC"为重组融合蛋白"结核分枝杆菌早期分泌性抗原靶6(ESAT-6)和培养滤液蛋白10(CFP-10)"(简称"EC")]皮肤试验。

### 一、TST

TST是基于Ⅳ型迟发型变态反应的一种皮肤试验。TST基于机体对注射在皮肤真皮中的结核分枝杆菌抗原的反应而做出判断，常用的反应原是纯蛋白衍生物(pure protein derivative, PPD)。常用的纯蛋白衍生物是通过MTB或卡介苗菌经培养、杀菌、过滤去除菌体后纯化制成，其中可能仍有变性蛋白。TST的优点是操作简单、价格低廉，不需要特殊设备和实验室，任何经过充分培训的医护人员都可以在任何地点进行操作。《学校结核病疫情流行病学调查和现场处置专家共识》和《中国结核病预防控制工作技术规范(2020年版)》以及我国发布的《儿童结核分枝杆菌潜伏感染筛查和预防性治疗专家共识》都推荐应用TST进行LTBI筛查。然而，结核菌素有200多种抗原成分，且其中大部分抗原是结核分枝杆菌、牛分枝杆菌、环境分枝杆菌和卡介苗所共有的，以前接种卡介苗或接触环境分枝杆菌亦可出现阳性结果，所以TST特异度较低，当受试者近期发生结核分枝杆菌感染，或者并发病毒或细菌感染、营养不良、低蛋白血症、应用免疫抑制剂等可能出现假阴性，重复进行TST又可能会出现假阳性。目前，全球仍有100多个国家使用TST作为LTBI检测技术。我国TST均使用PPD进行。试验方法：在左前臂掌侧前1/3中央皮内注射0.1 mL PPD，以局部出现7~8 mm大小的圆形橘皮样皮丘为宜。结果测量：72 h(48~96 h)检查反应。以皮肤硬结为准。试验结果判断标准和意义：阴性(-)：硬结平均直径<5 mm或无反应者为阴性。阳性反应(+)：硬结平均直径≥5 mm者为阳性。硬结平均直径≥5 mm，<10 mm为一般阳性；硬结平均直径≥10 mm，<15 mm为中度阳性；硬结平均直径≥15 mm或局部出现双圈、水泡、坏死及淋巴管炎者为强阳性。

结核分枝杆菌感染判定标准：①未接种过卡介苗、HIV阳性、接受免疫抑制剂治疗>1个月、与病原学阳性肺结核患者有密切接触的5岁以下儿童，TST硬结平均直径≥5 mm；②有卡介苗接种史和(或)非结核分枝杆菌感染高发地区，TST硬结平均直径≥10 mm。

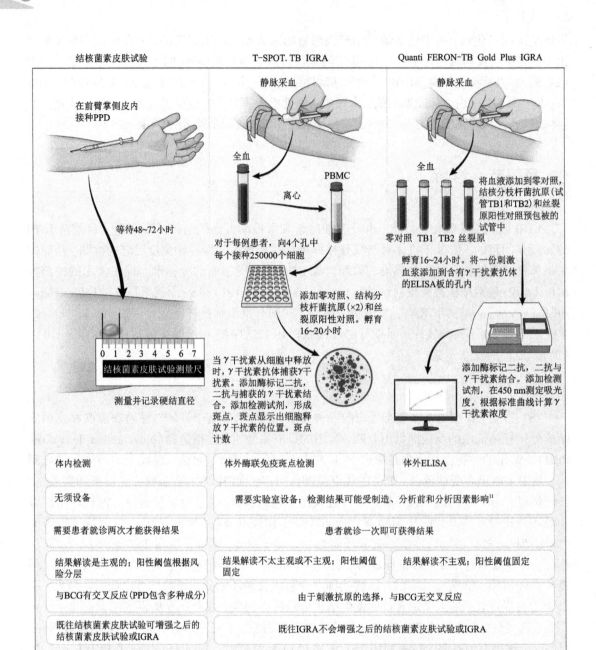

**图8-2 结核分枝杆菌感染检测法的主要特点**

## 二、IGRA

γ-干扰素释放试验(interferon-γ release assays，IGRA)是采用 MTB 蛋白质的多肽抗原[包括早期分泌抗原靶6(ESAT-6)、培养滤液蛋白10(CFP-10)和 TB7.7(p4)]，刺激效应 T 淋巴细胞分泌 γ-干扰素(interferon-γ，IFN-γ)，检测并定量分析 IFN-γ 的浓度，判断是否存在 MTB 特异性细胞免疫反应。所有 BCG 菌株和绝大部分的 NTM 都不含有这三种蛋白质，因此，IGRA 采用的抗原与 BCG 及绝大多数 NTM 无交叉，可避免 BCG 接种和 NTM 感染带来的假阳性，因此 IGRA 特异度较高。IGRA 同时具有测试程序标准化和客观性、不易受主观因素影响、出现错误的概率低、试验结果等待时间短、可以重复进行测试而不会有提高阳性结果的风险等优点。但是，IGRA 需在特定仪器上进行操作，需要一定的实验室条件作为支撑，且尚无法完成高通量检测，同时价格相对昂贵，故在基层医院使用和大规模筛查仍受到限制。IGRA 有两种方法：①采用酶联免疫吸附试验（ELISA）检测全血中致敏 T 细胞再次受到 MTB 特异性抗原刺激后释放 IFN-γ 水平，称之为全血检测或结核感染 T 细胞免疫检测；②采用酶联免疫斑点技术（enzyme-linked，ELISPOT）测定在 MTB 特异性抗原刺激下，外周血单个核细胞中能够释放 IFN-γ 的效应 T 细胞数量，称之为细胞检测或结核感染 T 细胞检测。

### 三、TST 联合 IGRA

高磊等建议我国可以尝试效仿英国、法国和德国等国家，采取结核分枝杆菌感染检测"两步法"，即在 TST 检测阳性时（最好在读取 TST 结果当天）追加 IGRA 进行确认，这样既能保证较低的检测成本又能提高检测结果的特异度，还能有效提高感染者对结核病预防性治疗的接受度和依从性。

### 四、EC

重组结核杆菌融合蛋白（EC）是由高效表达 MTB 的 ESAT6 和 CFP10 基因的大肠埃希菌经发酵、分离和纯化后制成。重组结核杆菌融合蛋白（EC）皮肤试验反应的原理是迟发型细胞过敏反应，即Ⅳ型变态反应。ESAT-6 蛋白不仅存在于早期培养滤液中，还存在于细胞浆和细胞壁，从基因和蛋白水平研究表明，ESAT-6 仅存在于致病性分枝杆菌中，所有 BCG 菌株及绝大部分环境分枝杆菌基因组均丢失该基因，不表达 ESAT-6，该蛋白与其他微生物的已知蛋白无明显同源性。CFP-10 蛋白可强烈诱导 50%~90% 的结核病患者外周血单核细胞产生增殖反应并分泌大量的 IFN-γ，诱导 T 细胞释放 IFN-γ、诱发迟发型变态反应，而接种 BCG 的健康人对该抗原反应水平低。已感染结核分枝杆菌的机体 T 淋巴细胞对 ESAT-6 蛋白和（或）ESAT-6 与 CFP-10 蛋白联合抗原的反应是敏感和特异的。重组结核杆菌融合蛋白（EC）皮肤试验又称新型结核菌素皮肤试验（creation tuberculin skin test，C-TST），可用来检测机体是否感染过 MTB。目前我国自主研发的 EC 皮肤试验检测试剂已获批上市，适用于≥6 个月龄的婴儿、儿童及<65 岁成人的结核感染和辅助结核病的临床诊断。

结核分枝杆菌感染判定标准：0.1 mL（5U），采取孟都法注射于前臂掌侧皮内，注射后 48~72 h 检查注射部位反应，测量并记录红晕和硬结的横径及纵径的长度（mm），以红晕或硬结大者为准，反应平均直径［（横径+纵径）/2）］≥5 mm 为阳性反应。凡有水疱、坏死、淋巴管炎者均属强阳性反应。

### 五、TST 联合 EC

同样是基于对 TST 假阳性的有效识别，采取与 TST 联合 IGRA 相似的工作原理，《重组结核杆菌融合蛋白（EC）临床应用专家共识》建议可以尝试采用 TST 联合 EC 进行检测。即先于左前臂掌侧皮内注射 EC，观察 5 min 无异常后在右前臂掌侧皮内注射 PPD，48~72 h 后检查并读取结果。联合检测的结果判读及临床意义：①TST 阴性/EC 阴性提示为未接种卡介苗或卡介苗接种后阴转的未感染结核分枝杆菌的人群，可以使用成人卡介苗进行预防；②TST 阳性/EC 阴性提示为卡介苗接种后维持阳性的未感染结核分枝杆菌的人群，可以使用加强免疫用疫苗防止结核分枝杆菌感染；③TST 阳性或阴性/EC 阳性且胸部 X 线摄影检查未见异常，提示为结核分枝杆菌感染，可以进行结核病预防性治疗或使用获批的 LTBI 人群预防用疫苗。④TST 强阳性或 EC 阳性且胸部 X 线摄影检查异常，则需进行活动性结核病的评估。

新刺激抗原的发现：刺激抗原是结核 IGRAs 试剂的重要组成部分，其很大程度上决定了 IGRAs 试剂的特异性和灵敏度。结核分枝杆菌基因组约有 4000 个开放阅读框，不同蛋白在结核分枝杆菌感染初期、潜伏感染期和活动性结核期的表达特征和分泌水平不尽相同。因此，可筛选新的分泌抗原作为刺激抗原以提高 IGRAs 对不同场景中结核病诊断的准确性。澳大利亚 Cellestis 公司在 QFT 试剂的基础上引入新的刺激抗原 TB7.7，建立了新型 IGRAs 试剂 Quanti FERON-TB Gold Plus(QFT-Plus)。引入新的抗原后的 QFT-Plus 可同时检测受试者的结核分枝杆菌特异性 CD4$^+$和 CD8$^+$ T 细胞应答，因此比 QFT 试剂具有更优的诊断性能，可提高对活动性结核患者和高危人群的检出率。

T-SPOT.TBγ 干扰素释放试验(IGRA)有一个"临界"结果类别，它表示结果接近但未达到阳性阈值。在这种情况下，临床医师可重复此项检测、可进行其他检测或者根据验前概率解读结果(即对于感染的可能性低并且进展为结核病的风险低的人，将结果解读为阴性，对于感染的可能性高且进展为结核病的风险高的人，将结果解读为阳性)。Quanti FERON-TB Gold Plus IGRA 有一个"不确定"的结果类别。不确定结果意味着丝裂原阳性对照管的 γ 干扰素浓度低，或者零阴性对照管的 γ 干扰素浓度高。Quanti FERON-TB Gold Plus 的不确定结果未提供关于患者结核分枝杆菌感染状况的信息；在这种情况下，临床医师应重复此项检测或进行其他检测。一些结核分枝杆菌感染者对结核菌素皮肤试验的迟发型超敏反应可能减弱，尤其是多年后，因而导致结核菌素皮肤试验结果呈阴性。然而，皮内接种纯化蛋白衍生物(PPD)本身可刺激迟发型超敏反应能力，从而在后续结核菌素皮肤试验中引起阳性反应("加强")。上述新的阳性("加强")反应可能被错误地解读为新发结核分枝杆菌感染的证据。ELISA 表示酶联免疫吸附试验，PBMC 表示外周血单个核细胞。

## 六、LTBI 诊断标准

(1)在没有 BCG 接种或 NTM 干扰时，以 PPD 反应硬结平均直径≥5 mm 视为已受 MTB 感染。

(2)在 BCG 接种地区或 NTM 感染地区，以 PPD 反应硬结平均直径≥10 mm 视为 MTB 感染标准。

(3)对 HIV 阳性或接受免疫抑制剂治疗大于 1 个月，以及与活动性肺结核患者有密切接触的未接种 BCG 的 5 岁以下儿童 PPD 反应硬结平均直径≥5 mm 视为 MTB 感染。

(4)C-TST 阳性即表明受到 MTB 感染。

(5)IGRA 检测阳性说明存在 MTB 感染。

尽管结核病可以被视为从结核分枝杆菌感染到活动性传染病的动态连续体，其过程如彩图 8-3，但为简化临床和公共卫生环境，将患者分为潜伏性结核感染或活动性结核病，可以根据宿主免疫力和合并症的变化来推进或逆转疾病进程。接触结核分枝杆菌可以通过先天免疫反应或获得性 T 细胞免疫消除病原体。通过先天免疫反应或无须 T 细胞启动或记忆的获得性免疫反应消除感染的个体(用 * 表示)可能会出现结核菌素皮肤试验(TST)或干扰素-γ 释放测定(IGRA)结果阴性。有些个体会消除病原体，但保留强烈的记忆 T 细胞反应，并且

TST 或 IGRA 呈阳性。这些人不会从 LTBI 治疗中受益。如果病原体没有被消除，细菌会持续处于静止或潜伏状态，可检测为 TST 或 IGRA 阳性结果；这些测试引发针对结核分枝杆菌的 T 细胞反应。这些患者将受益于接受推荐的 LTBI 预防治疗方案。亚临床结核病患者可能不会报告症状，但培养结果呈阳性（但由于细菌载量低，通常涂片呈阴性）。活动性结核病患者会出现咳嗽、发烧和体重减轻等症状，通常可以通过痰涂片、培养和分子检测来确诊。患有活动性结核病的患者有时可能会因为疾病本身引起的无反应或合并症（例如 HIV 感染或营养不良）引起的免疫抑制而导致 TST 或 IGRA 呈阴性，患有亚临床或活动性结核病的个体应接受针对活动性结核病的推荐治疗方案。

从主动发现的角度来讲，主要是发现 LTBI 和亚临床期的 MTB 感染者，对于活动性 TB 通常是患者到医疗单位就诊而被发现。对密切接触者进行主动筛查，有助于更好地控制 TB，原因如下：①发现亚临床期的 TB 患者，因其 TB 发病的隐匿性、传染源溯源困难，可能在健康体检时候才发现肺内存在空洞，平时也没有 TB 的相关症状；②另外一个就是新近感染者，全球约 25% 的人群已经感染 MTB，我们国家流行病学调查显示大概有 20% 的人群感染 MTB，前述的筛查并不是针对 1/5 的 LTBI，而是对 TB 患者的密切接触者的感染者确定为新近感染者，对于新近感染者减少其发病风险及减少潜在患者发病后传播。所以对于亚临床期患者或新近感染者进行早期筛查和相应的干预手段，能够达到明显降低 TB 发病的效果。

## ▶ 第四节　化学预防性治疗方案

就目前现状而言，大规模、全人群的 LTBI 测试和预防性治疗显然是行不通的。因此，结核病预防性治疗应针对那些具有发展为活动性结核病最高风险的人群，因为他们将从中获得最大收益。LTBI 高危人群主要包括：①与病原学阳性肺结核患者密切接触的 5 岁以下儿童；②HIV 感染者及艾滋病患者；③与活动性肺结核患者密切接触的学生；④其他人群如接受抗肿瘤坏死因子治疗或透析、准备接受器官或血液移植、硅肺患者，以及长期应用糖皮质激素或其他免疫抑制剂者，目前结核病预防性治疗方案尚不统一，我国《技术规范》推荐 LTBI 预防性治疗方案包括：单用异烟肼、异烟肼联合利福平、异烟肼联合利福喷丁、单用利福平等方案。有多种方案被实践证明安全、有效，从而被纳入 WHO《结核病整合指南》。如每日 1 次服用异烟肼（isoniazid，H）持续 6 个月或 9 个月（6H 或 9H）、每周 2 次服用利福喷丁（rifapentine，Rft 或 L）联合异烟肼持续 3 个月（3H-L）、每日 1 次服用异烟肼联合利福平（rifampicin，R）持续 3 个月（3H-R）；替代方案则有每日 1 次服用利福喷丁联合异烟肼持续 1 个月（H-L）或每日 1 次服用利福平持续 4 个月（4R）。

1. 单用异烟肼方案

单用异烟肼方案是结核病预防性治疗的标准方案，也是 WHO 首要推荐方案。该方案与含利福霉素方案相比，疗效上差异无统计学意义，但不良反应更少。系统综述表明接受 6H 方案治疗的患者结核病发病率下降幅度明显大于接受安慰剂治疗的患者（OR＝0.65，95%CI：0.50~0.83）。因 9H 方案和 6H 方案疗效相似，但后者的依从性更好，因此在推荐的结核病预防性治疗方案中 9H 方案被保留作为 6H 方案的替代方案。

表 8-1　结核分枝杆菌潜伏感染者化学预防性治疗方案和药物剂量

| 治疗方案 | 成人剂量 | | 儿童剂量 | | 用法 | 疗程 |
|---|---|---|---|---|---|---|
| | 体质量<br><50 kg 者<br>（mg/次） | 体质量<br>≥50 kg 者<br>（mg/次） | 体质量<br>（kg） | 最大剂量<br>（mg/次） | | |
| 单用异烟肼方案 | | | | | | |
| 异烟肼 | 300 | 300 | 10 | 300 | 每日 1 次 | 6~9 个月 |
| 异烟肼联合利福喷丁方案 | | | | | | |
| 异烟肼 | 500 | 600 | 10~15 | 300 | 每周 2 次 | 3 个月 |
| 利福喷丁 | 450 | 600 | 10（>5 岁） | 450（>5 岁） | 每周 2 次 | 3 个月 |
| 异烟肼联合利福平方案 | | | | | | |
| 异烟肼 | 300 | 300 | 10 | 300 | 每日 1 次 | 3 个月 |
| 利福平 | 450 | 600 | 10 | 450 | 每日 1 次 | 3 个月 |
| 单用利福平方案 | | | | | | |
| 利福平 | 450 | 600 | 10 | 450 | 每日 1 次 | 4 个月 |

注：如果有明确传染源且传染源确诊为耐利福平或者异烟肼患者，则治疗方案应该由临床专家根据传染源的耐药谱制定，并且做详细风险评估和治疗方案论证。

2. 含利福霉素方案

（1）3H-R 方案：Meta 分析结果显示，3~4H-R 方案的有效性和安全性与 6H 方案相似。在 WHO 最新版指南中，原指南推荐的 3~4H-R 方案的可变疗程已简化为 3H-R，因为这是临床试验中通常给予这种治疗方案的时间长度。一项关于 HIV 感染人群的 RCT 系统综述显示，与安慰剂组相比，H-R 方案组有效率可达 59%（RR = 0.41，95%CI：0.21~0.81），同时降低了 31% 的 HIV 相关全因死亡率（RR = 0.69，95%CI：0.50~0.95）。任哲雯等对我国开展的 3H-R 方案有关的研究进行分析发现，该方案能同时减少活动性肺结核和严重肺结核的发生。魏建华等的回顾性研究显示，在 264 例接受 3H-R 方案治疗的受试者中，共发生不良反应 36 例，主要为胃肠道反应、白细胞减少和药物性肝损伤，无严重不良反应发生，表明该方案较为安全。

（2）3H-L 方案：3H-L 方案是一个相对较新的方案，因其服药次数少（每周服药 1 次，疗程内共服药 12 次）的优势和高完成率而备受关注，但目前仍然需要更多的循证医学证据。

（3）4R 方案：Meta 分析结果显示，3~4R 方案与 6H 方案疗效相似（OR = 0.78，95%CI：0.41~1.46），且 3~4R 方案组发生肝毒性风险低于 6H 方案组。

（4）H-L 方案：H-L 方案是新的超短程方案，包含的利福喷丁和异烟肼需要每日服用 1 次，疗程为 1 个月，目前仍然需要更多的 RCT 研究支持。

3. 化学预防性治疗管理

为使得化学预防性治疗能顺利实施，获得最佳效果，同时也为了最大限度避免和减少耐药性的产生,应严格遵循预防性治疗流程,强化预防性治疗对象的管理。

(1)排除活动性结核病

治疗前了解治疗对象有无结核病中毒症状和(或)不同系统的相关可疑症状,询问既往有无肺结核患者密切接触史或与耐药肺结核患者密切接触史;对治疗对象进行全面体格检查、胸部影像学检查,排除全身任何部位的隐蔽的活动性结核病病变。

(2)排除预防性治疗禁忌证

治疗前医务人员应仔细询问患者既往病史、用药史、药物过敏史,以及结核病患者接触史(是否有耐多药结核病患者接触史)。进行血常规、肝肾功能检查,除外用药禁忌,依据评估结果选择适宜的抗结核预防性治疗方案。

(3)有下列情况之一者,不适宜接受抗结核化学预防性治疗

①正在接受治疗活动性病毒性肝炎或伴血丙氨酸氨基转移酶(ALT)升高者。

②过敏体质患者,或身体正处于变态反应期者。

③癫痫患者、精神病患者,或正在接受抗精神病药物治疗者。

④患有血液系统疾病,血小板降低至$<50×10^9$/L者,白细胞减少至$<3000×10^9$/L者。

⑤服药前已知依从性差,不能坚持规定疗程者。

⑥既往患过结核病,完成规范抗结核治疗5年内者。

(4)预防性治疗的登记管理

对于诊断为LTBI者实行预防性治疗前需进行登记、开展健康教育、签署知情同意书,落实预防性治疗督导管理措施,做好治疗期间的随访观察和疗程结束的评价,包括治疗期间是否规律服药、药物不良反应发生情况和是否完成治疗疗程等。为了防止不规律用药产生耐药性和减少抗结核药物不良反应的发生,治疗期间应有监督管理措施,保证服药者的依从性,以使其能够顺利完成治疗疗程。

(5)药物不良反应观察与处理

LTBI者进行化学预防性治疗的服药期间应定期随访检查,密切观察抗结核药物引起的不良反应发生情况。出现药物不良反应时,应详细追问病史,确定不良反应的原因。解除诱因是最主要的药物不良反应处理措施。

(6)停药指征

LTBI者化学预防性治疗出现以下情况时应停止治疗:①完成规定的抗结核预防性治疗疗程;②任何方案出现药物不良反应、变态反应等时,原则上应停止治疗;③因各种原因不规律服药或不能完成整个疗程治疗;④预防性治疗期间发现身体任何部位的活动性结核病病灶时,应及时停止,并根据患者发病部位选择标准抗结核化疗方案。

4.LTBI的免疫预防

WHO于近年陆续公布了全球十余项在进行的结核病疫苗研究,包括用于LTBI人群的免疫预防性疫苗研究。我国研发上市了"注射用母牛分枝杆菌",该制剂用母牛分枝杆菌培养后收集的菌体,经高压均质、灭活后加入稳定剂冻干制成,主要有效成分为母牛分枝杆菌菌体蛋白。经药效学研究显示,注射用母牛分枝杆菌具有双向免疫调节功能。大规模的Ⅲ期临床研究显示对预防新发结核病的保护效力达到54.7%(95%CI:29.8%~70.8%),该产品用于预防LTBI人群发生肺结核,具有安全性好、保护效果稳定、疗程短等优势。该产品的研发上市,为我国LTBI者预防性治疗提供了新的方法,将促进我国LTBI防控策略和措施的发展,

对控制结核病疫情具有十分重要的作用。

（1）用量及用法：推荐每次给药1瓶，用1.0 mL灭菌注射用水稀释，摇匀后，臀部肌肉深部注射。间隔2周给药1次，共给药6次。

（2）注意事项：①以下情况者慎用：家族或个人有惊厥、癫痫、脑病和神经系统症状或体征病史者；有严重药物过敏史者、过敏体质者；有并发症的糖尿病患者、有症状的艾滋病患者、恶性肿瘤患者；肝肾功能异常者、患血小板减少症或凝血障碍者。②有发热症状者，患急性病或处于慢性病急性发作期者应暂缓给药。③在溶解摇匀后使用。如有凝块、异物、药瓶有裂纹及超过有效期均不得使用。④注意肌肉注射的深度，注射过浅可能导致局部出现红肿和硬结。不得进行皮内注射、皮下注射或静脉注射。⑤如果发生过敏反应或类过敏反应，应及时采取适当的治疗措施，包括使用肾上腺素等药物。

## 第五节　展望

更好地理解潜伏性结核感染的发病机制是重要的研究内容，对于生物标志物的发现和诊断试验的诊断及预测能力的提高有重要作用。可靠的动物实验模型可以加快生物标志物、新的治疗方案和治疗性疫苗的研究。疗程更短、不良反应更少的新药和新方案将便于预防治疗的大规模开展。糖尿病患者、酗酒者、吸烟者和耐多药结核病患者接触者接受预防治疗的利弊需要进一步研究。新的结核病诊断试验、预防治疗方案和疫苗发展将会产生巨大的公共卫生利益。潜伏性结核感染的诊断和治疗对于结核病的控制非常重要。对潜伏性结核感染的发病机制理解不完全，LTBI领域仍然缺乏高质量的证据，缺少理想的诊断试验和治疗方案，这些问题需要更多的努力和多学科的合作来解决，共同探索符合我国国情的诊断方法和预防性治疗方案。

（龙云铸　文湘兰　李丹　袁文）

### 参考文献

［1］Mack U, Migliori GB, Sester M, et al. LTBI: latent tuberculosis infection or lasting immune responses to M. tuberculosis? A TBNET consensus statement［J］. Eur Respir J, 2009; 33(5): 956-973.

［2］周林, 初乃惠, 陆伟. 高危人群结核分枝杆菌潜伏感染检测及预防性治疗专家共识［J］. 中国防痨杂志, 2021; 43(09): 874-878.

［3］Shah M, Dorman SE. Latent Tuberculosis Infection［J］. N Engl J Med, 2021; 385(24): 2271-2280.

［4］Getahun H, Matteelli A, Chaisson RE, et al. Latent Mycobacterium tuberculosis infection［J］. N Engl J Med, 2015; 372(22): 2127-2135.

［5］李果, 庞先琼, 徐华, 等. 潜伏性结核感染诊治进展［J］. 中国防痨杂志, 2021; 43(01): 91-95.

［6］学校结核病疫情流行病学调查和现场处置专家共识［J］. 中国防痨杂志, 2019; 41(01): 9-13.

［7］中华人民共和国国家卫生健康委员会. 中国结核病预防控制工作技术规范(2020年版). 国卫办疾控函〔2020〕279号.

［8］中华医学会结核病学分会儿童结核病专业委员会, 国家儿童医学中心, 首都医科大学附属北京儿童医院, 等. 儿童结核分枝杆菌潜伏感染筛查和预防性治疗专家共识［J］. 中华结核和呼吸杂志, 2020,

43(4)：345-349.

[9] 中华人民共和国国家卫生和计划生育委员会. WS 288—2017 肺结核诊断. 2017-11-09.

[10] 高磊, 权竹声, 成君, 等. 结核分枝杆菌感染检测两步法在学校结核病控制工作中的应用探讨[J]. 中华预防医学杂志, 2020, 54(4)：385-391.

[11] 卢水华, 陆伟. 重组结核杆菌融合蛋白(EC)临床应用专家共识 [J]. 中国防痨杂志, 2020；42(08)：761-768.

[12] Zenner D, Beer N, Harris RJ, et al. Treatment of Latent Tuberculosis Infection：An Updated Network Meta-analysis [J]. Ann Intern Med, 2017；167(4)：248-255.

[13] Ehrt S, Schnappinger D, Rhee KY. Metabolic principles of persistence and pathogenicity in Mycobacterium tuberculosis. Nat Rev Microbiol, 2018；16(8)：496-507.

[14] Pai, M, Behr, M, Dowdy, D. et al. Tuberculosis. Nat Rev Dis Primers, 2016；2：16076

[15] Boom WH, Schaible UE, Achkar JM. The knowns and unknowns of latent Mycobacterium tuberculosis infection. J Clin Invest, 2021；131(3)：e136222.

# 第九章　实验室检查

　　结核病是因感染结核分枝杆菌复合群所致，一般认为结核分枝杆菌的检出是结核病，特别是肺结核病确诊的依据。因此，结核病的细菌学诊断就成结核病控制过程的开始。结核病临床细菌实验室的任务就是寻找临床样本中的结核分枝杆菌。常规的结核病细菌学的涂片镜检和培养是 19 世纪末由先贤们在发现结核杆菌时就建立的古老技术，仍有效地沿用至今。但是，它存在着各自固有的缺陷，使得结核病细菌学诊断至今仍然是临床结核病学首要的研究领域。随着近年来示踪技术和近 10 年的分子诊断技术发展，出现了新的期望。

　　结核分枝杆菌细长略弯曲，聚集呈分枝状排列增殖。因其细胞壁含有大量脂质，不易着色，经萋-尼抗酸染色呈红色，无菌毛和鞭毛，不形成芽孢，现证明有荚膜，单在，成双，间或成丛排列。在人工培养基上，由于菌型、菌株和环境条件不同，可出现多种形态，如近似球形、棒状或丝状。在电镜下观察其具有复杂结构：由微荚膜、细胞外壳的三层结构、胞浆膜、胞浆、间体、核糖体及中间核质构成。典型的结核分枝杆菌的形态为细长稍弯曲或直的，两端圆钝的杆菌，长 1~4 μm，宽 0.3~0.6 μm，单个散在，有时呈 X、Y 形或条索状。痰标本涂片经过抗酸染色后在 100 倍的生物显微镜下可以看到。结核分枝杆菌为专性需氧菌，营养要求高，最适 pH 以 6.5~6.8 为宜，生长缓慢，初次分离需要营养丰富的培养基。常用的有罗氏固体培养基，内含蛋黄、甘油、马铃薯、无机盐和孔雀绿等。孔雀绿可抑制杂菌生长，便于分离和长期培养。蛋黄含脂质生长因子，能刺激生长。根据接种菌多少，一般 2~4 周可见菌落生长。在固体培养基上菌落呈灰黄白色，干燥颗粒状，显著隆起，表面粗糙皱缩、菜花状的菌落。在液体培养基内，于液面形成粗纹皱膜，培养基保持透明。若加入温度 80℃ 培养基中，可使结核分枝杆菌呈分散均匀生长，一般 1~2 周即可生长。临床标本检查液体培养比固体培养的阳性率高数倍。菌体为细长略弯的杆菌，经抗酸染色染成红色。对干燥的抵抗力特别强，对酸碱有较强的抵抗力，易产生耐药性变异及 L 型细菌。专家根据结核分枝杆菌自身的特点，开展了以下实验室检查，期待来诊断结核感染。

## ▶ 第一节　结核分枝杆菌涂片检查

### 一、萋-尼抗酸染色显微镜检查

　　抗酸染色法是 19 世纪末建立的技术，一直沿用至今。1882 年 Koch 采用陈旧的含美蓝复合染液染色，显微镜下可见纤细而清晰的蓝色细菌。Koch解释新鲜的染液不能染色成功的原因是染色液需要空气氨碱化。次年Ehrlich就发现了结核菌着色的抗酸洗脱特性，Ziehl和Neelsen加以修改建立了抗酸性染色法，沿用至今。抗酸着色性的基础是细菌细胞壁的分枝菌酸，分枝杆菌的染色镜检可以使用不同的染料，但均是依据分枝杆菌细胞膜含脂质较多，其中主要成分为分枝菌酸，菌酸具有抗酸性，染料将分枝杆菌染色后，分枝杆菌细胞膜能抵抗盐酸乙醇等脱色剂作用，使分枝杆菌能保持染料的颜色。分枝杆菌抗酸性是菌体内的分枝菌酸、RNA蛋白及其细菌壁的完整性相结合的综合反应，即抗酸性的强弱除与细菌壁的完整性有关以外，还与其细菌成熟和衰老程度有关。因此，抗酸染色性将随着分枝菌酸的变化而变化，并非完全稳定。有报道指出，在缺乏甘油、某些糖苷等成分的人工培养物和陈旧培养物，以及干酪性病灶、冷性脓肿中的菌体，特别是异型相如L-型，颗粒型中显示出抗酸染色性的减弱甚至完全丧失。姜-尼抗酸染色法（Ziehl-Neelsen法）的姜-尼染色液采用碱性苯酚复红，一般采用0.5%复红染液。我国为适应厚涂片所需，在20世纪60年代将其成分提高到0.8%。目前，虽已不再推行厚涂片法，但仍未恢复原配方。脱色剂采用5%盐酸乙醇液，复染剂为0.3%亚甲蓝溶液。姜-尼染色法，是复红染色液在石炭酸的协同作用下，对标本加热促进染色剂与被染细胞的结合，将抗酸杆菌染成紫红色，随后使用酸性酒精脱色，抗酸杆菌能保持紫红色，而其他脱落细胞或标本中的非抗酸杆菌被酸性酒精脱去颜色，后经复染剂亚甲蓝复染为蓝色，光学镜下观察，可在蓝色背景下看到紫红色的杆状抗酸菌。检测样本中有无分枝杆菌，用于结核病的诊断。涂片抗酸染色法由于其操作简单、成本低、不需要特殊仪器、易推广、简单快速等优点在基层实验室得到广泛的应用，仍然是一种经济的检测方法，但检测敏感性差，需要痰液中有一定数量的结核分枝杆菌才能检出。

### (一)痰标本的采集

合格的痰标本应是脓样、干酪样或脓性黏液样性质的痰液，痰量以3~5 mL为宜，通过采集即时痰、清晨痰、夜间痰，用国际通用螺旋盖痰瓶，或选用直径40 mm、高20 mm有螺旋盖可密封的塑料盒，容器上应注明患者姓名、编号、检查项目、痰标本序号及送检日期，留取痰标本后，应将容器密封，切勿倒置，以防痰液外溢；需外送检查的标本应认真核对痰盒上的标注是否正确清晰，是否与检验单一致，痰容器应采用专用的运输盒运送。痰标本应由检验人员或经培训合格的专人验收，痰液不合格者，要求重新送检；当难以获得合格标本时，也应进行细菌学检查，但应注明标本性状，以便分析结果时参考。当天不能检查的痰标本应置4℃冰箱内保存。

### (二)涂片制备

涂片可分为直接涂片和离心沉淀集菌涂片法

1. 直接涂片法

步骤如下：①使用一端有磨砂面的无划痕的新玻片，经95%乙醇脱脂，干燥、清洁后备用；②用2B铅笔在磨砂面上注明实验序号及标本序号；③确保玻片的编号与痰盒上的编号相同；④生物安全柜中，小心打开承载痰标本的容器，防止产生气溶胶或使标本外溢；⑤仔细观察标本，使用折断的竹签茬端，挑取痰标本中干酪样、脓样或可疑部分约0.05 mL，于玻片正面轻轻环状均匀涂抹成10 mm×20 mm的卵圆形痰膜；⑥痰膜朝上静置在生物安全柜中，自然干燥后(一般约需要 30 min)进行染色镜检;⑦涂抹完毕后的痰标本,在结果报告前应暂时保留。

2.离心沉淀集菌涂片法

留取的痰标本,经高压蒸汽(1.0 kg/cm², 121℃ 15~20 min)液化和灭活处理,取出放冷后,取 5~10 mL 盛于容积为 50 mL 的离心玻管中加灭菌蒸馏水 20~30 mL,振荡器上振荡 5~10 min,在 3000 g 离心 15~30 min,使结核分枝杆菌集中于试管底部,取沉淀物涂片。

3.其他类型临床标本

步骤如下:①脓液:同痰液涂片;②病理组织或干酪块:先用组织研磨器研磨后再进行涂片;③尿液:送检标本应首先静置 2~4 h,取沉淀部分 20~50 mL,3 000 g 离心 20~30 min,取沉淀涂片;④胸、腹水标本:参照尿液涂片;⑤脑脊液:无菌操作收集脑脊液,置冰箱或室温 24 h,待薄膜形成后进行涂片;或将脑脊液经 3 000 g 离心 20~30 min,取沉淀涂片检查;⑥粪便:标本与生理盐水混合后,充分振荡使之成为混悬液;定性滤纸过滤后,滤液经 3000 g 离心 20~30 min,沉淀进行涂片检查;⑦咽喉棉拭子:棉拭子放入无菌试管中,加入适量生理盐水浸泡,并强烈振荡,取出棉拭子后,液体在 3000 g 离心 20~30 min,沉淀进行涂片检查。

### (三)抗酸染色步骤

1.固定

涂片自然干燥后,放置在染色架上,玻片间距保持 10 mm 以上的距离;加热固定(在 5 s 内将玻片经过火焰加热 4 次)。

2.初染

滴加石炭酸复红染液盖满痰膜,加热至出现蒸气后,停止加热,保持染色 5 min。染色期间应始终保持痰膜被染色液覆盖,必要时可续加染色液。加热时勿使染色液沸腾。高海拔地区应适当增加加热次数和染色时间。

3.水洗

流水自玻片一端轻缓冲洗,冲去染色液,沥去标本上剩余的水。

4.脱色

自痰膜上端外缘滴加脱色剂盖满玻片,脱色 1 min;如有必要,流水洗去脱色液后,再次脱色至痰膜无可视红色为止。

5.水洗

流水自玻片一端轻缓冲洗,冲去脱色液,沥去玻片上剩余的水。

6.复染

滴加亚甲蓝复染液,染色 30 s。

7.水洗

流水自玻片一端轻缓冲洗,冲去复染液,然后沥去标本上剩余的水。待玻片干燥后镜检。

8.效果

一张染色合格的玻片,痰膜肉眼观为亮蓝色,无红色斑块。

**（四）显微镜检查步骤**

（1）使用 10 倍目镜双目显微镜读片。

（2）取染色完毕且已干燥的玻片，痰膜向上放置在玻片台上并以卡尺固定。

（3）首先使用 40×物镜，转动卡尺移动玻片至痰膜左端，将光线调节至适当亮度，调节焦距至可见细胞形态。

（4）移开 40×物镜，在玻片上滴 1~2 滴镜油，使用 100×油镜进行细致观察，应避免油镜镜头直接接触玻片上的痰膜。

（5）读片时，首先应从左向右观察相邻的视野，当玻片移动至痰膜一端时，纵向向下转换一个视野，然后从右向左观察，依此类推。通常 20 mm 的痰膜，使用 100×油镜，每横行约有 100 个视野。

（6）在淡蓝色背景下，抗酸菌呈红色，其他细菌和细胞呈蓝色。

（7）仔细观察完 300 个视野，一般需要 5 min 以上，每个工作日，一位镜检人员的玻片阅读量不应超过 25 张，且连续阅读 10~12 张玻片后，应休息 20 min 左右。

**（五）结果判读**

尼氏染色抗酸杆菌阴性：连续观察 300 个不同视野，未发现抗酸杆菌；

尼氏染色抗酸杆菌阳性：抗酸杆菌菌数 1~8 条/300 视野；

尼氏染色抗酸杆菌阳性（1+）：3~9 条/100 视野，连续观察 300 个视野；

尼氏染色抗酸杆菌阳性（2+）：1~9 条/10 视野，连续观察 100 个视野；

尼氏染色抗酸杆菌阳性（3+）：1~9 条/1 视野；

尼氏染色抗酸杆菌阳性（4+）：≥10 条/1 视野。

报告 1+时至少观察 300 个视野，报告 2+至少观察 100 个视野，3+、4+时至少观察 50 个视野。不典型抗酸菌（如：颗粒体、丝状体、巨球体等），按实际观察情况描述报告结果。例如：萋-尼氏染色阳性颗粒体（2+）。

## 二、荧光染色显微镜检查

分枝杆菌在金胺"O"染液染色后，在含有紫外光源的荧光显微镜下发出橘黄颜色，高倍镜（物镜 40 倍，目镜 10 倍）下，可见分枝杆菌产生黄绿色荧光，呈杆状或分枝状。

涂片制备同萋-尼抗酸染色法。

**（一）荧光染色**

步骤如下：①染色：涂片经火焰固定后，滴加金胺"O"染色剂盖满玻片，染色 30 min，流水自玻片一端轻缓冲洗，洗去染色液，沥去玻片上剩余的水；②脱色：痰膜上端外缘滴加脱色剂，盖满玻片，脱色 3 min 或至无色，流水自玻片一端轻洗，洗去脱色剂；③复染：加复染剂复染 1 min，沥去复染液，流水自玻片一端轻洗，自然干燥后镜检。显微镜检查有涂膜面向上放置玻片于荧光或 LED 显微镜载物台，并以卡尺固定后，首先以 10×目镜、20×物镜进行镜检，发现疑为分枝杆菌的荧光杆状物质，使用 40×物镜确认。在暗背景下，分枝杆菌发出黄色荧光，呈杆状略弯曲。

## (二) 结果判读

荧光染色镜检结果分级报告标准：

荧光染色分枝杆菌阴性(-)：0 条/50 视野；

荧光染色分枝杆菌阳性(报告分枝杆菌数)：1~9 条/50 视野；

荧光染色分枝杆菌阳性(1+)：10~49 条/50 视野；

荧光染色分枝杆菌阳性(2+)：1~9 条/1 视野；

荧光染色分枝杆菌阳性(3+)：10~99 条/1 视野；

荧光染色分枝杆菌阳性(4+)：100 条及以上/1 视野。

报告 2+至少观察 50 个视野，3+及以上的阳性结果至少观察 20 个视野。

痰涂片应保存近期 3 个月，年涂片量不足 500 张的实验室痰涂片应保存 1 年，3 个月痰涂片量超过 1000 张的，保存近期 1 000 张痰涂片，供上级结核病实验室(或质量控制机构)进行质量控制复验。

### 三、液基夹层杯法

我国科技重大专项研究的结核病诊断新技术——液基夹层杯法，在对痰液进行彻底消化和灭活后通过加热、高速离心，将释放出来已灭活的结核分枝杆菌聚集到彭氏夹层杯底部的基片上，再进行染色镜检。有研究表明 754 份痰标本同步采用液基夹层杯法与直接痰涂片法进行镜检，前者可将阳性检出率提高到 23.5%(177/754)。此外，Zhao 等用改良抗酸染色法检测结核分枝杆菌及结核分枝杆菌 L 型，将石炭酸品红和过氧化氢混合用来对涂片染色，该方法不需要加热，缩短染色时间至 5 min，与改良 IK(Intensified Kin-youn)抗酸染色和传统的 Z-N 染色相比较，此法与 IK 染色法阳性检测率没有差异，高于传统的 Z-N 染色。Joshi 等使用巴氏染料与 Z-N 染料对 120 例结核性淋巴结炎患者针吸细胞病理涂片进行染色后，分别用荧光电子显微镜和普通显微镜观察菌体自发荧光和形态，结果显示荧光染色法比 Z-N 染色法的检出率提高约 20%，巴氏染色荧光法敏感度和特异度可以达到 95%和 81.8%。

## 第二节 结核分枝杆菌培养检查

### 一、痰标本分枝杆菌固体培养基培养检查

结核分枝杆菌是兼性需氧菌，最适生长温度为 37℃，最适 pH 为 6.5~7.2。分枝杆菌分离培养检查法，是结核病确诊最可靠的方法。是获得纯培养物进行菌种鉴定、药物敏感性试验以及其他生物学研究的基础。当前，我国普遍采用改良 L-J(改良罗氏)培养基来分离培养结核分枝杆菌。通常情况下，当每 1 毫升标本中微生物含量达 $10^2 \sim 10^3$CFU(菌落形成单位)时，即可培养阳性。分枝杆菌快速培养检查是使用分枝杆菌快速培养仪(MIGT、BacT/AlertESP)，通过测定细菌生长代谢检测分枝杆菌生长情况的方法。由于应用营养丰富的液体培养基，并且检测仪能连续监测，故提高了从标本中分离分枝杆菌的敏感性进而缩短报告结果的时间。为保证检查方法的可靠性，目前分枝杆菌快速培养检查系统除提供相应仪器、

试剂以外，均根据系统制定了相应的临床标本前处理方法、接种、检测和报告结果的检查规程，故在进行相应的检查时，结果的重复性和可比性均能得到认可。

通过分离培养可得到被检患者的临床分离培养物，进行结核分枝杆菌复合群和种的鉴定及药物敏感性测定。至此，方可确认被检患者存在结核感染的细菌学依据。培养法是以结核分枝杆菌在试管内的生长为基础的。结核分枝杆菌生长的最重要特点是生长缓慢，这也成为结核病细菌学诊断严重滞后于临床诊断和化疗监控要求的主要原因。在 20 世纪的大部分时间里，一代又一代的学者孜孜不倦地致力于"快速培养"的努力，但未能得到理想的回报。目前一般允许的结核病诊断延误的时间约为 2 周，即使是现代培养技术也只能是部分大菌量样本可达到这样的要求。临床实验室采用最为常用的培养基是改良罗氏培养基（Lowestein-Jensen medium）等。其变形酸性培养基弃用淀粉和加大酸性磷酸盐量增强了对抗碱性处理的能力，常用于氢氧化钠前处理标本。丙酮酸钠培养基中用丙酮酸钠和葡萄糖替代罗氏培养养基中甘油作为碳源，更利于牛分枝杆菌和耐药结核分枝杆菌的生长。此类培养基均以鸡卵为支持剂和营养的组分之一。在此培养基上结核分枝杆菌形成淡黄色褶皱，无明确边缘的菌落。此类培养基制作较为繁杂，但价格较为便宜，并有较琼脂平板长的货架期，国外有商品供应，我国多为实验室自制 Middlnrook7H10 琼脂平板，是以美国等采用的琼脂为支持剂的培养基，菌落无罗氏培养基上的典型样式。但其制备简单，更易标准化，并可在解剖镜下观察早期微小菌落，提早报告结果。固体培养基上自菌落生长速度、形态和色素有助于提示分离培养物的性质，随后应作涂片抗酸染色镜检和结核分枝杆菌复合群的初步鉴定。

### （一）标本采集

具体步骤如下：

（1）当患者咳嗽、咳痰时，易产生含有结核分枝杆菌的气溶胶，感染周边人群的几率较高，故采集痰标本时应在远离人群的开放空间，或通风良好的留痰室内进行；

（2）深吸气 2~3 次，每次用力呼出，从肺部深处咳出，将打开盖的痰盒靠近嘴边收集痰液，拧紧盒盖；

（3）如果患者刚吃过东西，应先用清水漱口，装有义齿的患者在留取痰标本之前应先将义齿取出；

（4）标本量：2 mL；

（5）不可接受样本：唾液；

（6）标本储存与标本稳定性：标本在 2℃~8℃可保存 5 d。

### （二）标本处理

具体步骤如下：

①对照标记的患者姓名，在生物安全柜内使用无菌吸管吸取约 2 mL 标本于相应标记的前处理管中；②旋紧痰标本容器螺旋盖；③视痰标本性状，使用吸管，将 1~2 倍痰标本体积的 4% NaOH 加入前处理管中；④旋紧处理管螺旋盖，将前处理管置于试管架内；⑤接通涡旋振荡器电源，在生物安全柜内将前处理管在涡旋振荡器上涡旋振荡 30 s 左右至痰标本液化；⑥如果以手持拿前处理管，持拿方法是以拇指、无名指分别持拿处理管外壁，食指、中指按处理管螺旋盖；⑦将前处理管置于试管架内，置于生物安全柜内，室温静置 15 min。

### (三)接种

具体步骤如下:

①拧开酸性改良罗氏培养管螺旋盖,检查培养基斜面底部的冷凝水,如果冷凝水过多,则沿着斜面相对的一面的培养管内壁,将冷凝水弃去;②以无菌吸管吸取前处理后的痰标本,吸取接近结束时,将吸管口移出液面,使吸管前端一段不含液体,避免液体意外滴落;③保持培养基斜面水平或底端略低,均匀接种至酸性改良罗氏培养基斜面上,每支培养基使用接种 2 滴(0.1~0.15 mL),接种时第一滴液体接种至斜面中部,第二滴接种到培养基上部;④将用过的吸管置于生物安全柜内的废液缸内;⑤旋上培养管螺旋盖,不要太紧;⑥轻轻转动并放低培养管底部,使接种的液体均匀地在斜面上铺开;⑦将培养基放置在斜面培养架上,保持培养基斜面水平向上;⑧重复步骤①~⑦,直至全部培养基接种完毕。

### (四)观察报告

具体步骤如下:

①将接种后的培养基连同斜面培养架置于恒温培养箱内,36℃±1℃孵育;②24 h 后,再拧紧培养管螺旋盖,放置于直立的培养管架上,36℃±1℃条件下继续孵育;③接种后第 3 天和第 7 天观察培养情况,此后每周观察一次,直至第 8 周末。每次观察后要在培养结果记录本上记录观察结果。

### (五)结果判读

结核杆菌的典型菌落形态为:不透明淡黄色、粗糙、干燥、凸起于培养基、有的成菜花样。如果发现培养基液化,或者长霉菌,则报告污染。

分枝杆菌分级报告标准:

无菌落生长,报告培养阴性。

菌落生长不及斜面面积 1/4 时,报告实际菌落数。

菌落占斜面面积 1/4 报告(1+)。

菌落占斜面面积 1/2 报告(2+)。

菌落占斜面面积 3/4 报告(3+)。

菌落布满培养基斜面报告(4+)。

1931 年 Lowenstein 和 1932 年 Jensen 发明的罗氏培养基(L-J)目前广泛应用于分离 TB 并作为结核病诊断的"金标准"。但由于 TB 生长缓慢而难以培养,一般情况下 L-J 培养需 4~8 周的时间,给临床的及时诊断带来不便。长期以来,人们在不断地探索新的快捷的诊断方法。1996 年,美国 BD 公司继 1977 年研制出 Bactec460TB 系统后又研制出 Bactec MGIT 960 分枝杆菌全自动快速培养仪。该系统采用在专用 7H9 培养管中加入含有 Ruthenium 的荧光底物,而当检测标本有分枝杆菌存在时,其代谢产物激发底物产生荧光,从而避免了 Bactec460TB 系统 C14 标记的含有放射性物质培养基所带来的一定程度的放射性污染。人们对此颇感振奋,并做过许多相关研究。Bird 等认为为了快速并最大程度地实现临床标本中分枝杆菌的检出,使用液体培养基的趋势在逐渐增强。目前,临床常用 BACTECTM MGIT TM960 和 BacT/ALERT3D 快速培养仪系统对结核分枝杆菌进行分离培养,以提高其检出率。

Cui 等报道了双相罗氏培养基用于分枝杆菌分离培养的多中心研究，对 1192 份临床标本研究发现其分离培养阳性率显著高于罗氏培养基，培养时间明显缩短，其中涂片阳性(简称“涂阳”)标本分离培养阳性率与 BACTECTM MGIT TM960 相似，涂阴标本略低于 BACTECTM MGIT TM960 自动培养仪系统。巴基斯坦 Satti 等利用微菌落检测技术在营养琼脂上成功复苏了 37 例抗酸杆菌阳性痰标本中的 35 株。通过显微镜观察琼脂上微菌落的形成检测结核分枝杆菌，平均阳性报告时间为 9.6 d，比罗氏培养基提前 12 d，两种培养基的污染率分别为 5.4%和 2.7%。Pea 等对马萨诸塞州综合医院临床微生物实验室 2007—2009 年使用 BACTECTM MGIT TM960 培养系统检测分枝杆菌结果进行了回顾研究，发现约有 1%的 BACTECTM MGIT TM960 仪器报告阴性的标本肉眼可见分枝杆菌菌落。美国学者 Tyrrell 等对快速肉汤培养仪系统的报告阳性时间进行了多中心研究，1547 例结核分枝杆菌和 466 例结核分枝杆菌复合群(mycobacterium tuberculosis complex，MTBC)被纳入此研究。结果显示，按照标准标本处理流程，100%的 MTBC 可以分别在治疗前标本和治疗后标本中 28d 和 35d 内检出。实验室可以对治疗前标本和治疗后标本分别在第四周和第五周出具未有 MTBC 生长的报告；该研究提示临床实验室在实际使用快速培养仪系统时，应收集和分析自己实验室的检测时间数据，确定合适的培养和结果报告时间。

## 二、结核分枝杆菌菌种鉴定

目前报道的分枝杆菌种类已有 100 多种。在微生物分类中，分枝杆菌划归放线菌目、分枝杆菌科、分枝杆菌属。在结核病学研究和临床诊断检验中，通常将分枝杆菌分为 MTBC 和非结核分枝杆菌(Nuntuberculosis Mycobacterium，NTM)。结核分枝杆菌复合群包括五种分枝杆菌：结核分枝杆菌(M. tuberculosis)、牛分枝杆菌(M. bovis and BCG)、非洲分枝杆菌(Mafricanum)、田鼠分枝杆菌(Mmicroti)和卡萘蒂分枝杆菌(M. canetti)；临床上最常见的是结核分枝杆菌和牛分枝杆菌。经抗酸染色镜检确定为抗酸菌的培养阳性菌株，应该先接种改良罗氏(L-J)培养基进行增菌传代后进行传统方法的菌种鉴定。传统方法进行分枝杆菌菌种鉴定，需要经过对硝基苯甲酸(PNB)生长试验、28℃生长试验、耐热触酶试验、观察记录细菌的生长速度、菌落形态和菌落颜色确定该菌株属于结核。结核分枝杆菌复合群是一群彼此大体相似但可鉴别的独立种组成，它们均为缓慢生长的中温细菌，可在 35℃～37℃温度下生长，3～6 周后固体培养上可出现菌落。在罗氏培养基斜面上菌落具有粗糙、褶皱、淡黄色和干燥的典型菌落。一些结核分枝杆菌耐药株和牛分枝杆菌原代分离培养物可出现平滑和潮湿的细小菌落。它们无一般分枝杆菌所有的橙色色素。因此，菌落形态、色素和生长速度有助于结核分枝杆菌复合群的初步判定。

获得的临床分离培养物需要经过种或复合群的鉴定后方可报告为结核分枝杆菌或结核分枝杆菌复合群。此时，才能作为临床确诊的真正合理的实验室依据。结核分枝杆菌复合群由 4 个成员组成，彼此有很高的基因组同源性。除田鼠分枝杆菌外，复合群内结核分枝杆菌、牛分枝杆菌和非洲分枝杆菌都是人类结核病病原菌，引起大体相同的临床表现。因此，就临床医学来说，痰标本分离培养物鉴定到结核分枝杆菌复合群即可满足临床诊断需要。除非特殊的原因，无须鉴定到种，从而缩短了常规种鉴定报告时间。种水平的鉴定大都是流行病学的需要。分枝杆菌主要由结核分枝杆菌复合群、麻风分枝杆菌和非结核分枝杆菌(NTM)构成，NTM 相关感染性疾病比例呈逐年上升趋势。由于 NTM 种类繁多，目前已知菌种超过

170 种，已报道与人类疾病相关种类达 20 多种；NTM 与 MTC 同属抗酸杆菌，肺部感染引起的临床症状、病理改变及影像学均十分相似，易误诊为结核菌感染或因对利福平等耐药而误诊为耐药结核菌感染，造成诊治失败。不管分枝杆菌复合群还是 NTM，经菌群鉴定试验确定属于结核分枝杆菌复合群的菌株，需进行 TCH 生长试验、硝酸还原试验和烟酸试验进行菌种鉴定。属于 NTM 的菌株，首先根据生长速度的快慢确定属于快速生长还是缓慢生长的分枝杆菌。快速生长的分枝杆菌可通过生长特征和生化实验进行菌种鉴定；缓慢生长的分枝杆菌经色素产生试验确定菌株的产色特征后，再通过生长特征和生化试验确定菌株的种类。因此在疾病早期对菌种进行准确快速鉴定，对临床明确诊断和针对性治疗具有重要意义。基层医院常用分枝杆菌菌种鉴定方法为对硝基苯甲酸(PNB)、噻吩二羧酸肼(TCH)培养基生长试验法，可将分枝杆菌初步鉴定为结核分枝杆菌复合群和非结核分枝杆菌，准确性较低，耗时长。区别结核分枝杆菌和非结核分枝杆菌感染是一个重要的医学问题，因为结核病可以在人与人之间传播，要确切地回答是结核还是非结核，实验室需要依靠快速可靠的如下技术中的一种：核酸杂交、16S 核糖体基因的测序、应用高压液相色谱(HPLC)对细胞壁脂质(分枝菌酸)的分析以及核酸扩增法(AmplicorMTB、MTD Gen-ProbeSDA)，这些方法都具有较高的灵敏度和特异性。目前，对于分枝杆菌菌种鉴定国内实验室主要还是采用以伯杰细菌分类鉴定系统为基础的传统鉴定方法，MGIT 320 分枝杆菌液体培养技术大大缩短了前期菌种培养的周期。但是传统的细菌学分类、鉴定系统主要以形态和生理生化特征的综合指标为依据，操作繁杂、费时，鉴定一种分枝杆菌菌种费时约 4 周，不适应临床快速诊断的要求，有其局限性。近年来，免疫层析技术、色谱技术、分子生物学技术的介入，使菌种鉴定的实验室诊断有了较大的发展。

## 三、结核分枝杆菌药敏检查

在结核病防治过程中结核分枝杆菌耐药尤其是多重耐药结核分枝杆菌(MDR-TB)问题已成为有效控制结核病的重要障碍。MDR-TB 的产生与临床不规范治疗密切相关而规范的治疗需要快速敏感的药敏试验为指导。建立快速敏感的结核分枝杆菌药敏试验方法已成为有效控制结核病的首要条件。目前分枝杆菌药敏试验仍多采用传统方法即绝对浓度法、比例法和抗性比例法(resistance ratiomethod)，这些方法均具有生长依赖性，在得到分离菌株后需要 3~4 周才能获得药敏试验结果。通过对结核分枝杆菌耐药机理的研究发现，相关药物耐药菌株的产生与药物作用靶部位的基因突变有关。因此检测各药的耐药相关基因有望实现临床耐药菌株的快速检测。

### 1. 绝对浓度法和比例法

此两种方法均基于固体药敏检测技术的原理，检测过程是让培养出的活的结核菌菌株在含有所需要了解的药物固体培养基上培养，4 周后观察培养基表面菌落的生长情况，如生长出菌落则表明该菌株对培养基中所含的药物耐药。绝对浓度法是固体药敏检测技术，已经在我国使用了 30 多年。该技术检测结果准确可靠，但其检测时间长，且对检测时菌液的接种浓度要求严格。比例法有高低两个接种浓度，避免了由于接种量的偏差对结果产生的影响，但报告时间长无法避免，不利于 MDR-TB 流行的控制。表 9-1 为我国的双绝对浓度法的临界药物浓度($\mu$g/mL)(罗氏培养基)。

表 9-1  我国的双绝对浓度法的临界药物浓度(μg/mL)(罗氏培养基)

| 药物 | 绝对浓度法药物浓度(μg/mL) | |
| --- | --- | --- |
| | 低度耐药 | 高度耐药 |
| 异烟肼 | 1 | 10 |
| 利福平 | 50 | 250 |
| 链霉素 | 10 | 100 |
| 乙胺丁醇 | 5 | 50 |
| 对氨基水杨酸 | 1 | 10 |
| 卷曲霉素 | 10 | 10 |
| 卡那霉素 | 10 | 10 |
| 乙硫异烟胺 | 25 | 25 |
| 氨硫脲 | 10 | 10 |

### 2. 薄层琼脂法

薄层琼脂法(Thin-Layer agar, TLA)的检测原理是把标本预处理后(达到液化和去污染的目的)加入含有不同药物的琼脂培养基中,经过 37℃ 培养 2~4 周后,通过显微镜来观察琼脂培养基中菌落的生长特性,从而进行药敏结果判定。薄层琼脂法能加快药敏的报告周期,而且在部分直接涂片检测阴性的标本中,通过延长培养时间也能获得可靠的药敏数据,这对大部分痰阴结核病患者的耐药筛查有很大的意义。但是该技术需要操作人员有一定的显微镜分辨的临床经验,且目前暂时只有利福平和异烟肼的检测产品,无法满足耐多药患者群体的使用。

### 3. 显微镜药敏观察法

显微镜药敏观察法(Microscopic observation broth-drug susceptibility assay, MODS)利用了结核分枝杆菌在液体中会聚集并连接形成条索状的形态这一特点,结合倒置显微镜来观察液体培养基中的条索状结构特征判断其菌落生长情况和药敏结果。显微镜药敏观察法的检测周期只需要 12 天,且对利福平和异烟肼有比较准确的检测结果,该方法最大的优势为快速,简便,对耐药结核控制压力大的地区比较适合。缺点是乙胺丁醇等药物的结果不太可靠,且操作过程中容易产生结核分枝杆菌的气溶胶,对实验室的生物安全和操作人员的防护设备要求较高。MODS 具有检测速度快和污染率低的优势,此方法是适合在贫困地区开展 MDR-TB 检测的一种快速低廉的检测方法。

### 4. 基因芯片

近年来,基因芯片陆续用于临床检验,基因芯片又称 DNA 芯片,芯片根据结核分枝杆菌耐药相关基因组序列的特征,针对基因芯片的用途设计和选择探针,将特定的耐药相关寡核苷酸片段作为探针,按一定方式有规律地合理布局探针阵列,采用合成后点样方法将探针固定于支持物上,制成该芯片。检测时,通过检测系统等对芯片进行扫描采集信号,并由计算机处理信号,对每个探针上的信号进行比较,进行定量分析,从而迅速转化为样本结核耐药信息。有研究以 RFP 耐药基因 rpoB、INH 耐药基因 katG 与 inhA 作为检测的目标基因,应用基因芯片技术检测样本,结果显示,灵敏度为 94.90%,特异度为 97.81%。DNA 芯片检测与传统 MGIT960 药敏检测法相比,操作简单、对异烟肼和利福平耐药基因具有较高的检出率,具有较高的特异性及灵敏度,其检测周期短。其缺点是仪器设备比较贵,不利于结核病高负担的发展中国家推广使用,可以作为临床耐药检测的辅助手段。

5. 扩增法(LAMP)

LAMP 利用链置换型 DNA 聚合酶在恒温条件下对核酸进行扩增,通过肉眼观察副产物焦磷酸镁白色沉淀的有无,判断靶基因是否存在。其灵敏度为 92.6% ~ 100.0%,特异度为 87.14% ~ 98.00%。该方法全程所需时间不足 1 h,对反应条件要求不高,可通过肉眼观察结果,突破了传统分子生物检测技术设备昂贵及操作要求繁杂的限制,是一种适合现场和基层进行快速检测的方法。也是 WHO 重点推荐用于结核病诊断的新技术。

6. 分子线性探针技术(LPA)

LPA 基于多重聚合酶链式反应(PCR)原理,将 PCR 扩增、反向杂交和膜显色技术合为一体。使用经生物素标记的引物对目的基因进行扩增,再将扩增产物与特异性探针杂交,杂交物通过生物素标记的酶发生显色反应,从而判断靶 DNA 特定基因的碱基突变。使用 LPA 对 MTB 进行耐药性检测,具有较高的特异性与准确率,已得到 WHO 认可与推荐。目前,主要的商业化 LPA 试剂盒有 INNO-LiPA 和 GenoType MtbDRplus,均用于一线结核药物耐药性的检测,其中 GenoType MtbDRplus 对耐利福平、耐异烟肼及耐多药检测的敏感度分别为 95.8%、96.3% 和 97.7%。而新一代 LPA 试剂盒 GenoType MtbDRsl 可用于快速检测乙胺丁醇、氟喹诺酮类药物和二线注射类药物耐药性。

7. 利福平耐药实时荧光定量核酸扩增检测技术(XpertMTB/RIF)

是集标本处理、DNA 提取、核酸扩增检测和 RIF 耐药基因检测于一体的结核病和耐药结核病快速诊断技术,2 h 内即可同时实现结核分枝杆菌和 RIF 耐药检测。全程在封闭环境中自动完成,无生物安全需求。被 WHO 誉为结核病诊断中革命性突破,是 WHO 的重点推荐技术。该技术以培养结果及表型药敏试验为"金标准",感度为 93.33%,特异度为 94.12%。建议对疑似结核病患者尤其是疑似 MDR-TB 患者和合并 HIV 感染者,首先使用 Xpert Mtb/RIF 技术检测;在 MDR-TB 或 HIV 感染率低的地区,建议使用 Xpert Mtb/RIF 技术对涂片阴性病例进行进一步检测。多项研究表明,其诊断率明显高于显微镜,但低于液体培养法,并且检测利福平药敏的结果快速且准确。Dorman 等对南非 6893 例患者痰标本进行了显微镜涂片、液体培养及 Xpert Mtb/RIF 检测,Xpert Mtb/RIF 的敏感度、特异度、阳性预测值及阴性预测值分别为 62.6%、99.6%、81.3%和 98.9%;Xpert Mtb/RIF 和培养法一致率为 98.5%。韩国 Kim 等采用 Xpert Mtb/RIF 在 24 h 内 71 份实时定量 PCR 反应扩增结果为阳性的痰标本沉淀检测 MTB,并与涂片和培养进行结果比较;并将其检测利福平耐药结果与传统培养药敏结果以及 rpoB 基因测序两种方法进行对比。同时本研究也评价了检查突变检测下限和诊断所节省的时间。结果显示,Xpert Mtb/RIF 在 71 份痰(涂阳标本 32 份,涂阴标本 39 份)标本中检测出了 MTB,检出率为 100%。与培养法药敏结果一致率为 100%(62/62),与耐药基因突变位点测序检测一致率为 98.4%(61/62)。其中 1 株含有约 50%P. His526Tyr 突变的菌株被 Xpert Mtb/RIF 误认为野生型。该方法的突变:野生型的最小检测比例为 5∶1。为结核病诊断平均节省时间 18.5 天(9~30 天),而在涂阴培阳患者的利福平药敏检测平均可节约 81.5 天(65~136 天)。结果表明,Xpert Mtb/RIF 在检测 MTB 及利福平药敏的敏感度很高,与传统试验方法相比也更为快速，但突变位点的定位和突变数量可能影响实验的敏感度。

8.基因组水平研究的全面开展

新一代高通量测序技术〔二代测序技术(next-generation sequencing NGS)〕的发展为从全基因组水平认识结核病提供了准确、高效的方法，开启了从片面基因分型到全基因组研究的大门，为结核病的研究提供了新的角度和方法。借助生物信息学和计算机分析，可在二代测序数据与传统基因分型之间建立联系。Coll 等通过全基因组数据分析结核分枝杆菌spoligotype 基因型，实现了二代测序或全基因组数据向传统基因分型结果的转换。IS6110 RFLP 分型方法曾被认为是结核分枝杆菌分子流行病学研究的金标准，但其操作复杂，费时费力。借助二代测序技术 Reyes 等建立了 IS6110RFLP 高通量分型方法，可同时对几百株结核分枝杆菌进行分型，极大提高了分型效率。耐药结核病，特别是 MDR-TB XDR-TB，是结核病防控工作中亟待解决的问题。虽然在结核分枝杆菌耐药研究方面已取得较大进展，发现了许多与耐药相关的基因及点突变，但许多耐药现象仍有待深入阐释。

人们借助二代测序和比较基因组学等方法，大大提高了发现耐药基因和突变位点的效率。通过人工筛选的耐药菌株与敏感菌株全基因组序列比对，可有效发现耐药突变和耐药基因，进而对其耐药机制进行研究。基于该方法，人们发现 mmpL3 基因突变可对抗结核新药 SQ109 产生耐药，而 rplC T460C 突变与耐利奈唑胺有关。结核分枝杆菌耐药主要是由于耐药点突变，传统上认为这些突变主要是基因的非同义突变和启动区的突变。基因的同义突变由于不产生氨基酸改变，容易被忽视；但同义突变可影响蛋白质翻译效率和准确率，结核分枝杆菌可能存在大量选择性优势的同义突变。

近期研究发现，Rv3792 基因的同义 SNP 突变可增加下游基因 embC 表达，从而引起对乙胺丁醇的耐药性增高，扩展了人们对结核分枝杆菌耐药机制的认识。随着对结核分枝杆菌耐药突变基因越来越深入地研究和发现，全基因组测序正成为一种十分具有吸引力的结核分枝杆菌耐药检测手段。该技术通过对整个结核分枝杆菌基因组的测序，可以检测出与表型耐药相关的所有已知突变位点，结合大数据的分析比较，得到相关药物耐药性的预测。就目前的研究成果，其至少对于四种一线药物(异烟肼、利福平、乙胺丁醇和吡嗪酰胺)有很高的准确性。且其检测不需要大量的菌株，可以直接从标本中进行测序，更简便快速。全基因组测序可能成为未来结核病耐药检测的首选方案。

9.结核病病理学检查

(1)结核病病理学特征

病理学改变表现为上皮细胞样肉芽肿性炎，光学显微镜下可见大小不等和数量不同的坏死性和非坏死性的肉芽肿。肉芽肿是由上皮样细胞结节融合而成。典型的结核病变由融合的上皮样细胞结节组成，中心为干酪样坏死，周边可见郎汉多核巨细胞，外层为淋巴细胞浸润和增生的纤维结缔组织。证明结核性病变，需要在病变区找到病原菌。组织病理学通常可采用抗酸染色方法。切片染色后显微镜下常常可以在坏死区中心或坏死区与上皮样肉芽肿交界处查见红染的两端钝圆并稍弯曲的短棒状杆菌；用金胺罗达明荧光染色，在荧光显微镜下也可查见杆菌。利用多聚酶链反应(PCR)技术能对石蜡包埋组织中结核分枝杆菌 DNA 进行检测并与其他抗酸杆菌相鉴别。对一些陈旧性结核病变，仅有凝固性坏死和纤维化病变，在抗酸染色未找到结核分枝杆菌情况下，应用 PCR 对结核分枝杆菌 DNA 进行检测，敏感性和特异性高，对于确定诊断有帮助。

（2）临床病理学诊断

穿刺物涂片检查：穿刺物涂片检查是利用细针穿刺，吸取病变部位的少量体液及细胞标本，通过对穿刺物涂片行萋-尼（Ziehl-Neelsen）抗酸染色法染色、镜检查找抗酸阳性杆菌，方法简便易行，结果较为可靠，广泛应用于临床。

活检组织病理学诊断：结核分枝杆菌引起慢性感染属于特殊性炎症，可引起细胞免疫反应和Ⅳ型变态反应，具备一般炎症的渗出、坏死和增生三种基本变化，亦有其特殊性，详见如下：

1）渗出性病变：主要表现为浆液性或浆液纤维素性炎。病变早期局部有中性粒细胞浸润，但很快被巨噬细胞所取代，在渗出液和巨噬细胞中可查见结核分枝杆菌。

2）增生性病变：形成具有诊断价值的结核结节，由上皮样细胞、郎汉多核巨细胞以及外周聚集的淋巴细胞和少量增生的纤维母细胞构成，典型者结节中央有干酪样坏死。

3）变质性病变：上述以渗出为主或以增生为主的病变均可继发干酪样坏死，结核坏死灶由于含脂质较多呈淡黄色、均质细腻，质地较实，状似奶酪，故称干酪样坏死。干酪样坏死对结核病病理诊断具有一定的意义。显微镜下为红染无结构的颗粒状物，干酪样坏死物中常见少数结核分枝杆菌。渗出、坏死和增生三种变化往往同时存在而以某一种改变为主，而且可以互相转化。典型结核（结核结节）的病理诊断较容易，而不具备典型结核病理变化的病例则常需借助抗酸染色找到结核分枝杆菌从而明确诊断。多数结核病灶特别是干酪样坏死组织中及其周围组织内可查到结核分枝杆菌。还可采用现代分子生物学检测手段，如聚合酶链反应（PCR法）、原位杂交和基因测序等作辅助诊断。尽管如此，仍有少数病例可能因组织取材以及处理不当等因素不能明确诊断，还需参考临床表现、结核菌素试验、影像学及诊断性治疗等才能明确诊断。

# 第三节　免疫学检查

## 一、结核菌素皮肤试验

TST 是基于Ⅳ型变态反应的一种以结核菌素纯蛋白衍生物（purifide proteinderivativw，PPD）为抗原诱发迟发型超敏反应的皮内检测方法。MTB 感染者体内可产生具有结核抗原识别能力的致敏 T 淋巴细胞，当机体中存在的致敏 T 淋巴细胞再次受到相应的 MTB 抗原刺激，多种可溶性淋巴因子的释放导致血管通透性增加，巨噬细胞在局部聚集、浸润，局部出现红肿硬结，通过测量硬结的平均直径作为判断是否感染的标准。1890 年，德国细菌学家罗伯特·柯赫（Robert. Koch）首次采用旧结核菌素（old tuberculin，OT）对结核病患者开展治疗。OT 为 MTB 在液体培养基中生长和分解的可溶性物质的浓缩液，同时还包括一些与活性无关的多糖及培养基中的各种成分，生产工艺粗糙，成分复杂，易发生非特异性反应。最终，罗伯特·柯赫对患者实施的治疗失败，但为后续 PPD 的诞生奠定了重要基础。1907 年，奥地利儿科医生 Von pirquet 发明了结核菌素皮肤刮种法并首次系统地对 OT 作用后的反应加以解读，结核菌素划伤区域炎性反应与对照区域明显不同且炎性反应区域平均直径≥5 mm 则定义为阳性反应，24~48 h 后出现阳性反应表明患者曾感染过 MTB，阴性反应则排除了活动性肺结核。1934年，FlorenceB. Seibert采用更加可靠标准的操作流程，利用硫酸铵盐析法制备出效价和纯度更高的PPD。1944年，美国将改进后的PPD产品更名为PPD-S。鉴于PPD-S的纯度和效价的提升，1952年世界卫生组织正式将其确定为结核菌素的国际标准。目前，PPD试剂采用两种单位表示，国际单位（international unit，IU）和结核菌素单位（tuberculin unit，TU）。根据生产PPD所用菌株和工艺的不同，国外使用的PPD产品分类主要包括PPD-S、PPD-RT23、PPDIC-65等，我国生产的PPD主要包括TB-PPD和BCG-PPD。

（1）试验方法：医务人员在受试者左前臂掌侧前1/3中央皮内注射0.1 mL（5个单位PPD），以局部出现7~8 mm大小的圆形橘皮样皮丘为宜，经48~96 h后测量局部硬结平均直径的大小。检查反应以皮肤硬结为准。阴性（-）：硬结平均直径<5 mm或无反应者为阴性。阳性反应（+）：硬结平均直径≥5 mm者为阳性。硬结平均直径≥5 mm，<10 mm为一般阳性；硬结平均直径≥10 mm，<15 mm为中度阳性；硬结平均直径≥15 mm或局部出现双圈、水泡、坏死及淋巴管炎者为强阳性。

（2）结核菌素皮肤试验假阴性反应如下：①变态反应前期：从结核分枝杆菌感染到产生反应约需1个多月，在反应前期，结核菌素试验无反应；②免疫系统受干扰：急性传染病，如百日咳、麻疹、白喉等，可使原有反应暂时受到抑制，呈阴性反应；③免疫功能低下：重症结核病、肿瘤、结节病、艾滋病等结素反应可降低或无反应，但随着病情好转，结核菌素试验可又呈阳性反应；④结核菌素试剂失效或试验方法错误，也可出现结核菌素试验阴性。

（3）判读结核感染标准如下：①一般情况下，在没有卡介苗接种和非结核分枝杆菌干扰时，PPD反应硬结≥5 mm应视为已受结核菌感染；②在卡介苗接种地区或非结核分枝杆菌感染流行地区，以PPD反应≥10 mm为结核感染标准；③在卡介苗接种地区或非结核分枝杆菌流行地区，对HIV阳性、接受免疫抑制剂>1个月者，PPD反应≥5 mm为结核感染；④与涂片阳性肺结核有密切接触的5岁以下儿童，PPD反应≥5 mm为结核感染；⑤PPD反应≥15 mm及以上或存在水泡、坏死、淋巴管炎等为结核感染强反应。

## 二、γ-干扰素释放试验

γ-干扰素释放试验（interferon-γ release assay，IGRA）是检测结核分枝杆菌（Mycobacterium tuberculosis，MTB）特异性抗原刺激T细胞释放γ干扰素，以判断是否存在MTB感染。ICRA适应证主要包括结核潜伏感染（latent tuberculosis infection，LTBI）的诊断和活动性结核的辅助诊断，与结核菌素皮肤试验（tuberculin skin test，TST）相比具有明显优势：特异度高，不受卡介苗接种及大多数非结核分枝杆菌（nontuberculous mycobacteria，NTM）的干扰；使用单一阈值作为阳性判断标准；作为体外诊断方法，更适用于疫情检测和流行病学调查。MTB感染者体内致敏的T细胞在体外再次接受结核特异性抗原刺激后，激活的效应T细胞能够产生抗原特异性IFN-γ，通过对IFN-γ的检测可以反映机体是否存在MTB感染。根据这一原理，选取存在于MTB，但在卡介苗和大部分NTM中普遍缺失的差别1区（region of difference 1，RD1）基因编码的早期分泌抗原靶6（early secreted antigenic target 6-kDa protein，ESAT-6）和培养滤液蛋白10（culture fill rate protein 10，CFP-10）作为特异性抗原（重组蛋白或者多肽），与新鲜采集的全血或外周血单个核细胞（peripheral blood mononuclear cells，PBM C）充分混合孵育，应用酶联免疫吸附试验法（enzyme linked immunosorbent assay，ELISA）检测IFN-γ的释放水平，或应用酶联免疫斑点法（enzyme-linked immunospot assay，ELISPOT)检测释放 IFN-γ 的效应 T 细胞频数。然而 IGRA 检测结果虽不受 BCG 和绝大部分 NTM(除堪萨斯分枝杆菌、海分枝杆菌、苏尔加分枝杆菌、转黄分枝杆菌、胃分枝杆菌以外)的影响，但其需要实验室检测平台且对操作技术要求较高，在资源有限的地区不便普及。根据检测技术和操作程序的不同，目前 IGRA 有 2 种：①以基于 ELISA 方法检测全血中对致敏 T 细胞再次受到 MTB 特异性抗原刺激后释放的 IFN-γ 水平；②采用 ELISPOT 方法检测在 MTB 特异性抗原刺激下，PBMC 中释放 IFN-γ 的效应 T 细胞频数。两者均以 ESAT-6 和 CEP-10 重组蛋白或混合多肽作为特异性抗原，也有些产品增加 RD13 区编码的 Rv2654c(TB7.7)等特异性抗原。目前 IGRA 使用的抗原 ESAT-6 和 CEP-10 也存在于几种 NTM 中，无法区分这几种 NTM 与 MTB 感染；并且即便对于病原学阳性的结核病患者，IGRA 的敏感度也达不到 100%，换言之 1GRA 阴性也不能完全排除结核感染。

## 一、IGRA

在 LTBI 诊断的应用：

### 1.健康人群的筛查

结合 WHO 指南和我国卡介苗普遍接种的实际情况，建议如下：①IGRA 和 TST 均可用于 LTBI 检测，在条件允许的前提下可优先选择 IGRA。②在资源有限的情况下，可优先应用 TST 进行初筛。针对 TST 阳性者，如不能排除卡介苗接种或 NTM 的影响时，可进一步采用 IGRA 进行复查。

### 2.TBI 发病高危人群的检测

①LTBI 发病高危人群包括人类免疫缺陷病毒(human immunodeficiency virus，HIV)感染者、免疫抑制剂使用者、肺结核患者的密切接触者、透析患者、器官移植患者、硅肺患者等。羁押人员、医务人员、来自结核高负担国家的移民、无家可归者和药物滥用者等也被列为 LTBI 管理的重要目标人群。IGRA 和 TST 均可用于高危人群的 LTBI 检测。②考虑到以上部分高风险人群可能因合并的免疫抑制问题(包括 HIV 感染、类风湿性关节炎或其他全身性炎症性免疫介导的疾病治疗、使用生物或非生物改良制剂、皮质类固醇等情况)而影响免疫学检测结果，可考虑同时使用 IGRA 和 TST 以提高检测的敏感度。任何一个检测阳性均判定为感染状态。

## 二、IGRA 在 ATB 辅助诊断的应用

肺结核 IGRA 应用于肺结核辅助诊断时应注意如下情况。病原学检测为金标准，其结果优于 IGRA；对于病原学检查包括涂片、MTB 培养或 MTB 核酸检测，只要其中一项结果为阳性，不建议再开展 IGRA 检查。如同时开展 IGRA 检测，当病原学检查结果为阳性、IGRA 为阴性时，应根据病原学检测结果来判断。当病原学检查结果为阴性，根据以下情况进行考虑：①对于病原学阴性肺结核患者，当 IGRA 结果为阳性时，只能提示 MTB 感染，中国作为高结核感染的国家之一，必须与 LTBI 做鉴别诊断；②需要综合考虑患者的免疫状态引起的假阴性。当 IGRA 为阴性时，必须排除患者是否患有自身免疫性疾病、重大血液系统疾病、严重营养不良、HIV 感染等免疫功能受损的疾病；是否接受激素治疗、全身免疫抑制剂、生物制剂等的治疗。另外，尽管排除上述情况，IGRA 阴性只能提示机体没有感染 MTB；但对于 ATB 的诊断，需要结合其他检查及临床症状综合考虑。

### 三、IGRA 在肺外结核

肺外结核通常由 MTB 从呼吸道传播至肺外组织引发，也可通过皮肤、消化道直接感染引发，可能与免疫状态有关。由于临床表现不典型、菌量少、取材困难等原因，肺外结核病的诊断是实验室面临的严峻挑战。IGRA 在肺外结核诊断上有一定的应用价值，但敏感度及特异度欠佳，且不同部位的肺外结核 IGRA 性能有差异。

### 四、IGRA 在特殊人群中的应用

（1）IGRA 在儿童 LTBI 诊断和治疗中的应用：儿童 LTBI 发展为 ATB 的风险高于成人。因此，重视儿童 LTBI 的管理，早期发现和预防性治疗儿童 LTBI 者对于控制结核疫情以及保障儿童生命健康都具有重大的意义。建议如下：IGRA 结果阳性不能有效区分 LTBI 和 ATB，临床需要结合症状、体征、影像学检查等进行综合判断，其中 5 岁以下且存在肺结核可疑症状的儿童，如 IGRA 阳性可诊断为疑似结核病；儿童如果胸部影像学提示存在肺结核相符的表现，并伴有肺结核可疑症状，如 IGRA 阳性可诊断为临床结核病。

（2）IGRA 阳性结果对以下儿童人群的预防性治疗具有指导意义：①与病原学阴性 ATB 患者密切接触或无明确肺结核患者接触史的儿童；②与病原学阳性 ATB 患者密切接触的 ≥ 5 岁儿童；③LTBI 高风险儿童如免疫功能受损、免疫功能抑制、准备进行器官或骨髓移植、血液透析的儿童；④需要指出的是，以下儿童不论 IGRA 检测结果阳性、阴性或未做者，均要进行预防性治疗：与病原学阳性 ATB 患者密切接触的<5 岁儿童；≥1 岁的 HIV 感染者，无论是否具有 ATB 患者接触史；<1 岁的 HIV 感染婴儿，有 ATB 患者密切接触史者；ATB 母亲所娩出的新生儿，排除 ATB 者。

IGRA 在儿童中检测结果的不确定率相对较高，北京儿童医院的数据显示其不确定率为8.6%，且年龄越小，IGRA 不确定率越高。有研究指出，1GRA 在儿童中的不确定结果可能与低龄、免疫缺陷、营养不良和寄生虫感染等相关。因此，应重复检测或结合儿童的流行病学情况、临床病史和症状体征综合判断。IGRA 不能用于儿童结核病治疗效果的评价。

（3）IGRA 检测的结果解读

1）阳性结果支持 MTB 感染状态的判定。但 IGRA 阳性结果的判定需结合临床表现，排除少数几种 NTM（如堪萨斯分枝杆菌、海分枝杆菌、苏尔加分枝杆菌、转黄分枝杆菌、胃分枝杆菌）感染的影响。

2）阴性结果不支持感染状态的判定。但要结合临床表现排除免疫功能缺陷或低下、接受免疫抑制剂治疗等情况下可能出现的假阴性结果。

3）不确定结果为该检测的应用局限性之一，主要与患者处于免疫抑制状态有关，此时需结合临床表现、肺结核患者的密切接触史和暴露程度等具体情况进行临床综合评估，做出不支持感染状态的判定或建议进行结核病检查或医学观察。

### 五、结核分枝杆菌抗体

结核病诊断除了依靠临床症状、体征、影像学、病理学依据外，还有病原学诊断和免疫学诊断。病原学诊断（包括抗酸染色涂片镜检、结核分枝杆菌培养和分子生物学检测）是活动性结核病确诊的重要手段，但对菌阴肺结核难以发挥作用，免疫学诊断则是很好的补充。结

核病免疫学诊断主要包括血清结核抗体检测、结核变态反应原皮肤试验和结核特异性 γ 干扰素体外检测，三者均可辅助诊断结核病，特别是对菌阴结核病诊断的敏感度普遍高于病原学诊断。其中，血清结核抗体检测技术因具有较好的诊断特异度和敏感度，且操作简单、检测快速、实验条件要求低、易于自动化等优点，曾作为我国结核病重要的辅助诊断方法。

抗体是抗原诱导 B 淋巴细胞产生的具有免疫活性的免疫球蛋白（immunoglobulin，简称 Ig），其主要作用是与抗原发生免疫反应，阻断病原体的致病作用。结核抗体阳性对活动性结核病具有辅助诊断价值，尤其是对于那些诊断困难的菌阴肺结核、儿童结核病或肺外结核（如脊柱结核）具有实用价值。但极少数结核感染高危人群进行血清结核抗体检测也呈阳性反应，在健康人群中血清结核抗体筛查的特异性优于 IGRA。结核病患者治愈后血清结核抗体可持续存在 12~15 个月。

血清学检测是我国结核病辅助诊断的重要手段之一，市场上销售的结核病血清学诊断试剂有近百家，截止到 2017 年 11 月 20 日经国家食品药品监督管理总局（CFDA）批准的国产诊断制品结核抗体检测试剂盒 30 个、抗原检测试剂盒 3 个，进口诊断制品结核抗体检测试剂盒 3 个、抗原检测试剂盒 1 个。通过收集到的各企业申请注册时的临床研究资料显示，我国血液诊断试剂的敏感度平均在 80% 左右，高于 70% 者占 79%；特异度平均值为 92%，高于 90% 者占 95%；该结果与国内报道的多数结核抗体检测研究结果接近。但临床医生却普遍认为血清学诊断试剂的敏感度与特异度并不理想，其中，假阳性和假阴性问题是临床医生反映最强烈，也是最关注的问题。其中原因值得我们认真分析、追踪并改善。

用于血清学检测试剂的抗原存在很大差异，包括抗原组成、来源、化学构成（蛋白、碳水化合物、脂质等）、抗原的纯度和纯化方法等均对结核抗体检测的敏感度与特异度产生影响，临床上不同诊断试剂的诊断效果差异显著。早期用于血清学检测的抗原主要是结核分枝杆菌纯蛋白衍生物（PPD）及其他细菌粗提取物，但由于这些抗原与其他细菌抗原具有较多的交叉反应，故特异度较差。随着分子生物学技术的提高，越来越多纯化的特异性抗原，以及不同生长阶段的特异抗原得到研究者的关注以期提高血清学检测的效果和扩展血清学检测的作用。由于结核病患者免疫功能不同导致对结核分枝杆菌抗原识别的差异，以及结核病患者对抗原的识别存在阶段特异性，其抗体反应针对多种结核分枝杆菌抗原。因此，任何一个单一抗原的检测试剂盒都无法检测出所有结核病患者血清中的结核抗体，单一抗原的试剂盒逐步被多种抗原混合、融合或组合检测的试剂盒所代替，以期提高临床检测的敏感度。

目前，酶联免疫吸附实验（enzyme linked immuno sorbent assay，ELISA）及金标法是测定患者临床样品中结核抗原或抗体的常用方法，其方法简便、快速，检测的敏感性和特异性都在不断提高。近年来，一些研究者把免疫层析原理及蛋白芯片技术用于检测血清结核抗原或抗体，以辅助肺结核的诊断。MTB 抗原的成分很复杂，可分为糖脂类抗原、脂多糖复合物和蛋白抗原等，根据蛋白分布的位置不同，蛋白抗原可进一步分为分泌蛋白和非分泌蛋白。脂阿拉伯甘露聚糖抗原（lipoarabinomannan，LAM）、ESAT-6（early secretory antigentic target-6）、CFP-10（culture filtrate protein-10）、Ag85（antigen-85）复合物及 MPT64 等是常用的结核抗原。1998 年英国 Sanger 中心和法国 Pasteur 研究所联合完成了 MTB H37Rv 菌株全基因组序列检测，阐明了大部分编码蛋白质的功能基因，该研究结果表明，MTB 全基因组序列由 441Mb 组成，具有潜在编码能力的基因约占 90.2%，与其他细菌相比，MTB 基因组中相当大一部分基因参与编码脂肪生成和脂肪分解的酶，以及两个富含甘氨酸的蛋白质家族，后者可能是潜在的多态性抗原,可用于区别 BCG 和人型 MTB,极具辅助诊断潜力,为结核病特异性诊断奠定了基础。结核分泌蛋白 ESAT-6 及 CFP-10 的免疫学检测较多地应用于结核诊断,该抗原由 RD1 编码产生,在 MTB 中发现并命名,这两个抗原基因相邻,有协同转录作用且在卡介苗(BacillusCalmette-Guérin,BCG)和大部分环境中的分枝杆菌缺乏该序列,具有较好的特异性。范超明等用胶体金标记重组 MTB 分泌蛋白 ESAT-6,然后应用双抗原胶体金免疫层析法检测结核病患者及对照者血清中结核抗体,对痰 MTB 阳性血清的检出率达 87.7%,检测对照血清的阴性检出率为 93.9%。但因血清结核抗原抗体检测的各方法所用的抗原及技术各不相同及试剂间仍有较大差异,因而各方法诊断活动性结核准确性不一致,敏感性(0~100%)及特异性(59%~100%)变动较大。迄今没有较好的血清学结核检测的商品化试剂盒,WHO 亦不推荐血清学测试用于临床诊断肺结核。但由于血清学抗原抗体检测的无创性,其在菌阴肺结核及肺外结核患者的诊断中具有一定的优势;而我国菌阴结核病在结核病患者中占有相当大的比例,因此专家共识认为,现阶段结核病血清学抗体检测仍然是结核病诊断的一个重要辅助手段,临床上可通过与其他检测手段联合使用,以助于菌阴肺结核和肺外结核的辅助诊断。此外该共识也提出未来将通过对检测用抗原进行筛选或优化、加强结核抗体检测产品的质量控制、建立科学的临床评价体系等方法以提高血清结核抗体检测技术的诊断效能。

血清学检测方法主要用于临床上菌阴肺结核和肺外结核患者的辅助诊断,虽然与结核菌素皮肤试验(TST)及 IGRA 同样不能作为诊断结核病的金标准,但其对菌阴肺结核和肺外结核患者的诊断可能具有较好的敏感度,与其他检测方法适当联用有望提高菌阴肺结核和肺外结核的辅助诊断价值。

(谭英征 田玉球 欧阳静 刘昌盛)

## 参考文献

[1] 何翼君,曹雪芳,高磊.《结核菌素皮肤试验-γ 干扰素释放试验两步法的操作技术规范》解读[J].中国防痨杂志,2022;44(05):438-441.

[2] 周林,刘二勇.结核病诊断标准解读[J].寄生虫病与感染性疾病,2019;17(01):7-9.

[3]《中国防痨杂志》编辑委员会,中国医疗保健国际交流促进会结核病防治分会基础学组和临床学组.现阶段结核抗体检测在我国临床应用的专家共识[J].中国防痨杂志,2018;40(1):9-13.

[4] 肺结核诊断 WS288—2017[J].中国感染控制杂志,2018;17(7):642-652.

[5] 王蔚,郁勤龙,陆斌斌,等.MALDI-TOF MS 在液体培养分枝杆菌菌种鉴定中的研究[J].中国卫生检验杂志,2020;30(03):263-267.

[6] 陈晶,张裕娴,芮勇宇.γ 干扰素释放试验在结核病诊断中的应用价值[J].中国感染与化疗杂志,2020;20(03):255-258.

[7] 徐鹏,甘明宇,高谦.二代测序技术在结核分枝杆菌研究中的应用进展[J].微生物与感染,2015;10(01):54-60.

[8] 王卫萍,邵海枫.非结核分枝杆菌及实验室诊断研究进展[J].临床检验杂志,2015;33(10):737-739.

[9] 夏静,陈磊,施雨鑫,等.宏基因组二代测序技术在结核病诊断中的应用[J].中国国境卫生检疫杂志,2020;43(1):74-76.

[10] 中国防痨协会结核病临床专业委员会.结核病临床诊治进展年度报告(2014 年)(第一部分 结核病临床

诊断)[J].中国防痨杂志,2015;37(6):549-582.

[11] 王烁程,张林波.结核病实验室检测技术研究进展[J].中国动物检疫,2020;37(3):78-85.

[12] 李文丽,李金明.结核病实验室诊断新进展[J].实用医院临床杂志,2012;9(3):11-14.

[13] 中华医学会结核病学分会.结核分枝杆菌γ-干扰素释放试验及临床应用专家意见(2021年版)[J].中华结核和呼吸杂志,2022;45(2):143-150.

[14] 郑惠文,赵雁林.结核分枝杆菌的临床和实验室诊断[J].中华临床实验室管理电子杂志,2016;4(3):129-133.

[15] 李君,单志力,朱小梅,等.结核分枝杆菌对一线抗结核药物的耐药性分析[J].中华医院感染学杂志,2018;28(13):1925-1928.

[16] 张薇,赵立.结核分枝杆菌感染的实验室诊断方法及检测技术研究进展[J].国际呼吸杂志,2019;39(20):1586-1591.

[17] 姜美娟,梁冰.结核分枝杆菌感染实验室诊断新进展及其应用[J].中国微生态学杂志,2013;25(03):368-370.

[18] 董思佳,王淼.结核分枝杆菌检测技术研究进展[J].中国热带医学,2020;20(4):320-324.

[19] 刘根焰,童明庆.结核分枝杆菌快速药敏方法学研究进展[J].临床检验杂志,2002;20(3):179-181.

[20] 刘斌,刘君,裴豪,等.结核分枝杆菌实验室及其药敏检测技术进展[J].中华医院感染学杂志,2020;30(15):2396-2400.

[21] 胡彦(综述),陈娟娟,王小中(审校).结核分枝杆菌实验室诊断方法及评价[J].实验与检验医学,2016;34(2):177-179,182.

[22] 何翼君,张浩然,辛赫男,等.结核菌素皮肤试验的应用及其优化[J].中国防痨杂志,2021;43(3):204-210.

[23] 何珍.结核实验室诊断技术研究进展[J].现代医药卫生,2018;34(21):3336-3339.

[24] 周艳艳.利福平耐药实时荧光定量核酸扩增技术法液体培养法和涂片抗酸染色法在结核分枝杆菌检测中的应用[J].实用医技杂志,2021;28(7):903-905.

[25] 刘彬彬,龚道方,陈振华,等.三种实验室诊断技术对结核分枝杆菌复合群检出率及检测费用的比较研究[J].中国防痨杂志,2020;42(2):143-148.

[26] 刘宁,付洪义,孙金昊,等.四种病原学方法在检测痰液标本中结核杆菌的诊断价值对比[J].公共卫生与预防医学,2021;32(6):107-110.

[27] Acharya B, Acharya A, Gautam S, et al. Advances in diagnosis of Tuberculosis: an update into molecular diagnosis of Mycobacterium tuberculosis. Mol Biol Rep, 2020;47(5):4065-4075.

[28] Furin J, Cox H, Pai M. Tuberculosis. Lancet, 2019;393(10181):1642-1656.

# 第十章 放射影像诊断

在结核病的诊断中，医学影像学的检查占据着极其重要的位置。因此，医学影像学技术的发展从某种意义上来讲，是决定结核病诊断水平提高的关键。X线摄影从20世纪20年代就开始应用于胸部疾病的检查，一直到70年代CT问世之前，一直是诊断和观察结核病的最主要影像学手段。X线胸片一直是用于肺结核检查的主要影像学手段，尤其是大流量的结核病筛查工作。当目的是观察粟粒样改变和小结节改变时，高千伏摄影（电压大于等于120 kV）成为必要的检查，此时可以减少肋骨、胸骨等骨骼对于肺部病理改变的遮挡，也有利于观察较大结核病灶的内部结构，对于气管支气管的改变也是高千伏摄影比较优越。体层摄影在CT问世之前，也是观察肺结核的重要手段。它可以观察特定层面的病灶，较好地消除了骨骼等高密度结构对结核病灶的遮挡，可以更好地观察病灶内部结构的差异，还可以更清晰地观察特定的支气管管腔和位置的变化，对肺门结构异常的发现也优于常规胸片。近十几年来，多层CT的进展突飞猛进，为结核病的评价提供了更新式的武器。例如，可以在数秒钟内完成全肺亚毫米层厚扫描，为发现和评价粟粒结节、肺间质改变等微细变化打下了坚实的基础。图像数据的无限制应用使得图像后处理技术得到了广泛的应用。任意角度的MPR重组技术使得我们可以从长轴方向观察任何一支段支气管的变化，可以直接显示肺底的病灶，可以清晰显示叶间胸膜本身，这对于肺段的分界和叶间胸膜本身病灶的评价有了质的改变。仿真支气管镜的应用可以让我们以管腔内的视角来观察和分析受累支气管的状况，不仅可以精准地评价支气管结核对管腔形态的影响，而且可以为真正支气管镜的活检提供重要指导信息。CT血管成像技术则可以三维模式直接显示受累血管的狭窄和闭塞，使得对结核病累及血管的评价又有了新的武器，而且可以精确评价受累血管后的继发改变，例如脑梗死、脑软化等。在当前的结核病诊治中，针对不同目的，选择最合适的影像学技术是临床医生必须掌握的。对于大宗人群的普查，可移动的或者车载的数字X线摄影是首选，它移动方便、检查时间短、成像迅速，最适合这类工作。门诊疑似肺结核患者的检查，目前应当提倡CT检查，因为它是发现早期病灶最可靠的影像检查技术，而且目前低剂量肺部扫描技术日臻完善，患者接受的辐射剂量越来越低。结核病的深入研究，离不了现代影像学技术的发展。每一项新技术的问世都带来了结核病研究的新进展。

# 第一节　肺结核的基本影像学改变

## 一、渗出性病灶

### (一)定义

肺内渗出性病变是指终末细支气管以远的含气腔隙内的空气被病理性液体、细胞或组织所替代，肺组织发生实变或部分实变，渗出液可以是浆液、血液，其中包括白细胞、红细胞及纤维素。

### (二)渗出性病变影像学表现的病理基础

肺内渗出性病变为肺内终末细支气管以远的含气腔隙内(肺泡)的空气被病理性液体、细胞等物质填充，由于炎性渗出液可通过肺泡孔向邻近肺泡逐渐蔓延，病变部分与正常肺组织间无截然分界，所以边缘模糊不清，且形态各异、大小不等。小范围的渗出可融合成大片实变，当渗出的范围占据整个肺叶或其渗出边缘扩展至叶间胸膜时，则可见显示以叶间胸膜为界的锐利边缘。炎性渗出常自肺野外围向肺门方向发展，这恰与肿瘤引起的肺实变相反。肺内渗出性病变与实变是肺结核最常见表现。多出现于结核的早期，主要表现为浆液性或浆液纤维素性炎。渗出性病变变化较快，经恰当的治疗后，肺炎多数于1~2周内吸收，肺结核病灶周围渗出性病变有的4周左右可有明显吸收或形成纤维化。

### (三)渗出性病变的影像表现

#### 1.X线摄影

在胸部摄影中，表现为斑片状或云片状阴影(图10-1)，中央密度较高，外缘密度逐渐变淡，与正常肺组织的边界模糊不清。病变密度的变化一是与渗出成分有关，以纤维素渗出为主的密度最高，脓性渗出为主的次之，浆液性渗出为主的密度较淡。二是与渗出程度有关，渗出多则密度高，渗出量少则密度较低。较低的密度由于还存在透明程度，类似磨砂玻璃，所以称为磨玻璃样变。较高的密度透亮度消失，称为实变。

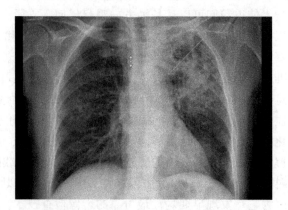

**图 10-1　左肺继发性肺结核 X 线表现**

患者，女性，咳嗽咳痰20余天，咯血1周，有糖尿病病史，左中上肺渗出性病变(如箭头所示)

#### 2.CT

(1)CT 由于是断层扫描，没有了组织间的相互重叠，密度分辨力与常规 X 线摄影相比有了大幅度的提高，更适合观察和分析肺内渗出性病变。肺结核的渗出性病变在 CT 上也大致分为两种密度改变，一是磨玻璃样变，是指在肺窗图像上的高密度改变，密度较低，不能掩盖正常肺纹理，在纵隔窗图像上观察不到密度改变；二是实变，是指无论在肺窗还是在纵隔窗图像上都能观察到的高密度改变。在肺窗上表现为掩盖了正常肺纹理的均质高密度病灶，纵隔窗上表现为高于肺组织类似于软组织的高密度病灶。实变中常常可以见到显示含气的支气管，称为空气支气管征或支气管气像。由于炎性渗出可以加重或吸收，两种改变可以相互演变。渗出加重，可以从磨玻璃样变转化成实变；渗出逐渐吸收，则可以由实变转化为磨玻璃样变。即使是磨玻璃样变，随着渗出程度的变化在 CT 图像上也会有浓淡的差异。渗出性改变可以单独存在，也可以与其他改变同时存在。例如，可以与空洞同时出现在同一区域(图 10-2)，可以与支气管播散同时存在(图 10-3)。

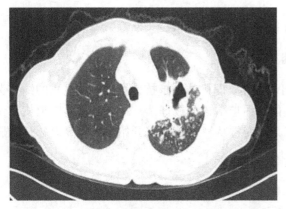

图 10-2　左上肺继发性肺结核，左上肺多发斑点状、结节状、团块状密度增高为主，其内可见空洞

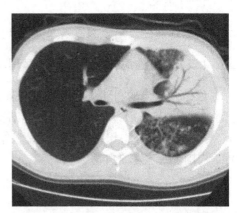

图 10-3　左侧继发性肺结核，左肺上叶均质实变，下叶出现沿支气管播散结节

（2）渗出性病变的 CT 分布特点

形态学的特点：①肺段内小片状：是小于肺段的小片状病变(图 10-4A)；②肺段分布，

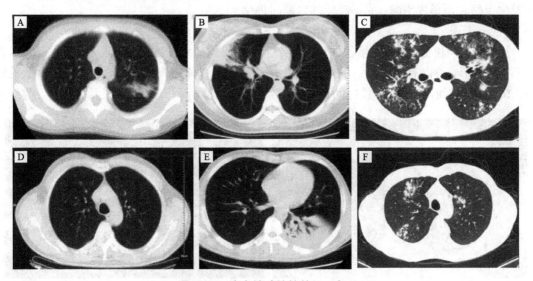

图 10-4　渗出性肺结核的 CT 表现

A. 左上肺后段实变；B. 右肺中叶外侧段实变区域；C. 双肺多发斑片、絮状、条状高密度影；D. 左肺上叶前段片状磨玻璃样变；E. 左下肺叶实变；F. 双肺中心实变，外周有磨玻璃样变。

可以是一个肺段，也可以是多个肺段(图 10-4B)；③肺叶分布，多涉及一个肺叶，也可以涉及多个肺叶。密度分布特点(图 10-4C)：①单纯磨玻璃样变(图 10-4D)；②单纯均质实变(图 10-4E)；③中心实变，外周磨玻璃样变(图 10-4F)；④磨玻璃样变与实变相；⑤结节状分布的实变(例如腺泡结节)。

## 二、增殖性病变

### (一)定义

增殖性病变是结核菌侵入人体后产生免疫反应后的病理改变。

### (二)增殖性病变影像表现的病理基础

增殖性病变的病理基础系肺泡内肉芽组织增生，即机体的抵抗力增强，对侵入的结核菌产生免疫反应，多形核白细胞及巨噬细胞包围、吞噬结核分枝杆菌，巨噬细胞形成上皮样细胞，其中巨细胞、淋巴细胞等形成结核结节。病变常从一个腺泡内开始，然后侵入邻近的腺泡，周围环绕着正常肺泡。

### (三)增殖性病变的影像表现

#### 1. X 线摄影

X 线摄影形态学上多表现为结节状、肿块状阴影，很少表现为肺段、肺叶形态的阴影，边缘清晰，密度均匀或不均匀。多发病灶之间一般不融合，如有融合或大量病灶聚集时其病灶之间的边缘仍甚清楚，这是与渗出性病变相鉴别的主要征象，通常称之为"硬性阴影"。另一个与渗出性病变的区别就是动态变化缓慢，难以完全吸收。其转归痊愈后形成纤维化，也可发生干酪化而形成空洞，或形成纤维包裹而钙化。

#### 2. CT 表现

(1)形态学和密度改变：增殖性病变形态上主要是软组织密度结节或肿块，可呈圆形、类圆形、椭圆形，可以有浅分叶，纵隔窗上肿块边缘清晰光整，肺窗观察则常见到边缘毛糙(图 10-5)。病灶内密度不均匀，可以伴有溶解空洞或钙化，肿块大多不累及支气管，病灶周

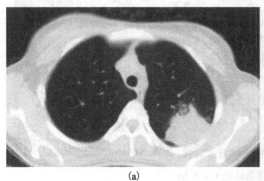
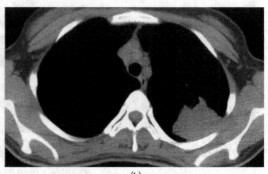

(a)             (b)

**图 10-5　1 例肺结核患者**

a、b 提示左肺上叶见后段见片状高密度灶，边缘尚清，内密度欠均匀，与邻近胸膜相粘连

围可以伴有炎性渗出,可以位于近肺门侧也可见于胸膜侧,近胸膜处的增殖性肿块常伴有胸膜增厚或者胸膜凹陷征,或出现多处条索状胸膜粘连,即不典型胸膜凹陷征,部分胸膜下可见增厚脂肪,偶可见血管集束征,但从不累及肺静脉。周围常可见卫星灶。增强扫描病灶多不强化或轻度不均质强化,经抗结核治疗后病灶追踪可见病灶逐渐缩小并发生形态的改变。

(2)分布特点:病灶多在双肺上叶尖、后段及下叶背段,大小一般在 0.5~4cm,超过 3 cm 者不多见。

### 三、干酪性病灶

干酪性病灶是结核病变进一步恶化进展的表现,在病理上属于变质性病变,表现为病变组织坏死较为彻底,形成淡黄色的干酪样物质。其 X 线表现多为片状或大片状浓密阴影,边缘欠清楚,有时在其内部可见多个局限性低密度区,即无壁空洞。但有时亦可表现为结节样病变,周围被纤维组织包裹,则通常称为结核结节或结核球(直径>2.0 cm)。

#### (一)干酪性病灶的病理基础

1.干酪样坏死

在结核杆菌数量多、毒力强,机体抵抗力低或变态反应强烈的情况下,渗出性和增生性病变均可继发干酪样坏死。病变一开始便呈现干酪样坏死者十分少见。干酪样坏死系由于坏死组织含脂质较多(脂质来自破坏的结核杆菌和脂肪变性的单核细胞)而呈淡黄色,均匀细腻,质地较实,状似奶酪,故称干酪样坏死。镜下为红染无结构的颗粒状物。干酪样坏死的形态特点,特别是肉眼所见对结核病的病理诊断具有一定的意义。干酪样坏死物中大都含有一定量的结核杆菌。干酪样坏死灶内含有多量抑制酶活性的物质,故坏死物可不发生自溶、排出,也不易被吸收,但有时也能发生软化和液化,形成半流体物质。随着液化,结核分枝杆菌大量繁殖,更进一步促进液化的发生,如果病灶与外界相通,液化的坏死可经管道排出,病变外便出现空洞,大多数的空洞,外层是胶原层,内层为干酪层,内外层之间有一层肉芽组织,含多量微血管,有颗粒细胞、巨噬细胞、淋巴细胞及成纤维细胞。

2.结核球

又称结核瘤,是孤立的有纤维包裹、境界分明的球形干酪样坏死灶,直径为 2~5 cm,多为一个,有时多个,常位于肺上叶。结核球为相对静止的病变。结核球可来自:①浸润型肺结核的干酪样坏死灶纤维包裹,干酪内可有钙化灶;②结核空洞引流支气管阻塞,空洞由干酪样坏死物填充;③由多个纤维干酪病变融合。

3.干酪样肺炎

见于抵抗力极差和对结核菌敏感性过高的患者,青年多见。可由浸润型肺结核恶化进展而来,或由急、慢性空洞内的细菌经支气管播散所致。按病变范围大小的不同而分为小叶性和大叶性干酪样肺炎。肉眼:大叶性干酪性肺炎见肺叶肿大、实变、干燥、切面黄色,为干酪样坏死,可形成急性空洞;小叶性干酪性肺炎见多数小的灰黄色变质坏死区互相融合。镜下:广泛干酪样坏死,周围肺泡内有大量浆液纤维素性渗出物,内含巨噬细胞等炎细胞。

### (二)干酪性病灶的 X 线、CT 表现

#### 1. 颗粒状干酪病灶

这种病灶大多随着较多的结核分枝杆菌经支气管或血行播散而产生,直径一般约为 5 mm,常为多发。

(1)X 线表现:好发于上叶尖、后段及下叶背段,为散在的密度较深而轮廓较模糊的颗粒状阴影,如多而密集可有融合现象。

(2)CT 表现:多发于上叶尖、后段及下叶背段,肺窗观察为散在的较高密度灶,边缘模糊,病灶密度多较均匀,可有融合现象。

#### 2. 结节状和团状干酪病灶

多是由于渗出、增殖性病灶产生较多的干酪样改变所引起,也可由几个较小的干酪病灶融合而形成,直径多在 1 cm 以上,甚至达 3~4 cm 或更大。由于发展缓慢,在其边缘往往产生纤维增生,可形成一层较薄的纤维包膜。如果病灶的直径大于 2 cm,即称结核球。

(1)X 线表现:为直径 1 cm 或 1 cm 以上的结节状或团状阴影,密度一般较深,轮廓较为清楚,有时可见薄层包膜,少数有长毛刺及浅分叶,部分结节有斑点状、斑块状及环弧形钙化,远侧胸膜粘连,大多数病例有卫星病灶。

(2)CT 表现:好发于双肺上叶,尤以右肺上叶多见,少数发生在下叶,多为 1~4 cm 的软组织密度灶,直径超过 3 cm 者不多见(图 10-6)。直径小于 2 cm 的干酪灶,于纵隔窗观察中心较低密度区为干酪样变,可有小空洞,肺窗观察病灶密度较均匀。直径大于 2 cm(结核球)的病灶边缘多较光滑,约 10% 呈浅分叶状,少数结核球边缘为粗细不均的毛刺,当未发生液化时,CT 显示密度均匀,中心为均匀低密度,边

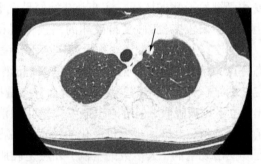

图 10-6　提示左上肺结核瘤(如箭头所示)

缘较高密度。钙化多见,尤其是薄层扫描容易发现钙化,部分有中心液化,为中心病灶溶解。

#### 3. 干酪性肺炎

大都是大片渗出性结核性病变很快产生干酪化所形成,有时也可由于多个小的干酪性病灶融合而成。干酪性肺炎的范围较大,可涉及一个整叶,至少涉及一个肺段。

(1)X 线表现:肺段或肺叶的致密实变,其内可见支气管扩张、液化及空洞,形成蜂窝影像(图 10-7)。

(2)CT 表现:多发生在肺上叶及下叶背段,表现为肺段或肺叶的实变,密度多不均匀,其中见多个融合区,大多数同时可见空洞,空洞多为虫蚀样,也有直径大小不一的圆形空洞,干酪性肺炎实变病灶内空洞的内壁常显示有不规则的结节样突起,考虑为内壁附着的干酪样坏死物质,伴有胸腔积液及胸膜增厚;在干酪性肺炎中亦有含气支气管影显示,常表现为支气管扩张,CT 较平片更利于支气管扩张的显示(图 10-8)。

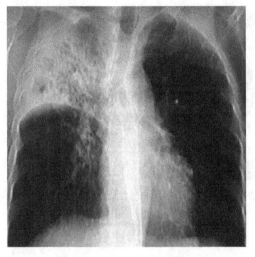

**图 10-7 右上肺干酪样肺炎**

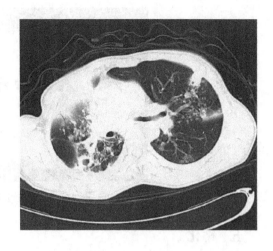

**图 10-8 右肺叶干酪样病变、右上肺后段可见多发蚕食样空洞，左肺内结核结节形成**

## 四、纤维化病灶

### (一)定义

渗出性病灶和增殖性病灶在愈合过程中形成纤维化病灶。

### (二)纤维化病灶影像学表现的病理基础

纤维化为肺结核病变临床愈合的一种表现。少部分渗出性病变和绝大多数增殖性病变在愈合过程中为纤维组织所替代，最后变为纤维瘢痕。其形态可有颗粒状、结节状、星状或片状、索条状和大片弥漫性五种。

### (三)纤维化病灶的影像学表现

1. X 线表现

(1)颗粒状纤维化病灶，由于较大颗粒灶中心多有微小干酪改变存在，故多为直径 3～4 mm 的颗粒状致密影，轮廓清楚，可光整或稍不整齐。

(2)结节状纤维化灶，为边缘锐利、密度较高的圆形或椭圆形影，直径在 1 cm 左右，并可见边缘有不规则收缩牵拉现象。

(3)星形或小斑片状病灶，表现为带有多个尖突的星形致密影或小斑片状不规则致密影。

(4)索条状纤维病灶，可分为实质性和间质性两种。实质性改变在 X 线上表现为索条状阴影，一般较短，走向不一；间质性改变则表现为粗乱的索条状或网状影，较肺纹理粗而致密，走行无分支，且大多向肺门集拢。

2. CT 表现

肺结核纤维化病灶 CT 表现与 X 线表现不对应，因 CT 能更清晰地显示肺部病灶，纤维化病灶在 CT 上多表现为纤维条索灶(图 10-9)，并可见不规则的收缩牵拉现象。严重时常可引起气管及纵隔向患侧移位，上叶大范围纤维化可引起肺门向上移位。

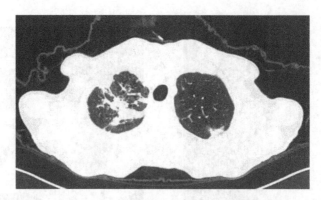

图 10-9　提示双上肺纤维增殖病灶

## 五、钙化

结核病的钙化属于营养不良性钙化（dystrophic calcification）：钙盐沉积于坏死或即将坏死的组织或异物中，此时体内钙磷代谢正常。钙化在动物实验中最早出现于感染后的第 6 周，在人体内最早见于感染后的 58 天。钙化病灶大多在干酪性病灶的愈合过程中产生。早期的钙化沉着发生在坏死组织的中心部，呈不均匀分布。钙化可呈细粒状、粗粒状、结节状、梅花状、斑片状，在结核球中可呈同心层状排列，有时有融合的趋势，最后整个病灶可完全钙化，呈圆形、卵

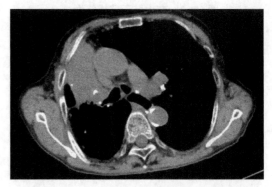

图 10-10　1 例肺结核患者纵隔窗显示钙化灶

圆形或不规则形态，结构均匀或不均匀。钙化尚可发生于胸膜、支气管、空洞壁及淋巴结中。

X 线和 CT 表现：在钙盐沉积的初期，少量的钙盐在 X 线或 CT 纵隔窗上（图 10-10）显示为密度较干酪病变更高的斑点阴影。随着钙盐的增多，密度更高，最后可与金属相似。根据病灶的大小、数目和分布，钙化病灶可呈多种多样。

## 第二节　各型肺结核影像学改变

### 一、原发性肺结核

原发性肺结核多见于儿童，也可以发生在成人免疫力低下者，肺内炎症浸润合并肺门、纵隔淋巴结增大是原发性肺结核的基本特征，包括原发综合征和胸内淋巴结结核两型。

#### （一）原发综合征

1. 原发病灶

结核菌侵入肺部后在细支气管和肺泡内产生的渗出性炎症可在任何肺段中出现，多见于

上叶后段及下叶背段肺的边缘部。原发病灶多为单发，呈斑点状、结节状、斑片状影，大小为0.5~2.0 cm，边缘模糊，中央区密度较高、边缘部较淡。也可表现为肺段或肺叶范围的片状及大片状密度增高影，边缘模糊呈浸润状。

2.淋巴管炎

结核分枝杆菌在原发病灶内易通过淋巴管向肺门方向蔓延，并在途经区导致淋巴管炎。影像上表现由原发病灶内侧向肺门方向引流形成的粗索条状或条带状阴影，边缘不甚清晰。

3.肺门及纵隔淋巴结增大

结核分枝杆菌经淋巴管到达肺门及纵隔淋巴结内，即引起肺门及纵隔淋巴结炎。如影像学表现为肺内原发病灶、淋巴管炎和肺门及纵隔淋巴结增大同时存在，即组成典型的"哑铃状"阴影，称为原发综合征（图10-11）。

### （二）胸内淋巴结结核

原发性肺结核大多数有自然愈合趋向，或通过治疗好转、吸收、最后痊愈。原发性肺结核的原发病灶、淋巴管炎和肺门纵隔淋巴结的演变过程大多数是不一致的，因为原发病灶大多数较小，其病灶中的结核菌又沿着淋巴回流迁至肺门及纵隔淋巴结内，多不留下任何痕迹，少部分留下局部少许纤维索条或钙化点。然而，肺门及纵隔淋巴结结核的愈合速度相对慢，甚至有相当部分的淋巴结病变发生干酪性变，而不见吸收缩小，反而表现阶段性增大。影像学上将肺内原发病灶及淋巴管炎已经吸收，见不到肺野内原发病灶和淋巴管炎，仅肺门及纵隔淋巴结结核继续存在，或者由原发结核病变直接感染淋巴结而形成肺门及纵隔淋巴结结核，主要表现为肺门及纵隔淋巴结增大的肺结核病称为胸内淋巴结结核（图10-12）。其中肺门淋巴结结核常见两种类型：一是炎症型，表现为肺门增大，边缘模糊；二是肿块型，增大的肺门边界清晰。

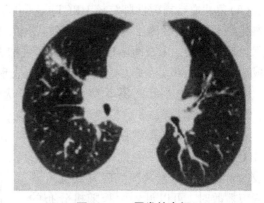

**图10-11　原发综合征**

（肺结核影像学及分级诊断专家共识[J].新发传染病电子杂志，2018；3（02）：118-127.）

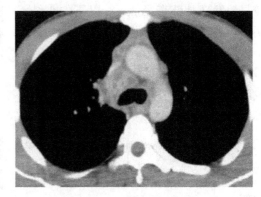

**图10-12　胸内淋巴结结核**

## 二、血行播散性肺结核

### （一）急性血行播散性肺结核

（1）发病早期时仅示两侧肺野透亮度减低，肺纹理增强及显影模糊，在HRCT图像中隐约可见呈细砂状改变，小叶间隔轻微增厚。

（2）典型表现(起病两周左右)：从肺尖至肺底均匀分布、大小及密度基本相同的粟粒状阴影，直径约 2 mm，边缘清晰。常表现为粟粒状阴影大小均匀、分布均匀、密度均匀(三均匀)。当病灶周围有渗出时，其边缘较模糊。绝大多数病变为两肺对称。

（3）密集的粟粒状小点状阴影常可遮盖肺纹理，在 X 线胸片上表现为肺纹理稀少。

（4）急性血行播散性肺结核早期诊断和治疗不及时，后期粟粒状阴影可增大、融合，病灶密度明显增高，边缘模糊。

（5）急性血行播散性肺结核 HRCT：①肺间质粟粒状结节：表现为两肺弥漫分布于肺间质的粟粒结节影，直径为 1~3 mm，结节的密度、大小一致，分布均匀，大部分结节边缘清楚，少部分边缘模糊。未及时治疗时部分病灶可增大至 5 mm 左右，结节形态可不规则，可以融合成局灶性肺小叶实变影。②磨玻璃阴影：表现为粟粒结节合并局限性磨玻璃阴影，密度较低，边缘模糊。③小叶间隔增厚及小叶内网状影：是由急性期肺泡间隔充血水肿形成的影像，多为磨玻璃阴影，多数患者治疗后可消失，少数患者治疗后形成不可逆的网状纤维化改变。④簇集性分布的薄壁囊腔影：少数患者可在病变进展期出现，为可逆性改变。⑤小叶中心分支影及"树芽征"：急性血行播散性肺结核未及时治疗或治疗不当时病变进展，结核病灶形成的干酪性物质累及肺泡腔并经支气管血管束播散时，可以见到两肺随机分布的微结节间伴局限分布的小叶中心分支影及"树芽征"，边缘清楚或模糊。

HRCT 的敏感度显著高于胸部平片，能较早地发现肺部直径 2 mm 以下的小结节阴影。观察分析肺野内小结节病灶的数目、形态、大小、密度、边缘征象及分布特点(图 10-13)，可以明显提高肺部较小病灶及肺部弥漫性结节病变的早期发现和早期诊断准确率。

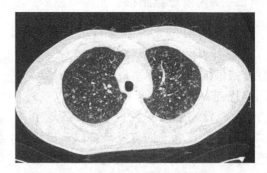

图 10-13　急性血行播散性肺结核

### (二)亚急性及慢性血行播散性肺结核

（1）病灶多位于一侧或两侧肺野上部及中部。

（2）上部肺野病灶可见渗出性、增殖性，甚至干酪性病变并存，表现为：斑点状、小结节状、斑片状、斑块状多形态影像，而中肺野以小结节状及粟粒状影像为多，表现出肺上野病程较长、肺中野病变较新的特征(图 10-14)。

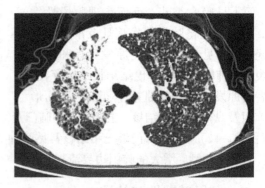

图 10-14　亚急性播散性肺结核

（3）病灶之间或患肺下部可表现为代偿性肺气肿。

## 三、继发性肺结核

继发性肺结核是指发生于原发性肺结核后任何时期的肺结核病。主要包括浸润型肺结核、干酪性肺炎、结核球、慢性纤维空洞性肺结核和毁损肺等类型。继发性肺结核是肺结核病中的一个主要类型，也是肺结核中最常见的类型。

### （一）浸润型肺结核

1. 病变有时可见初染结核菌时所遗留下的痕迹

①肺内见斑点状、结节状高密度的钙化灶。②常见陈旧高密度病灶周围炎，表现为中心密度较高，边缘部淡薄而模糊的斑片状、小片状阴影。③肺门及纵隔区常可见到淋巴结钙化灶。

2. 再感染结核（图 10-15）

①病灶好发上叶尖后段，下叶背段；②病灶大多数为多发，可在一个肺段或肺叶内，也可分布在一侧或两侧肺野；③渗出性病灶表现为云絮状阴影，呈斑片状（可以发展融合成片）、小片状或大片状，病灶边缘模糊，密度可均匀或不均匀；④增殖性病灶为斑点状、小结节状、小斑块状密度较高，边缘较清晰阴影；⑤病变内可出现干酪性溶解，可形成低密度半透明区或出现空洞，显示大小不一、形状各异的透光区。浸润型肺结核在不同病程中，可以出现无壁空洞、薄壁空洞、干酪厚壁空洞、纤维性空洞、张力性空洞及净化空洞等。浸润性肺结核空洞大多具有以下影像学特点：空洞的周围可见同步性斑点状、小结节状阴影，称"卫

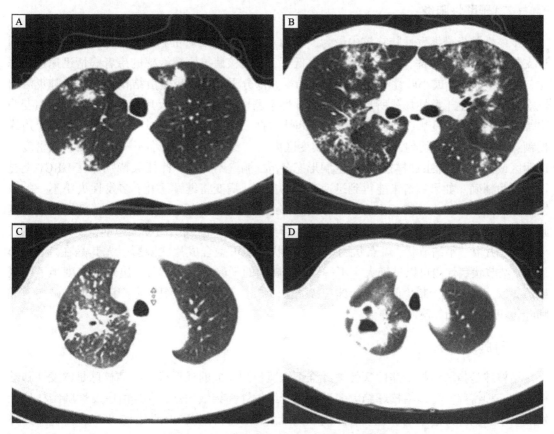

**图 10-15　继发性肺结核典型肺部 CT 影像**

AB 为 1 位 22 岁男性，咳嗽咳痰 10 个月，肺部 CT 提示双肺散在斑点、絮状、条片状高密度影。图 CD 为 1 位 57 岁男性，咳嗽咳痰 1 个月入院，有糖尿病，右肺上叶见厚壁空洞，右肺中叶见斑片状密度增高影。

星病灶"。一侧或两侧中下肺野常可见因空洞播散而发生的"支气管播散灶"，呈肺段或沿支气管束走行分布的散在或成串的小斑点状、小结节状影，中央密度高，边缘较清晰。在空洞与肺门方向可见条状或双轨状的"引流支气管"（也可称为结核引流管），是由空洞引流的支气管感染结核菌后使支气管壁黏膜增生、肥厚形成。空洞壁上可见点状或小条状高密度钙化灶。在同一肺段或肺叶内，尤其是在两肺结核好发部位内见到多个大小不等、形状各异的多形态空洞，对定性诊断具有重要价值；⑥钙化性病灶表现为点状、斑点状、小结节状、线条状或斑片状阴影，密度很高，边缘清楚，形态规整或不规则；⑦纤维性病灶表现密度较高、边缘毛糙的条索状阴影或星芒状阴影。纤维性病灶是人体组织自身保护性修复的表现，具有控制病灶发展扩大的作用，在结核病灶大部分吸收及治愈的后期常可见肺野内遗留下纤维性病灶；⑧可同时伴有胸腔积液；⑨可并发肺部血行播散性肺结核，肺野内除具有浸润性病灶之外，同时可见急性、亚急性或慢性血行播散性肺结核表现；即在上叶尖后段浸润性病灶周围肺野及两侧中下肺野内可见弥漫分布的小点状、粟粒状阴影，边缘不甚清晰。浸润型肺结核常可见渗出、增殖、干酪、空洞、钙化及纤维化等其中两种或多种基本病变同时发生于一例患者肺部。影像学表现为多病灶、多密度、多形态的特点。尤其在两肺上叶尖后段同时可见多病灶、多形态、多密度病变是浸润型肺结核典型的影像学征象。

### (二) 干酪性肺炎

干酪性肺炎是继发性肺结核中最为严重的一种类型。发病机制为大量结核菌在短期内通过支气管侵入人体肺部，由于机体免疫力低下，对结核菌抗原超敏感的患者病情迅速进展恶化，引起肺部大叶或小叶性干酪样坏死性肺炎。部分干酪性肺炎是由结核性大叶性肺炎渗出性病变迅速发生干酪性坏死所形成。①大叶性干酪性肺炎表现为大片云絮状阴影逐渐演变为中等密度的大片实变影，以肺上叶多见。病灶占据一个肺段或一个肺叶甚至一侧肺部，边缘模糊；②病灶密度不均匀，表现为大片实变区内见广泛多发的，大小不一的虫蚀状低密度半透明区或透亮区（即虫蚀样空洞），空洞形态各异，洞壁不光滑。此征象特别是在 HRCT 上显示得更为精确。如果病情未能得到迅速有效的控制，病变将继续恶化，多发性大小不一的虫蚀状空洞进一步扩大并互相融合，将导致肺部组织大面积破坏形成巨大空洞；③同侧或对侧肺也可见支气管播散病灶；④小叶性干酪性肺炎常可在一侧或两侧肺上中部呈多发性，散在分布的小片状、小结节状、斑点状阴影；小片状阴影可融合成片状阴影。尤其是在片状、小片状、结节状病灶内可以见到大小不一、不甚规则的干酪坏死溶解灶，出现低密度半透明区或透亮区。此征象诊断价值较高，具有特征性。⑤中后期因肺组织发生广泛或严重破坏引起肺叶体积缩小，相邻胸膜增厚。

### (三) 肺结核球

结核球是指肺结核干酪性病灶被纤维组织所包围而成的球形病灶。结核球是继发性肺结核中的一种特殊类型。结核球绝大多数起源于继发性肺结核病灶，少数由原发性肺结核病灶发展而来。当肺部感染结核菌后，渗出性病灶和增殖性病灶进展恶化均可以发生干酪性坏死。因为机体具有一定的抵抗力，随着病程延续，一部分结核干酪病灶的周围逐渐发生纤维组织增生，将干酪病灶包围以阻止病灶扩大及向周围继续侵犯蔓延。肺结核球的形成主要是由干酪病灶被纤维组织包围而形成的球形病灶，还可因空洞的引流支气管阻塞，空洞被干酪物质或结核肉芽组织充填形成(图10-16)。

**1.部位**

好发于上叶尖后段和下叶背段,因为结核球绝大多数是由继发性肺结核病灶演变形成的。因此,结核球的好发部位应与继发性肺结核的好发部位相一致。

**2.病灶数目**

多为单发,少数可多发。

**3.形态**

圆形或椭圆形,直径小于2 cm的称为纤维干酪病灶,直径在2 cm以上的称为结核球。

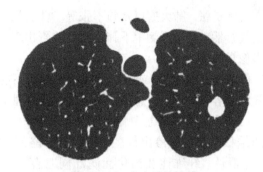

**图10-16 左上肺结核球**

(伍建林,路希伟.临床结核病影像诊断.
人民卫生出版社,2011)

**4.边缘**

结核球轮廓清晰,整齐光滑,少见有切迹及分叶。

**5.密度**

可为均匀性,也可见内部溶解半透明区,其溶解区多位于球影偏向肺门侧,也可见空洞,部分可见钙化。

**6.周围**

球形病灶附近的肺野内多见散在增殖性或纤维性病灶,表现为斑点状、小结节状及条索状阴影,常称"卫星灶"。

**7.近侧**

在结核球与肺门之间有时可见条索状阴影,为空洞形成的结核球遗留的引流支气管。

**8.钙化**

在结核球的内部或边缘处可以发生钙化,典型表现为成层的环形钙化阴影或散在斑点状钙化灶。

**9.增强**

增强CT检查时结核球不强化或仅轻度强化,典型者可有包膜薄环形强化。

**10.PET/CT**

肺结核球18F-FDG摄取程度随病灶内软组织比例的增加而升高。大部分结核球为低葡萄糖代谢,其中局部放射性缺损具有一定特异性。

**(四)慢性纤维空洞性肺结核**

慢性纤维空洞性肺结核是肺结核发展到晚期阶段,结核病程较长,在病程中病变恶化与好转交替出现,肺组织局部或大部破坏较重。同时发生病灶周围广泛性纤维组织增生修复,即出现了纤维性空洞(图10-17)。慢性纤维空洞性肺结核多由浸润型肺结核演变而来。由于肺结核病发现较晚或没有得到积极规范化治疗或没有能够坚持全程用药,或是由于某些原因引起机体抵抗力明显低下,最终造成病情反复,好转与恶化交替出现,肺部产生一个或数个空洞长期不能闭合。病变反复活动进展,患者排菌的同时也会造成自身反复发生支气管播散。肺组织长期较严重的破坏与较广泛的纤维组织增生会引起支气管牵拉、扭曲、变形,导致支气管扩张、肺大疱以及肺不张等。伴有局部肺容积缩小，同侧及对侧肺野常可见较广泛的支气管播散灶，同侧中下肺或对侧肺野出现代偿性肺气肿。慢性纤维空洞性肺结核常用以下影像学改变：

（1）在上叶尖后段或下叶背段可见形状不规则的纤维性空洞，周围有广泛的纤维条索影，局部肺部容积缩小，使患侧肺门上提，肺纹理呈垂柳状；气管、纵隔向患侧移位。

（2）同侧或对侧上中肺也常见新旧不一的结核病变，即渗出性、增殖性、干酪性、空洞性、纤维性及钙化性病灶同时存在于一个患者的肺部。空洞可单发，经常可见数个大小不一、形状各异的透亮区。病灶内可见斑点状、索条状或小斑片状钙化灶。空洞壁上经常可见点状或线条状钙化灶。

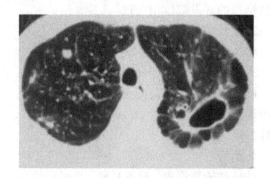

**图 10-17　CT 影像：慢性纤维空洞性肺结核**

（3）患侧中下肺及对侧肺野常见支气管播散病灶。

（4）未被侵及的肺野见代偿性肺气肿和肺大疱。CT 可发现胸片观察不到的肺大疱，表现为病灶边缘处的肺大疱壁非常薄的无肺纹理区。

（5）患侧局部胸膜长时间受侵出现胸膜增厚粘连形成胸膜纤维板，引起局部肋间隙变窄，胸廓塌陷。同时由于肺部容积缩小和胸膜增厚粘连牵拉作用，导致纵隔及气管明显向患侧移位。

## 四、气管、支气管结核

气管、支气管结核是气管、支气管黏膜、黏膜下层、肌层、环状软骨和外层结缔组织等从腔内至腔外构成气管支气管壁的全层结核病变的总称。主要是痰液中结核分枝杆菌的直接侵犯，也可为结核性淋巴结炎破溃直接侵犯气道黏膜，或结核分枝杆菌经支气管周围的淋巴道播散所致。病变好发于主支气管，两肺上叶、右肺中叶及左肺舌叶支气管。主要病理表现为气管或支气管壁不规则增厚、管腔狭窄或阻塞，狭窄支气管远端肺组织可出现继发性不张或实变、支气管扩张及并发黏液栓嵌塞和其他部位支气管播散病灶等。气管、支气管结核影像特点见图 10-18。

（1）支气管内膜结核：病变管壁增厚，表现为支气管内壁小结节状突起，也可表现为局部一小段支气管壁增厚。

（2）支气管腔狭窄：部分病例可见肺门或纵隔内增大淋巴结直接侵及相邻支气管或气管，引起管腔变窄、扭曲、变形或移位。

（3）一侧或两侧中下肺野可见斑点状、树芽状、小斑片状"支气管播散病灶"。

（4）支气管扩张：病变区内支气管出现串珠样或蜂窝状支气管扩张，支气管腔呈不同程度的扩大、支气管壁增厚及支气管内壁不光滑，有时呈锯齿状改变。

（5）局限性肺气肿：支气管壁增殖、干酪性病灶引起支气管腔狭窄，其远端肺野可见肺段性或一个肺叶局限性肺透亮度增高。

（6）肺段性或肺叶性肺不张：病变引起支气管狭窄、阻塞，导致肺段或肺叶的肺容积缩小，密度增高。

（7）支气管壁可显示斑点状、线条状钙化影。

（8）肺野内可见多形态的结核病灶。

HRCT 扫描结合多种图像后处理技术应用，可以有效地提高支气管结核的诊断率。HRCT 可以进行矢状位、冠状位和沿病变支气管腔纵行多层面影像重建。还可应用 CT 仿真内镜重建技术，对支气管腔、支气管壁包括支气管壁的内、外边缘进行细节征象观察分析。可以清晰显示气管、左右主支气管、肺叶及肺段支气管病灶向腔内或腔外壁侵犯、累及的部位、范围、形态和程度，显示支气管壁增厚及管腔狭窄的影像特征；部分病例可以发现支气管壁的钙化，结合肺结核多形态、多密度的病灶及支气管播散病灶，即可明确支气管结核及肺不张的性质。同时 HRCT 及增强扫描对于纵隔淋巴结增大、增大淋巴结是否发生干酪性坏死及液化、增大淋巴结有无相邻支气管侵犯引起支气管结核及支气管胸膜瘘等都能在影像学上清晰显示。

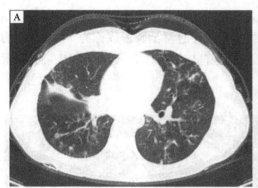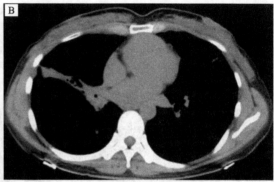

**图 10-18　肺结核合并支气管结核患者 CT 表现，右中下肺支气管狭窄**

## 五、结核性胸膜炎

结核性胸膜炎是由结核分枝杆菌及其代谢产物进入胸膜腔引起的胸膜炎症。其发病机制为邻近胸膜的肺内结核病灶的直接蔓延，胸内淋巴结内的结核分枝杆菌经淋巴管逆流到胸膜所致。也可以是弥散至胸膜的结核菌体蛋白引起的过敏反应。临床上分为干性胸膜炎和渗出性胸膜炎。

### （一）结核性干性胸膜炎

系指胸膜腔不产生明显渗液或仅有少量纤维素渗出的胸膜炎。多数患者继续发展即出现不同程度的胸腔积液。早期胸膜表面仅有少量纤维素渗出时影像学检查可无异常发现。当胸膜腔有一定量纤维素渗出，引起胸膜增厚达到 2~3 mm 时，X 线平片在病变切线位能显示，表现为局部胸膜增厚，边缘不甚清晰；CT 检查可以采用肺窗、中间窗和纵隔窗转换观察，更为敏感地显示出胸膜增厚改变或伴有少量液性密度所导致的胸膜向肺野内轻微突出，边缘模糊的阴影。胸膜纤维蛋白沉着或肉芽组织增生引起胸膜增厚常伴有胸膜脏、壁层间的粘连，在胸膜增厚、粘连基础上可发生钙化。影像表现为沿胸壁内缘的条状或片状软组织密度影或致密钙化影。局限性胸膜增厚被视为胸膜炎愈合后改变，广泛的胸膜增厚、粘连、钙化常引起一系列临床症状。

### (二) 结核性渗出性胸膜炎

结核性渗出性胸膜炎液体一般为浆液性，大多数为单侧胸腔发病。胸腔积液在发病初期通常为游离状态，随患者体位变化，积液即流到胸膜腔最低处。随着病程延长，其中一部分患者在积极规范治疗后即吸收好转；一部分患者治疗不及时或不规范或机体抵抗力低下时，则胸腔积液内大量纤维素沉着即引起胸膜增厚粘连，导致胸腔积液分隔或引起包裹性胸腔积液；其中有部分患者后期还会发生胸膜增厚及钙化。

1. 游离性胸腔积液影像特点

胸膜腔出现的液体可随体位改变自由移动至胸膜腔的最低处或随胸腔内压力变化产生自由上下波动表现。胸部X线、CT(图10-19)、超声检查和MRI均可发现胸腔内较少量积液。

2. 包裹性胸腔积液

由于脏、壁层胸膜的粘连，导致积液局限于胸膜腔的某些部位称为包裹性胸腔积液。X线检查时多发生于下部胸腔的侧后胸壁内侧缘，胸片切线位时呈半圆形或称为"D"字形，自胸壁向肺野突出，边缘清晰光滑，其上下缘与胸壁的夹角呈钝角。CT、超声、MRI可直接显示病灶。

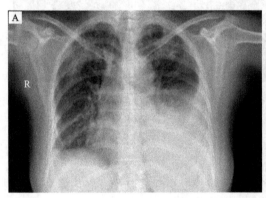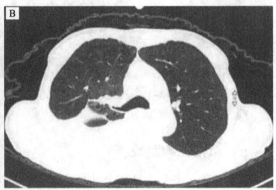

图10-19 结核性胸膜炎影像学表现

A为X线表现，B为CT改变

## ▶ 第三节 特殊人群及不典型肺结核影像学改变

### 一、儿童肺结核

儿童肺结核最初基本病理表现以渗出浸润为主，可伴有不同程度的纤维增生及空洞形成。病变进展可导致干酪性肺炎、支气管结核及其血行播散性肺结核等。病变好转则表现为吸收或钙化。不同患病年龄的病变类型有不同，淋巴结增大多见于婴幼儿，小儿肺结核以渗出性改变为主，学龄期和青春期则多表现为结核性胸膜炎和继发性肺结核，这可能与各年龄段患儿的免疫状态有关。

临床表现为发热和咳嗽等肺结核可疑症状，还可表现为发育迟缓。儿童原发性肺结核可因气管或支气管旁淋巴结增大压迫气管或支气管，或发生淋巴结-支气管瘘，常出现喘息症状。依据主要病灶的 CT 特点分为：①淋巴结结核或原发性结核，纵隔和(或)肺门淋巴结肿大，典型表现为"环征"——中心低密度的环形强化；②肺泡实质性结核或实变，肺实质呈等密度改变，伴空气支气管征，增强扫描强化并可见血管束；③结核瘤或实质性结节，肺实质内直径 0.4~5.0 cm 的类圆形病灶，边界清楚，多数大小不随时间变化，可钙化或坏死形成空洞；④粟粒性结核，两肺随机或弥漫分布的直径 1.0~4.0 mm 结节，HRCT 显示位于肺间质；⑤空洞，肺部阴影或结节病灶内的气体密度影，通常为厚壁(>3 mm)，有时见液气平面；⑥胸膜结核，以积液为主，增强扫描有壁层、脏层胸膜增厚表现(胸膜分离征)；⑦纤维化与肺毁损，肺体积缩小，出现瘢痕性不张、胸膜粘连及"轨道样"支气管扩张等征象。儿童肺结核的病理种类多样，影像表现复杂，临床诊断有一定难度。低剂量 CT 扫描不仅可明确病变范围，还可对疾病类型作出判断，为进一步治疗提供有力依据。

## 二、HIV/AIDS 合并肺结核

艾滋病病毒攻击人体后，导致人体免疫器官损伤，发生 CD4[+] T 淋巴细胞减少，免疫细胞的活化功能下降或丧失导致免疫功能低下或丧失。患者对结核的易感性明显高于普通人群，易引起结核分枝杆菌感染，且极易全身播散，抗结核治疗效果较差，也可危及生命。结核病是艾滋病常见的非机会性感染，但在 HIV 感染者，结核病发病率和复发率明显增加。HIV 感染者易患结核与其体内细胞免疫功能低下，CD4[+] T 淋巴细胞减少有关，CD4[+] T 淋巴细胞水平决定肺结核表现的多样性与转归。

HIV 感染合并肺结核者影像学表现为多元化，在影像学上病灶形态多种多样。HIV 感染早期，CD4[+] T 淋巴细胞 $0.2×10^9$/L 以上时，在缺乏免疫介导的情况下，肺部的结核病灶影像学表现与免疫功能正常肺结核大致相同，主要表现为肺浸润性病灶，淋巴结增大及粟粒性结核的表现。中晚期艾滋病，由于免疫抑制，CD4[+] T 淋巴细胞 $0.2×10^9$/L 以下时，肺部以渗出性病灶为主或伴有淋巴结增大，很少见到病灶增生改变。原发综合征、首发急性血行播散性肺结核，或两下肺结核性大叶性肺炎、结核性胸膜炎及肺外结核等类型结核均可在艾滋病患者中显现。增大的淋巴结中心常为低密度半透明类圆形的液化或坏死灶，边缘可环状强化。HIV/AIDS 易诱发结核，HIV 感染可以加速结核病的进程，结核病也可使 HIV 感染发展为 AIDS，两者关系很密切。有作者认为艾滋病合并肺结核胸部的影像表现不典型，病变多位于下肺野，经血液或淋巴道播散的粟粒性结核多见，容易与其他细菌、病毒、真菌感染同时存在。由于 AIDS 合并肺结核的征象和部位不典型，给肺结核的早期诊断带来诸多困难，需结合其他诊断手段与综合性分析。

## 三、不典型肺结核的影像学及分级诊断

随着肺结核发病率上升及部分患者不规范的抗结核治疗引起耐药性增多，或在免疫功能低下时，导致部分肺结核患者的影像学表现不典型，造成误诊，延误治疗。影像学上肺结核的不典型主要表现在发病部位与分布不典型和病灶形态表现不典型等，此类型肺结核的诊断

仍然有较高的误诊率,是影像诊断的难点之一。

### (一)发生部位、分布上不典型

原发及继发性肺结核就其发病部位而言,以两肺上叶尖后段及下叶背段肺边缘部多见。部分患者肺结核病灶发生于肺下叶基底段或右肺中叶,但病灶仍旧可能具备结核的某些影像学特征。有的病灶虽发生于上肺,但却紧贴脊柱,并且形成孤立性肿块,周围异常干净,无任何卫星病灶,易误诊为肺内其他占位性病变。有的结核病变发生于肺上叶前段或左上叶舌段,表现为节段性非特异性炎症改变,难以诊断。

### (二)影像表现不典型

1. 以肺叶和段性实变为主

肺结核引起大叶性或肺段性实变通常多是以增生性炎症为主的一种表现,CT 影像通常只能确定实变的范围,但不能分辨引起实变的病理学基础,因此,仅发现肺实变仍难以作出影像学诊断与鉴别。鉴于肺结核病变往往具有多种病理改变并存的特点,所以在分析肺叶或肺段性实变阴影时应考虑:①应该重点分析病灶内有无合并局限性融解和小空洞形成,即评价增生性炎症是否合并变质性改变;②注意肺实变影周边是否有腺泡结节影等小片状或斑片状边缘模糊影,其他肺叶肺段中是否合并树芽征等支气管播散性病灶,或是合并大小不等的随机结节等有助于肺结核的诊断;③肺结核实变内的支气管走行多为正常,管腔通畅,而浸润性肺腺癌和肺黏膜相关淋巴瘤等所引起的实变内支气管走行往往僵硬,并常合并支气管管腔狭窄等有助于其鉴别。不规则孤立结节或肿块型肺结核。部分肺结核以增生性肉芽肿为主而表现为孤立结节或团块样阴影,尤其是伴有不规则边缘者,形态上可以出现诸如周围型肺癌类似的分叶、细短毛刺、血管集束及胸膜凹陷等征象,即"异病同影"的肿瘤样改变。由于无明显卫星病灶,病灶又无明显钙化,极易误诊为周围型肺癌。应重点分析:病灶的形态特点,应准确区分肺结核病灶的不规则边缘和肺癌的分叶征象;选择 60~90 秒的延时 CT 增强扫描,重点分析病灶的强化形式。通常肺结核病变多表现为不均匀强化伴有局限低密度区,即增生性炎症合并不同程度的变质性改变。而肺癌多表现为较均匀的完全强化。

2. 肺内多发性结节型肺结核

分布大小不等的结节阴影,边缘较清楚。这种多发性结节主要为结核性肉芽肿性炎症。当结节病灶边缘欠锐利,并伴有或多或少的淡薄片状影,则高度提示感染性病变,若抗感染治疗无效,再结合症状、体征及实验室检查可考虑为结核病变可能,可抗结核试验性治疗,必要时选择经皮肺穿刺活检进一步明确诊断。

3. 以间质改变为主的继发性肺结核

该类型肺结核为继发性肺结核的特殊类型,在 HRCT 上较有特征。主要表现为按支气管树节段性分布和片状融合分布两种形式,小叶内间质异常是肺结核间质改变的主要 HRCT 表现,包括小叶内细网织线影、树芽征、微结节、磨玻璃影等征象,病灶分布以上肺叶居多,也可以弥漫分布于两肺,形成"雪花片"样改变。还可以见到以蜂窝样表现为主的间质性肺结核,称为结核性蜂窝肺。

4. 以纵隔肺门淋巴结增大为主的肺结核

典型的肺门和纵隔淋巴结结核,通常 CT 增强表现为两种形式,即增大淋巴结边缘环形强化而中心不强化，或分隔样强化伴多发性局限低密度区，尤其是短径大于 2.0 mm 者表现更为典型。小部分淋巴结结核主要表现为异常增大的淋巴结，CT 增强扫描除淋巴结表现为均匀强化外，还可见大血管结构的包绕和压迫等，与肺癌的纵隔淋巴结转移和纵隔淋巴瘤的表现近似。对于这种纵隔内较均匀强化的增大淋巴结的诊断，除分析增大淋巴结分布特点外，主要选择支气管镜下的透壁穿刺、EBUS 和纵隔镜等技术获得病理诊断，HIV/AIDS 合并肺结核或非结核分枝杆菌病的影像学及分级诊断。

（谭英征　彭双　欧阳静　刘灿）

## 参考文献

［1］中华医学会放射学分会传染病放射学专业委员会.肺结核影像学及分级诊断专家共识［J］.新发传染病电子杂志，2018；3(2)：118-127.

［2］中华医学会放射学分会传染病学组等.获得性免疫缺陷综合征相关肺结核影像诊断标准专家共识［J］.中华医学杂志，2021；101(37)：2962-2967.

［3］中华医学会结核病学分会儿童结核病专业委员会等.儿童肺结核诊断专家共识［J］.中华实用儿科临床杂志，2022；37(7)：490-496.

［4］何玉麟，许传军.肺结核影像诊断标准［J］.新发传染病电子杂志，2021；6(1)：1-6.

［5］陆普选.中国最新肺结核诊断标准要点解读(附视频)［J］.新发传染病电子杂志，2018；3(1)：57-58.

［6］于佳佳，唐神结.2021 年结核病临床诊断年度进展［J］.国际呼吸杂志，2022；42(13)：973-978.

［7］李莹，曹益瑞，陶红竹，等.气管支气管结核的局部药物治疗进展［J］.中国防痨杂志，2021；43(10)：1096-1101.

［8］中华医学会结核病分会《中华结核和呼吸病杂志》编辑委员会.气管支气管结核诊断和治疗指南(试行)［J］.中华结核和呼吸杂志，2012；35(8)：581-587.

［9］ZHANG Yu-zhong, LI Hong-jun, CHENG Jing-liang, et al. Computed tomographic emonstrations of HIV seropositive pulmonary tuberculosis and their relationship with $CD^{4+}$ T-lymphocyte count［J］. Chinese Medical Journal, 2011；124(5)：693-698.

［10］Pu-xuan Lu, Bo-ping Zhou. Diagnostic Imaging of Emerging Infectious Diseases［M］. Switzerland：Springer, 2015；s169-205.

［11］Singer-leshinsky S. Pulmonary tuberculosis：Improving diagnosis and management［J］. Jaapa, 2016；29(2)：20-25.

［12］Kim JY, Jeong YJ, Kim K, et al. Miliary tuberculosis：a comparison of CT findings in HIV-seropositive and HIV-seronegative patients［J］. Br JRadiol, 2010；83(987)：206-211.

［13］Ray S, Kundu S, Sonthalia N, et al. Diagnosis and management of miliary tuberculosis：current state and future perspectives［J］. Ther Clin Risk Manag, 2013；9：9.

［14］Jing Y, Hao-hui Z. CT characteristics of acute miliary pulmonary tuberculosis and miliary lung metastases［J］. CJMIT, 2009；25(7)：1205-1207.

［15］中华医学会结核病学分会，结核病病理学诊断专家共识编写组.中国结核病病理学诊断专家共识［J］.中华结核和呼吸杂志，2017；40(6)：419-425.

［16］马玙，朱莉贞，潘毓萱.结核病［M］.北京：人民卫生出版社，2006.

［17］Mondoni M, Repossi A, Carlucci P. Bronchoscopic techniques in the management of patients with tuberculosis［J］. Int J Infect Dis, 2017；64：27-37.

［18］Jung SS, Park HS, Kim JO, et al. Incidence and clinical predictors of endobronchial tuberculosis in patients with pulmonary tuberculosis[J]. Respirology, 2015; 20(3): 488-495.

[19] Shaw JA, Diacon AH, Koegelenberg CFN. Tuberculous pleural effusion[J]. Respirology, 2019; 24(10): 962-971.

[20] Bomanji JB, Gupta N, Gulati P, et al. Imaging in tuberculosis. In: Kaufmann SH, Rubin E, Zumla A, editors. Clinical tuberculosis. New York: Cold Spring Harbor Laboratory Press, 2014.

[21] 张晓萍, 马红霞, 郭佑民, 等. 儿童肺结核 CT 影像分析[J]. 中国防痨杂志, 2013; 35(2): 116-119.

[22] 王琦, 刘桂芳, 韩金花, 等. 不典型肺结核的 CT 表现[J]. 医学影像学杂志, 2016; 26(2): 239-242.

[23] 周新华. 肺结核少见影像表现分析[J]. 新发传染病电子杂志, 2017; 2(2): 127-128.

[24] 朱文科, 陆普选, 余卫业, 等. 艾滋病合并肺结核的 CT 表现及动态变化[J]. 中国防痨杂志, 2007; 29: 47.

[25] 陆普选. 结核病对临床影像学诊断的挑战[J]. 放射学实践, 2011; 26(9): 916-917.

[26] 侯代伦, 谢汝明, 袁小东, 等. 肺结核病影像学诊断新进展[J]. 中国医疗设备, 2014; 29(7): 1-6.

[27] 丁浩, 何玲. 儿童肺结核的 CT 研究进展[J]. 中国中西医结合影像学杂志, 2018; 16(02): 212-214.

# 第十一章　肺结核诊断标准

　　结核病(tuberculosis)是由结核分枝杆菌感染引起的一种慢性传染性疾病,在全球广泛流行,是全球关注的公共卫生和社会问题,也是我国重点控制的疾病之一,其中肺结核(pulmonary tuberculosis)是结核病最主要的类型。结核病的病原菌为结核菌复合群,包括结核分枝杆菌、牛分枝杆菌、非洲分枝杆菌和田鼠分枝杆菌,人肺结核的致病菌90%为结核分枝杆菌。结核病的传染源主要是结核病患者,尤其是痰菌阳性者,主要通过把含有结核菌的微粒排到空气中进行飞沫传播。肺结核是指发生在肺组织、气管、支气管和胸膜的结核,包含肺实质的结核、气管支气管结核和结核性胸膜炎,占各器官结核病总数的80%~90%。原中华人民共和国国家卫生和计划生育委员会于2017年11月9日颁布了《WS 288—2017 肺结核诊断》强制性卫生行业标准(以下简称"新标准"),并于2018年5月1日正式实施。将会对改善和优化结核病防治措施产生积极的影响,对有效控制我国结核病疫情起到重要的作用。

## ▶ 第一节　结核分枝杆菌潜伏感染

　　结核分枝杆菌潜伏感染(latent tuberculosisinfection, LTBI)指机体感染了结核分枝杆菌,但没有发生临床结核病,且没有临床细菌学和影像学方面活动性结核病的证据。WHO 提出的 LTBI 是指机体对结核分枝杆菌抗原有持续性的免疫应答,但无活动性结核病临床证据的一种状态。由于 LTBI 的诊断没有结核病病原学和病理学依据,故至今对于 LTBI 的诊断尚无"金标准",需要通过检测人体结核分枝杆菌感染的相关免疫应答状态确定是否为 MTB 感染,排除活动性结核病之后确定为 LTBI。LTBI 者是结核病源源不断发病的病原库。健康人受到结核分枝杆菌感染后,将会有 5%~10% 的几率发展为结核病,新近结核分枝杆菌感染者在5年内发病概率约为50%,机体免疫力低下等高危人群感染结核分枝杆菌后,结核病发病率明显增加。因此,消除结核病,必须对结核潜伏感染人群进行干预。

## ▶ 第二节　肺结核的诊断依据

　　根据流行病学史、临床表现、影像学和实验室检查结果可将肺结核患者分为疑似病例、临床诊断病例以及确诊病例。

## 一、流行病学史

与结核病患者接触与肺结核发病关系密切，活动期时患者体内结核分枝杆菌繁殖较为活跃，传染性较强，进而易造成大面积感染，威胁他人身体健康。有研究结果显示，年龄 ≥ 60 岁、有肺结核患者接触史、长期吸烟史可能是导致活动性肺结核发病的独立危险因素。

## 二、临床表现

肺结核相关临床表现：①咳嗽、咳痰 ≥ 2 周，或痰中带血或咯血为肺结核可疑症状。肺结核多数起病缓慢，部分患者可无明显症状，仅在胸部影像学检查时发现。随着病变进展，可出现咳嗽、咳痰、痰中带血或咯血等，部分患者可有反复发作的上呼吸道感染症状。②肺结核还可出现全身症状，如盗汗、疲乏、间断或持续午后低热、食欲不振、体重减轻等，女性患者可伴有月经失调或闭经。③少数患者起病急骤，有中、高度发热，部分伴有不同程度的呼吸困难。④病变发生在胸膜者可有刺激性咳嗽、胸痛和呼吸困难等症状。⑤病变发生在气管、支气管者多有刺激性咳嗽，持续时间较长，支气管淋巴瘘形成并破入支气管内或支气管狭窄者，可出现喘鸣或呼吸困难。⑥少数患者可伴有结核性超敏感综合征，包括：结节性红斑、疱疹性结膜炎/角膜炎等。⑦儿童肺结核还可表现为发育迟缓，儿童原发性肺结核可因气管或支气管旁淋巴结肿大压迫气管或支气管，或发生淋巴结-支气管瘘，常出现喘息症状。⑧当合并有肺外结核病时，可出现相应累及脏器的症状。

肺结核相关体征：①早期肺部体征不明显，当病变累及范围较大时，局部叩诊呈浊音，听诊可闻及管状呼吸音，合并感染或合并支气管扩张时，可闻及湿性啰音。②病变累及气管、支气管，引起局部狭窄时，听诊可闻及固定、局限性的哮鸣音，当引起肺不张时，可表现气管向患侧移位，患侧胸廓塌陷、肋间隙变窄、叩诊为浊音或实音、听诊呼吸音减弱或消失。③病变累及胸膜时，早期于患侧可闻及胸膜摩擦音，随着胸腔积液的增加，患侧胸廓饱满，肋间隙增宽，气管向健侧移位，叩诊呈浊音至实音，听诊呼吸音减弱至消失。当积液减少或消失后，可出现胸膜增厚、粘连，气管向患侧移位，患侧胸廓可塌陷，肋间隙变窄、呼吸运动受限，叩诊为浊音，听诊呼吸音减弱。④原发性肺结核可伴有浅表淋巴结肿大，血行播散性肺结核可伴肝脾肿大、眼底脉络膜结节，儿童患者可伴皮肤粟粒疹。

## 三、胸部影像学改变

胸部影像学检查改变具备以下中任一条者：原发性肺结核胸部影像学改变为肺内原发病灶及胸内淋巴结肿大，或单纯胸内淋巴结肿大。儿童原发性肺结核也可表现为空洞、干酪性肺炎以及由支气管淋巴瘘导致的支气管结核；血行播散性肺结核胸部影像学改变：急性血行播散性肺结核表现为两肺均匀分布的大小、密度一致的粟粒阴影；亚急性或慢性血行播散性肺结核的弥漫病灶，多分布于两肺的上中部，大小不一，密度不等，可有融合。儿童急性血行播散性肺结核有时仅表现为磨玻璃样影，婴幼儿粟粒病灶周围渗出明显，边缘模糊，易于融合；继发性肺结核胸部影像表现多样。轻者主要表现为斑片、结节及索条影，或表现为结核瘤或孤立空洞；重者可表现为大叶性浸润、干酪性肺炎、多发空洞形成和支气管播散等；反复迁延进展者可出现肺损毁，损毁肺组织体积缩小，其内多发纤维厚壁空洞、继发性支气管扩张，或伴有多发钙化等，邻近肺门和纵隔结构牵拉移位，胸廓塌陷，胸膜增厚粘连，其他肺组织出现代偿性肺气肿和新旧不一的支气管播散病灶等；气管、支气管结核影像学主要表现为气管或支气管壁不规则增厚、管腔狭窄或阻塞，狭窄支气管远端肺组织可出现继发性不张或实变、支气管扩张及其他部位支气管播散病灶等；结核性胸膜炎分为干性胸膜炎和渗出性胸膜炎。干性胸膜炎为胸膜的早期炎性反应，通常无明显的影像表现；渗出性胸膜炎主要表现为胸腔积液，且胸腔积液可表现为少量或中大量的游离积液，或存在于胸腔任何部位的局限积液，吸收缓慢者常合并胸膜增厚粘连，也可演变为胸膜结核瘤及脓胸等。

### 四、实验室检查

**1. 涂片法**

直接涂片抗酸杆菌镜检：是简单、快速、易行和较可靠的方法，但欠敏感，通常菌量大于 $10^4$ 条/mL 方能检测阳性。目前，萋-尼染色镜检仍然为临床使用的主要方法。萋-尼染色法，是复红染色液在石炭酸的协同作用下，对标本加热促进染色剂同被染细胞的结合，将抗酸杆菌染成紫红色，随后使用酸性酒精脱色，抗酸杆菌能保持紫红色，而其他脱落细胞或标本中的非抗酸杆菌被酸性酒精脱去颜色，后经复染剂亚甲蓝复染为蓝色，光学镜下观察，可在蓝色背景下看到紫红色的杆状抗酸菌。依据分枝杆菌细胞膜含脂质较多，其中主要成分为分枝菌酸，菌酸具有抗酸性，染料将分枝杆菌染色后，分枝杆菌细胞膜能抵抗盐酸乙醇等脱色剂作用，使分枝杆菌能保持染料的颜色。分枝杆菌抗酸性是菌体内的分枝菌酸、RNA 蛋白及其细菌壁的完整性相结合的综合反应，即抗酸性的强弱除与细菌壁的完整性有关以外，还与其细菌成熟和衰老程度有关。结果判读：①萋-尼染色抗酸杆菌阴性：连续观察 300 个不同视野，未发现抗酸杆菌；②萋-尼染色抗酸杆菌阳性，抗酸杆菌菌数：1~8 条/300 视野；③萋-尼染色抗酸杆菌阳性(1+)：3~9 条/100 视野，连续观察 300 个视野；④萋-尼染色抗酸杆菌阳性(2+)：1~9 条/10 视野，连续观察 100 个视野；⑤萋-尼染色抗酸杆菌阳性(3+)：1~9 条/1 视野；⑥萋-尼染色抗酸杆菌阳性(4+)：≥10 条/1 视野。报告 1+时至少观察 300 个视野，报告 2+至少观察 100 个视野，3+、4+时至少观察 50 个视野。不典型抗酸菌(如：颗粒体、丝状体、巨球体等)，按实际观察情况描述报告结果。例如：萋-尼染色阳性颗粒体(2+)。荧光染色显微镜检查，原理是分枝杆菌在金胺"O"染液染色后，在含有紫外光源的荧光显微镜下发出橘黄颜色，高倍镜(物镜 40 倍目镜 10 倍)下，可见分枝杆菌产生黄绿色荧光，呈杆状或分枝状。荧光染色镜检结果分级报告标准：①荧光染色分枝杆菌阴性(−)：0 条/50 视野；②荧光染色分枝杆菌阳性(报告分枝杆菌数)：1~9 条/50 视野；③荧光染色分枝杆菌阳性(1+)：10~49 条/50 视野；④荧光染色分枝杆菌阳性(2+)：1~9 条/1 视野；⑤荧光染色分枝杆菌阳性(3+)：10~99 条/1 视野；⑥荧光染色分枝杆菌阳性(4+)：100 条及以上/1 视野。报告 2+至少观察 50 个视野，3+及以上的阳性结果至少观察 20 个视野。

**2. 分枝杆菌培养**

分枝杆菌培养的主要用途为疾病确诊、耐药监测和药物敏感性试验等。分枝杆菌培养检查的阳性检出率远高于痰涂片抗酸染色检查。实验原理是分枝杆菌因其较厚的细胞壁而具有耐受酸碱的特点，能耐受碱性消化液的处理，而酸性培养基能中和碱性标本处理液，碱消化液消化后标本可直接接种于酸性培养基上，用于分枝杆菌的分离培养。但倍增时间长(18~24 h)也是它的缺点，因此结核分枝杆菌的快速培养技术成为近年来相关领域的研究热点。

(1)改良罗氏培养。作为固体培养基的代表，改良罗氏培养有着其简单、易行的优点。

在发展中国家中涂片法和固体培养法是使用最多的检测方法。

（2）液体培养法。现行有效的液体培养系统有：BACTEC MGIT 960 系统和 Bact/ALERT 3D 系统。BACTEC MGIT 960 系统采用了荧光法的原理，当培养管内有分枝杆菌生长时，氧气被消耗，培养管则发出荧光，荧光经强度记忆探测器测定，得出处理后结果。Bact/ALERT 3D 的检测原理是依靠 $CO_2$ 比色检测装置显示培养系统中分枝杆菌生长情况，瓶底有颜色感应器，当培养瓶内有分枝杆菌生长时，产生的 $CO_2$ 渗透至感应器，经水饱和后产生氢离子改变感应器的酸碱度值且颜色跟着改变，由深绿色变为黄色，仪器可自动连续检测，并自动显示有无分枝杆菌生长。Bact/ALERT 3D 技术 1996 年经美国食品药品管理局（FDA）批准，用于医院及科研机构的细菌培养和鉴定。液体培养法的优点是速度快，检出率高，但费用昂贵，并且对仪器要求严格。

结核杆菌的典型菌落形态为：不透明淡黄色、粗糙、干燥、凸起于培养基、有的呈菜花样。如果发现培养基液化，或者长霉菌，则报告污染。分枝杆菌分级报告标准：无菌落生长，报告培养阴性；菌落生长不及斜面面积 1/4 时，报告实际菌落数；菌落占斜面面积 1/4，报告（1+）；菌落占斜面面积 1/2，报告（2+）；菌落占斜面面积 3/4，报告（3+）；菌落布满培养基斜面，报告（4+）。

3. 分子生物学检查

以核酸扩增技术为基础的多种分子生物学诊断方法可检测标本中结核分枝杆菌的核酸。分子生物学检测比涂片、培养敏感，可选择 WHO 推荐在结核高负担国家使用的结核分枝杆菌及利福平耐药检测系统（Xpert MTB/RIF）、环介导等温扩增、恒温扩增、基因芯片等。结核分枝杆菌/利福平耐药实时荧光定量核酸扩增检测技术（Xpert Mycobacte-rium tuberculosis/Rifamfampin，Xpert MTB/RIF）是美国 Cepheid 公司研发的 TB 检测方法，其通过半巢式实时荧光定量 PCR 检测 MTB 复合群的利福平耐药基因（rpoB 基因），通过 6 种分子探针覆盖利福平耐药决定区，可同时检测 MTB 感染和利福平耐药性，并且反应过程中不需要手工操作，因而降低了操作误差。WHO 在 2013 年发文：当成人和儿童患者怀疑为耐多药结核病（multidrug resistance，MDR-TB）或合并艾滋病病毒（HIV）感染时，推荐 Xpert MTB/RIF 为首选检测方法。环介导等温扩增技术（loop-mediated isothermal amplification method，LAMP）的特点是针对靶基因的 6 个区域设计 4 种特异引物，通过链置换 DNA 聚合酶（BstDNA polymerase）进行恒温扩增。与聚合酶链式反应（polymerase chain reaction，PCR）不同，LAMP 不需要变性 DNA 模板，1 h 内即可实现 $10^9$ 倍的核酸扩增，具有操作简单、特异性强、产物易检测等优点。在 DNA 合成时，从脱氧核糖核酸三磷酸底物（dNTPs）中析出的焦磷酸离子与反应溶液中的镁离子反应，产生大量白色焦磷酸镁沉淀，通过肉眼就可观察，而不需要烦琐的电泳紫外分光光度法。交叉引物恒温扩增技术（crossing priming amplification，CPA）与 LAMP 类似，通过 1 对特异性探针和 2 对特异性扩增引物，在恒温条件下，通过 BstDNA 聚合酶，对 MTB 复合群 IS6110 片段进行特异性扩增，然后利用免疫层析乳胶标记的试纸条进行检测。CPA 是我国自主创新的核酸扩增技术，用于体外定性检测痰液样本中 MTB 的 DNA，辅助 TB 的临床诊断。CPA 检测效果评估显示，该方法的敏感性为 84.1%，特异性为 97.8%，说明 CPA 作为一种快速辅助诊断方法具有较好的前景。

4. 结核病病理学检查

结核分枝杆菌引起慢性感染属于特殊性炎症，可引起细胞免疫反应和Ⅳ型变态反应，具备一般炎症的渗出、坏死和增生三种基本变化，亦有其特殊性，详见如下：

（1）渗出性病变：主要表现为浆液性或浆液纤维素性炎。病变早期局部有中性粒细胞浸润，但很快被巨噬细胞所取代，在渗出液和巨噬细胞中可查见结核分枝杆菌。

（2）增生性病变：形成具有诊断价值的结核结节，由上皮样细胞、郎汉斯巨细胞以及外周聚集的淋巴细胞和少量增生的纤维母细胞构成，典型者结节中央有干酪样坏死。

（3）变质性病变：上述以渗出为主或以增生为主的病变均可继发干酪样坏死，结核坏死灶由于含脂质较多呈淡黄色、均质细腻、质地较实、状似奶酪，故称干酪样坏死。干酪样坏死对结核病病理诊断具有一定的意义。显微镜下为红染无结构的颗粒状物，干酪样坏死物中常见少数结核分枝杆菌。渗出、坏死和增生三种变化往往同时存在而以某一种改变为主，而且可以互相转化。

典型结核(结核结节)的病理诊断较容易，而不具备典型结核病理变化的病例则常需借助抗酸染色找到结核分枝杆菌从而明确诊断。多数结核病灶特别是干酪样坏死组织中及其周围组织内可查到结核分枝杆菌。还可采用现代分子生物学检测手段，如聚合酶链反应(PCR法)、原位杂交和基因测序等作辅助诊断。尽管如此，仍有少数病例可能因组织取材以及处理不当等因素不能明确诊断，还需参考临床表现、结核菌素试验、影像学及诊断性治疗等才能明确诊断。

5.免疫学检查

（1）结核菌素皮肤试验方法在左前臂掌侧前1/3中央皮内注射5 IU PPD，以局部出现7～8 mm大小的圆形橘皮样皮丘为宜。72 h(48～96 h)检查反应，以皮肤硬结为准。阴性(-)：硬结平均直径<5 mm或无反应者为阴性。阳性反应(+)：硬结平均直径≥5 mm者为阳性。硬结平均直径≥5 mm，<10 mm为一般阳性；硬结平均直径≥10 mm，<15 mm为中度阳性；硬结平均直径≥15 mm或局部出现双圈、水泡、坏死及淋巴管炎者为强阳性。

（2）γ-干扰素释放试验(IGRA)检测：IGRA是通过检测结核分枝杆菌特异性抗原早期分泌抗原6(ESAT-6)和培养滤液蛋白10(CFP-10)刺激T淋巴细胞所产生的γ-干扰素水平，进一步判断机体是否存在结核分枝杆菌感染。IGRA结果不受卡介苗接种和非结核分枝杆菌感染的影响，在发达国家IGRA正逐渐取代TST试验作为潜伏性结核感染的首选检测方法。

（3）结核抗体检测：抗体是抗原诱导B淋巴细胞产生的具有免疫活性的免疫球蛋白(immuno globulin，简称Ig)，其主要作用是与抗原发生免疫反应，阻断病原体的致病作用。结核抗体阳性对活动性结核病具有辅助诊断价值，尤其是对于那些诊断困难的菌阴肺结核、儿童结核病或肺外结核(如脊柱结核)具有实用价值。但极少数结核感染高危人群进行血清结核抗体检测也呈阳性反应，在健康人群中血清结核抗体筛查的特异性优于γ干扰素释放试验(IGRA)结核病患者。治愈后血清结核抗体可持续存在12～15个月。血清结核抗体检测技术因具有较好的诊断特异度和敏感度，且操作简单、检测快速、实验条件要求低、易于自动化等优点，作为我国结核病重要的辅助诊断方法。

## 五、支气管镜检查

支气管镜检查是诊断气管支气管结核必不可少的确诊手段。经支气管镜直接观察，留取相关刷片或冲洗液等标本进行MTB相关检查，获取活检组织标本进行组织病理学等检查，以确定及完善气管支气管结核的诊断。支气管镜检查可直视气管、支气管内病灶情况，观察是否存在气管支气管结核，并判断其类型、部位、范围、严重程度及大致形成原因，了解是否合并所属气道狭窄、闭塞、软化及程度等情况。气管支气管结核在支气管镜下表现：根据气管支气管的发展进程、严重程度和类型等，可表现为气管、支气管黏膜充血、水肿、肥厚、糜烂、溃疡、坏死、肉芽肿、瘢痕、管腔狭窄、管腔闭塞、管壁软化及支气管淋巴结瘘等。

## 第三节 肺结核的诊断标准

### 一、疑似病例

符合下列条件之一者为疑似病例：

(1)仅仅胸部影像学检查结果显示有与活动性肺结核相符的病变。

(2)5岁以下儿童具备肺结核相关的临床表现、体征，同时具备有痰涂片阳性肺结核患者接触史或结核菌素皮肤试验中度阳性或强阳性或IGRA阳性。

### 二、临床诊断病例

经鉴别诊断排除其他肺部疾病，同时符合下列项目之一者：

(1)具备肺结核胸部影像学改变及肺结核临床表现者；

(2)具备肺结核胸部影像学改变及结核菌素皮肤试验中度阳性或强阳性者；

(3)具备肺结核胸部影像学改变及γ-干扰素释放试验阳性者；

(4)具备肺结核胸部影像学改变及结核分枝杆菌抗体阳性者；

(5)具备肺结核胸部影像学改变及肺外组织病理检查证实为结核病变者；

(6)具备气管、支气管结核影像学改变及支气管镜有结核改变者可诊断为气管、支气管结核；

(7)具备结核性胸膜炎影像学改变和胸水为渗出液、腺苷脱氨酶升高，同时具备结核菌素皮肤试验中度阳性或强阳性，或γ-干扰素释放试验阳性或结核分枝杆菌抗体阳性任一条者，可诊断为结核性胸膜炎；

(8)儿童肺结核临床诊断病例应同时具备以下2条：

1)具备肺结核胸部影像学改变中任一条及肺结核临床表现者；

2)具备结核菌素皮肤试验中度阳性或强阳性，或γ-干扰素释放试验阳性任一条者。

### 三、确诊病例

痰涂片阳性肺结核诊断，凡符合下列项目之一者：

(1)2份痰标本涂片抗酸杆菌检查符合涂片显微镜检查阳性者；

(2)1份痰标本涂片抗酸杆菌检查符合涂片显微镜检查阳性；同时具备肺结核胸部影像学改变中任一条者；

(3)1份痰标本涂片抗酸杆菌检查符合涂片显微镜检查阳性，并且1份痰标本分枝杆菌培养符合分枝杆菌培养阳性，菌种鉴定为结核分枝杆菌复合群者。

仅分枝杆菌分离培养阳性肺结核诊断：符合肺结核胸部影像学改变中任一条，至少2份痰标本涂片阴性并且分枝杆菌培养符合分枝杆菌培养阳性，菌种鉴定为结核分枝杆菌复合群者。

分子生物学检查阳性肺结核诊断：符合肺结核胸部影像学改变中任一条及结核分枝杆菌核酸检测阳性者。

肺组织病理学检查阳性肺结核诊断：符合结核病组织病理改变者。病理学改变表现为上皮细胞样肉芽肿性炎，光学显微镜下可见大小不等和数量不同的坏死性和非坏死性的肉芽肿。肉芽肿是由上皮样细胞结节融合而成。典型的结核病变由融合的上皮样细胞结节组成，中心为干酪样坏死，周边可见朗格汉斯巨细胞多核巨细胞，外层为淋巴细胞浸润和增生的纤维结缔组织。

气管、支气管结核诊断，凡符合下列项目之一者：

（1）支气管镜检查结核改变及气管、支气管病理学检查符合结核病组织病理改变者；

（2）支气管镜检查结核改变及气管、支气管分泌物病原学检查，符合涂片显微镜检查阳性或分枝杆菌培养阳性，菌种鉴定为结核分枝杆菌复合群或结核分枝杆菌核酸检测阳性者。

结核性胸膜炎诊断，凡符合下列项目之一者：

（1）肺结核胸部影像学改变及胸水或胸膜病理学检查符合结核病组织病理改变者；

（2）肺结核胸部影像学改变及胸水病原学检查，符合涂片显微镜检查阳性或分枝杆菌培养阳性，菌种鉴定为结核分枝杆菌复合群或结核分枝杆菌核酸检测阳性者。

新标准主要内容变化如下：

（1）更加重视肺结核病原学检测。《WS 288—2017 肺结核诊断标准》实验室检查将萋-尼抗酸染色、荧光染色显微镜检查、痰标本分枝杆菌固体培养基培养及液体培养基培养、分枝杆菌核酸检测（包括脱氧核糖核酸及核糖核酸检查）全部纳入结核病病原学检查确诊依据范畴。病原学阳性包括：分枝杆菌涂片阳性；分枝杆菌分离培养阳性，经分枝杆菌菌种鉴定符合结核分枝杆菌复合群（人型结核分枝杆菌、牛型结核分枝杆菌是人群患结核病的主要致病菌）；分枝杆菌分子生物学检查阳性。这些检测技术的规范应用，将缩短肺结核发现时间、提高发现患者病原学检测的阳性率。需要说明的是，分枝杆菌涂片阳性不能除外非结核分枝杆菌感染，对于涂片阳性的患者有条件的单位应进行分枝杆菌分离培养并进行菌种鉴定，以排除非结核分枝杆菌感染。

《WS288—2017 肺结核诊断标准》中将分枝杆菌涂片检查作为肺结核确诊依据的原因如下：我国 5 次结核病流行病学调查数据显示，非结核分枝杆菌感染率为 5%~10%；目前我国有约 60% 的县级结核病防治机构尚未开展结核分枝杆菌分离培养工作或分枝杆菌核酸检测工作，全国 80% 的市县级结核病防治机构不能做分枝杆菌菌种鉴定。故在现有条件下，为利于传染源的早期管理仍将分枝杆菌涂片检查作为肺结核的确诊依据。增加荧光染色法：传统的涂片抗酸染色法，阴性结果要求至少观察 300 个视野，耗时费力，阳性检出率低。荧光染色法，阴性涂片只需看 50 个视野，阳性检出率较抗酸染色法更高。增加了液体培养基培养方法：分枝杆菌固体培养基培养至少需要 2 个月才能出培养结果（如果培养阴性，至少需要 4 个月才能出结果）。液体培养基培养方法阳性结果只需 20d，较固体培养基培养可提高 10% 阳性检出率。增加分枝杆菌核酸检测方法：利用分子生物学诊断技术提高诊断准确性。目前，我国结核病病原学诊断率还很低。2017 年 WHO 全球结核病报告指出，我国登记的肺结核患者中，细菌学阳性率仅为 31%，是全球细菌学阳性率较低的国家之一。国务院办公厅下发的《"十三五"全国结核病防治规划》将病原学阳性率达到50%列为关键性指标。提高病原学阳性率已经成为我国结核病防治工作面临的困难与挑战之一。

本次发布的《WS 196—2017 结核病分类》标准将分子生物学结核分枝杆菌核酸检测阳性列入结核病病原学诊断标准，《WS 288—2017 肺结核诊断标准》中明确了分子生物学检查阳性作为肺结核诊断的标准。部分研究表明，分子生物学检测技术可以明显提高病原学阳性率。《"十三五"全国结核病防治规划》已将分子生物学检查列入肺结核的检查方法之中，以便广泛推广使用分子生物学检测技术开展肺结核的诊断。此诊断技术的应用，一定会提高肺结核诊断的准确性，提高肺结核病原学诊断率，提升我国肺结核诊断的整体水平。分枝杆菌核酸检测只需几个小时就可出结果，敏感度较传统方法显著提高，还可在较短时间发现患者是否存在耐药，指导临床治疗。考虑到分子杆菌核酸检测技术在不断完善中，仅分枝杆菌核酸检测阳性的患者，必须胸部影像学检查发现有符合结核病的影像改变才可定为"确诊患者"。

（2）提高肺结核临床诊断病例诊断质量：修改了"临床诊断病例诊断依据"，在结核病相关辅助检查中，完善了免疫学检查类别。结核病免疫学检查包括：结核病相关抗体检查、结核菌素皮肤试验（PPD 试验）、γ-干扰素释放试验等。《WS 288—2017 肺结核诊断标准》修改了 PPD 试验结果判定标准，与原标准比，新判定方法更简单、操作性更强。需要强调的是，免疫学检查方法仅能用于结核病的辅助诊断，不能作为确诊的依据，也不能作为抗结核治疗疗效的判定依据。

（3）规范了儿童肺结核诊断：儿童肺结核患者因特殊的生理特点，肺结核临床症状、影像学表现等方面不同于成人。《WS 288—2017 肺结核诊断标准》中增加并强调了关注儿童肺结核患者的临床特征的内容，即儿童肺结核临床表现除咳嗽、咳痰≥2 周，或痰中带血或咯血等常见肺结核可疑症状外，还可表现为发热、发育迟缓。发现气管及支气管结核、干酪性肺炎时，儿童患者应考虑患原发性肺结核的可能。儿童患者尤其是低龄患儿，应重视胃液结核分枝杆菌病原学检查。新诊断标准的应用可以规范儿童肺结核的诊断及治疗，实现早发现、早治疗。按照世界卫生组织的标准，18 岁以下人群为儿童，但在结核病登记报告年龄段划分时，常以 15 岁为界，15 岁及以上纳入成人年龄段。考虑到 15 岁及以上儿童生理特征接近成年人，在儿童结核诊断时，15 岁及以上儿童可参照成年人标准执行。儿童结核病多发生于近期感染，常见于家庭成员传播，活动性肺结核接触史有助于儿童肺结核诊断。"活动性肺结核接触史"是指与患儿一起生活的家庭成员或与患儿密切接触的幼儿园同伴有活动性肺结核患者。PPD 试验对儿童结核病辅助诊断价值大于成人。

（4）将气管支气管结核和结核性胸膜炎列入肺结核诊断标准：准确的结核病诊断，给予精准的治疗，是成功控制结核病的关键。但是，由于诊断标准掌握不准确，可能会导致过度诊断和漏诊。特别是过度诊断，导致患者接受了不必要的治疗。这种不必要的治疗导致医疗资源的浪费，使患者承担了不必要的医疗费用，同时其可能发生的药物不良反应风险更给患者造成了不必要的痛苦。为了增加免费治疗和医疗保障报销的对象，以减轻部分患者医疗经济负担，我国自 2004 年实施中央转移支付地方经费项目以来，开始在全国对肺结核患者实行免费提供一线抗结核药品的政策。近年来，多数地区提高了肺结核患者住院和门诊的医疗保障报销比例和额度。这些免费政策和医疗保障政策的对象都是肺结核患者。本次发布的 2 个新标准，将气管支气管结核和结核性胸膜炎列入肺结核诊断标准。近年来，随着支气管镜技术的不断普及与广泛应用，报道的发病例数在不断增加，发病率有所上升，在活动性肺结核患者中10%~40%并发气管支气管结核。这两类患者的治疗周期长达1年之久，如果患者较为贫困，很难坚持完成全部疗程，易产生复治和复发患者。将这两类患者列入肺结核后，患者可以获得免费治疗和医疗保障，可以提高患者治疗的依从性，特别是传染性较强的气管、支气管结核患者，由此可以有效地减少其对人群的传播。

要实现《"十三五"结核病防治规划》提出的登记管理的肺结核患者病原学阳性率达到50%（目前仅30%左右）的目标，充分利用结核菌病原学检查新技术，提高实验室技能是前提。《WS 196—2017 结核病分类》及《WS 288—2017 肺结核诊断》新标准的实施，定将给结核发病高危人群的筛查与干预，以及肺结核早期诊断、登记报告带来质的飞跃。

（龙云铸　李丹　邱尔钺　陈欢）

## 参考文献

[1] 中华人民共和国国家卫生和计划生育委员会. WS288—2017 肺结核诊断［S/OL］.（2018-01-16）［20180207］. http//www. nhfpc. gov. cn/zwgkzt/s9491/20080l/3880l/fjles/987acbO232964ca1a9dcf833ad126a31. pdf.

[2] 中华人民共和国国家卫生和计划生育委员会. WS196—2017 结核病分类［S/OL］.（2017—1212）［2018—02—07］. http：//www. nhpc. gov. cn/eweheditor/uploadfiie/2017/12/20171212154717348. pdf.

[3] 姜世闻.《结核病分类》和《肺结核诊断》新标准对结核病控制工作的影响［J］. 中国防痨杂志，2018；40(3)：229-230.

[4] 中华医学会，中华医学会杂志社，中华医学会全科医学分会，等.肺结核基层诊疗指南（2018 年）［J］. 中华全科医师杂志，2019；18(8)：709-717.

[5] 张国龙，尤媛媛，马丽萍.结核病诊断与分类标准的变化发展［J］. 中国卫生检验杂志，2019；29(13)：1664.

[6] 中华医学会结核病学分会，《中华结核和呼吸杂志》编辑委员会.气管支气管结核诊断和治疗指南（试行）［J］.中华结核和呼吸杂志，2012；35(8)：581-587.

[7] World Health Organization. Global tuberculosis report2022.（2022）［2022-7-20］. https：//www. who. int/ tb/ publications/global_report/en/.

# 第十二章　结核后肺病

结核后肺病(post-tubereulosis Lung disease，PTLD)是指部分或全部由肺结核病所引起的慢性呼吸系统异常的一组肺疾病，伴或不伴有临床症状。PTLD 包括肺实质病变(肺纤维空洞、肺纤维化、肺曲霉菌病、毁损肺、肺不张等)、慢性气道病变阻塞性肺疾病、支气管扩张症(简称支扩)、气道狭窄、支气管结石症、肺血管病变(肺动脉高压、假性动脉瘤等)和胸膜病变(胸膜纤维化、胸膜钙化、支气管胸膜瘘)等。临床上也可以是多种 PTLD 并存的情况，如肺纤维空洞、肺曲霉菌病、支扩、假性动脉瘤等可同时存在于一例患者。PTLD 可有不同的临床症状，如咳嗽、咳痰、咯血、胸闷、气促、呼吸困难、消瘦等，但也可以没有任何症状，不少患者是通过体检才发现。受 PTLD 影响的人预期寿命缩短，结核病复发风险增加，但长期结果的预测因素尚不清楚。目前其病因及发病机制尚不清楚，很可能是宿主免疫反应、病原体及环境因素相作用的结果。预防和治疗上的进展主要是辅助治疗和肺康复。在结核病防治取得较大成功的今天，充分认识其危害，探讨其发生机制，对其预防、治疗、康复等方面进行深入的研究具有重要意义。

## ▶ 第一节　流行病学

目前全球结核病防控成效距离世界卫生组织(Word Health Organization，WHO)和联合国提出的"终止结核病策略"目标还存在很大差距。2021 年全世界新发结核病患者 1060 万例。2020—2021 年期间，结核病发病率(每年每 10 万人口新发病例数)上升了 3.6%，扭转了过去 20 年内每年下降约 2% 的趋势。目前我国在 30 个结核病高负担国家中估算结核病发病数排第 3 位。我国 2021 年估算的结核病新发患者数为 78 万例。结核病患者在治疗结束之后仍然可能会遭受慢性肺损害和肺功能障碍的影响。近 10 年来，人们逐渐重视结核的长期并发症带来的高负担和损伤性的慢性后果。依据不同的研究，肺结核后的肺损伤的患病率为 18%~87%，很多肺结核患者即使完成治疗，结核病幸存者的残余发病率和死亡率仍然很高。即使在高收入国家，观察到的结核病幸存者死亡率也明显高于低收入国家。目前较多研究表明，肺结核后存在慢性肺部疾病是导致治疗完成后发病率高的主要原因之一。阻塞性肺疾病负担(Burden of Obstructive Lung Disease，BOLD)研究和 PLATINO 研究以及其他临床研究和系统综述的结果一致表明，既往患者结核病与之后肺结构和功能异常之间存在关联。

## 第二节 病因与发病机制

目前相关研究表明，PTLD 的发生可能是宿主免疫反应，病原体及环境因素共同作用或相互作用的结果。PTLD 的危险因素主要有结核病的多次复发、耐药结核病、诊断延误、吸烟、室内空气污染、职业风险的环境因素。目前研究发现，在耐多药结核病的情况下观察到更严重的肺损伤，伴有疾病反复发作，并且结核病诊断延迟。Ross 等发现在既往感染过结核的人群中吸烟者是未感染过者的两倍，然而多因素分析结果显示，前者更严重的肺功能障碍与吸烟无明显相关。在相关研究中表明，室内空气污染或职业风险等环境因素及其在相应人群中的分布可能会加重 PTLD 和/或并发肺损伤。

PTD 的发病机制尚未完全阐明，主要考虑如下：当结核分枝杆菌传播给新宿主后，进入肺部可能感染吞噬细胞如肺泡巨噬细胞、树突状细胞，在其中存活并复制，并且引发机体抗炎反应，阻断活性氧和氮中间体的产生，降低吞噬体的酸度，减轻对结核分枝杆菌的抑制作用。随后结核分枝杆菌复制增加，导致肺泡巨噬细胞被破坏，大量释放病原体，吸引其他的炎症细胞聚集，如中性粒细胞、淋巴细胞等，同时，抗原呈递树突状细胞在 6~8 周的时间内到达淋巴结，激活和募集 T 淋巴细胞，T 淋巴细胞迁移到感染部位增殖，形成早期肉芽肿。此时如果及时给予抗结核治疗可以减少宿主损伤。

然而，尽管有适当的治疗，一些患者仍然出现空化、支气管扩张、纤维化和其他不可逆的结构改变。主要考虑为：①结核分枝杆菌直接导致下呼吸道损伤：这些过程导致气道扭曲、弹性降低、支气管壁肌肉成分破坏或肺实质和血管损伤，从而导致影像学上的结构病理和解剖畸变，以及呼吸生理学异常，肺活量异常，肺容量改变和弥散能力受损；②宿主免疫反应相互作用的结果。驱动 PTLD 的免疫机制是复杂的，细胞因子和细胞环境中的微妙排列可导致表型的重大变化。目前主要为两种可能驱动人类 PTLD 的免疫介导范例：①纤维化结核性肉芽肿范例。结核性肉芽肿是对结核分枝杆菌免疫反应的起点，结核分枝杆菌最简单的形式是结核分枝杆菌遇到肺泡巨噬细胞后形成的以巨噬细胞和白细胞为主的集合体。传统上认为肉芽肿具有预防结核分枝杆菌传播的保护作用，但近年来这一观点受到了质疑，因为相关研究表明肉芽肿可能有助于结核分枝杆菌的传播。典型的肉芽肿以干酪性坏死为中心，被上皮样巨噬细胞和多核巨细胞包围，然后被成纤维细胞和淋巴细胞包裹。当机体免疫力较强时，干酪性坏死可形成钙化，相反促炎/允许性肉芽肿可能演化为纤维化类型。

最近对非人类灵长类动物（NHP）的研究表明，肉芽肿的进化没有以前认为的那么线性，宿主的促炎细胞因子和抗炎细胞因子的局部平衡在决定其进化中起着关键作用。在人纤维化结核肉芽肿中已经观察到几种可以激活转化生长因子（TGF）-β 的免疫介质和细胞亚型，即原型的纤维源性细胞因子，GranSim 等研究发现，成纤维细胞和肌成纤维细胞通过分泌细胞外基质（ECM）蛋白、TGF-β 和 IL-10 来驱动肉芽肿中的伤口愈合。在一项结合计算模型和湿式实验室方法的 NHP 研究中，发现肺泡巨噬细胞可逐步刺激驱动巨噬细胞向肌成纤维细胞转化（MMT），随后促使结核肉芽肿向纤维化演化（彩图 12-1）。②原发性后/空洞性结核病范例：原发性结核后易继发原发性后结核病，表现为梗阻性小叶支气管源性肺炎。原发性后结核病可退化或发生坏死，成为干酪样肺炎，然后软化、溶解形成空腔。或者，它也可以进展为原发性后肉芽肿或纤维酪样疾病。在几个月的时间里，分泌的分枝杆菌抗原和宿主脂质在泡沫肺泡巨噬细胞中积累，然后成为结核分枝杆菌的丰富营养库，从而增加空化的风险。

通常，干酪样肺炎在空洞形成后发生，肺部出现新的空洞、纤维化和愈合的多种改变。随着时间的推移，纤维化容易变化，出现肺纤维化、肺塌陷和肺不张等等。如图 12-1：纤维化性肉芽肿有利于 PTLD 的发展，而传播性肉芽肿有利于活动性结核的发展，但肉芽肿可以受宿主因素和周围环境驱动从而发生变化，从一种形式转化为另一种。虽然很多确切的机制尚未完全了解，但 PTLD 的形成有 5 个重要组成部分：①肉芽肿的形成和消退。肉芽肿可能含有许多或少许结核分枝杆菌，这并不是对宿主起保护作用，而是可能促进结核杆菌的增殖和肺的损伤。②包括肿瘤坏死因子和白介素在内的细胞因子，动物研究表明，肿瘤坏死因子 α 可能使坏死持续存在，然而低水平可降低巨噬细胞活性。③低氧诱导因子。④酶类如基质金属蛋白酶（matrixmetaloproteinases，MMP）和基质金属蛋白酶抑制物的失衡。MMP 通过降解细胞外基质成分而在肺损伤和重建中发挥重要作用。低氧环境可通过低氧诱导因子上调 MMP-1 的水平。相比于肉芽肿性病变，在肺结核病空洞性病变中的 MMP-1 明显增多而基质金属蛋白酶抑制物显著下降。⑤中性粒细胞和 CD4+ T 细胞。文献报道，CD4+ T 细胞低下的人类免疫缺陷病毒（human immuno deficieney virus，HIV））/结核合并感染者在诊断肺结核病时表现为更局限的胸部影像改变。同时另一项研究结果显示，在结束抗结核治疗 1 年后，HIV 阴性的患者相比于 HIV 阳性者有更广泛的肺损伤。

另一方面，抗转录病毒后的免疫重建被发现参与了早期抗结核治疗过程中的肺部炎症反应和损伤。学者推测结核特异性 CD4+ T 细胞分泌肿瘤坏死因子 α 和干扰素 γ，进而触发多条下游通路和 MMP 等效益因子的活化。除此之外，Malhebe 等发现在 6 个月抗结核疗程结束时和一年后，正电子发射计算机断层显像显示大部分患者的肺内残存病灶仍有持续的炎症反应或出现新的病灶，同时培养阴性的患者的痰和肺泡灌洗液中还存在结核分枝杆菌的 mRNA。这提示免疫反应在维持治疗后的无结核病活性的状态中可能起着重要的补充作用，其在 PTLD 的发生发展中扮演的角色还需进一步研究。最后，环境和吸入因素（如吸烟）可能在宿主-病原体相互作用中发挥尚未确定的调节作用，使治疗完成后的结果恶化。

## 第三节　PTLD 的临床表现

PTLD 是一组异质性疾病，包括累及气道、肺实质、胸膜和（或）肺血管的多种类型的病变。多种类型的病变可以出现于同一个患者、肺部的同一个部位或不同的部位（表 12-1）。结核后感染可能呈现与肺结核相似的临床特征，咯血是一种常见的表现。结核后肺疾病目前较常见的疾病为结核相关阻塞性肺疾病、结核后支气管扩张症（简称支扩）、肺部感染等，非结核分枝杆菌（NTM）和烟曲霉的定植和感染在已有一定程度的肺破坏的个体中是常见的。

### 一、结核相关的阻塞性肺疾病

既往肺结核感染者发生气流阻塞和限制的风险是未感染过者的 2~4 倍。结核后患者的气流阻塞的患病率依据研究类型、气流阻塞的定义和地域的差异而不同。一项多中心前瞻性研究评估了既往结核感染者的肺功能，发现在有症状者中阻塞性障碍占42%，是主要的类型；在无症状者中阻塞性障碍占32%、混合型占14%。既往结核感染是慢阻肺的独立于吸烟和年龄的危险因素，并且这种风险在只有轻度影像学改变的患者中也存在。结核病史与慢阻肺的关联性在从未吸烟者和小于40岁人群中更显著。大部分结核相关阻塞性肺疾病患者的年龄小于40岁，这提示在临床过程中对于有结核病史的年轻患者出现慢性呼吸系统症状时，即使没有传统的慢阻肺危险因素，也要筛查慢阻肺的可能。韩国一项针对13522例患者的研究表明，经过校正各种混杂因素后，气流阻塞与仅有结核病史（比值比1.53）、仅有影像上的结核病变（比值比2.37）和同时有结核病史和胸部影像学改变（比值比4.4）均相关。相比于没有结核病史的慢阻肺，结核后阻塞性气道疾病有更多的急性加重频率、重度急性加重次数、住院频率和死亡人数。结核相关阻塞性肺疾病涉及的病理生理机制尚不清楚。Allwood等报道1例年轻男性结核相关阻塞性肺疾病患者，没有其他合理的危险因素，高分辨率CT仅显示双肺尖的陈旧性肺结核改变，但他出现了严重的肺功能障碍、显著的气体潴留（累及左右肺的50%和75%）和轻度的呼气相的肺容量下降。活检发现气流受限很可能是由于残存的肉芽肿累及细支气管和小动脉，这是不同于吸烟相关的慢阻肺或支扩的病理生理过程。

## 二、结核后支气管扩张

支气管扩张可出现在活动性结核病的治疗过程中，或发展为结核病的后遗症。一项对结核病康复后患者进行的系统回顾报告显示，35%~86%的患者出现了支气管扩张。该疾病的临床表现包括咳痰，通常与咯血有关。胸膜炎性胸痛、呼吸困难、发烧、疲劳和体重减轻是常见的临床特征。其主要原因是由于患者的支气管狭窄和瘢痕形成或者淋巴结肿大对支气管的外部压迫可导致分泌物潴留和反复感染，进一步导致气道的破坏和扩张。肺实质的纤维化和破坏可导致肺实质的收缩，引起支气管扩张。而结核后支扩的病理生理过程是不同于其他类型的支扩，具体特征仍有待进一步研究。目前认为与支气管阻塞、支气管周围纤维化、增大淋巴结引起的阻塞、支气管壁的弹性和肌肉成分的破坏等有关。支气管扩张可能是局部的或弥漫性的，最常影响上肺叶的顶端和后段（原发性结核后最常见的部位）。Choi等报道结核后支扩更多累及上叶，有更严重的肺部影像受累范围、更差的肺功能（2/3的结核后支扩患者有气流受限）和更高的非结核分枝杆菌定植，还有研究发现此种支扩患者相比于没有支扩的，哮喘的发生率更高、咳嗽和因呼吸系统疾病而活动受限的更多以及健康相关的生活质量更低。支气管扩张的主要并发症之一是由于反复感染引起的疾病频繁恶化，肺功能逐渐恶化，运动耐量和生活质量（QoL）降低。这种反复出现的感染循环是由于肺部结构性损伤、持续性炎症、呼吸道细菌和真菌定植以及纤毛黏膜功能不全之间的相互作用引起。

多项研究结果显示，相比于其他类型支扩，结核后支扩患者的体重指数更低，年龄更大，哮喘的比例更低，慢阻肺的比例更高，有更高的严重程度评分，更可能经历严重的需要住院的急性加重。在结核后支扩组，有更多的患者使用吸入用长效支气管扩张剂和黏液溶解剂，而不常使用吸入用激素长效β受体激动剂，可能通过支气管扩张剂及气道廓清技术可以缓解这组人群的症状。

## 三、结核后慢性肺曲霉菌病（chroni pulmonaryaspergilosis，CPA）

慢性肺曲霉病（CPA）包括很多类型，包括慢性空洞性肺曲霉病、慢性纤维化性肺曲霉菌病、曲霉结节、曲霉球等。CPA 的临床症状和影像学特征与肺结核和肺结核复发类似。CPA 的临床特征通常是非特异性的，常见症状包括体重减轻、慢性咳嗽、疲劳、呼吸困难和咯血。影像学仍是诊断的重要方式。胸部 X 线或计算机断层扫描（CT）可显示一个或多个空洞，通常在上肺叶内，大小不一，伴或不伴胸膜增厚和纤维化。空洞可以是薄壁的，也可以是厚壁的，可能含有也可能不含有真菌球。单纯性曲菌瘤通常表现为单个空洞，伴有局限性炎症、胸膜增厚和纤维化。

据估计，结核病治疗后残留肺腔为 2 cm 的患者有 20% 的机会发展为曲霉菌瘤。Singla 等报道全球每年有 37.3 万 PTLD 患者发生 CPA，空洞和多轮抗结核治疗是 PTLD 患者发生 CPA 的独立危险因素。近期一项研究表明，在接受过抗肺结核治疗的患者中，有空洞表现者的 CPA 年发生率为 6.5%，而没有空洞表现的是 0.2%。另外，他们还发现在胸部影像上没有空洞性病变和胸膜增厚对于 CPA 有 100% 的阴性预测值。因为分离曲霉菌费时、敏感性低且不能排除定植或污染，所以曲霉菌血清学检查是 CPA 的诊断基石。鉴于以上原因，建议对于那些已完成抗结核治疗但遗留有空洞性病变的患者，可考虑检测曲霉菌血清学基线值。全球真菌感染基金会制定了在条件有限的情况下 CPA 的诊断标准，即同时满足以下 4 项条件：①症状持续 3 个月：咳血和（或）持续的咳嗽，和（或）体重下降；②影像学特征：进展性空洞和（或）空洞内真菌球和（或）胸膜增厚，或空洞周围纤维化、浸润性病变全都毗邻空洞；③微生物学证据：曲霉菌特异性 C 抗体阳性和（或）痰镜检发现符合曲霉菌的菌丝和（或）≥2 次的痰或其他呼吸道标本检出曲霉菌生长；④涂片、GeneXpet 和（或）分枝杆菌培养排除分枝杆菌感染。结核后慢性肺曲霉菌病的治疗与普通的慢性肺曲霉菌病基本相同，目前伏立康唑、异沙伏康唑或伊曲康唑是慢性空洞性肺曲霉菌病或慢性纤维化肺曲霉菌病患者的一线治疗选择。

表 12-1  PTLD 的临床类型

| 类型 | 建议相应的定义 |
| --- | --- |
| 气道<br>阻塞性肺疾病<br>支气管扩张<br>气管支气管狭窄<br>支气管结石症 | 主要与小气道病变有关的气流阻塞（FEV1/FEC<0.7 或参考值范围下限）<br>高分辨率 CT：支气管内径大于伴行血管内径，或从中心到外周，支气管未逐渐变细，或距外周胸膜 1 m 或接近纵隔胸膜范围内可见支气管影 |
| 肺实质<br>空洞<br>肺实质损坏<br>纤维化改变<br>慢性肺曲霉菌病<br>非结核分枝杆菌感染 | 在肺实变内或由薄壁包绕的 1 个气体填充区域<br>肺组织的广泛破坏，累及整个肺叶的气体填充区域或肺实质的萎陷<br>肺实质瘢痕部位伴随容积减少 |
| 胸膜<br>慢性胸膜病<br>支气管胸膜瘘 | 胸膜增厚的影像学表现 |
| 肺血管<br>肺动脉高压<br>肺结核假性动脉瘤 | 主要发生在肺结核空洞内的肺动脉假性动脉瘤 |

（邓敏华，张雕扬，王英. 结核后肺疾病的研究进展[J]. 中华结核和呼吸杂志，2022；45（10）：1041-1045.）

## 第四节　儿童 PTLD

据估计，每年有110万15岁儿童患结核病，5岁儿童在感染后疾病进展的风险很高，小学年龄(5~10岁)儿童的风险下降，在青春期再次上升。因此，几乎60%的儿科结核病病例发生在5岁儿童中。这些幼儿，特别是2岁以下的儿童，患严重和播散性疾病的风险也很高。尽管结核病负担沉重，但目前尚无关于结核病对儿童长期肺部健康影响的数据。相关数据表明，在成年早期肺泡的数量、大小和复杂性将继续增加，早期肺损伤已被证明会导致肺生长发育的改变，并可能导致肺功能的永久性丧失。相关数据表明，在儿童时期发育中的肺部损伤在很大程度上与晚年患慢性呼吸系统疾病的风险增加有关，该风险取决于这种损伤的潜在原因、时间和重要性。儿童期和成年期肺功能之间存在关联，婴儿期下呼吸道感染已被证明会降低儿童期肺功能。

小儿肺结核的病理生理学不同于成人型肺结核，其较少见到破坏性较小的空洞病，其肺部病变广泛，其严重程度及类型通常与年龄相关。儿童可能表现为无并发症的淋巴结疾病、伴气道压迫和大叶塌陷的并发淋巴结疾病、支气管肺炎、粟粒性肺结核、成人型空洞、胸腔积液或伴淋巴结肿大的脓胸。幼儿尤其易患严重胸内结核和播散性结核，并伴有发病率和死亡率增加。而青少年的表现方式与成年人相似，患有破坏性肺部疾病。总体而言，儿童时期的结核病可能对个体的肺功能(即较低的轨迹)产生影响，并可能影响晚年肺功能下降的速度。这种潜在影响在整个儿童期可能无明显表现，但在成年早期可能导致产生呼吸系统症状。

## 第五节　PTLD 影像

PTLD 与影像学有中等相关性，因为没有肺功能丧失或呼吸道症状的患者在治愈后可能有异常影像学表现因此，影像学是评估 PTLD 特征的重要工具。结束抗结核治疗后定期复查肺部 CT 便于之后对 PTLD 的评估，但它不能单独用于诊断 PTLD。胸片或 CT 扫描目前没有统一的评分系统来全面定义 PTLD，这阻碍了高危人群的筛查。大多数现有的结核病相关放射学异常分类系统都是为活动性结核病设计的，但这类系统有可能很快适用于 PTLD。

在 Meghji 等的研究中，对影像学定义的 PTLD 及其与症状和功能损害的相关性进行了几项队列研究、横断面研究和随机对照试验。患者总数接近5000例，与胸部 X 相比，CT 研究报告的纤维化(70%~92%)和支气管扩张(35%~86%)的患病率更高，CT 还可以表现为胸膜增厚、结节、实变等多种病理表现，因此其在 PTLD 诊断中的应用具有重要意义。Malawi 的一项研究中使用高分辨率 CT 扫描和肺功能研究抗结核治疗后患者肺损伤的患病率，总共完成了385次扫描：44%的参与者在≥1个肺叶中发现中度至重度支气管扩张。肺不张、带状和嵌合是最常见的模式，10%的参与者有≥1个肺叶破坏。相关研究发现 HIV 阴性患者较 HIV 阳性患者大多数气道和实质病理改变更明显广泛，FEV1 和 FVC 评分较低，HRCT 成像上肺实质有更多异常。考虑与 HIV 阳性合并结核感染患者低 $CD4^+$ 计数和 MMP 减少有关，使得 PTLD 临床严重程度降低。PET-CT 可以帮助描述 PTLD 的各个阶段,研究发现通过 FDG 摄取测量的 TB 病变内糖酵解活性的变化与单个 TB 病变的演变密切相关。一项涉及 113 例 HIV 阴性患者的国际研究在 ATT 前后的不同时间点进行了 PET-CT 研究,在治疗结束后,获得临床治愈的患者与基线相比有不同的 18FDG 摄取模式。在一些患者中,代谢活动完全消退;在另一些患者中,大部分病变已经消退;而在其他情况下,一些病变变得更严重或出现了新的病变。这些新的结核病变可能是由于各种结核病变的不同进化和结核分枝杆菌不同亚群的微进化而发展起来的。然而,由于 PET-CT 重复导致高辐射暴露等问题,其安全性存在一些限制和挑战。

## ▶ 第六节 危害

目前,PTLD 的危害被严重忽视。肺结核病一旦治疗结束,宣告了疾病的治疗终点完成,医生对疾病给患者带来的躯体和心理影响知道不多、关注得也较少。PTLD 的危害主要有以下 4 个方面:①降低患者的健康相关生活质量。PTLD 可引起患者肺功能障碍、活动能力下降和(或)慢性呼吸系统症状。我国的一项调查发现,115 例完成抗结核治疗的肺结核患者中,仍然有 54 例(47%)存在临床症状,包括咳嗽、呼吸困难、乏力等,胸部影像学异常106 例(92%),24 例(21%)6 min 步行试验(6-min walkng test,6MWT)少于 400 m。部分 PTLD 患者合并多种肺部感染,包括肺曲霉菌病、铜绿假单胞菌感染、非结核分枝杆菌病等,加重了原有疾病的病情,并使临床诊治更为复杂化。②增加患者和社会的经济负担,其中包括相关的药物和住院费用以及误工或生产力下降导致的收入减低等。研究表明,对于有结核病史的慢性肺疾病患者相比于没有结核病史者有更高的再住院率以及更长的住院时间,这提示 PTLD 相比于非结核相关的慢性肺部疾病给患者和社会带来的负担更大。一项关于结核病后负担的调查显示,2019 年结核病引起的总负担为 1.22 亿(95%不确定区间 0.98 亿~1.51 亿)伤残调整生命年(disability-adusted life-years,DALYs),其中结核病后遗症所致的为 0.58 亿(95%不确定区间 0.38 亿~0.83 亿)DALYs,占预估总结核病负担的 47%(95%不确定区间 0.37 亿~0.57亿)DALY。③增加结核复发或再感染的风险。④增加全因死亡率和减少预期寿命。一项荟萃分析发现,完成治疗或治愈的结核患者的全因死亡率是对照组的 3.76 倍。当对结核类型、性别、年龄和国家收入水平进行分层分析时,效果评估是相似的。Menzie 等通过伤残调整生命年来评估全球结核病(包括结核后遗症阶段)带来的健康损失,发现结核病的伤残调整生命年数是1.22 亿,其中 5800 万与 PTLD 相关。结核后遗症阶段相比结核病急性期增加结核病总负担60%~267%,结核病负担越重的国家,PTLD 增加的比重越大。

## ▶ 第七节 预防

PTLD 发生率之高、危害之大令人担忧。如何更好地预防 PTLD 是摆在我们面前的艰巨任务。一些研究显示,肺结核延迟诊断、不规范抗结核治疗、耐药结核病以及肺结核反复发作的结核病患者更容易发生 PTLD。因此,预防 PTLD 的措施总结如下:①首要措施是早期发现肺结核病，并采取有效治疗，达到完全治愈结核病，这也是最终控制结核病的重要手段。②及时评估怀疑 PTLD 或者有相关危险因素的肺结核患者。肺结核患者发生 PTLD 的危险因素包括涂片阳性、抗结核治疗之前肺部广泛受累、治疗的持续时间延长、延误抗结核治疗、耐药结核感染、多次结核感染、女性等。吸烟、空气污染、职业暴露也可能是危险因素，对于临床怀疑存在 PTLD 或有相关危险因素时，需要进行全面的评估，如临床症状及评分、胸部影像学、肺功能、脉氧饱和度、6MWT 和生活质量问卷评分等，以便制定进一步肺康复计划。肺康复可显著改善 PTLD 患者 6MWT 距离、Borg 呼吸困难和疲劳评分、FEV1、用力肺活量和平均动脉氧分压。③对 PTLD 患者及时予以肺康复治疗：肺康复还可有助于遏制 PTLD 病情的进展，改善临床症状，提高生活质量。辅助治疗联合标准的抗结核治疗可能可以帮助避免 PTLD 的发生或减少它的影响。④PTLD 的辅助宿主导向治疗：该治疗可以减轻肺部炎症反应、促进病变处药物渗透和诱导巨细胞的抗菌活性，进而可能可以保护肺脏、改善长期生存率和缩短治疗疗程。一项前瞻性、非盲、2 期随机对照试验提示，CC-1050 和依维莫司有很好的安全性和耐受性，并且初步疗效分析提示我们可能可以促进第 1 秒用力呼气量（FEV）的恢复。另一项双盲、2 期随机对照试验研究多西环素（广谱 MMP 抑制剂）辅助治疗肺结核的效果，结果发现多西环素显著降低痰中 MMP1、MMP8、MMP9、MMP12、MMP13 的水平、抑制 1 型胶原蛋白和弹性蛋白的降解，减少肺空洞的容积且是安全的。Kuma 等报道，在糖尿病合并结核感染的人群中，二甲双胍可降低血中 MMP1、MMP2、MMP3、MMP9、MMP12 的水平，而血清中这些 MMP 的水平与结核病的严重程度及空洞的形成呈正相关。二甲双胍是否可用于非糖尿病的结核感染者以及是否可减少结核后肺损伤的程度还有待进一步研究。⑤基于人群的研究表明，吸烟与结核复发和耐药结核病的发展之间存在相关性。PTLD 高危患者建议戒烟，在大多数国际指南中，建议对患有慢性肺部疾病的患者进行季节性流感疫苗接种。由于接受过治疗的肺结核患者肺部疾病的严重程度和慢性程度不同，应特别考虑接种流感疫苗，特别是对于已确诊的慢性呼吸道疾病的患者。

## 第八节 治疗

因为缺少相关的临床干预性研究，到目前为止没有以循证医学为基础的 PTLD 国际药物治疗指南，只有少数几个针对结核相关阻塞性肺疾病的临床研究。

### 一、支气管舒张剂与气道清除技术

吸入支气管舒张剂可用于治疗气流阻塞患者的 PTLD，以减轻呼吸困难症状并改善（或预防）肺功能下降。一项调查显示，与其他支扩相比，肺结核后支扩具有多累及上叶、病变范围广、肺功能受损严重以及长效 M 受体拮抗剂/长效受体激动剂和黏液溶解剂使用率高等特征，使用支气管舒张剂和气道清除技术（包括使用高频胸壁震荡装置等，以及胸部叩击、体位引流、咳嗽、主动循环呼吸技术等）可能会减轻这类患者的临床症状。一项韩国的多中心、双盲、平行组别研究揭示，吸入茚达特罗（150 g，1 次/天）8 周可显著改善中重度具有结核后肺损伤的慢阻肺患者的 FEV1 谷值、短暂呼吸困难指数，圣·乔治呼吸问卷评分也有提高，但无统计学意义。由于缺乏长期随机对照研究，目前仍没有足够的证据来推荐支气管舒张剂在

PTLD 患者中使用。

## 二、糖皮质激素

吸入激素可能会增加 PTLD 人群患包括再感染或复发在内的分枝杆菌病的风险，还可能改变呼吸道微生物群和增加非结核感染的风险以及急性加重的几率。吸入激素可能应该尽量避免在 PTLD 患者中使用。

## 三、外科手术治疗

一些学者采用外科手术治疗结核后支扩、结核后肺曲霉病取得了较好的临床疗效，然而这些仅是小样本回顾性分析资料。

## 四、肺康复治疗

肺康复被越来越多的研究支持在 PTLD 患者中是有效的，可显著改善 6 min 步行试验（six-minute walking test，6MWT）距离、Borg 呼吸困难和疲劳评分、FEV1、用力肺活量和平均动脉氧分压。

2021 年专家们制定了 PTLD 的评估、管理和康复的 6 项临床标准。这里主要阐述前两项即 PTLD 的临床评估和对肺康复的评估：①所有结束抗结核治疗的患者都应该进行 PTLD 的临床评估，且应尽早进行。在特殊的条件和情况下，结核治疗后评估可以简化为和（或）调整为包括一些基本的检查，以便能识别出有恶化甚至死亡风险的后遗症患者以及那些可能从肺康复中获益的患者。以下的基本检查是必要的：临床检查/病史、胸片或 CT、肺功能、脉氧饱和度、6MWT、症状评分和 QoL 问卷。其他检查如心肺运动试验、动脉血气分析等则可在有条件时进行。Lin 等报道，在结束正规的抗结核治疗后，对患者在常规程序情况下进行结核后评估（主要包括症状、是否吸烟、胸片和 6MWT）在中国是切实可行的。②对肺康复进行评估。对于那些具有与结核后遗症相关的临床和影像征象的既往结核感染者，有阻塞和（或）限制的证据、氧饱和度下降和（或）低氧、运动耐量下降和相关的生活质量受损的都应该对肺康复进行评估。

## 五、宿主定向治疗 PTLD（图 12-2）

宿主导向治疗联盟网络于 2015 年 4 月启动，开始结核病 HDT 的试验。现有的证据指出了一些可以安全利用的途径。

1. 细胞及细胞因子靶向治疗

（1）细胞靶向治疗：抗纤维化药物可以尽量减少与 PTLD 相关的正常组织结构的扭曲。鉴于巨噬细胞在纤维化中发挥的核心作用，一些实验性的抗纤维化策略已经被设计出来调节不同巨噬细胞群体的激活和招募。例如，配体参与的过氧化物酶体增殖激活受体-α（PPAR-α）和 PPAR-γ 可以通过减少炎症细胞因子的生产和抑制 TGF-β 介导的纤维化来抑制纤维化的发展。针对 NETs 的治疗方法：在结核病中，中性粒细胞有多种途径可以驱动细胞外基质降解、形成坏死、形成缺氧肉芽肿。过度释放 NETs 产生的有害影响对结核病影响很大，因为 NETs 可在肺泡中扩张，并导致广泛的肺损伤。目前主要用重组人 DNA 酶分解DNA、用抗组蛋白抗体中和 NET 蛋白、蛋白酶抑制剂等方法治疗 PTLD。

（2）细胞因子靶向治疗：IL-17 靶向治疗有限制 PTLD 相关组织损伤的潜力，特别是通过调节中性粒细胞反应。

## 2. 磷二酯酶-4(PDE4)抑制剂

Subbian 等人证明，使用磷二酯酶-4(PDE4)抑制剂可增强对异烟肼治疗的反应，并与肉芽肿的显著吸收相关，并限制了坏死和组织损伤。PDE4 抑制剂（CC-3052）在没有全面免疫抑制的情况下抑制了 TNF-α、IL-4、IL-8 和几种 MMP 的 mRNA 水平，从而通过改善异烟肼对病变的渗透促进微生物杀伤和清除。

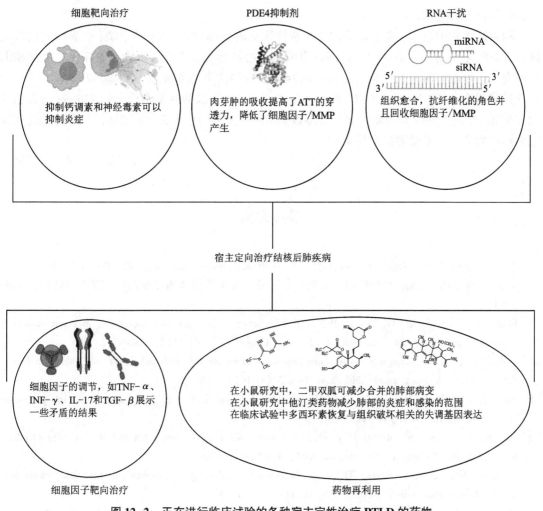

**图 12-2　正在进行临床试验的各种宿主定性治疗 PTLD 的药物**

细胞和细胞因子靶向药物、PDE4 抑制剂、再利用药物、RNA 干扰技术（Singh S, Allwood BW, Chiyaka TL, et al. Immunologic and imaging signatures in post tuberculosis lung disease. Tuberculosis（Edinb），2022；136：102244.）

## 3. 各种已经在临床使用的药物可以重新用于 PTLD

如在一线抗结核药物存在的情况下，依那西普阻断 TNF-α，通过减少细菌负荷和限制组织病理，被证明是有益的。有研究报道，广泛使用的抗糖尿病药物二甲双胍可以抑制免疫病理,并提高抗结核药物在结核小鼠模型中的疗效。研究表明,他汀类药物通过促进吞噬体成熟和自噬来抑制 Mtb 感染的小鼠其巨噬细胞内细菌生长,通过予以他汀类药物治疗 Mtb 小鼠,可以提高其存活率,减少肺部炎症和病变大小。多西环素是唯一获得临床使用许可的基质金属蛋白酶抑制剂,已知可非特异性抑制多种基质金属蛋白酶。Walker 等人首次报道了多西环素调节 Mtb 感染细胞中 MMP 的表达,并减少了豚鼠模型中分枝杆菌的生长。全血 RNA 测序显示,多西环素使结核病中异常调节的基因表达恢复到正常状态,并且这些影响可持续6 周。布洛芬:一项小鼠研究中,发现布洛芬在结核分枝杆菌感染后 3~4 周降低小鼠肺病理和分枝杆菌负荷,导致更小的病变。但是该药物可能导致患活动性结核病的风险增加。

4. RNA 干扰技术

随着纤维化的发展,在健康组织中构成性表达的一部分 miRNA 被下调,这表明它们可能具有抗纤维化作用。识别这种可以促进组织愈合的特异性 miRNAs 可能是 PTLD 的一种辅助治疗方式。目前有研究表明可以通过靶向巨噬细胞和树突状细胞直接传递 miRNAs。另一种方法是传递小干扰 RNA(siRNA),如 let-7e 和 miR-29a,以抑制细胞因子如 TNF-α 的表达或调节 MMP-9 的表达。其局限性是,大多数 miRNA 靶向作用于多个 mRNA,因此它们的外源性给药可能会产生不必要的脱靶效应。

(袁婷　龙云铸　罗莘　文湘兰)

## 参考文献

[1] 唐神结,李亮. 应重视结核后肺疾病的防治[J]. 中华结核和呼吸杂志,2022,45(10):951-954.

[2] 邓敏华,张雕扬,王英. 结核后肺疾病的研究进展[J]. 中华结核和呼吸杂志,2022;45(10):1041-1045.

[3] Fiogbe AA, Agodokpessi G, Tessier JF, et al. Prevalence of lung function impairment in cured pulmonary tuberculosis patients in Cotonou, Benin. Int J Tuberc Lung Dis, 2019;23(2):195-202.

[4] Manji M, Shayo G, Mamuya S, et al. Lung functions among patients with pulmonary tuberculosis in Dar es Salaam: a cross-sectional study. BMC Pulm Med, 2016;16(1):58.

[5] Ross J, Ehrlich RI, Hnizdo E, et al. Excess lung function decline in gold miners following pulmonary tuberculosis. Thorax, 2010;65(11):1010-5.

[6] Allwood BW, Byrne A, Meghji J, et al. Post-Tuberculosis Lung Disease: Clinical Review of an Under-Recognised Global Challenge. Respiration, 2021;100(8):751-763.

[7] Singh S, Allwood BW, Chiyaka TL, et al. Immunologic and imaging signatures in post tuberculosis lung disease. Tuberculosis(Edinb), 2022;136:102244.

[8] Hsu D, Irfan M, Jabeen K, et al. Post tuberculosis treatment infectious complications. Int J Infect Dis, 2020;92S:S41-S45.

[9] Hunter RL. Pathology of post primary tuberculosis of the lung: an illustrated critical review. Tuberculosis(Edinb), 2011;91(6):497-509.

[10] Meghji J, Simpson H, Squire SB, et al. A systematic review of the prevalence and pattern of imaging defined post-TB lung disease. PLoS One, 2016;11(8):e0161176.

[11] Meghji J, Lesosky M, Joekes E, et al. Patient outcomes associated with post-tuberculosis lung damage in Malawi: a prospective cohort study. Thorax, 2020;75(3):269-278.

［12］Panda A，Bhalla AS，Sharma R，et al. Correlation of chest computed tomography findings with dyspnea and lung functions in post-tubercular sequelae. Lung India. Ogff. Organ. Indian. Chest. Soc，2016；33（6）：592-599.

［13］Sivakumaran D，Jenum S，Vaz M，et al. Combining host-derived biomarkers with patient characteristics improves signature performance in predicting tuberculosis treatment outcomes. Commun Biol，2020；3（1）：359.

# 第十三章　肺结核常见并发症

## 第一节　咯血

### 一、定义

咯血是指喉及喉部以下的呼吸道任何部位的出血，经口腔咯出。

### 二、咯血量的判断

咯血量多少依病因和病变性质、部位不同而异。24 小时内咯血量小于 100 mL 为小量咯血，24 小时内咯血 100~500 mL 为中量咯血，24 小时内咯血大于 500 mL 或一次咯血量大于 100 mL 为大量咯血。

### 三、发病情况

咯血占肺结核死亡原因的 1/3，为肺结核患者死因的第二位，在结核病变的恶化、好转或钙化时均可发生。近年来，由于肺结核发病率有所上升，肺结核咯血患者也有增多，咯血使得患者及家属担忧、紧张、恐惧，而这种不良情绪又加重咯血的发生。活动期肺结核患者咯血量与肺部病变严重程度可不平行。由于咯血可使结核病灶播散、肺内继发感染、失血性休克、窒息，可能危及患者生命，所以临床工作者对于咯血的诊治应予高度重视。

### 四、病因和发病机制

由于炎性浸润，病灶周围的毛细血管通透性增加，大量红细胞外渗至肺泡内，可见痰中带血或血痰。

（1）合并支气管结核时，也可使痰内带血或少量咯血。

（2）肺结核病灶对周围血管的直接侵蚀，或因病变周围组织的牵拉使血管破裂。

（3）并发结核性或非结核性支气管扩张，主要发病因素为支气管肺组织的感染和支气管阻塞。感染引起管腔的充血、水肿，使管腔狭小，分泌物易阻塞管腔，导致引流不畅而加重感染，支气管阻塞引流不畅会诱发肺部感染，故两者互相影响，促使支气管扩张的发生和发展，引起反复中等或大量咯血。

（4）肺部钙化灶脱落，或干酪样坏死物脱落，咳出时损伤小血管而引起咯血。

（5）空洞内或空洞壁已形成的动脉瘤破裂或空洞内肉芽组织增生，常致大量咯血。

（6）支气管、空洞内游离钙石呈菱角形，刺破支气管壁或空洞壁血管出血，也可因空洞内游离钙石、淋巴结内钙石脱入引流支气管，刺破支气管管壁出血。

## 五、病理变化

肺脏血液供应分别来源于肺动脉及支气管动脉。前者系肺循环，血管床丰富，血流量大，全身血液约97%流经肺动脉进行气体交换，但压力较低，仅为主动脉压力的1/6左右，因而肺动脉大出血的机会较少。支气管动脉则来自体循环，供应呼吸性小支气管以上呼吸道的组织进行新陈代谢，血流量较少，但压力较高，破裂后出血量多。支气管动脉管壁弹性好，收缩力强，有时出血可骤然停止。有资料指出90%以上的咯血都来源于支气管动脉及其他源于肋间动脉、胸廓动脉等体循环分支出血。

1. 血管壁通透性增加

肺结核及其继发感染的细菌毒素累及肺组织，致使肺上皮细胞、肥大细胞、嗜碱性粒细胞被破坏，释放出组胺、5-羟色胺等，这些血管活性物质的释放，使毛细血管充血、水肿和通透性显著增加，成为肺结核咯血的病理基础。此时出血来自低压力的肺循环，出血量少或仅有血痰。咯血可随炎症的吸收好转、毒素及血管活性物质减少而逐渐缓解停止。

2. 支气管动脉或肺动脉血管侵蚀

随着结核病变进展，发生干酪样坏死，可直接侵犯、腐蚀支气管动脉及肺动脉，累及小血管破溃而引起中等量的咯血。部分动脉壁弹性结构破坏而形成假性动脉瘤，动脉瘤的破溃是致死性大咯血的重要发病机制，如肺结核空洞内动脉瘤破裂或继发的结核性支气管扩张形成的动静脉破裂。

3. 支气管管壁侵蚀

支气管内膜结核或结核性支气管扩张时，管壁黏膜破坏、糜烂形成溃疡内出血，或因肉芽样毛细血管增生而出血。

4. 出凝血机制障碍

患者自身凝血机制缺陷或因治疗药物如氨硫脲引起的血小板减少以及对氨基水杨酸钠抑制肝脏生成凝血酶原，也可致咯血，但多为血痰。

## 六、临床表现

### （一）临床表现

1/3~1/2 的患者在结核不同时期有咯血症状，多少不一，已稳定、痊愈者因继发性支气管扩张或钙化等也可导致咯血。大咯血时，可发生失血性休克，凡合并慢性气道疾患、心肺功能损害、年迈、咳嗽反射抑制、全身衰竭等状态使气道清除能力削弱者，容易导致窒息。此时患者烦躁、神色紧张、挣扎坐起、胸闷气急、发绀，应立即进行抢救。咯血易引起结核播散，特别是中大量咯血时，咯血后的持续高热常是有力提示。

### (二)危害

#### 1.窒息

咯血窒息的发生率为1.8%,病死率高达15%~75%,慢性纤维空洞性肺结核死亡者中55%~64.5%死于咯血窒息。窒息的主要原因有:①老年肺结核或慢性肺结核者多数有混合感染和COPD存在,造成呼吸功能不全;②因咯血量大,咳嗽无力,血液淹溺全肺;③有部分患者咯血时体位不当,如仰卧位,坐或半坐卧位,特别是在坐位时,因软弱无力而头部过度前倾;④少数患者因咳嗽剧烈,不适当应用可待因或因对咯血存有恐惧心理而憋气,致使血液不能咯出。

#### 2.休克

其发生率为0.1%~35.7%,其原因多是由空洞内的动脉瘤破裂或病灶侵及动脉破裂导致的大咯血引起。对咯血量的估计并非易事,不少患者积血存于呼吸道(尤其是大咯血时),或咯血后又咽下,咯出的血量并非实际出血量,又由于每个人基础肺功能不同,咯血量尽管一样,对患者的危害程度却不同。反复中到大量咯血,尤其一次性大咯血,可引起失血性休克。严重时窒息与休克同时发生。

## 七、影像学表现

### (一)支气管和非支气管动脉造影表现

支气管动脉栓塞作为治疗肺结核中量及大量咯血的有效手段,已广泛应用,近年来非支气管动脉参与咯血和引起复发,作为影响BAE疗效的因素之一,已日趋重视,其中合并有非支气管动脉,肋间动脉、胸廓内动脉、胸上动脉、胸外侧动脉、甲状颈干分支和膈下动脉。

#### 1.出血直接表现

对比剂呈斑片状高密度影从血管破裂处直接外渗至肺实质。

#### 2.出血间接表现

病变血管在数量、形态及走行上的异常以及侧支血管的建立。包括:①供血动脉扩张、迂曲、紊乱;②动脉呈小囊样及小动脉瘤样扩张;③病变区域小血管增多并有增生的血管从而形成广泛血管网;④供血动脉与肺动脉分流征;⑤供血动脉与肺静脉分流征。

### (二)X线及胸部CT表现

临床上通过结合影像学表现了解有无病灶播散、空洞变化、肺泡内淤血和肺不张等情况。新鲜血液进入肺泡,在X线上表现为病灶周围新增的模糊影和(或)网格影,胸片对咯血的诊断无特异性。咯血在CT上总体表现为磨玻璃影,结合病史有助于准确地判断出血。当出血位于病灶周围时,可以显示结核灶外,还可以显示病灶周围或附近的磨玻璃影。最熟悉的是晕轮征,表现为磨玻璃密度影围绕结节或肿块。但这个征象并不是结核独有的,其他出血性肺结节,如侵袭性肺曲菌病、ANCA相关性血管炎性肉芽肿、某些肺腺癌、多血性转移瘤也可以有晕轮征表现。当出血量较大时,肺泡间隙不足以容纳,血液进入支气管,一部分被患者咳出体外,另一部分可以经健侧支气管播散至健康的肺叶,甚至对侧肺内。CT上表现为未受结核累及的肺内出现各种形态多发或单发的磨玻璃影,然而无论何种形态,其特征是循支气管血管束走行、分布。咯血的另一个特点是易变。经历数天或者数小时，磨玻璃影可以随着咳嗽体位等不同而增加、减少或变换位置。通常情况下，出血停止后数天，肺内磨玻璃密度影可以完全消失。某些条件下，肺内出血可以延迟吸收，亦可刺激小叶间隔增厚形成所谓"碎石路"征。

## 八、诊断和鉴别诊断

### (一) 诊断

通过详细询问病史，有无肺结核、呼吸道病变、溃疡病及肝硬化等病史，明确是否为肺结核咯血，同时确定咯血量及生命体征，要尽快确定是否为大咯血和是否需要立即进行抢救，长时间累积出血量较大固然需要引起重视，而短时间内快速、大量咯血危及生命时需要紧急处理。需要警惕的是外观无明显咯血，肺内却持续出血且蓄积于肺泡内，即所谓弥漫性肺泡出血，则危害更大。此时，胸部 X 线及 CT 扫描可协助诊断，对 X 线检查无异常或原因不明确的咯血患者可行支气管镜检查，但咯血患者行支气管镜检查具有一定危险性，应注意掌握指征。可按如下图 13-1 路径进行诊断。

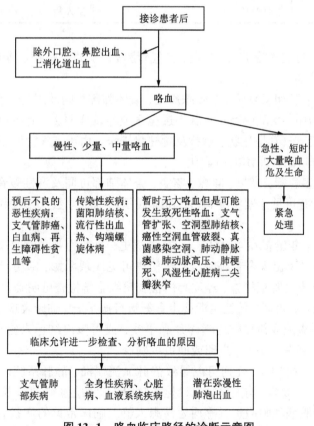

**图 13-1　咯血临床路径的诊断示意图**

### (二)鉴别诊断

1.咯血首先需与呕血鉴别,具体鉴别如下表13-1。

表13-1 咯血与呕血的鉴别

| | 咯血 | 呕血 |
|---|---|---|
| 病因 | 肺结核、支气管扩张、肺癌、肺炎、肺脓肿、心脏病等 | 消化性溃疡、肝硬化、急性胃黏膜病变、胆道出血、胃癌等 |
| 出血前症状 | 喉部痒感、胸闷、咳嗽等 | 上腹部不适、恶心、呕吐等 |
| 出血方式 | 咯血,大量时鼻腔可流出 | 呕出,可为喷射状 |
| 血的颜色 | 鲜红 | 多为暗红色、棕色,有时为鲜红色 |
| 血中混有物 | 痰,泡沫 | 食物残渣 |
| 酸碱度 | 碱性 | 酸性 |
| 黑便 | 无,若咽下血液较多时可有 | 有,可为柏油样便,呕血停止后仍可持续数日 |
| 出血后痰的性状 | 常有血痰 | 多无痰,或无痰中带血 |

2.肺结核咯血需与支气管扩张、肺炎、支气管肺癌、肺寄生虫病、肺栓塞、二尖瓣狭窄等疾病引起的咯血相鉴别。

(1)支气管扩张:长期反复咳嗽、咳脓痰史,查体肺部可闻及固定性湿啰音,X线片可见一侧或双侧肺纹理增粗、絮乱或呈蜂窝状小透亮区或卷发样阴影,有时可见液平面。支气管碘脂质造影可见病变支气管呈柱状、囊状及囊柱状扩张。由于支气管碘脂质造影属于有创性检查,目前已被高分辨率CT(HRCT)取代。

(2)肺炎:起病多急骤,高热、咳嗽、咳痰,查体肺部可闻及湿性啰音,肺实变后可闻及管状呼吸音,X线检查可见片絮状浸润影,血常规示白细胞总数及中性粒细胞均升高,痰培养可发现致病菌。

(3)支气管肺癌:年龄多在40岁以上,有吸烟史,早期为刺激性咳嗽,痰中带血或小量咯血,胸痛,部分患者可出现声音嘶哑。X线检查可见团块阴影,有分叶或毛刺,多伴有阻塞性炎症改变,纤维支气管镜检查、经皮肺活检及痰细胞学检查可明确诊断。

(4)肺寄生虫病:有疫区、牧区生活或生食等流行病学史,临床表现为发热、胸痛和咳嗽等,可以咳出清水样囊液或粉皮样内囊碎片和子囊,或可咳出红色果酱样痰或棕红色脓痰,实验室检查找到囊肿碎片、头节、虫卵或原虫可确诊。

(5)肺血栓栓塞症(PTE):任何可以导致静脉血流瘀滞、静脉系统内皮损伤和血液高凝状态的因素(Virchow三要素)均为静脉血栓栓塞症(VTE)的危险因素。长期卧床、严重创伤、术后、静脉曲张、心脏病和肿瘤患者等均为易患人群。临床常见的症状有:①不明原因的呼吸困难及气促,尤以活动后明显,为PTE最多见的症状;②胸痛,包括胸膜炎性胸痛或心绞痛样疼痛;③晕厥,可为PTE的唯一或首发症状;④烦躁不安、惊恐甚至濒死感;⑤咯血,常为小量咯血,大咯血少见;⑥咳嗽、心悸等。临床上有时出现所谓的"三联症",即同时出现呼吸困难、胸痛及咯血，但仅见于约 20% 的患者。实验室检查可出现 D-二聚体动态升高。X 线检查可显示：①肺动脉阻塞征：区域性肺纹理变细、稀疏或消失，肺野透亮度增加；②肺动脉高压征及右心扩大征；③肺组织继发改变，可见尖端指向肺门的楔形阴影、斑片状阴影、盘状肺不张等，心电图检查大多数病例呈非特异性的心电图异常，最为常见的是窦性心动过速。当有肺动脉及右心压力升高时，可出现 V1~V2 甚或 V4 的 T 波倒置和 ST 段异常，SIQⅢTⅢ（即Ⅰ导联 S 波加深，Ⅲ导联出现 Q/q 波及 T 波倒置）等表现。CT 肺动脉造影（CTPA）能显示直接征象和间接征象准确发现血栓的位置。

（6）二尖瓣狭窄：有风湿热病史，一般二尖瓣中度狭窄（瓣口面积<1.5 $cm^2$）始有临床症状，临床表现呼吸困难，以劳累后和夜间端坐呼吸为主、发绀、咯血及咳嗽，查体可呈"二尖瓣面容"，双颧绀红，心尖部听诊可闻及舒张期隆隆样病理性杂音，心电图检查窦性心律者可见"二尖瓣型 P 波"（P 波宽度大于 0.12 秒，伴切迹），QRS 波群示电轴右偏和右心室肥厚表现，病程晚期常合并房颤。

## 九、治疗

治疗原则包括：治疗原发病，止血，防治并发症，维持患者生命体征。

### （一）一般治疗

包括：①卧床休息，大咯血患者更要绝对卧床休息，就地抢救，避免不必要搬动，以免加重出血。出血部位明确者应采取患侧卧位，并保持大便通畅，避免因用力排便加重出血；②镇静：若无呼吸功能不全或全身衰弱，为了安慰患者以消除紧张焦虑情绪，可选用安定 2.5 mg，每日 3 次，或口服或肌注 5~10 mg。③镇咳：原则上咯血患者不用镇咳药物，鼓励患者将血痰咳出。频繁剧烈咳嗽后发生咯血者，考虑咳嗽可能为咯血原因时，可给予可待因 15~30 mg，每日 2~3 次；或给予含有可待因的复方制剂，如止咳糖浆 10 mL，每日 3 次；或右美沙芬 15~30 mL，每日 3 次。禁用吗啡等中枢性镇咳药，以免抑制咳嗽反射，从而导致血块堵塞气道造成窒息。④咯血部位明确者一般采取患侧卧位，以防病灶向健侧播散，不明确者可平卧位，头偏向一侧，便于将血咯出。⑤吸氧：对于已发生失血性休克、窒息、先兆窒息或存在低氧血症者，应给予氧疗，保持呼吸道通畅，防止症状加重，密切观察患者的血压、脉搏、呼吸、体温和尿量等重要生命体征及咯血量，注意水电解质平衡，同时做好抢救窒息的各项准备工作。⑥咯血部位可予冰袋冷敷。⑦加强护理，注意卧床休息。⑧咯血期间患者的饮食应以易消化的温凉食物为主，少食多餐，避免过度用力诱发咯血。大咯血期间应禁食，禁食期间应给予足够的热量，以保持体力。

### （二）针对病因治疗

活动性肺结核应选用合理有效的化疗方案进行治疗，合并继发感染时应加强抗菌治疗。

### （三）药物止血治疗

（1）垂体后叶素：含有缩宫素及加压素，具有收缩支气管动脉和肺小动脉的作用，使肺内血流量减少，降低肺循环压力，从而达到止血目的，是治疗咯血，尤其是大咯血的首选药物。通常以 5~10U 垂体后叶素加入 25% 的葡萄糖溶液 20~40 mL，缓慢静脉注射，继之以 10~

20U 的垂体后叶素加入 5% 的葡萄糖溶液或生理盐水 250~500 mL 中，缓慢静脉滴注，直至咯血停止 1~2 d 后停用。用药期间需要严格掌握药物的剂量和滴速，并严密观察患者有无头痛、面色苍白、出虚汗、心悸、胸闷、腹痛、便意、血压升高等不良反应，如出现上述不良反应，应及时减慢输液速度，并给予相应处理。对于同时患有冠心病、动脉粥样硬化、高血压、心力衰竭及妊娠妇女应慎用或禁用。如非妊娠者可改为不含有加压素的缩宫素 10~20U 加入 5% 的葡萄糖溶液 250~500 mL 中静脉滴注，每日 2 次，起效后改为每日 1 次，维持 3 d，可明显减少心血管系统的不良反应。

（2）酚妥拉明：为 α 受体阻滞剂，可以直接舒张血管平滑肌，降低肺动静脉血管压力，达到止血目的，主要用于垂体后叶素禁忌或无效时。可用 10~20 mg 酚妥拉明加入生理盐水或 5% 的葡萄糖溶液 250~500 mL 中静脉点滴，每日 1 次，连用 5~7 d。用药时患者需要卧床休息，注意观察患者的血压、心率和心律的变化，并随时酌情调整药物的剂量和滴速。

（3）酚磺乙胺：能增强毛细血管抵抗力，降低毛细血管通透性，并可增强血小板的聚集性和黏附性，促进血小板释放凝血活性物质，缩短凝血时间，达到止血效果，可用酚磺乙胺 0.25~0.50 g，肌内注射，每日 2 次；或将 0.25 g 的酚磺乙胺加入 25% 的葡萄糖溶液 40 mL 中静脉注射，每日 1~2 次，或酚磺乙胺 1~2 g 加入 5% 的葡萄糖溶液或生理盐水 500 mL 中静脉滴注，每日 1 次。

（4）氨甲苯酸（止血芳酸）和氨甲环酸：为促凝血药物，通过抑制纤维蛋白溶解起到止血作用。可将 100~200 mg 的氨甲苯酸加入 25% 的葡萄糖溶液 20~40 mL，缓慢静脉注射，每日 1~2 次；或将 200 mg 的氨甲苯酸加入生理盐水或 5% 的葡萄糖溶液 250 mL 中静脉滴注，每日 1~2 次。氨甲苯酸和酚磺乙胺疗效有限，目前尚无循证医学证据，有时可能会引起血栓形成。

（5）6-氨基己酸：通过抑制纤维蛋白溶解起到止血作用，可将 6-氨基己酸 4~6 g 加入生理盐水或 5% 的葡萄糖溶液 250 mL 中静脉滴注，每日 1~2 次。

（6）巴曲酶（立止血）：是由蛇毒中分离提纯的凝血酶，可以静脉注射或肌内注射，成人每日用量 1 kU~2 kU。

（7）其他药物：包括肾上腺色腙（商品名安络血）、维生素 K1、鱼精蛋白等。鉴于临床上咯血多由支气管动脉或肺动脉血管破裂所致，故咯血的药物选择以垂体后叶素、缩宫素及血管扩张剂为主，其他止血药物只能作为辅助治疗措施。止血药物的使用应注意个体化，特别是应注意患者咯血的发生机制以及合并症。

### （四）输血

大量咯血造成血流动力学不稳定，收缩压低于 90 mmHg（1 mmHg＝0.033 kPa）者或血红蛋白明显降低者应考虑输血。如果患者存在凝血基因异常可考虑给予新鲜冻干血浆或重组凝血因子Ⅶa，如果患者血小板减少也可以考虑单纯补充血小板。

### （五）非药物治疗

（1）支气管动脉栓塞治疗：如常规治疗无法控制大咯血或因心肺功能不全不宜开胸手术者可采用支气管动脉栓塞治疗。这是一种较好的治疗方法，目前已广泛用于大咯血的治疗。栓塞治疗通常在选择性支气管动脉造影确定出血部位的同时进行。如果患者无法进行支气管动脉造影，可先行支气管镜检查，以明确大咯血的原因及出血部位。一旦明确出血部位后即可用明胶海绵、氧化纤维素、聚氨基甲酸乙酯或无水酒精等材料将可疑病变的动脉尽可能全部栓塞。近年来也有应用含纤维铂金弹簧圈、电解可脱性弹簧圈，或合用聚乙烯醇颗粒进行选择性支气管动脉栓塞的报告。必须注意的是，当脊髓动脉是从出血的支气管动脉发出时，此项治疗是禁忌证，因为这样有可能造成脊髓损伤和截瘫。如果在支气管动脉栓塞后仍有咯血，需要考虑肺动脉出血可能，最多见的是侵蚀性假性动脉瘤、肺脓肿、肺动脉畸形和动脉破裂，此时需要进行肺动脉造影，一旦明确诊断需要做相应的支气管动脉栓塞治疗。

支气管动脉栓塞治疗咯血主要适用于：①任何原因所致的急性大咯血，病因一时无法去除，为缓解病情，创造条件进行手术时；②不适合手术，或者患者拒绝手术，内外科治疗无效者；③咯血量不大但反复发生者。相关的禁忌证包括：①导管不能有效和牢固插入支气管动脉内、栓塞剂可能反流入主动脉者；②肺动脉严重狭窄或闭锁的先天性心脏病，肺循环主要靠体循环供血者，在不具备立即手术矫正肺动脉畸形时；③造影发现脊髓动脉显影极有可能栓塞脊髓动脉者。

（2）经支气管镜治疗：尽管大咯血时进行支气管镜操作可能有加重咯血的危险，但在必要时仍不失为有效的诊断治疗措施。其优点为可以清除气道内的积血，防治窒息、肺不张和吸入性肺炎等并发症，并能发现出血部位有助于诊断，在直视下对于出血部位进行局部药物治疗或其他方法止血，效果明显。因此，对于持续性咯血、诊断及出血部位不明、常规治疗无效或有窒息先兆者，如没有严重心肺功能障碍、极度衰竭等禁忌证时，可考虑在咯血暂时缓解期间进行此项检查，既可明确出血部位又可局部止血。经支气管镜或硬质支气管镜止血，可采用去甲肾上腺素、巴曲酶、凝血酶、4℃的生理盐水局部滴注或灌洗，也可采用激光、微波和气囊导管、弹簧圈压迫止血。操作中应注意防止因气囊过度充气或留置时间过长从而引起支气管黏膜缺血性损伤和阻塞性肺炎。支气管镜下处理是大咯血治疗的重要手段。其主要的治疗目的是清除积血、防止窒息、进行局部止血。由于支气管镜操作可能会刺激患者呼吸道黏膜，导致剧烈咳嗽，从而加重咯血。如果出血量大，容易导致视野模糊，导致无法找到出血部位，从而无法进行治疗。这些均可能给患者带来风险。因此支气管镜操作前应做好充分的救治准备，应保证气道的畅通，最好建立可靠的人工气道。操作中尽可能避免诱发咳嗽。根据出血的部位不同，处理有所区别。不同的部位，支气管镜止血的方法不一。如果是小的支气管远端出血，除局部灌注冰盐水、1∶10000 肾上腺素、凝血酶等止血药物外，还可将支气管镜头端向远端推送，直接嵌顿在出血的支气管进行止血。应用止血酶后一定要注意吸出形成的凝血块。此外一定确认嵌顿部位的准确，也可使用止血球囊阻塞支气管进行止血。对于管腔直径超过支气管镜的气道，可以使用球囊进行止血。气管部位的出血，由于不能长时间中断通气，因此止血球囊压迫止血常难以奏效，可采用气管插管，利用球囊直接对出血部位进行压迫，或将气管插管插过出血部位远端对球囊进行充气，利用插管球囊保护远端气道不被血液充填。对于左右主支气管出血，或单侧大量出血，部位一时难以界定的，可以通过支气管镜引导，插入双腔气管插管，隔离出血侧气道，保持非出血侧气道通畅。也可利用止血球囊对出血侧支气管进行压迫和阻塞出血侧支气管，保证对侧气道畅通。硬质气管支气管镜是处理大咯血的有力武器。其管腔宽大，吸引方便，且可进入多种器械，在操作时能进行通气，因此在处理大咯血时很有优势。可通过硬镜的活检钳、冷冻探头，非常便利地取出血块，防止窒息的发生。对于单侧大出血，可以利用纱布或明胶海绵直接将左侧或右侧支气管阻塞，终止出血，防止对侧气道被血液充填。出血停止后 48~72 h，应在硬镜下小心取出纱布填塞物，以防发生阻塞性肺炎。对于气道壁可见的出血，可考虑用氩等离子体凝固术、电凝、激光等热治疗进行局部止血，但需注意这些治疗可能引起气道内着火、气道穿孔及后续的气道瘢痕狭窄。

（3）手术治疗：对于反复大咯血经积极保守治疗无效，对侧肺无活动性病变，肺功能储备尚可，又无明显禁忌证者，可在明确出血部位情况下，考虑肺叶、段切除。

手术时机选择：术前尽可能进行胸片和 CT 检查，了解肺内病变情况。手术最好选择在咯血间歇期，对于大咯血可在胸部 X 线检查后急诊手术。

手术适应证：①24 h 内咯血量超过 1500 mL，或一次咯血量超过 500 mL，经内科保守治疗无效；②反复大咯血，有窒息先兆；③一叶肺或一侧肺有明确的不可逆病变，对侧肺组织正常或病变稳定者。

手术禁忌证：①双肺广泛性弥漫性病变；②出血部位不明确、凝血功能障碍者，以及全身情况或心肺功能差不能耐受手术者。③合并凝血功能障碍；④非原发于肺部病变所致的咯血者。

### （六）并发症的防治

咯血并发症主要有窒息、失血性休克、吸入性肺炎、肺不张等，应注意及时通畅气道、扩容、抗感染等。

致命性咯血的识别与急救：

致命性咯血是指频繁咯血可能引发窒息或已发生窒息，是咯血最严重的并发症。据报告一组 15 例窒息患者中 11 例死亡，病死率达 73.33%。发生咯血至死亡最短不超过 5 min，最长也不过 45 min，平均 14.3 min，故应对可能窒息的患者紧急处理。

（1）识别窒息的危险因素：①患者心肺功能不全，体质衰弱，咳嗽力量不足；②气管和支气管移位，使支气管引流障碍；③精神过度紧张等原因，导致声门或支气管痉挛；④咯血后误用大量镇静、止咳剂，使血不易咳出，阻塞支气管而发生窒息。

（2）危重咯血的表现：患者咯血突然增多，如满口血痰，甚至满口血液、连续咳嗽并咯出血液，或胸闷难忍、烦躁、大汗淋漓、端坐呼吸等提示大咯血。

（3）识别窒息症状：当患者突然躁动不安，急坐欲咳，又咳不出，迅速出现发绀者；两眼凝视、表情呆滞，甚至神志不清；咯血突然不畅、停止，或见暗红色血块，或仅从鼻、口流出少量暗红色血液，随即张口瞪目，面色青色，四肢乱动者；咯血中突然呼吸加快，出现三凹征、一侧肺呼吸音减弱消失等，均提示发生窒息。

（4）紧急处理：当表现为危重咯血，应争分夺秒，综合处理，严防窒息发生。主要措施如下：①体位引流：将患者取头低脚高 45°俯卧位，拍背，迅速排出积血，头部后仰，颜面向上，尽快清理口腔内积血，同时取出假牙，保持呼吸道通畅，有效给氧。②气管插管：将有侧孔的 8 号气管内导管插入气管内，边进边抽吸，动作要轻巧迅速，深度通常为 24~27 cm（到隆突），将血液吸出（必要时用支气管镜吸血），直至窒息缓解。在持续大量出血时，如知道病变部位，可将气管内导管在支气管镜引导下直接插入健侧，以保护健侧肺部，免受血液溢入，保障气体交换，然后再做栓塞治疗。③气管镜：推荐使用硬质气管镜，有利于保持气道通畅，便于吸出血液。如无此器械，亦可用纤维支气管镜。在镜下可用气囊压迫、热止血、激光止血及使用止血药物。④支气管动脉栓塞治疗：可作为紧急治疗，亦可作选择性治疗。对于大咯血或顽固性咯血者可先行支气管动脉造影，再行支气管动脉插管，注入栓塞剂进行支气管动脉栓塞。临床上遇到这种情况，重点是预防和处理窒息，迅速准确地止血，必要时补充血容量，之后再进一步查明病因，其具体流程见图13-2。⑤窒息解除后应加大给氧，适当予以呼吸兴奋剂，并注意纠正酸中毒，补充血容量，防止缺氧导致的脑水肿及呼吸循环衰竭的发生。

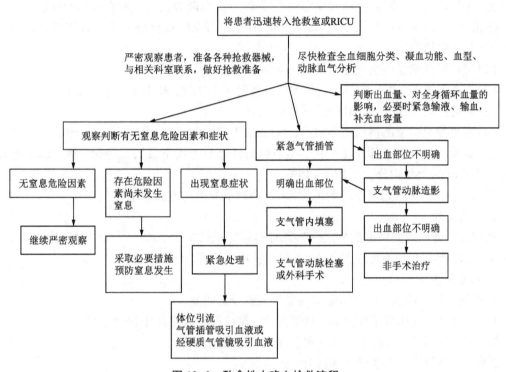

**图 13-2　致命性大咯血抢救流程**

## 十、预后

大咯血即使及时内科治疗，病死率可高达22%~50%。出血速度是影响预后的主要原因，所以应紧急处理，立即止血治疗。结核毁损肺、结核并发严重肺心病大咯血，又不能手术急救治疗者，病死率可高达78%~80%。介入治疗或急诊外科治疗，生存率可达90%以上。

（谭英征　傅京力　陈慧伟　贺慧阳）

## 第二节　自发性气胸

### 一、定义

自发性气胸是指在无外伤或人为因素的情况下，肺组织及其脏层胸膜由于某种病因破裂，空气通过细微的裂孔进入胸膜腔，而引起的胸膜腔积气及肺组织萎陷。

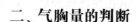

## 二、气胸量的判断

关于气胸定量判断主要依据 2 个指南。英国胸科协会（British Thoracic Society，BTS）（2010）版指南规定：测量肺边缘至侧胸壁的距离，小于 2 cm 为小量气胸；大于等于 2 cm 为大量气胸。美国胸科医师学会（American College of Chest Physicians，ACCP）指南规定：测量肺尖至胸廓顶部的距离，小于 3 cm 为小量气胸，大于等于 3 cm 为大量气胸。BTS（2010）指南认为：ACCP 指南取肺尖至胸廓顶部大于等于 3 cm 判断为大量气胸有过判的可能。

临床上可用 kircher 方法计算，具体步骤为：在气胸侧，以横突外缘至胸壁内缘为基准范围（为整个一侧肺野）：

（1）当肺野外侧受压至上述范围之 1/4 时，肺组织大约受压 35%；

（2）当受压至 1/3 时，肺组织受压 50%；当受压 1/2 时，肺组织受压 65%；

（3）当受压至 2/3 时，肺组织受压 80%；

（4）而当肺组织全部被压缩至肺门，呈软组织密度时，肺组织受压约为 95%。

（5）如果少量气胸仅限于上肺野，则将肺野外带自上而下分为三等份，然后以上述方法中受压 1/4 时的 35% 均分，为 10%~15%。

实际工作中，一般将气胸分为四度（采用两种最简单的方法来估算）：

1）四等分法

气胸线由外向内回缩至四分之一肺野时实际容积约减少 50%，至 1/2 时已达 75% 以上。至内 1/4 时，肺容积只有原来的 1/16 左右。就功能而言，已全部丧失。

2）四度分法

考虑气体分布特点、结合肺萎陷程度将气胸分为四度。

1 度：新月形气体位于肺尖和上肺野外带，肺尖部发线不低于锁骨上线。

2 度：发线影位于肺野中外 1/3 处。肺尖低于锁骨下缘。

3 度：无肺纹区达 1/3 至 2/3 部分。

4 度：超过 3 度，无肺纹区超过肺野 2/3 以上。

## 三、发病情况

在我国自发性气胸是肺结核常见的严重并发症之一，本病的发病率较难准确统计，据文献报道，其发生率相差较大，为每年（5~47）/10 万人口。本病占肺结核住院患者的 1.2%~1.8%。由于少量气胸患者可无症状或症状轻微，持续时间短而未及时发现，因此本病发病情况远较临床所见为高。随着空气污染、慢阻肺增多以及人口平均寿命的延长，自发性气胸的发病率亦呈上升的趋势。本病男性多于女性，男女之比约 5:1，多见于 20~30 岁青壮年。自发性气胸诊断及处理及时，绝大多数患者均能治愈，预后良好。严重者处理不及时，往往可迅速发生呼吸循环衰竭，甚至死亡。

## 四、病因和发病机制

### （一）病因

引起气胸的诱因有多种，常见诱因为咳嗽和用力动作。根据肺内有无病变，可将病因分为以下三类，其中前两类称为自发性气胸。

1. 肺部疾病

如肺气肿、肺大疱破裂，以及肺部病变如肺结核、肺炎、肺尘埃沉着症、肺癌等，常可造成小气管的活瓣性阻塞，肺泡过度充气，张力增加，促使胸膜下肺边缘部分的若干肺泡破裂成肺大疱。在用力咳嗽或做屏气动作等能使肺内压力明显增高时，致使肺大疱向胸膜腔破裂而形成自发性气胸，或位于脏层胸膜的肺边缘部分的病变，直接破入胸膜腔，空气进入而发生气胸或并发脓气胸。

2. 肺部 X 线无明显疾病的健康者，有时也发生气胸，过去称为"单纯性气胸"或"特发性气胸"，实际也是由于肺表面气肿大疱或间质性肺气肿肺泡破裂所致。这种气胸常发生在青壮年，并发症较少。

3. 其他

比较少见的有食管溃疡穿孔，先造成纵隔气肿，或其他原因发生的纵隔气肿，空气破入胸膜腔引起气胸。偶见行人工气腹治疗时，空气穿破先天性缺损的膈肌，而进入胸膜腔导致气胸。此外，还有外伤性气胸、少见的胸部针灸或胸腔积液胸穿抽液时所致损伤性气胸等。

### (二)发病机制

肺结核是引起自发性气胸的常见病因之一，其发病机制为：

(1)胸膜下气肿性大疱直接破裂，急性渗出期或慢性增殖期均可发生。急性渗出阶段，由于病灶的形成与发展，使细支气管受压或部分阻塞，形成活瓣机制，阻塞远端胸膜下的肺泡使气体滞留，致使肺泡逐渐扩张。再加上局部病变的侵犯，使肺组织进一步破坏，由此形成肺大疱。慢性纤维增生期则是由于瘢痕收缩，细支气管被牵拉、扭曲、变形、狭窄，使肺大疱压力升高，促使边缘部肺泡破裂，形成肺大疱。肺大疱破裂，空气进入胸膜腔造成气胸。

(2)胸膜下肺表层的干酪性结节溶解破溃，细支气管与胸膜腔相通。

(3)粟粒型肺结核由于病变在肺间质，可引起间质性肺气肿，大疱破裂或胸膜上粟粒病灶亦可破入胸膜腔而发生气胸。

## 三、病理变化

随着微创手术的发展，电视辅助胸腔镜技术和高清晰度显像系统等应用，自发性气胸的病理学也越来越清楚，有许多学者分别把自发性气胸的肺胸膜分为不同类型和不同分期，以便指导治疗。其中国外学者 Vanderscheren 将自发性气胸在临床上分为四级：Ⅰ级为特发性气胸，内镜下观察肺组织无明显异常；Ⅱ级为气胸伴有脏层、壁层胸膜粘连；Ⅲ级为脏层胸膜下疱和直径<2 cm 的肺大疱；Ⅳ级有多个直径>2 cm 的肺大疱，此分级方法对指导选择合理的治疗方法有临床实用价值。此外，还有多种肺大疱的分型法，但目前在我国可供选择的几种治疗方法仍根据临床经验而定。

## 四、临床表现

### (一)病史

(1)自发性气胸多数继发于支气管肺部疾病。因此应注意询问有无支气管肺部疾病的病史，并注意询问(特别是幼年时)有无呼吸道疾病或呼吸道传染病如百日咳、麻疹肺炎等，对判断自发性气胸的病因有帮助。

（2）应详细询问患者发病前有无剧咳、大声叫唱、剧烈运动、用力搬重物、作屏气动作或胸部创伤等引起自发性气胸的诱因。

（3）询问发病前有无针灸、胸或肺部穿刺等有创性操作。少部分患者可无任何诱因，安静休息时也可突然发生气胸。

## （二）症状

气胸的症状取决于发生气胸的类型、肺内病变程度和年龄，可从轻微不适或无症状到严重呼吸困难、休克、危及生命的呼吸循环衰竭等。典型症状为在气胸同侧胸部突然发生胸痛，继以胸闷、气急、呼吸困难，疼痛在24 h减轻，即使气胸仍然存在。症状严重程度常与患者体质相关，如平素身体健康者，缓慢发生的气胸量即使高达90%，静息下仍可无明显气急。而严重肺功能不全患者合并不易为普通胸片发现的少量气胸(X线隐性气胸)仍可导致心肺功能严重恶化，甚至危及生命。一般最常见的症状为：

### 1.胸痛

胸痛是最常见，首发的症状。常出现突然尖锐性刺痛和刀割痛，咳嗽和呼吸时加重，可能与胸膜腔内压力增高、壁层胸膜受牵张有关。疼痛部位不肯定，可局限在胸部，亦可向肩、背、上腹部放射。明显纵隔气肿存在时，可出现持续的胸骨后疼痛。疼痛是气胸患者最常见的主诉，而且在轻度气胸时，可能是唯一症状。

### 2.呼吸困难

与气胸后肺萎陷多少、萎陷速度以及肺内病变程度密切相关。轻者，气胸时仅有患侧突发胸痛，如肺萎陷少，可无明显胸闷、气短和呼吸困难的表现；即使有胸闷、气短症状也较轻微，一般患者可忍受。重者除患侧突发胸痛外，可伴有明显呼吸困难、大汗和发绀；缺氧严重可发生烦躁不安、大小便失禁，甚至发生心律失常、血压下降或心搏骤停而导致死亡。如并发胸膜腔感染(脓胸)，可伴发热及刺激性咳嗽等症状。特别注意老年人，即使肺压缩不到10%，亦可产生明显的呼吸困难。急性发作较慢性发作的气胸，症状更明显。

### 3.其他症状

气胸发作时偶有刺激性咳嗽。气胸合并血气胸时，如出血量多，患者会心悸、血压低、四肢发凉等。张力性气胸时可有精神高度紧张、胸闷、挣扎坐起、烦躁不安、发绀、出汗等，甚至意识不清、呼吸循环衰竭等临床表现。

## 四、体征

（1）含气量少的局限性气胸，可无明显体征或胸部听诊可闻及患侧局部呼吸音减弱，或局部叩诊过清音或鼓音具有重要意义。

（2）含气量大或张力性气胸，可见患者口唇及甲床发绀、呼吸三凹征、患侧胸廓饱满、肋间隙增宽、呼吸运动减弱，胸部叩诊患侧鼓音，语颤及呼吸音减弱或消失。如右肺气胸，则肝浊音界下移，左肺气胸则心浊音界可消失。如气胸严重，肺压缩明显可出现气管和纵隔向健侧移位。极少数患者可出现患侧皮下气肿或头面部气肿，压之有"握雪感"。

（3）如患者自发性气胸前，就有一侧或两侧肺部严重基础疾病并代偿性或阻塞性肺气肿，则可有上述相类似体征,不易确诊,需立即胸部透视或拍摄胸部 X 线片证实。

## 五、临床类型

临床上根据胸腔内压力测定把自发性气胸分为三种类型:

(1)单纯性气胸(又称闭合性气胸):破口较小,肺脏萎缩后破口很快闭合,空气不再进入胸膜腔,因此胸膜腔内积气量不大,不抽气或肺压缩明显者抽气,胸腔内积气可逐渐吸收。胸腔测压时胸膜腔内压力常不高,可维持负压,肺脏复张较快,预后较好。

(2)开放性气胸(又称交通性气胸):破口较大,或破口周围病变的牵拉,或伴有支气管胸膜瘘,而使破口长久不能关闭,空气可自由出入胸膜腔。胸膜腔内压力维持在"0"上下,抽气后观察胸腔负压可迅速恢复为正负压波动,预后不好,内科保守治疗常不易使肺复张,常需外科手术或胸腔镜治疗。

(3)张力性气胸(又称高压性气胸):支气管胸膜瘘上的活瓣机制即吸气时空气经破口进入胸膜腔,呼气时破口关闭,胸膜腔内气体不能排出,从而使胸腔内压力逐渐增高,超过大气压时便发生高压性气胸。胸膜腔内测压时呈较高的正压,抽气后虽可变为负压,但不久又恢复较高的正压。本类气胸不仅患侧肺脏被完全压缩,而且可出现纵隔向健侧(对侧)移位,严重者心脏和大血管受压,可导致心肺功能障碍,甚至发生急性呼吸、循环衰竭,如抢救不及时可危及生命。

胸膜破口可随病情而变化,故气胸类型也可相互转换。气胸发病后超过 3 个月,长时间肺未能复张者称为慢性气胸,多由于破口未闭,局部萎陷肺组织的脏层胸膜增厚等阻碍了肺的复张。

## 六、辅助检查

### 1.影像学表现

拍摄胸片是确诊气胸的主要手段。少量气胸在常规吸气时或平卧位拍摄胸部 X 线检查时可被忽略或显示不清,因此怀疑患者有气胸时,要常规拍摄立位或坐位胸片。气胸的典型胸片表现为外凸弧形的细线条形阴影,称为气胸线,线外透亮度增高,肺纹理消失,线内为压缩的肺组织,向肺门部靠拢。高度萎陷的肺在肺门部呈密度增高的团块影,有时可见条状或带状的胸膜粘连。如并发胸腔积液,则可见液平面。

胸部 CT 表现:气胸的 CT 表现为胸膜腔内出现极低密度的气体影,伴有肺组织不同程度的压缩萎陷改变。一般在低窗位的肺窗条件下观察,含极少量气体的气胸和主要位于前中胸膜腔的局限性气胸,X 线胸片可漏诊,CT 则显示清晰。CT 还可鉴别位于纵隔旁的气胸与纵隔气肿以及肺大疱,常可发现 X 线胸片阴性的气胸存在。它比 X 线观察气胸更具优势,对纵隔气肿的诊断有决定性意义。

### 2.实验室检查

自发性气胸患者根据肺的病变程度以及肺压缩程度不同,可有不同程度的低氧血症,重者可有严重低氧血症伴高碳酸血症。患者肺活量、肺容量下降,呈限制性通气障碍。当胸腔并发感染时,多有白细胞总数和中性粒细胞增多。

### 3.其他检查

胸膜腔内压力测定:临床上已很少应用,测压的目的是帮助明确气胸类型。一般用人工气胸或气腹箱测定胸膜腔内压力，并进行抽气后的观察。

胸膜腔内气体成分压力测定，有助于鉴别破裂口是否闭合，通常抽出胸膜腔气体做分析，如氧分压>50 mmHg，二氧化碳分压<40 mmHg 应怀疑有持续存在的支气管胸膜瘘；反之，如氧分压<40 mmHg，二氧化碳分压>45 mmHg，则提示支气管胸膜瘘大致已愈合。

### 七、诊断和鉴别诊断

自发性气胸的诊断根据典型的胸部 X 线特征性表现，结合患者症状、体征及诱因一般不难做出诊断。

鉴别诊断如下：

1. 巨型肺大疱

该病起病缓慢，常无突发明显胸痛及气短；大疱腔内透光度增加，有时可见细小条纹状"肺小梁"阴影、血管等间质组织残留阴影，而气胸的腔内无纹理，有时巨型肺大疱周围有压缩性肺不张的致密阴影，而自发性气胸此征象不明显。自发性气胸出现患侧肋膈角的胸腔积液较肺大疱更常见。

2. 心内膜下心肌梗死

发生左侧气胸时，心电图可显示 QRS 额面电轴右移，心前区导联 QRS 波振幅降低，T 波倒置，此时应注意心肌酶的变化及拍摄 X 线胸片，以防误诊为心内膜下心肌梗死。

3. 支气管哮喘

支气管哮喘急性发作、呈持续状态时，若经积极治疗而病情继续恶化，应考虑是否并发气胸，必要时立即摄胸片，以防气胸漏诊。也有气胸患者呈哮喘样表现，两肺布满哮鸣音，经抽气减压后，哮鸣音即消失。

4. 巨大的肺脓肿

一般起病较气胸缓慢，发生肺内，无突发呼吸困难，可伴随发热、咳脓痰，白细胞多升高。

5. 膈疝

胃、结肠及小肠，在较少情况下可穿过膈肌形成疝，患者也可表现为胸痛和呼吸困难等与气胸相类似的表现，通过钡餐检查可区别。

6. 急性呼吸窘迫综合征

接受机械通气的此类患者，气胸可能以分成小腔的形式存在于胸膜下或心脏旁面而难以发现，此时胸部 CT 可帮助诊断。

7. 纵隔气肿

患者有明显呼吸困难，胸片在心脏或纵隔边缘可见"双边现象"，严重者，面、颈部皮下气肿，局部触诊有握雪感，心前区听诊可闻及蛋壳音。胸部 CT 可见纵隔内积气是主要确诊依据。

### 八、治疗

气胸的治疗方法强调个体化，基本治疗原则是排出胸腔内气体，缓解症状，促进肺复张，防止复发。临床上主要依据患者症状的轻重、体格检查、胸部影像学检查气胸量的大小、血流动力学是否稳定、初发或复发、初始治疗效果来评估患者病情，制订合适的治疗方案。

### (一)一般对症治疗

(1)卧床休息,尽量少说话,减少肺活动度,有利于气体吸收,创口愈合。

(2)进易消化的饮食,糖尿病患者必须控制好血糖,同时避免大便费力。

(3)肺压缩 20%以下患者症状轻微可暂不抽气,密切观察。

(4)对症祛痰、镇咳、吸氧,有利于气体吸收、肺复张。胸膜对于胸腔内游离气体的吸收能力约为每日吸收 1.25%,15%的气胸量约需要 12d 左右才能完全吸收。吸氧后气胸的复张率是不吸氧的 4 倍,而吸氧下吸收率可提高 3~4 倍,气胸量大时吸收率增加更明显。因为吸氧提高了胸膜腔和组织之间气体的气体压力梯度,在促进氧气吸收同时,也促进了胸腔内其他气体的吸收。

(5)肺内有基础疾病,则需针对基础疾病治疗,有效抗结核及抗感染治疗等。

(6)禁用吗啡类抑制呼吸中枢的药品。

### (二)胸穿抽气治疗

紧急情况下可在 X 线定位下,叩诊鼓音明显处抽气,以缓解患者的呼吸困难,对张力性气胸,迅速排除空气是挽救生命的简便措施。抽气时应避免在胸膜粘连部位进针,以免发生出血或空气栓塞等并发症。无论哪种自发性气胸,经反复抽气后,肺仍不能复张,需及时采取闭式引流术。抽气治疗常用的穿刺部位是锁骨中线第 2 肋间或腋前线第 4、5、6 肋间。穿刺过程:经局部消毒和麻醉后,在腋前线第 4、5 肋间置入一小号导管,与三通接头相连接,进行抽气,直至不能抽出气体或发生突然咳嗽时停止。

### (三)胸腔闭式引流抽气

症状无明显改善者或肺压缩 50%以上有呼吸困难者,应及时行胸腔闭式引流术。细口径的引流管具有简便、创伤小、患者痛苦小的优点,但存在引流不充分、易阻塞等不足,成功率为 84.5%。可采用单纯水封瓶闭式引流,如合并有胸腔积液,在单纯水封瓶前增加一个接胸腔导管的标本瓶,便于观察并记录胸腔内排出的积液总量、性状以及送检化验检查等。如上述方法仍不能使肺复张,可在水封瓶式引流的同时加上持续稳定低负压吸引,以加速肺脏的复张。

需要提醒的是,肺萎陷时间超过 3 天或肺压缩超过 80%者,肺复张速度不宜过快,以免引起复张性肺水肿或心源性休克。肺复张后应夹管观察 24~48 小时,胸透或拍摄胸片观察,无气胸复发即可拔管。调节管入水深度在−18~−5 cm 为宜。负压吸引优点:可连续排气,并同时引流胸腔积液,促进肺早日复张,破口愈合,迅速消灭无效腔,减少感染等,对气胸的治愈率达 95%以上,平均治愈时间小于 10 天,复发率约为 16%。缺点:抽气过快偶可发生急性肺水肿,对心衰高龄患者要慎用。

穿刺过程:①置管位置:锁骨中线第 2 肋间或腋下第 4、5、6 肋间;②引流管的粗细:闭式引流胸管的大小取决于若干因素,包括是否是张力性气胸、肺组织弹性的大小以及是否行机械通气治疗,一般张力性气胸、肺组织有明显纤维化或者有机械通气可能的患者建议使用较大号的胸管,大号胸管气胸复张快,但可能刺激胸膜产生较多胸水,加重患者的消耗,还可能出现复张性肺水肿,复张性肺水肿大多发生在术后即刻,发生原因和肺复张过快有关。

发生机理复杂，一般认为与氧自由基形成、复张后毛细血管通透性增加、表面活性物质生成减少、病侧产生多种可引起局部或全身毛细血管通透性增加的物质和机械性肺损伤等多种因素有关。传统胸式引流术采用 36F 的蘑菇头橡皮软管，置管过程需切开胸壁，对患者的创伤较大，近年来细管(俗称猪尾巴管)引流的应用逐渐广泛起来，研究显示细管引流术后平均住院时间、伤口愈合时间短，疼痛轻。BTS(2010 版)指南已明确推荐在胸腔闭式引流术中使用细管引流。我国胸外科共识亦推荐应用穿刺法置入猪尾巴管或者深静脉管引流。关于置管后是否需要负压吸引尚有争议。有国内学者报道细管引流加持续负压吸引治疗气胸安全有效。但许多国内外的治疗指南并不推荐在胸腔闭式引流术后立即负压吸引，仅推荐用于肺复张不理想者，负压为 $-10 \sim -20 \, \mathrm{cmH_2O}$，负压吸引持续 12 h 后肺仍未复张，应考虑其他治疗方案和查找原因。关于置管后延长漏气患者是否应行胸膜固定并预防复发亦有争议。

### (四)纵隔及皮下气肿的治疗

少数自发性气胸的患者，尤其是高压性气胸时，胸膜腔内的气体可穿破胸膜折返部进入纵隔而造成纵隔气肿，可进一步发展成颈、胸部皮下气肿，轻者不必处理，给予氧气吸入并严密观察。重者气体明显压迫心脏，憋气明显者，在胸骨上凹切开，直达上纵隔放出气体。破口较大时，需开胸手术修补。纵隔气肿消失后，皮下气肿也逐渐消退。

### (五)胸膜粘连治疗

对于反复发生的顽固性或不能接受外科治疗的气胸，可行胸膜粘连术。在胸膜腔内注射胸膜硬化剂，使胸膜粘连以避免气胸再发。注药后，需夹管 2~6 小时，嘱患者不断变换体位，使药液分布均匀，证实肺复张后拔管。如经一次注药无效者可重复注药 2~3 次，一般可注入异烟肼、阿米卡星等抗结核药，同时对局部也起治疗作用，有利于破口愈合。此外，有多位学者报道：对不宜闭合的气胸腔内注射无菌滑石粉、红霉素和白细胞介素-2 等药，可起到使残腔闭合作用，但均存在一定的不良反应。因此，要权衡利弊，根据气胸发生的时间和残腔壁情况来选择适合患者的最佳方案。

### (六)手术治疗

#### 1.支气管封堵术

主要应用于自发性气胸经胸腔闭式引流 7 d 以上仍持续漏气的患者，存在外科手术禁忌、心肺功能不良等其他预后不良的基础疾病患者。纤维支气管镜下对病灶作局限性封堵是当前较新的治疗方式。

#### 2.外科手术治疗

经内科治疗无效的气胸可作为手术治疗的适应证，主要适用于张力性气胸引流失败，持续性漏气所致肺不张者，双侧气胸，同侧复发性气胸，首次对侧复发性气胸，自发性血胸等。有电视胸腔镜和开胸治疗两种方法。手术治疗主要是剖胸或胸腔镜术间结合其他操作，是预防气胸复发的主要手段，目前有 2 个大家比较接受的外科治疗观点：一个是外科治疗的时候可以切除肺大疱和肺间部的缝隙，二是建立胸膜腔闭合术预防气胸再发。临床证明胸腔镜或开胸的外科治疗是比较安全的，接近于零的死亡率和很低的并发症，术后并发症率 5%~10%，通常较轻或可以自限，如少量漏气、胸膜渗液和渗血、伤口感染和血肿、肺炎和肺不张。

手术治疗的目的是切除占据空间的肺大疱，减少无效腔，使受压的肺组织膨胀，改善肺通气及血液灌注。手术指征：①肺大疱占据 1/3 以上的肺野；②肺大疱并发气胸、肺部感染及大咯血。基本术式有肺大疱切除术、肺叶或肺段切除术、肺移植术，其中最常用的术式为肺大泡切除术。只有在肺大疱完全取代整个肺叶或更严重的情况下才考虑后两种手术方式。肺大疱切除术的手术方法有标准后外侧开胸手术、腋下小切口手术以及胸腔镜微创手术。后外侧开胸创伤大，术后恢复慢，现已很少采用；腋下小切口手术具有切口小、不必切断肋骨、伤口相对隐蔽等优点，在基层医院被广泛采用；微创胸部外科手术创伤小，出血少，切口美观。近年来随着胸腔镜手术器械以及镜下切割缝合器的发展，电视辅助胸腔镜手术（video assisted thoracoscopic surgery. VATS）已被广泛采用。

国内外关于胸腔镜手术与传统开胸手术之间的对比研究较多，且大部分研究的结论相近，即胸腔镜手术有手术时间短、术后疼痛轻、住院时间短等优点。在术后复发率方面，有研究显示胸腔镜治疗气胸的复发率较传统开胸手术高，胸腔镜术后气胸复发率为 4.1%～11.5%。Barker 等进行的一项 Meta 分析显示，胸腔镜术后气胸复发率为开胸手术的 4 倍。正是基于以上证据，英国和美国的指南都建议行开胸手术以减少复发。新近发表在《欧洲胸心外科杂志》上的一项研究显示，胸腔镜手术治疗气胸术后复发率仅为 2.2%，与开胸手术后气胸复发率并无明显差别。分析其原因，与近年来胸腔镜手术器械及设备的发展、外科医师腔镜手术技术的提高有关。

## 九、预后

有研究显示，单纯胸腔插管引流组复发率 35%，经胸腔注入四环素硬化剂组复发率 9%，而开胸手术组未见复发。目前多数学者认为胸腔镜手术治疗自发性气胸和预防气胸复发与开胸手术效果接近，但对肺功能的损害较小，更适合于基础状况较差而不能耐受开胸手术的患者。因此有作者提出胸腔镜手术更适合于：双侧气胸；老年、心肺功能较差，不能耐受常规开胸手术者；特殊人群如野外工作人员等。总之，对于自发性气胸，应早诊断，早期规范治疗，以达到早期治愈。

（谭英征　毛鑫城　邱尔钺　江伟民）

## 参考文献

[1] 咯血诊治专家共识[J]. 中国呼吸与危重监护杂志，2020；19（01）：1-11.
[2] 唐神结，高文. 临床结核病学. 北京：人民卫生出版社，2019.
[3] 唐神结，李亮. 临床医务人员结核病防治培训教材. 北京：人民卫生出版社，2019.
[4] 戴放，唐玉新，刘殿祥. 大咯血介入动脉栓塞治疗及疗效评价. 临床军医杂志，2009；1：29-31.
[5] 王平，梁志欣，方向群，等. 超选择性支气管动脉栓塞术在大咯血治疗中的应用. 军医进修学院学报，2008；29（3）：176-177.
[6] 敖国昆，王仲元，陈红兵，等. 肺结核中量及大量咯血患者非支气管动脉出血的影像改变和介入处理. 中国防痨杂志，2014；36（10）：901-904.
[7] 刘慧峰，马连君，郑梦利，等. 肺结核大咯血急诊手术 45 例临床治疗体会. 解放军医学院报，2016；37（12）：1245-1247.

[8] 凌应冰, 谢鸿恩. 硝普钠联合垂体后叶素治疗肺结核大咯血的临床疗效及安全性分析. 吉林医学, 2017; 38(7): 1302-1303.

[9] 唐神结, 李亮. 结核病治疗新进展. 北京: 北京科学技术出版社, 2017.

[10] 秦北宁, 李红霞, 宋永辉, 等. 咯血诊治临床路径. 国际呼吸杂志, 2015; 35(19): 1493-1495.

[11] 丁健, 陈亮, 王永利, 等. 支气管动脉造影导管在咯血治疗中的应用. 介入放射血杂志, 2017; 26(8): 736-739.

[12] 干小红, 龙霞. 垂体后叶素联合酚妥拉明治疗肺结核咯血的疗效及安全性的系统评价. 中国医学药学杂志, 2016; 36(5): 386-391.

[13] 刘海日, 田为中, 张大忠, 等. 肺结核大咯血选择性动脉造影和栓塞治疗. 中华结核和呼吸杂志, 2013; 36(2): 134-136.

[14] 李强, 渠海贤, 林虎, 等. 膈下动脉参与肺结核大咯血供血的介入栓塞研究. 中国医学影像学杂志, 2015; 23(11): 804-807.

[15] 冯经华, 文星, 尹凤鸣, 等. 支气管动脉栓塞治疗肺结核患者支气管动脉大咯血26例分析. 中国防痨杂志, 2013; 35(12): 1031-1033.

[16] 韩瑞超, 周敏, 郭雪君. 自发性气胸的病因学研究进展. 国际呼吸杂志, 2012; 32(14): 1109-1111.

[17] 刘杰. 肺结核并发自发性气胸的临床治疗体会. 中国卫生标准管理, 2015; 3: 161-162.

[18] 张帆, 袁继宝, 周中民, 等. 肺结核伴孤立性巨大肺大疱诱发的气胸手术切除1例. 甘肃医药, 2017; 36(7): 605-606.

[19] 陈志斌, 兰岚. 气胸中医诊疗专家共识[J]. 中国中医急症, 2019; 28(02): 189-191+203.

[20] 夏洪刚, 王冬滨, 孙忠义, 等. 自发性气胸的中西医研究新进展[J]. 内蒙古中医药, 2017; 36(04): 136.

[21] 武云鹏, 马秉灵. 自发性气胸治疗方法的研究进展[J]. 中国当代医药, 2018; 25(36): 21-24.

[22] 王华丽. 自发性气胸治疗进展[J]. 国际呼吸杂志, 2012(22): 1756-1760.

[23] 宋前犇. 自发性气胸的中西医相关研究进展[J]. 世界最新医学信息文摘, 2017; 17(A2): 38-40.

[24] 刘秋月, 杨青, 韩芬, 等. 肺结核患者机械通气并发气胸的临床分析. 医学综述, 2013; 19(13): 2469-2471.

[25] 赵星, 孙强中, 赵攀. 耐多药肺结核空洞大咯血伴气胸急救1例. 临床肺科杂志, 2013; 18(12): 2315.

[26] 唐神结, 许绍发, 李亮. 耐药结核病学. 北京: 人民卫生出版社, 2014.

[27] 冯伟荣, 白晓明. 自发性气胸研究进展[J]实用医技杂志, 2016; 23(01): 48-50.

[28] 陈刚, 张志庸. 自发性气胸的病因学[J]. 临床肺科杂志, 2008; 13(03): 322-323.

[29] Drain PK, Bajema KL, Dowdy D, et al. Incipient and Subclinical Tuberculosis: a Clinical Review of Early Stages and Progression of Infection. Clin Microbiol Rev, 2018; 31(4): e00021-18.

# 第十四章　护理与健康教育

肺结核是由结核分枝杆菌引起的肺部慢性传染性疾病，其病理特征为渗出、干酪样坏死及其他增殖性组织反应，可伴有空洞形成。临床上常有盗汗、消瘦、乏力等全身症状及咳嗽、咳痰、咯血等呼吸道症状。其临床类型有原发性肺结核、血型播散性肺结核、继发性肺结核、结核性胸膜炎、气管和支气管肺结核、肺外结核。

## 第一节　流行病学

### 一、传染源

未经治疗的排菌者是最重要的传染源，一般来说，初治阳性的排菌者一旦接受系统的排菌治疗，传染性可在 2~4 周内迅速减弱或消失。

### 二、传播途径

主要为患者与健康人之间经空气飞沫传播。患者咳嗽排出的结核分枝杆菌在飞沫中，当被人吸入后即引起感染。排菌量愈多，接触时间愈长，危害愈大；而飞沫直径亦是重要影响因素，大颗粒多在气道沉积随黏液纤毛运动排出体外，直径 1~5 μm 大小最易在肺泡沉积，因此情绪激昂的讲话、用力咳嗽，特别是打喷嚏所产生的飞沫直径小，影响大。患者随地吐痰，痰液干燥后结核分枝杆菌随尘埃飞扬，亦可造成吸入感染，但非主要传播方式。患者污染物传播机会甚少。其他途径如饮用带菌牛奶经消化道感染，患病孕妇经胎盘引起母婴间传播，经皮肤伤口感染和上呼吸道直接感染均极罕见。

### 三、易感人群

生活贫困、居住拥挤、营养不良等是社会经济落后人群结核病高发的原因。免疫抑制状态包括免疫抑制性疾病，如 HIV 感染患者和接受免疫抑制剂治疗者，尤其好发结核病。近年来在易感基因的研究方面越来越深入，研究提示在感染结核的人群中仅 10% 最终会演变为活动性结核。

## 第二节 临床表现

### 一、肺结核的症状与体征

#### 1.全身症状

发热为肺结核最常见的全身毒性症状，多数为长期低热，于午后至傍晚开始，次晨降至正常，可伴有倦怠、乏力、夜间盗汗，或无明显自觉不适。有的患者表现为体温不稳定，于轻微劳动后体温略见升高，虽经休息半小时以上仍难平复；妇女于月经期前体温增高，月经后亦不能迅速恢复正常。当病灶急剧进展扩散时则出现高热，呈稽留热或弛张热热型，可以有畏寒，但很少寒战，出汗一般也不多。

#### 2.呼吸系统症状

浸润性病灶咳嗽轻微，干咳或仅有少量黏液痰。有空洞形成时痰量增加，若伴继发感染，痰呈脓性。合并支气管结核则咳嗽加剧，可出现刺激性呛咳，伴局限性哮鸣或喘鸣。1/3~1/2患者有不同程度的咯血，破坏性病灶易于咯血，愈合性的病变纤维化和钙化病灶直接或由于支气管扩张间接引起咯血。此外，重度毒血症状和高热可引起气急，广泛肺组织破坏、胸膜增厚和肺气肿时也常发生气急，严重者可并发肺心病和心肺功能不全。

#### 3.体征

取决于病变性质、部位、范围或程度。粟粒性肺结核偶可并发急性呼吸窘迫综合征，表现严重呼吸困难和顽固性低氧血症。病灶以渗出性病变为主的肺实变且范围较广或干酪性肺炎时，叩诊浊音，听诊闻及支气管呼吸音和细湿啰音。继发型肺结核好发于上叶尖后段，故听诊肩胛间区闻及细湿啰音提示有诊断价值。空洞性病变位置浅表而支气管通畅时有支气管呼吸音或伴湿啰音；巨大空洞可出现带金属音调空瓮音，现已很少见。

### 二、肺外结核的临床类型与表现

肺结核是结核病的主要类型，此外，其他如淋巴结结核、骨关节结核、消化系统结核、泌尿系统结核、生殖系统结核、皮肤结核以及中枢神经系统结核构成整个结核病的疾病谱。腹腔内结核病变，包括肠结核、肠系膜淋巴结结核及输卵管结核等，在发展过程中往往涉及其邻近腹膜而导致局限性腹膜炎。由于原发病灶与感染途径的不同，人体反应的差异以及病理类型有区别，发病情况可缓急不一，起病症状轻重不等，但急性发作者也不在少数。肾结核则占肺外结核的15%，系结核分枝杆菌由肺部等原发病灶经血行播散至肾脏所引起，多在原发性结核感染后5~20年才发病。多见于成年人，儿童少见。最早出现的症状往往是尿频，系干酪样病灶向肾盂穿破后，含有脓液和结核分枝杆菌的尿对膀胱刺激所致。当病变累及膀胱、出现膀胱结核性溃疡时，则尿频更为严重，并可出现尿急、尿痛等症状。血尿亦常见，约60%患者可有无痛性血尿，部分患者可作为首发症状，肉眼血尿占70%~80%。此外，骨关节结核常在发生病理性骨折、运动障碍时发现。女性生殖系统结核则可在出现不明原因月经异常、不育等情况下发现。结核性脑膜炎则可表现出头痛、喷射性呕吐、意识障碍等中枢神经系统感染症状。总之，结核病是一个全身性的疾病，肺结核仍是结核病的主要类型，但其他系统的结核病亦不能忽视。

## 第三节　辅助检查

### 一、结核分枝杆菌检查

痰中找到结核分枝杆菌是确诊肺结核的主要依据。常用涂片法，包括直接涂片、集菌检查和厚涂片法。涂片抗酸染色镜检快速简便，若抗酸杆菌阳性，肺结核诊断基本可成立。痰培养更为精确，不但能了解结核分枝杆菌生长繁殖能力，还可作药物敏感试验与菌型鉴定。痰菌阳性表明其病灶是开放性的，具有传染性。

### 二、影像学检查

胸部 X 线检查不但可以早期发现肺结核，而且可以判断病变的部位、范围、性质、有无空洞或空洞大小、洞壁厚薄等，判断病情发展及治疗效果。肺部 CT 检查可发现微小或隐蔽性病灶，了解病变范围，帮助鉴别肺病变。

### 三、结核菌素（简称结素）试验

目前通用的结素有两类，一类是旧结素（OT），是结核分枝杆菌的代谢产物，由结核分枝杆菌培养滤液制成，主要含结核蛋白。另一类是结核菌纯蛋白衍化物（PPD），通常在左前臂屈侧中部皮内注射 0.1 mL（5IU），48~72 小时后测量皮肤硬结直径，<5 mm 为阴性，5~9 mm 为弱阳性，10~19 mm 为阳性，20 mm 以上或局部有水泡、坏死为强阳性。结素试验阳性仅表示曾有结核分枝杆菌感染，并不一定现在患病。呈强阳性，常提示活动性结核病。结核菌素试验对婴幼儿的诊断价值大于成人，因年龄越小，自然感染率越低。

### 四、特异性结核抗原多肽刺激后的全血或细胞 IFN-γ 测定

为克服结核菌素试验的不足，近年来发展的 IFN-γ 释放实验（IGRA），作为新一代的检测，结核感染的免疫血清学诊断技术比结核菌素试验有更高的敏感性与特异性。其原理是被结核分枝杆菌抗原刺激而致敏的 T 细胞，再遇到同类抗原时能产生 IFN-γ。对分离的全血或单个核细胞在特异性抗原刺激后产生的干扰素进行检测，可以反映机体是否存在结核感染。这种检测方法所采用的结核分枝杆菌特异性的抗原为 ESAT-6 和 CFP-10，其基因编码 RD1（Region of Difference 1）在卡介苗和绝大多数非结核分枝杆菌中是缺失的，因此避免了上述在结核菌素皮试中影响特异性的 PPD 交叉抗原反应，能够较好地区分真性结核感染和卡介苗接种诱导的反应。

### 五、分子生物学检测技术

聚合酶链反应（PCR）技术可以将标本中微量的结核菌 DNA 加以扩增。DNA 提取过程遭遇污染等技术原因可以出现假阳性，而且 PCR 无法区分活菌和死菌，故不能用于结核菌治疗效果评估、流行病学调查等。目前 PCR 检测仅推荐用于在非结核分枝杆菌病高发地区涂片

抗酸杆菌阳性病例来快速区分结核和非结核分枝杆菌。

### 六、肺外结核的诊断

肺外结核的标本不易获取，或获取的标本内菌量较低可造成诊断的困难。组织病理检查往往有一定的价值，切除或者活检的组织发现结核肉芽肿、朗罕细胞，抗酸染色检查可发现结核分枝杆菌，还可采用结核分枝杆菌特异性探针对组织进行原位杂交，阳性者均有助于诊断。胸腔、腹腔以及心包等浆膜腔积液，腺苷脱氨酶水平升高对诊断结核感染具有较高的价值。

### 七、其他检查

急性活动性肺结核病患者白细胞可在正常范围或轻度增高；急性粟粒型肺结核时白细胞总数减低或出现类白血病反应。血沉增快，严重病例常有继发性贫血。纤维支气管镜检查对临床鉴别诊断有重要价值，浅表淋巴结活检也对结核病鉴别诊断有帮助。

## 第四节　治疗原则

合理的化学药物治疗可使病灶内细菌消失，最终达到痊愈。传统的休息和营养疗法仅起辅助作用。

### 一、化学药物治疗

抗结核治疗必须坚持早期、联合、适量、规律、全程用药的原则。常用的杀菌药物有异烟肼（H）、利福平（R）、吡嗪酰胺（Z）、链霉素（S）；常用的抑菌药物有乙胺丁醇（E）、对氨基水杨酸钠。治疗方法有以下 2 种。

1. 间歇疗法

结核分枝杆菌与药物接触数小时后，常延缓数日生长，在其重新生长繁殖前再次给予高剂量药物，可使细菌持续受抑制直至最终被消灭。因此，有规律地每周用药 3 次，能达到每日用同样剂量药物的效果。在开始化学治疗的 1~3 个月内，每日用药（强化阶段），以后每周 3 次间歇给药（巩固阶段），也可以全程间歇治疗。

2. 短程化学治疗

联合应用 2 种以上的高效抗结核药物，使疗程从常规的 12~18 个月（标准化学治疗）缩短为 6~9 个月，效果相同。

3. 对症治疗

（1）结核病的中毒症状：在化学治疗 1~2 周内多可消退，不需特殊处理，对急性粟粒型肺结核、结核性脑膜炎、干酪性肺炎、胸膜炎伴大量积液者可在有效化学治疗的同时，加用糖皮质激素（常用泼尼松，15~20 mg/天），以减轻炎症和变态反应，促使渗液吸收，减少纤维组织形成和胸膜粘连。中毒症状消退后，激素剂量递减，6~8 周后停药。糖皮质激素无抑菌作用，应在有效的抗结核治疗基础上慎用，以免促使结核病的扩散。

（2）咯血对症治疗：包括休息、止咳、镇静、止血等。

## 第五节 护理评估

1. 病史

有无接触史，了解患者的生活条件、生活环境及心理状态，病因及主要症状。

2. 评估身体状况

观察有无咳嗽、咳痰、胸痛、咯血等症状，有无全身中毒症状，如乏力、午后低热、食欲减退、体重减轻和夜间盗汗。

3. 心理社会反应

患者及家属对疾病的认知程度、家庭经济状况、对疾病的承受程度。

4. 实验室辅助检查

是否有痰分枝杆菌检查、影像学检查、结核菌素试验。

## 第六节 护理问题

(1) 有传播疾病的危险 与结核分枝杆菌致空气飞沫传染有关。

(2) 体温过高 与结核分枝杆菌及其菌体物质引起的变态免疫反应有关。

(3) 清理呼吸道无效 与呼吸道分泌物过多、痰液黏稠滞留呼吸道或患者疲乏、胸痛、意识障碍导致咳嗽无效、不能或不敢咳嗽、气管、支气管和肺内积血无法咯出有关。

(4) 营养失调：低于机体需要量 与机体消耗增加、食欲缺乏有关。

(5) 潜在并发症 咯血。

(6) 潜在并发症 窒息。

(7) 焦虑 与不了解疾病，担心疾病预后有关。

(8) 知识缺乏 缺乏肺结核相关知识。

(9) 活动无耐力 与结核病毒性症状有关。

## 第七节 护理措施

(1) 有传播疾病的危险 与结核分枝杆菌致空气飞沫传染有关。

1) 病区相对独立，不与其他病种混住，重症患者与一般患者、排菌患者与非排菌患者分室安排居住。排菌患者尽量不准许探视，体弱者、婴幼儿禁止来院探视。严格分区管理，并告知患者注意相互隔离，勿串病房。

2) 结核病区工作人员应戴 N95 口罩，并做到每天更换，潮湿或污染后随时更换。接触患者的分泌物或血液时，或者进行可能有分泌物或血液飞溅及可能产生气溶胶的操作（如为患者实施吸痰、气管插管等）时，必须穿隔离衣、戴眼罩和手套，必要时戴全面型呼吸器面罩、穿鞋套。

3)严格手卫生制度，医务人员接触患者前后、接触不同患者之间、做各种操作前后以及处理患者的分泌物或血液后，必须立即洗手或手消毒。

4)使用中的湿化瓶、呼吸机管路每天更换一次，用2000 mg/L含氯消毒液浸泡60分钟后，用灭菌水冲净，晾干备用。体温表使用后，用2000 mg/L含氯消毒液浸泡30分钟后，用清水冲净晾干备用。血压计、听诊器、监护仪、呼吸机等设备表面用1000 mg/L含氯消毒液擦拭消毒，血压计袖带被分泌物等污染后，用1000 mg/L含氯消毒液浸泡30分钟，洗净晒干。

5)严格执行一针一巾一管制度。进入病区的治疗车必须配备速干手消毒剂。物流由洁到污，污染区物品禁止带入半污染区和清洁区。

6)排痰的患者将痰液吐在专用密闭的容器内。患者的痰液、胸水及引流液均用2000 mg/L含氯消毒液浸泡6小时倒入医院的污水处理系统。患者出院时，其专用咳痰容器经消毒后按感染性废物处理。

7)患者的生活垃圾按感染性废物处理。病区产生的医疗废物分类包装，感染性废物用医疗废物专用标识的双层黄色塑料袋盛装，损伤性废物用专用利器盒盛装，容量不得超过3/4，每天由保洁人员统一收集到医疗垃圾暂存处集中处理。

8)患者的被服每周更换一次，污染后随时更换。换下的被服放入黄色垃圾袋内，由洗衣房统一收集，用1000 mg/L含氯消毒液浸泡30分钟后清洗。禁止在病区内清点患者换下的被服。

9)空气消毒：清洁区、半污染区用紫外线消毒，每天2次、每次60分钟。有条件的医院可设立负压病房，新鲜空气由外面送入病房，病房内污染的空气由专用通道经高效过滤、消毒后排放。病区每日紫外线循环风空气消毒2次，每次1小时，定时开窗通风。

10)地面、物体表面清洁消毒：地面用1000 mg/L含氯消毒液湿式清洁和消毒，拖把严格分区、分室使用，并做好标记。拖把用后用消毒液浸泡30分钟，用清水洗净，悬挂晾干备用。物体表面每天用1000 mg/L含氯消毒液擦拭2次。地面物体表面、墙壁等被污染时立即采取喷雾消毒。作用30~60 min后，清洗处理。

11)终末消毒：患者出院或死亡后，床单位及患者的衣物、物品等使用床单位消毒机消毒。空气用紫外线循环风空气消毒60分钟。

12)严格执行环境卫生学和消毒灭菌效果监测制度。

(2)体温过高　与结核分枝杆菌及其菌体物质引起的变态免疫反应有关。

1)采取有效降温措施　高热时，嘱患者卧床休息，通常给予物理降温方法，如用冰帽、冰袋冷敷头部或大动脉走行处，可有效降低头部温度。注意随时擦拭汗液，更换衣被，防止着凉。

2)病情观察　及时监测体温变化，并做好记录。

3)加强基础护理，保护皮肤黏膜，防止破损。注意保持口腔卫生，协助患者在饭后、睡前漱口，病情危重患者给予特殊口腔护理，避免口腔内感染。做好患者皮肤护理，大汗后应用温水擦拭，及时更换内衣、被褥，保持皮肤清洁、干燥，预防感染。

4)补充营养和水分，每天应保证足够的热量和液体的摄入。可给予高热量、高蛋白、高维生素、易消化的流质或半流质食物，保证2000 mL/天液体的摄入，以维持水、电解质的平衡。必要时遵医嘱静脉输液，以补充水分。

(3)清理呼吸道无效 与呼吸道分泌物过多、痰液黏稠滞留呼吸道或患者疲乏、胸痛、意识障碍导致咳嗽无效、不能或不敢咳嗽、气管、支气管和肺内积血无法咯出有关。

1)休息 咳嗽剧烈且频繁者，宜取坐位或半坐卧位，按医嘱用祛痰药，采取协助患者排痰措施。对胸痛不敢咳嗽的患者，应避免因咳嗽加重疼痛，如胸部有伤口可用双手或枕头轻压伤口两侧或用胸带固定伤口，必要时遵医嘱使用止痛剂。

2)神志清醒能咳嗽的患者，指导患者深呼吸和掌握有效咳嗽的正确方法：①深呼吸：患者尽可能采取坐位，先进行深而慢的呼吸5~6次，深吸气至膈肌完全下降，屏气3~5 s，然后缩唇缓慢地将肺内气体呼出；②有效咳嗽：深吸一口气后屏气3~5 s，身体前倾，从胸腔进行2~3次短促而有力的咳嗽，咳嗽时收缩腹肌或用自己的手按压上腹部，帮助痰液咳出。

3)久病体弱、长期卧床、排痰无力、无气胸、肋骨骨折、咯血等禁忌证者，进行胸部叩击及胸部震荡，双手手指弯曲并拢，呈杯状，以手腕力量，避开乳房、心脏、骨突处，从肺底自下而上，由外向内，迅速有节奏以120~180次/min的频率叩击胸壁，每次叩击应在餐后2 h或餐前30 min进行，时间为5~15 min。

4)痰液黏稠和排痰困难者，宜进行湿化和雾化吸入治疗，肺脓肿、支气管扩张等有大量痰液而排出不畅者，宜采用体位引流，必要时机械吸痰，可经患者的口、鼻或气管切开处吸痰，每次吸引持续时间少于15 s，两次抽吸间隔时间大于3 min，并在吸痰前、中、后适当提高吸氧浓度。

5)根据病情给予不同流量氧气吸入，并观察用氧效果。密切观察咳嗽、咳痰情况，详细记录痰液的色、量、质。正确收集痰标本并及时送检。

6)防止疾病传播：嘱患者咳嗽时用餐巾纸轻捂嘴，将痰咳在痰杯内或餐巾纸上按医用垃圾处理。

7)遵医嘱应用抗生素控制及预防肺部感染：对咳脓痰者加强口腔护理，餐前及排痰后应充分漱口；对昏迷患者，应每2小时予以翻身1次，每次翻身前后注意吸痰，以免口腔分泌物进入支气管造成窒息。

8)用药护理：观察止咳、祛痰药物的反应和不良反应。对痰多、年老体弱、肺功能不全者要慎用强镇咳药；服用镇咳糖浆制剂后30 min内不要喝水。胃溃疡患者慎用祛痰药。

(4)营养失调：低于机体需要量 与机体消耗增加、食欲缺乏有关。

1)制订膳食计划：肺结核是一种慢性消耗性疾病，宜给予高热量、高蛋白、富含维生素和易消化饮食，忌烟酒及辛辣刺激性食物。蛋白质可增加机体的抗病能力及机体修复能力，建议每日蛋白质摄入量为1.5~2.0 g/kg，其中鱼、肉、蛋、牛奶等优质蛋白摄入量占一半以上；多进食新鲜蔬菜和水果，以补充维生素。食物中的维生素C有减轻血管渗透性的作用，可以促进渗出病灶的吸收；B族维生素对神经系统及胃肠神经有调节作用，可促进食欲。

2)增进食欲：增加膳食品种，饮食中注意添加具有促进消化、增进食欲作用的食物，如藕粉、山楂、新鲜水果，于正餐前后适量摄入；选用合适的烹饪方法，保证饭菜的色、香、味以促进食欲，尽量采用患者喜欢的烹饪方法，增进患者的食欲；进餐时应心情愉快，可促进食物的消化吸收。食欲减退者可少量多餐。

3)监测体重：每周测体重1次并记录，了解营养状况是否改善。

(5)潜在并发症 大咯血

1)休息与活动：小量咯血可自行静卧休息，大量咯血时应绝对卧床休息，减少翻动，协助患者患侧卧位，有利于健侧通气，对肺结核患者可防止病灶扩散。在咯血停止后卧床休息5~7d 再逐渐下床活动。

2）饮食护理：大量咯血者暂禁食，小量咯血者宜进少量温凉的流质饮食，避免饮用浓茶、咖啡、酒等刺激性饮料。多饮水及食用富含纤维素的食物，以保持排便通畅。

3）病情观察：密切观察病情，注意有无咯血先兆，并做好急救准备，如咽喉发痒、胸闷加剧、胸内发热、全身发麻、口渴等，胸部不适和咽喉发痒为先兆表现者居多。

（6）潜在并发症　窒息

1）窒息的预防　咯血时注意观察病情变化，准确记录咯血量，定时监测呼吸、血压、脉搏，了解双肺呼吸音的变化等。指导患者进行有效咳嗽，劝告患者身心放松，不宜屏气，防止声门痉挛。禁用呼吸抑制剂、镇咳剂，以免抑制咳嗽反射及呼吸中枢，使血块不能咯出而发生窒息。准备好抢救用品如吸痰器、鼻导管、气管插管和气管切开包等。对年老体弱、咳嗽无力、心肺功能不良者应注意有无窒息的前兆，如果出现立即用手指套上纱布将咽喉、鼻部血块清除；如效果不明显，可使用张口器将舌牵出，清除积血，或用导管将呼吸道分泌物和血液吸出；严重者立即行气管插管或气管切开，以吸尽积血，保持呼吸道通畅。

2）窒息的抢救配合　立即置患者于头低足高位，轻拍背部以利于血块排出。清除口、鼻腔内的血凝块，或迅速用鼻导管接吸引器插入气管内抽吸，以清除呼吸道内积血。必要时立即行气管插管或气管镜直视下吸取血块。气管血块清除后，如患者自主呼吸未恢复，应行人工呼吸，给高流量吸氧或按医嘱应用呼吸中枢兴奋剂。同时仍需密切观察病情变化，监测血气分析和凝血机制，警惕窒息再发生的可能。观察患者呼吸的频率、深浅度及发绀情况。根据病情给予不同流量氧气吸入，并观察用氧效果。同时了解患者血气指标。

（7）焦虑　与不了解疾病，担心疾病预后有关。

结核病程长，要主动与患者交流，了解患者对本病治疗的长期性是否已有充分的心理及物质准备，并应针对他们存在的问题给予指导与帮助，使其消除恐惧、焦虑等不稳定情绪，解除心理负担。另外，因患者住院时间长，长期受疾病困扰，养成了依赖医院的心理，应指导患者克服被动依赖心理，学会照顾自己，培养自我护理的能力。住院期间，护理人员应主动运用叙事护理技术等心理学手段帮助患者积极面对疾病，战胜疾病。

（8）知识缺乏　缺乏肺结核相关知识。

对患者进行相关知识指导。

1）消毒隔离　开放性肺结核病患者应住院治疗并进行呼吸道隔离，但患者经正规治疗后，随着痰菌排量减少而传染性降低。病室保持良好通风，并每日进行空气消毒。结核分枝杆菌为需氧菌，生长缓慢，对外界理化因素的抵抗力较强。在阴湿环境下能生存5 个月以上，但在阳光下暴晒2 小时，紫外线照射10~20 分钟即可被杀死。湿热对结核分枝杆菌杀伤力强，煮沸1 分钟即可杀死，所以煮沸消毒与高压消毒是最有效的消毒法。将痰吐在纸上直接焚烧是最简易的灭菌方法，食具水杯可进行煮沸消毒。

2）休息与活动指导　有高热等严重中毒症状、咯血、活动性肺结核等患者应卧床休息，恢复期适当进行活动及体育锻炼，以增强机体免疫功能。保持皮肤清洁，盗汗时应及时用毛巾擦干汗液，勤换内衣及床单、被单。

3）饮食与营养知识指导　因结核病是一种慢性消耗性疾病，应重视饮食营养在结核病治疗中的作用，补充机体消耗及增强修复能力，应多食肉类、蛋类、牛奶等富含蛋白质食物，保证蛋白质入量，成人 100~200 g/d。食物中应含有多种维生素及钙质。若患者有大量盗汗，应保证有足够的水分。如有大咯血时应禁食，咯血停止后，可给半流质饮食。

4)疾病监测指导

①高热　高热时遵医嘱给予退热药物或物理降温，如温水擦浴、醇浴，并随时记录好体温情况。退热时大量出汗，应多饮水，及时补充丢失的水分。

②咯血　指导患者咯血时不能屏气，以免诱发喉头痉挛，使血液引流不畅形成血块，导致窒息。密切观察有无窒息的发生，窒息前患者常有胸闷、气憋、唇甲发绀、面色苍白、冷汗淋漓、烦躁不安。如有窒息征象，应立即取头低脚高体位，轻拍背部，迅速排出在呼吸道和口咽部的血块，必要时用吸痰管进行机械吸引，并做好气管插管或气管切开的准备与配合工作，以解除呼吸道阻塞。

③胸腔穿刺的配合与护理　术前应向患者说明目的、手术过程及注意事项，并安慰患者减少恐惧。抽液时注意观察患者有无头晕、出汗、面色苍白、心悸、脉细、四肢发凉等反应，如发生上述症状应立即停止抽液，让患者平卧，必要时皮下注射 0.1%肾上腺素 0.5 mL，并密切观察血压变化，预防休克发生。首次抽液不超过 700 mL，以后每次放液量不应超过 1000 mL，不可抽液过快、过多，以免发生胸膜反应。术后应嘱患者平卧休息，并注意观察呼吸、脉搏及穿刺部位有无渗血或液体流出等。

5)用药指导　告知药物作用和用法，注意药物疗效与不良反应，发现异常及时报告医生处理。

①抗结核化学治疗对控制结核病起决定性作用，护士应向患者及其家属反复强调化学治疗的重要性及意义，督促患者按医嘱服药，坚持完成规律、全程化学治疗，以提高治愈率、减少复发率。

②向患者说明化学治疗药物的用法、疗程、可能出现的不良反应，如胃肠道反应、肝损害、听神经及视力损害等，督促患者定期检查肝功能及听力情况。出现不良反应后应及时就医，不可自行停药。

③通过询问患者主观症状的改善情况、痰结核分枝杆菌及 X 线检查的变化观察药物疗效。

(9)活动无耐力　与结核病毒性症状有关。

逐步提高活动耐力，在保证充足睡眠的基础上，与患者协商并制订出日间的休息与活动计划，以不感觉疲乏为宜。加强身体活动能力训练，进行上下肢伸展运动，可采用站立位或坐位，要求患者双上肢尽可能地做最大幅度的前后摆动，使上肢与躯干最大夹角达到45°，每日连续步行 2 次，每次 30 min。此外，还可以进行上下肢的肌力及耐力训练，如体操、太极拳、步行、上下楼梯等。

## ▶ 第八节　护理评价

(1)患者营养是否能满足机体代谢需要。

(2)患者能不能说出化疗药物出现的不良反应，是否积极主动配合治疗。

(3)患者能不能正确对待疾病，悲观情绪是否减轻或消除。

（4）患者呼吸道是否通畅，有无窒息的征象。

（5）患者生命体征是否平稳。

（6）患者能列举主要并发症，并能识别主要早期征象，主动避免诱因，配合治疗、护理，住院期间无大咯血、窒息发生。

# 第九节　健康宣教

## 一、传播途径

结核病的主要传染源是排菌的肺结核患者（痰液查到结核分枝杆菌）。即正值传染高峰期的活动性肺结核患者在不知情的情况下，将结核菌波及周围人群中，增加了发病率。咳嗽是传播结核病的主要途径。当咳嗽、打喷嚏或将痰吐于地面时，把带有结核菌的飞沫、痰液喷洒出来，被易感人群吸入后致病。因此患者不要随地吐痰，咳嗽，打喷嚏时应轻捂口鼻，养成良好的卫生生活习惯，注重咳嗽礼仪。

## 二、饮食起居及行为指导

除合并其他疾病如高血压、高血脂、糖尿病等有饮食禁忌外，没有其他禁忌。人体需要的营养成分如蛋白质、碳水化合物、脂肪、维生素、矿物质等，都是结核病患者需要的。特别是蛋白质能提高机体对疾病的抵抗力，有增殖、修复细胞作用。宜多食鱼、瘦肉、蛋、牛奶、豆制品等高蛋白食品。

（1）饮食应注意

①结核病患者应减少辛辣、过咸、刺激性食物，减少呼吸道刺激，防止诱发咳嗽。②结核病有高热的患者，应鼓励患者多饮水，给高热量半流或流质饮食。③结核病合并胸膜炎患者，应给予高蛋白、高热量的饮食。④肺结核合并咯血患者，饮水、饮食注意温度不可过高。

（2）休息

①休息是治疗肺结核的方法之一，在抗结核药物问世以前，不少肺结核患者就是得到充分的休息而使结核病治愈的。

②休息可以减少体力消耗，减少肺脏的活动，有利于延长药物在病变部位存留的时间，以利于病灶组织的修复，促使疾病痊愈。

③休息程度依病情而定，急性进展期、中毒症状明显或合并咯血时，应绝对卧床休息；病情轻、症状少时也应注意休息，每天不应少于 10 小时睡眠，生活要有规律，否则病情易复发。

④总原则：要规律休息，适量活动，不可过度活动。

（3）行为应注意：

①卧床期间不宜过多读书看报，减少脑力消耗；症状减轻后可适当起床活动；症状消失、病情明显好转后，可适当室内活动、散步，要循序渐进，不能操之过急。

②室外活动要注意天气变化，冬季注意保暖，预防感冒。

③常开窗通风，勤换洗内衣。患者的被褥等物品应在阳光下暴晒。

④不要到拥挤、人多、有灰尘、废气的公共场所活动，以防刺激呼吸道，加重症状或引起呼吸道并发症。

⑤结核病患者严禁吸烟。影响肺结核治愈，使病程迁延。

⑥禁忌饮酒。酒能加重药物对肝脏损伤，扩张血管，有诱发咯血的可能。

⑦咳嗽，打喷嚏时要用手帕或手捂住口鼻，不要和婴幼儿并头睡在一起。

⑧餐具要注意卫生，经常消毒。最好实行分餐制，专人专用。

## 三、治疗用药指导

(1)按医嘱坚持全疗程(一般需 9 个月)规律服药。何时停药应由医生根据病情、胸片、痰菌检查结果而定。

(2)抗结核药物主张一日一次顿服；利福平最好于清晨空腹时服用。

(3)服利福平后小便呈橘红色属正常现象，若出现恶心，呕吐，食欲减退，肝区不适，耳鸣，重听，口周发麻，视觉异常等，应及时告知医生。

(4)抗结核药的不良反应：异烟肼、利福平、吡嗪酰胺、对氨基水杨酸等对肝脏有一定毒性；吡嗪酰胺可引起关节痛，胃肠道反应；乙胺丁醇可引起视力障碍。

(5)观察药物不良反应：在使用中应与医生密切配合，及时反映情况，按照医生意见对发生的不良反应予以及时有效处理，保证完成治疗，达到治愈。切忌随便停药或改变药量。化疗原则：即"早期、联用、适量、规律、全程"。

## 四、隔离知识

患者症状在未控制期间不互访病房，尽量不外出至公共场所。肺结核为呼吸道传播，每天打开门窗通风 2~3 次，每次 30 分钟，保持室内空气新鲜。室内每日两次紫外线照射消毒 1 h，告知患者不要随地吐痰，被褥要经常暴晒，因为结核菌在日光下 2~4 h 即可被杀死。对痰中结核菌阳性的患者，应配置专用用具，并定时消毒。应让患者单独居住，没有条件的要做到分床，禁止同床共枕，对 15 岁以下的儿童及 70 岁以上的老人均应做到与患者分室居住。尽量做到患者不与家人同桌共餐。照顾患者应戴口罩，且口罩需要每天浸泡消毒，定期进行胸部 X 线检查。若患者出现午后低热、周身乏力、胸闷、咳嗽、食欲减退、盗汗、消瘦等症状时，及时就诊。向患者宣传痰液对本病的重要性。首先，指导其正确留取痰标本，留标本时应在早晨起床后先漱口，再深呼吸，用力咳嗽，咳出气道深部的痰液，而不要将唾液、漱口水等混入。

### 急救知识

患者如出现呼吸困难、胸闷，立即取半卧位，有氧气在床旁时立即吸氧。咯血时取头低足高位，将积血尽量轻轻咳出，不要屏气保持呼吸道通畅，并立即用床头呼叫器呼叫医护人员。要保持大便通畅，自发性气胸、咯血及心脏疾病患者，大便时禁止用力，以免大咯血或心脏猝死等。

## 第十节　疾病预防指导

### 一、控制传染源

强调建立、健全和稳定各级防痨机构，负责组织和实施治、管、防、查的系统和全程管理，按本地疫情管理和流行病学特点，制定防治规划，开展防痨宣传，培训防痨业务技术人员，推动社会力量参与和支持防痨事业。

对于确诊的肺结核患者，有条件的患者应独居一室，涂阳肺结核患者住院治疗期间需进行空气飞沫隔离，病室要每日紫外线消毒，保持空气新鲜。

### 二、切断传播途径

嘱患者注意个人卫生，患者外出戴口罩，严禁随地吐痰，不可面对他人打喷嚏或咳嗽，以防飞沫传染。在咳嗽、打喷嚏时，用双层纸巾遮住口鼻，纸巾焚烧处理；留置于容器中的痰液须经灭菌处理再弃去；餐具煮沸消毒或用消毒液浸泡，同桌共餐时使用公筷，以防感染；被褥、书籍在烈日下暴晒6小时以上。

### 三、保护易感人群

（1）给新生儿和未接受过结核分枝杆菌感染的儿童、青少年接种卡介苗，使人体获得免疫力。卡介苗不能预防结核分枝杆菌感染，但可减轻感染后的发病与病情。

（2）密切接触者应注意观察，定期到医院检查，必要时给予预防性治疗。

（3）对结核分枝杆菌感染易发病的高危人群，如 HIV 感染者、糖尿病患者等，可遵医嘱应用预防性化学治疗。

（胡玲利　黄曼辉　陈欢　贺慧阳）

## 参考文献

[1] 李兰娟，任红.传染病学[M].第 8 版.北京：人民卫生出版社，2013.

[2] 姜平，姜丽华.传染科临床护理.M].第 1 版.北京：中国协和医科大学出版社，2016.

[3] 陈璇.传染病护理学[M].第 3 版，北京：人民卫生出版社，2021.

[4] 张文宏，卢洪洲，张永信.重点感染性疾病的防治[M].第 1 版.北京：科学出版社，2016.

[5] 曾烂漫，任珍.实用专科护士丛书[M].第 1 版.长沙：湖南科学技术出版社，2009.

[6] 候黎莉，赵雅伟.新编结核病护理学[M].第 1 版.北京：中国协和医科大学出版社，2003.

# 第十五章　结核病的化学治疗

结核病是一种古老的传染病。近代结核病治疗方式单一，主要是休息、营养和日光疗法。1944年，链霉素的发现开启了结核病化学治疗（化疗）时代。今天，化学治疗已成为结核病治疗最重要的方式，在提高结核病患者治愈率的同时，为降低疫情发挥了巨大作用。本文将从结核病化学治疗原则、主要作用、对象、药物、方案及抗结核药品不良反应及处理六个方面分别阐述。

## ▶ 第一节　结核病化学治疗原则

早在20世纪70年代，我国就提出了结核病化疗早期、联合、规律、适量、全程用药和治疗原则，这些原则至今仍然行之有效。整个治疗方案分强化和巩固两个阶段。

1. 早期

早期包括早期发现和早期治疗。早期治疗可避免组织破坏而造成修复困难。肺结核早期，肺泡内有炎性细胞浸润和纤维素渗出，肺泡结构尚保持完整，有利于药物分布和渗入病灶内，直接杀死病灶中的结核菌，同时结核菌繁殖旺盛，体内吞噬细胞活跃，抗结核药物对代谢活跃、生长繁殖旺盛的结核菌最能发挥抑制和杀灭作用，促进炎症的吸收和组织修复，不留瘢痕。

2. 联合

治疗结核病必须联用多种抗结核药物，其目的主要是利用多种抗结核药物的不同交叉杀菌作用，增强协同功效，提高杀菌能力，以确保疗效并避免或延缓耐药性的产生。在结核病灶中，结核分枝杆菌（mycobacterium tuberculosis，MTB）有不同代谢菌群，这些菌群对不同的药物敏感性不同：①A菌群：快速繁殖，大量的A菌群多位于巨噬细胞外和肺空洞干酪液化部分，占结核分枝杆菌群的绝大部分。由于细菌数量大，易产生耐药变异菌。②B菌群：处于半静止状态，多位于巨噬细胞内酸性环境和空洞壁坏死组织中。③C菌群：处于半静止状态，可有突然间歇性短暂的生长繁殖，许多生物学特点尚不清楚。④D菌群：处于休眠状态，不繁殖，数量很少。抗结核药物对不同菌群的作用各异。抗结核药物对A菌群作用强弱依次为异烟肼>链霉素>利福平>乙胺丁醇；对B菌群依次为吡嗪酰胺>利福平>异烟肼；对C菌群依次为利福平>异烟肼。随着药物治疗作用的发挥和病变变化，各菌群之间也互相变化。通常大多数抗结核药物可以作用于A菌群，异烟肼和利福平具有早期杀菌作用，即在治疗的

48 小时内迅速杀菌，使菌群数量明显减少，传染性减少或消失，痰菌阴转，这显然对防止获得性耐药的产生有重要作用。B 和 C 菌群由于处于半静止状态，抗结核药物的作用相对较差，有"顽固菌"之称。杀灭 B 和 C 菌群可以防止复发。抗结核药物对 D 菌群无作用。

3. 规律

有研究表明，100%坚持规律用药的人，治疗成功可达 96%，而坚持用药在 90%，治疗成功率则下降到 40%。规律用药不仅直接影响近期治疗效果，还影响患者治愈后的复发机会。按照化疗方案，规律服药可保持相对稳定的血浓度，以达到杀灭 MTB 的作用。不规律用药，时服时断，导致血浓度高低不一，在低浓度下达不到杀菌和抑菌的作用，反而会诱发细菌的耐药性。因此，严格遵照并执行方案所规定的给药次数和给药间隔，不发生遗漏和中断，是保证患者规律用药的前提，而规律用药是保证治疗成功的关键，也是有效防止耐药性产生的重要保证。

4. 适量

适量即选择适当的药物剂量进行治疗，既能发挥最大杀菌和抑菌作用，又避免因不良反应而不能耐受。剂量不足易造成治疗失败或易诱发耐药性的产生，而过量的抗结核药物会增加不良反应的发生。因此应根据患者的年龄、体重，参照抗结核药物的剂量表，给予适当的治疗剂量。

5. 全程

按照规定的疗程完成治疗是确保疗效的前提。患者应用抗结核药物后，许多症状可在短期内消失，在化疗后的 2~3 周内，大部分敏感的 MTB 已被杀灭，但此时部分非敏感菌、细胞内结核分枝杆菌及持存菌可能依然存活，只有坚持用药才能最终杀灭非敏感菌、细胞内结核分枝杆菌及持存菌等，以达到减少复发的目的。

# 第二节 结核病化学治疗的主要作用

1. 杀菌作用

迅速地杀死病灶中大量繁殖的 MTB，使患者由传染性转为非传染性，减轻组织破坏，缩短治疗时间，可早日恢复工作，临床上表现为痰菌迅速阴转。

2. 防止耐药菌产生

防止获得性耐药变异菌的出现是保证治疗成功的重要措施，耐药变异菌的发生不仅会造成治疗失败和复发，而且会造成耐药菌的传播。

3. 灭菌

彻底杀灭结核病变中半静止或代谢缓慢的 MTB 是化学治疗的最终目的，使完成规定疗程治疗后无复发或复发率很低。

# 第三节 结核病化学治疗对象

## 一、流行病学化疗对象

从控制结核病流行的角度，一个国家或地区在制定结核病控制规划时，应根据对结核病流行疫情影响大小来确定化疗对象。WHO曾建议将肺结核化疗对象划分为三类,作为确定化疗对象的依据。我国在《中国结核病预防控制工作技术规范(2020年版)》(以下简称《技术规范》)指出,所有被诊断的活动性肺结核患者都是化学治疗的对象,其中痰涂片阳性的肺结核患者是化疗的主要对象,尤以新涂阳肺结核患者为重点。

1. 最主要化疗对象

(1)初治涂阳肺结核 指未曾用过抗结核药物或不规律治疗未满一个月的痰涂片抗酸杆菌阳性的肺结核病患者。此类患者最具传染性,是结核病的主要传染源,是化疗的主要对象。对于初治涂阳肺结核,应尽早给予合理化疗,实施医务人员直接面视下督导化疗(DOTS)管理,使患者彻底治愈。此乃控制结核病流行、减少传染、防止耐药结核病产生的事半功倍之措施。

(2)复治涂阳肺结核 指初治涂阳化疗失败(经规律治疗疗程结束时持续排菌患者)和治疗疗程结束后涂片复阳者。此类患者情况较为复杂,大多存在着耐药,亦应作为化疗的主要对象,并根据情况选择适当的化疗方案进行治疗。

2. 次要化疗对象

(1)痰涂片阴性培养阳性肺结核 患者治疗前经3次痰涂片检查未发现抗酸杆菌,但痰培养阳性。

(2)痰菌阴性的肺结核(涂片和培养均阴性) 其中重症菌阴应该按菌阳肺结核对待。这些患者虽未被列入主要传染源,但若不经化疗,其中一部分将发展为传染源,因此这类患者也必须给予治疗。

3. 耐药肺结核

耐药肺结核包括单耐药、多耐药、利福平耐药、耐多药、准广泛耐药和广泛耐药结核病,大多经多次不规律治疗,已成为慢性传染源。此类患者比例相对少,因此从流行病学角度将其列为次要对象。正因为耐药结核病是难治之症,故其已成为一个国家或地区结核病控制的难题。因此,我国已将耐多药肺结核病纳入国家控制规划的范围。防止耐药肺结核产生的关键是做好初治工作。治疗此类患者应选用敏感方案,疗程较长并加强管理,尽可能使其痰菌阴转,减少或消灭传染。

## 二、临床结核病化疗对象

结核病作为一种临床疾病,可发生于全身各个器官。凡具有结核病相关的临床症状和体征,MTB病原学、病理学、影像学等检查有活动性结核的证据统称为活动性结核病,均应确定为临床化疗对象。按病变部位可分为肺结核,约占全部临床结核病的90%以上,包括原发性肺结核、血行播散性肺结核、继发性肺结核、气管支气管结核及结核性胸膜炎。其他系统结核病(肺外结核)仅占10%~20%,如淋巴结(除外胸内淋巴结)、骨、关节、泌尿生殖系统、消化道系统、中枢神经系统等部位结核。

## 三、预防性化疗对象

人体感染MTB后极少数免疫功能低下者可能很快发病,但绝大多数感染者将长期处于MTB潜伏感染(latent tuberculosis infection, LTBI)状态,并有5%~10%可能在一生中发生结核病。据《全国结核分枝杆菌潜伏感染率估算专家共识》估算,2013年我国5周岁及以上人群 MTB 潜伏感染率为 18.1%，15 周岁及以上人群 MTB 潜伏感染率为 20.3%，呈现随着年龄升高而增长的趋势。考虑到我国受 MTB 感染人群数量大，若对该人群均进行 LTBI 的筛查和预防治疗，不仅花费巨大，管理困难，还要承担严重药物不良反应的风险。因此结合 WHO 发布的《结核分枝杆菌管理指南》和我国 2020 年发布的《技术规范》要求对以下对象开展结核病预防性化疗：

（1）与病原学阳性肺结核患者密切接触的 5 岁以下儿童 LTBI 者；

（2）HIV 感染者及艾滋病患者中的 LTBI 者，或感染检测未检出阳性而临床医生认为确有必要进行治疗的个体；

（3）与活动性肺结核患者密切接触的学生等新近 LTBI 者；

（4）其他人群，包括需使用肿瘤坏死因子治疗者、长期应用透析治疗者、准备做器官移植或骨髓移植者、硅肺病患者，以及长期应用糖皮质激素或其他免疫抑制剂的 LTBI 者。其中（1）~（3）条为重点对象。

## 第四节　结核病化学治疗药物

### 一、抗结核药物分类

长久以来，抗结核药物就有一线和二线之分，划分的基础不外乎以下四点：①杀菌活性；②临床疗效；③安全性；④药品价格。具体分类方式如下：

1.按作用效果与不良反应大小分类

传统上按作用效果与不良反应大小将抗结核药物分为两类：即一线和二线抗结核药物。一线抗结核药物包括异烟肼（Isoniazid，简称 INH 或 H）、利福平（Rifampicin，简称 RFP 或 R）、利福喷丁（Rifapentine，简称 RFT）、吡嗪酰胺（Pyrazinamide，简称 PZA 或 Z）、乙胺丁醇（Ethambutol，简称 EMB 或 E）和链霉素（Streptomycin，简称 SM 或 S），其余则归为二线抗结核药物。一线抗结核药品的剂型、剂量等详见表 15-1；

2.按杀菌作用与抑菌作用分类

根据抗结核药物作用可分为杀菌药和抑菌药，如异烟肼和利福平为全杀菌药物，而吡嗪酰胺和链霉素则为半杀菌药物，乙胺丁醇等为抑菌药。

3.按对利福平敏感和对利福平耐药治疗药品分类

随着分子生物学的发展，对利福平耐药结核病患者的早期发现提供了可能。为便于耐药结核病治疗方案的制定，耐药结核病化学治疗指南（2019 年简版）在 2018 年 WHO《关于耐多药和利福平耐药结核病治疗重大变化》等相关指南的基础上，将抗结核药品分为对利福平敏感和对利福耐药两大组。

（1）对利福平敏感的耐药结核病治疗药品及分类详见表 15-2；

表 15-2 的抗结核治疗药品分类适合单耐药和多耐药肺结核患者，选择药品的原则是一线药品应选尽选，不能组成 4 个药的有效方案时优选氟喹诺酮类药品。对于初治异烟肼单耐药患者可选择大剂量异烟肼，即 600 mg/d。2020 年 WHO 提出了针对耐药肺结核的全口服化疗方案，分析显示与接受含注射剂治疗方案组相比，使用全口服治疗方案可获得较高的治疗

成功率。鉴于此,《耐药肺结核全口服化学治疗方案中国专家共识(2021 年版)》指出利福平敏感的单耐药和多耐药肺结核患者的全口服化疗方案制定原则为尽量多选用一线口服类抗结核药物组成的 4 种药品的治疗方案,并选择二线口服类抗结核药物进行补齐。

表 15-1 常用一线抗结核药物剂量

| 药名 | 每日疗法 | | |
| --- | --- | --- | --- |
| | 成人(g) | | 儿童 |
| | <50 kg | ≥50 kg | (mg/kg) |
| INH | 0.30 | 0.30 | 10~15 |
| RFP | 0.45 | 0.60 | 10~20 |
| RFT | — | — | — |
| PZA | 1.50 | 1.50 | 30~40 |
| EMB | 0.75 | 1.00 | 15~25 |
| SM | 0.75 | 0.75 | 20~30 |

注:利福喷丁,<50 kg 推荐剂量为 0.45 g,≥50 kg 推荐剂量为 0.6 g,每周 2 次用药,主要用于肝功能轻度受损不能耐受利福平的患者。儿童推荐剂量见抗结核药物介绍部分。婴幼儿及无反应能力者因不能主诉及配合检查视力,慎用乙胺丁醇[《中国结核病预防控制工作技术规范(2020 年版)》]。

表 15-2 对利福平敏感的耐药结核病治疗药品分类

| 抗结核治疗药品类别 | 药品名称(英文缩略词) |
| --- | --- |
| 一线抗结核药品 | 异烟肼(INH, H);利福平(RFP, R);乙胺丁醇(EMB, E);吡嗪酰胺(PZA, Z);利福布汀(Rfb);利福喷丁(RFT);帕司烟肼(Pa);大剂量异烟肼(H$^h$) |
| 二线抗结核药品 | 左氧氟沙星(Lfx);莫西沙星(Mfx);链霉素(Sm, S);阿米卡星(Am);卷曲霉素(Cm);环丝氨酸(Cs);丙硫异烟胺(Pto)/乙硫异烟胺(Eto);特立齐酮(Trd);对氨基水杨酸(PAS);氯法齐明(Cfz);利奈唑胺(Lzd);普瑞(托)马尼(Pretomanid);贝达喹啉(Bdq);德拉马尼(Dlm) |

注:表格来源:《耐药结核病化学治疗指南(2019 年简版)》

表 15-3 对利福平耐药的结核病所用抗结核治疗药品分类

| 抗结核治疗药品类别 | 药品名称 | 英文缩略词 |
| --- | --- | --- |
| A 组 | 左氧氟沙星 | Lfx |
| | 莫西沙星 | Mfx |
| | 贝达喹啉 | Bdq |
| | 利奈唑胺 | Lzd |
| | 普瑞(托)马尼 | Pretomanid, PA-824 |

续表15-3

| 抗结核治疗药品类别 | 药品名称 | 英文缩略词 |
|---|---|---|
| B 组 | 氯法齐明 | Cfz |
| | 环丝氨酸/特立齐酮 | Cs/Trd |
| C 组 | 乙胺丁醇 | EMB，E |
| | 德拉马尼 | Dlm |
| | 吡嗪酰胺 | PZA，Z |
| | 亚胺培南-西司他丁或者美罗培南 | Ipm-Cln，Mpm |
| | 阿米卡星(或者链霉素，或者卷曲霉素) | Am(Sm，Cm) |
| | 乙硫异烟胺 | Eto |
| | 丙硫异烟胺 | Pto |
| | 对氨基水杨酸 | PAS |
| | 帕司烟肼 | Pa |

注：表格来源：《耐药结核病化学治疗指南(2019年简版)》

表 15-4　长程 MDR-TB/RR-TB 治疗方案推荐使用的药物分组

| 抗结核治疗药品类别 | 药品名称 | 英文缩略词 |
|---|---|---|
| A 组(首选药物) | 左氧氟沙星/莫西沙星 | Lfx/Mfx |
| | 贝达喹啉 | Bdq |
| | 利奈唑胺 | Lzd |
| B 组(次选药物) | 氯法齐明 | Cfz |
| | 环丝氨酸 | Cs |
| C 组(备选药物) | 吡嗪酰胺 | PZA，Z |
| | 乙胺丁醇 | EMB，E |
| | 德拉马尼 | Dlm |
| | 丙硫异烟胺 | Pto |
| | 阿米卡星/卷曲霉素 | Am/Cm |
| | 对氨基水杨酸 | PAS |
| | 亚胺培南-西司他丁/美罗培南 | Ipm-Cln/Mpm |

注：(1)Bdq 使用超过6个月的安全性和有效性证据不足，在个别患者中延长其使用时间需要遵循"WHO 关于 Bdq 和 Dlm 治疗 MDR-TB 超说明书用药最佳实践的声明"；(2)同时使用 Bdq 和 Dlm 的证据不足；(3)Lzd 的最佳疗程尚未确定，使用至少6个月的疗效好，但毒性及不良反应可能会限制其使用；(4)Dlm 使用超过6个月的安全性和有效性证据不足，个别患者延长其使用时间需要遵循"WHO 关于 Bdq 和 Dlm 治疗 MDR-TB 超说明书用药"最佳实践的声明；(5)只有 DST 结果证实敏感时，Z 才能作为一种有效药物；(6)只有 DST 结果证实敏感时，才能考虑使用 Am 或 Cm，同时应进行严格的听力检测；(7)在使用碳青霉烯类药物时需要添加阿莫西林/克拉维酸，但其不能单独作为一种药物，也不能单独使用；(8)C 组备选药物的排序主要考虑药物的有效性、安全性及目前在我国的可及性和可行性。表格来源：《中国耐多药和利福平耐药结核病治疗专家共识(2019年版)》

(2)对利福平耐药结核病治疗药品的选择详见表 15-3、表 15-4。

根据 WHO 的推荐意见以及药物的有效性、安全性和可及性,结合我国实际情况,将长程利福平耐药结核病(RR-TB)及耐多药结核病(MDR-TB)治疗方案中使用的抗结核药物重新划分为以下 3 组,由中国防痨协会组织编写的《耐药结核病化学治疗指南(2019 年简版)》和由中华医学会结核病分会组织编写的《中国耐多药和利福平耐药结核病治疗专家共识(2019 年版)》在 3 组药物分组方面略有不同,分别见表 15-3、表 15-4。

表 15-3、表 15-4 的抗结核治疗药品分类适合于利福平耐药结核病、耐多药结核病、准广泛耐药及广泛耐药结核病患者。在能够获得 A 组和 B 组药品的情况下,2 组药品都需要选择,如果不能获得贝达喹啉,可以考虑用注射类药品替代。

## 二、抗结核药物组成及介绍

本书参考 WHO 抗结核药物分组和分类,结合我国的实际情况将抗结核药物进行如下分类,并分别从作用机制、特点、用法用量、不良反应及注意事项五个方面对药物进行详细介绍。

1.一线抗结核药

(1)异烟肼(isoniazid,H)

①作用机制:本品作用机制尚未阐明,可能是抑制敏感细菌分枝菌酸的生物合成而使细胞壁破裂。

②特点:对 MTB 有高度选择性抗菌活性,对其他细菌几乎无作用。是早期杀菌活性最强的抗结核药物,对生长旺盛的 MTB 呈杀菌作用,但对静止期 MTB 仅有抑菌作用。异烟肼易渗入吞噬细胞,对细胞内外的 MTB 均有杀菌作用,故称为"全效杀菌药"。异烟肼生物膜穿透性好,是各类型结核病治疗的首选药物,适用于初、复治的各型肺结核及肺外结核,是结核性脑膜炎的必选药物。此外也可用于结核病高危人群的预防。异烟肼在人体内最重要的通路是在人 N-乙酰基转移酶 2(N-acetyltransferase 2,NAT2)的作用下将异烟肼乙酰化,转换为乙酰异烟肼。根据 NAT2 基因的多态性,人群可分为快乙酰化型(fastacetylator,FA)、中间乙酰化型(intermediateacetylator,IA)和慢乙酰化型(slowacetylator,SA)。中国人群中 FA、IA、SA 型分别占 45.5%、40.5%、14.0%,其中 FA 型的异烟肼血药浓度最低,其次是 IA 型,SA 型血药浓度最高,按口服标准剂量异烟肼,肺结核患者中 FA 型人群的异烟肼血药浓度并不能达到有效的治疗浓度,而 SA 型人群常见肝毒性、周围神经病变和视神经炎等异烟肼药物不良反应。针对这种情况,有学者建议药物敏感结核病患者可根据基因多态性,给予异烟肼剂量的个体化治疗,尤其是针对 FA 型的人群,需提高异烟肼剂量以达到有效血药浓度。例如国外有研究推荐 FA、IA 和 SA 型患者可按 7.5 mg/kg、5.0 mg/kg、2.5 mg/kg 的剂量服用异烟肼,但具体剂量仍缺乏有效共识。异烟肼耐药性与过氧化氢-过氧化物酶编码基因(katG)、烯酰基还原酶编码启动子(inhA)、ahpC-oxyR 基因间隔区、β2 酮酰基酰基运载蛋白合成酶编码基因(kasA)、NADH 脱氢酶编码基因(ndh)等基因突变有关。其中 katG 基因突变耐药菌株占异烟肼耐药菌株的 50%~75%,与异烟肼高水平耐药相关;inhA 基因突变占 10%~20%,常发生异烟肼低水平耐药。但异烟肼耐药性最不稳定,即便在耐药情况下仍能具有一定的抗结核作用,并可延缓或防止 MTB 对其他抗结核药物产生耐药性,尤其是低浓度耐药情况下,仍可作为耐药结核病化疗的可选择药物,但不能作为核心药物对待。WHO 及

我国指南推荐,在 MDR-TB/RR-TB 中,如果对低浓度异烟肼耐药或仅为 inhA 基因耐药时,可考虑使用高剂量异烟肼[16~20 mg/(kg·d)]治疗。

③用法用量:异烟肼有口服片剂和注射液 2 种剂型,一般采用口服法;口服用药困难者,可用注射剂肌内注射或静脉滴注。每日用药:成人每日 300 mg(5~8 mg/kg),儿童每日不超过 300 mg(10~15 mg/kg)。隔日用药:成人每次 600 mg。异烟肼有延续性抗菌作用,可用于间歇疗法,但有关资料表明,异烟肼的疗效与血中高峰浓度有关,而与持续的浓度关系较小,故多采用每日 1 次的顿服较间歇疗法为优。

④不良反应:在国内人群中总体不良反应发生率偏低,国内报道约为 2.4%。常见的不良反应按照发生频率依次为胃肠道反应(包括食欲不振、恶心等)、超敏反应(包括药物性皮疹等)、肝功能损伤、神经系统反应(包括头痛、精神异常、外周神经炎等)、血液系统反应,相对少见的主要包括血白细胞减少、贫血等。异烟肼导致肝毒性的发生机制尚未阐明,目前认为异烟肼可能有两种肝毒性机制,多数学者接受异烟肼及其代谢产物的直接肝毒性与肝损伤明显相关的观点,也有学者认为机体对药物及其代谢产物发生了过敏反应,但尚缺乏直接的证据。大多数肝炎病例于 2 个月内出现,肝损害随年龄增长而增加,20 岁以下者少见,50 岁以上者为 2.1%。异烟肼与利福平并用时肝毒性增加。有研究认为异烟肼引起的药物性肝损伤发生的频率与机体的乙酰化代谢速度有关,推荐根据 NAT2 的基因多态性指导异烟肼的剂量,如 SA 者减少剂量等。

⑤注意事项:服用大剂量异烟肼者、老年人、慢性肝病患者等易患神经炎,可加用维生素 B6 预防,但应分开服用。鉴于维生素 B6 在试管内能降低异烟肼的抗菌作用,故常规剂量应用时无须加维生素 B6。异烟肼是肝药酶细胞色素 P4503A4(CYP3A4)的弱抑制剂,可抑制香豆素类抗凝血药、某些抗癫痫药、降压药、抗胆碱药、三环抗抑郁药等的代谢,从而加强这些药的作用,合用时需注意适当减量。抗酸药尤其是氢氧化铝可抑制本品的吸收,不宜同服。肝功能不良者、有精神病和癫痫病史者,妊娠期妇女等慎用。

(2)利福平(rifampicin,R)

①作用机制:本品为杀菌剂,通过与依赖于 DNA 的 RNA 多聚酶的 β 亚单位牢固结合,抑制细菌 RNA 的合成,防止该酶与 DNA 连接,从而阻断 RNA 转录过程,最终抑制细菌的蛋白质合成。

②特点:本品为脂溶性,易进入细胞内杀灭其中的敏感细菌,对革兰阳性、阴性菌和 MTB 等均有抗菌活性。对细胞内外的 MTB 均有杀菌作用,故称"全效杀菌药"。单独用于治疗结核病时可迅速产生细菌耐药性,故必须与其他抗结核药品合用。利福平耐药后的稳定性较强,且利福平药敏试验结果可靠性较高,因此药敏试验结果若显示对利福平耐药则不宜考虑再用。主要用于各类型初、复治肺结核病以及不耐利福平的耐药肺结核、肺外结核病。亦可用于骨关节结核和淋巴结结核伴有瘘管者的局部用药。本品口服吸收良好,血浆蛋白结合率为 80%~91%,进食或高脂肪饮食后服药可使达峰时间延迟和峰浓度减低或减少吸收。吸收后可分布至全身大部分组织和体液中,包括脑脊液。当脑膜有炎症时脑脊液内药物浓度增加。在唾液中亦可达有效治疗浓度。本品可通过胎盘进入胎儿血液循环。本品在肝脏中可被自身诱导微粒体氧化酶作用而迅速去乙酰化,成为具有抗菌活性的代谢物 25-去乙酰利福平,水解后形成无活性的代谢物由尿排出。本品主要经胆汁从肠道排泄,有肠-肝循环,但 25-去乙酰利福平则无肠-肝循环。60%~65% 的给药量经粪便排出,6%~15% 的药物以原形、

15%为活性代谢物经尿排出；7%则以无活性的 3-甲酰衍生物排出。亦可经乳汁分泌。在肾功能减退患者中本品无蓄积。由于自身诱导肝微粒体氧化酶的作用，在服用利福平 6~10 d 后本品在体内的消除增加；采用高剂量后由于经胆汁排泄达到饱和，本品的排泄可能延缓。利福平不能经血液透析或腹膜透析清除。

③用法用量：a. 每日用药：成人每日 8~10 mg/kg。体重 ≤50 kg，450 mg/d；体重 ≥50 kg，600 mg/d。儿童每日 10~20 mg/kg，不宜超过 600 mg/d。空腹顿服。b. 隔日用药：成人每日 600 mg。用药途径为口服，也可静脉滴注。

④不良反应：a. 患者可出现转氨酶升高、黄疸和肝肿大等；其转氨酶多表现为一过性无症状的升高，在治疗过程中可自行恢复。老年人、嗜酒、营养不良、原有肝胆疾病患者易发生肝脏损害。利福平与异烟肼并用可增加肝毒性。b. 消化道常见不良反应有上腹不适、厌食、恶心、呕吐、腹痛、腹泻或便秘等，轻者不影响继续用药。c. 可发生精神系统障碍，出现头痛、嗜睡、眩晕、疲乏、肢体麻木、视力障碍、共济失调等症状。d. 超敏反应，如药物热、皮疹、荨麻疹、嗜酸性粒细胞增多、白细胞及血小板减少、凝血酶原减少、溶血、紫癜、急性肾衰竭等。e. 流感样综合征，常在间歇给药方案中出现。f. 体液呈橘红色。

⑤注意事项：a. 孕妇、酒精中毒、肝功能损害者慎用。注意利福平的肝酶诱导作用。b. 因间歇使用利福平较易引起过敏反应，建议慎用。c. 本品与其他利福霉素类药品有交叉耐药性。对利福霉素类药品有过敏史者禁忌使用。利福平禁忌采用脱敏疗法，因其再发过敏的后果可能是致死性的。

（3）利福喷丁（rifapentine，Rpt）

①作用机制：同利福平。

②特点：本品为半合成广谱杀菌药，MIC 为 0.12~0.25 mg/L，较利福平强 2~10 倍。常与其他抗结核药联合用于初治与复治结核病，不宜用于结核性脑膜炎；与其他抗麻风药联合用于麻风病的治疗可能有效；亦可用于 NTM 感染的治疗。本品半衰期长为其特点，$t_{1/2}\beta$ 为 19.9 h，更适合直接督导下的短程化疗（DOTS）。以相同剂量利福喷丁每周 1 次用药，可获得利福平每周 6 次用药相似的疗效。本品与利福平存在 100%的交叉耐药，单独使用多产生耐药性。利福喷丁口服吸收缓慢。血浆蛋白结合率>98%。本品吸收后在体内分布广，尤其在肝组织中分布最多，其次为肾，其他组织中亦有较高浓度，但不易透过血-脑屏障。利福喷丁吸收后主要在肝内去乙酰化，但较利福平慢，生成活性代谢产物 25-去乙酰利福平，其血浆蛋白结合率为 93%。本品有肝-肠循环，由胆汁排入肠道的原药部分可被再吸收。本品及其活性代谢产物 25-去乙酰利福平主要经胆汁随粪便排出，仅部分由尿中排出。

③用法用量：成人体重<50 kg，每次 450 mg；体重 ≥50 kg，每次 600 mg，每周 1~2 次；每次不宜超过 600 mg，空腹顿服。儿童每次 10 mg/kg，每周 1 次。≥12 岁：体重<45 kg，每次 450 mg，每周 1 次；体重 ≥45 kg，每次 600 mg，每周 1 次。用药途径为口服。

④不良反应：同利福平，但较轻微。

⑤注意事项：同利福平。a. 对本品及利福平、利福布汀过敏者禁用。b. 肾衰竭和（或）血液透析者无须调整剂量（约 17%通过肾脏排泄）。c. 不建议与大部分抗逆转录病毒药品联用。

（4）利福布汀（rifabutin，Rfb）

①作用机制：与利福平相似，主要是抑制 DNA 依赖性 RNA 多聚酶。

②特点：本品为杀菌剂，是由利福平衍生而来的半合成的抗生素，适用于与其他抗结核

药品联合治疗 MTB 所致的各型结核病，亦可用于 NTM 感染的治疗，还适用于晚期 HIV 感染患者预防鸟-胞内分枝杆菌复合体（MAC）的播散。本品具有高亲脂性，血浆蛋白结合率约 85%。吸收后分布广泛，易进入组织、细胞内，生物利用度为 85%，高脂肪餐使吸收减慢但并不影响吸收总量。利福布汀在肺组织中的浓度可达到血清中的 10~20 倍。本品代谢后生成 5 种代谢产物，其中以 25-氧及 31-氢氧最为重要，前者的活性与母药相似，占药物全部抗菌活性的 10%。本品 53% 的口服用药通过尿液排出，30% 从粪便排出。利福布汀在血浆中清除缓慢，$t_{1/2}\beta$ 约（45±17）h。老年人与健康成年人相比，利福布汀的药代动力学更易变化，剂量的选择应该慎重。建议对于肌酐清除率（Ccr）<30 mL/min 患者应减少使用利福布汀的剂量。

③用法用量：成人体重<50 kg，150~300 mg/d；体重≥50 kg，300 mg/d。儿童剂量尚未确定。每日量 1 次顿服。用药途径为口服。

④不良反应：a. 皮疹、胃肠道反应、中性粒细胞减少，偶尔出现血小板功能不全。b. 发生率<1% 的不良反应包括流感样综合征、肝炎、溶血、关节痛、骨髓炎、呼吸困难。c. 尚不能完全确立的不良反应包括惊厥、麻木、失语、心电图非特异性 T 波改变。d. 需要关注的不良反应还有眼部疼痛、视觉改变或畏光。

⑤注意事项：a. HIV 感染或艾滋病并发活动性结核病患者在没有其他抗结核药品联合治疗的情况下，利福布汀不能用于预防 MAC，易导致 MTB 对利福布汀和利福平产生耐药。b. 因在动物实验中本品对胎儿骨骼生长有影响，故妊娠妇女只有在利大于弊时方可使用。c. 老年人、并发严重肾功能损害者用药时，应注意调整剂量。d. 利福布汀和利福平存在高度交叉耐药，利福布汀对耐利福平菌株的敏感性不足 20%，应避免使用。e. 基于抗结核和抗病毒药品间的相互影响，在耐药结核病患者并发艾滋病的情况下，宜选用利福布汀。f. 对利福霉素类药品有过敏史者禁忌使用。

（5）乙胺丁醇（ethambutol，E）

①作用机制：阻碍 MTB 细胞壁的合成。

②特点：本品对 MTB 和 NTM 中的堪萨斯和鸟分枝杆菌等有抑菌作用，在 pH 中性环境中作用最强。本品为抑菌药，仅对生长繁殖期的 MTB 有作用，其对细胞壁的破壁作用有效地促进了其他药物进入细菌体内的速度，提升了胞内的药物浓度；与其他一线抗结核药品有协同作用，且可延缓其他药品耐药性的产生；对静止期细菌几乎无影响。乙胺丁醇在试管内耐药性出现较慢，临床应用 3~4 个月可出现耐药。迄今未发现本品与其他抗结核药品有交叉耐药性。本品口服给药，生物利用度 75%~80%，血浆蛋白结合率为 20%~30%。吸收后广泛分布于全身各组织和体液中（除脑脊液外）。本品不能渗透正常脑膜，但结核性脑膜炎患者脑脊液中可有微量渗入；可通过胎盘进入胎儿血液循环；可从乳汁分泌，乳汁中的药物浓度约相当于母体的血药浓度。给药后约 80% 在 24 h 内经肾小球滤过和肾小管分泌排出，其中至少 50% 以原形排泄，约 15% 为无活性代谢物；在粪便中以原形排出者约占 20%。$t_{1/2}\beta$ 为 3~4 h，肾功能减退者可延长至 8 h。相当量的乙胺丁醇可经血液透析和腹膜透析从体内清除。

③用法用量：每日用药剂量为 15~25 mg/kg，不宜超过 1500 mg/d。上限剂量仅在强化期使用，继续期推荐每日剂量为 15 mg/kg。成人体重<50 kg，750 mg/d；体重≥50 kg，1000 mg/d；儿童每日剂量为 15~25 mg/kg。每日剂量 1 次顿服或分 2 次服用。给药途径为口服。

④不良反应：a. 主要不良反应是视神经毒性，早期表现为视力模糊、眼球胀满感、异物

感、流泪、畏光等。严重者可出现视力减退、视野缺损、辨色力减弱，也有引起失明者，视神经毒性与剂量呈正相关。b. 一般口服常用量(每日 15 mg/kg)的不良反应较少且轻微；除视神经损害的不良反应外，其他不良反应有过敏、瘙痒、皮疹、头痛、眩晕、关节痛、胃肠道反应、全身不适、精神反应、肝功能异常等。

⑤注意事项：a. 本品不宜用于小儿，婴幼儿禁用。b. 有痛风、视神经炎、不能准确表达症状者慎用。c. 肾功能减退时排泄减少，可引发蓄积中毒，故肾功能减退者慎用。d. 球后视神经炎的发生与剂量相关，肾功能减退或肾衰竭时风险加大。e. 治疗期间应注意检查视野、视力、红绿鉴别力等。

(6)吡嗪酰胺(pyrazinamide, Z)

①作用机制：可能与吡嗪酸有关，吡嗪酰胺渗透入吞噬细胞后进入 MTB 菌体内，菌体内的酰胺酶使其脱去酰胺基，转化为吡嗪酸而发挥抗菌作用。另外，吡嗪酰胺在化学结构上与烟酰胺相似，通过取代烟酰胺而干扰脱氢酶，阻止脱氢作用，妨碍 MTB 对氧的利用，而影响其正常代谢。本品对半静止状态下的 MTB 有杀菌作用，但机制不明。

②特点：本品为烟酰胺的衍生物，仅对 MTB 有效，对其他分枝杆菌及其他微生物无效。对 MTB 具有抑菌或杀菌作用，但取决于药物浓度和细菌敏感度。本品仅在 pH 偏酸时(pH≤5.6)有抗菌活性。MTB 容易对本品迅速产生耐药性，单用时约 6 周即可产生耐药，与其他抗结核药品联用可延缓耐药性的产生。吡嗪酰胺与其他抗结核药品无交叉耐药。本品主要是在细胞内抗菌，在胞内的杀菌活性可因氟喹诺酮类药品的应用而得到加强。常与异烟肼、利福平联合用于初复治结核病的强化期，起到协同杀菌作用，是短程化疗的主要用药之一。如果患者仅使用过标准的初、复治化学治疗方案，也就是使用吡嗪酰胺的总疗程在 4~5 个月时，仍然有治疗耐药结核病的价值。基于大多数耐多药结核病患者伴有肺部慢性炎症，吡嗪酰胺在炎症的酸性环境中可充分发挥作用的原理，在无可靠 DST 证明吡嗪酰胺耐药的情况下，推荐吡嗪酰胺在耐药结核病的治疗中全程使用。吡嗪酰胺口服后吸收快而完全，广泛分布于全身组织和体液中，包括肺、脑脊液、肾、肝及胆汁；脑脊液内药物浓度可达同期血药浓度的87%~105%。是结核性脑膜炎除异烟肼以外的必选药物；血浆蛋白结合率为 10%~20%。主要在肝内代谢，水解生成活性代谢产物吡嗪酸，继而羟化成为无活性的代谢物。经肾小球滤过排泄，24 h 内用药量的 70% 主要以代谢物从尿中排出(其中吡嗪酸约占 33%)，3%以原形排出。$t_{1/2}\beta$ 为 9~10 h，肝、肾功能减退时可能延长。

③用法用量：成人每日用药剂量为 20~30 mg/kg；体重<50 kg, 1500 mg/d；体重≥50 kg, 1750 mg/d。儿童每日用药剂量为 30~40 mg/kg，不宜超过 2000 mg/d。每日剂量 1 次顿服或分次服用。肾功能不全患者 25~35 mg/kg，每周 3 次用药。用药途径为口服。

④不良反应：a. 吡嗪酰胺可引起转氨酶升高，肝肿大。长期大剂量应用时可发生中毒性肝炎，造成严重肝细胞坏死、黄疸、血浆蛋白降低等。肝损伤与剂量和疗程有关，常规用量下较少发生肝损伤，老年人、酗酒和营养不良者肝损伤的发生率增加。b. 吡嗪酰胺的代谢产物吡嗪酸能抑制肾小管对尿酸的排泄(促进尿酸的重吸收)，从而引起高尿酸血症，导致痛风发作，引起关节疼痛。c. 胃肠道反应，可有食欲降低、恶心呕吐等症状。过敏反应，偶见发热及皮疹，重者可出现黄疸。个别患者可发生光敏反应，皮肤暴露部位呈红棕色。

⑤注意事项：a. 糖尿病、痛风、严重肝功能减退者、孕妇慎用；对本品过敏者禁用。b. 本品毒性较强，除非必需，通常儿童不宜应用。

（7）链霉素（streptomycin，S）

①作用机制：本品主要作用于 MTB 的核糖体，诱导遗传密码的错读，抑制信使 RNA 转译，干扰转译过程中的校对，从而抑制蛋白质合成。

②特点：链霉素属氨基苷类抗生素，半效杀菌药；对多种革兰阴性杆菌及葡萄球菌的某些菌株有效，对 MTB 的作用最为突出，呈强抑菌作用，高浓度有杀菌作用。碱性环境可增强其抗菌作用。在抗结核注射剂中链霉素抗结核活性最强。大多数 NTM 对本品耐药。结核病患者单用链霉素迅速发生耐药，耐药菌的毒力不减，也不可再转为敏感，而且可产生链霉素依赖菌，故耐药后一般不考虑再用链霉素。本品肌内注射后吸收良好，蛋白结合率 20%～30%。主要分布于细胞外液，并可分布于除脑以外的所有器官和组织。本品到达脑脊液和支气管分泌液中的量很少（脑膜有炎症时可渗透增加），可到达胆汁、胸腔积液、腹腔积液、结核性脓肿和干酪样组织中。在尿液中浓度高；可穿过胎盘组织。本品在体内不代谢，主要经肾小球过滤排出，80%～98%在 24 h 内排出；约 1%从胆汁排出，此外亦有少量从乳汁、唾液和汗液中排出。本品有相当量可经血液透析清除。

③用法用量。成人每日用药：750 mg；儿童每日用药：20～30 mg/kg；采用间歇治疗时，成人每次 750～1000 mg，每周 2～3 次。肾功能不全者每次 12～15 mg/kg，每周 2～3 次，不可每日使用。用药途径为肌内注射（有鞘内注射和腹腔内注射的报道）。

④不良反应：a.常见的不良反应有口唇麻木，肌肉抽搐，注射后不久即可出现。此反应与药品所含杂质（如甲醛链霉胍和甲醛链霉素等）有关。b.对第 8 对脑神经的损害是链霉素的严重不良反应，主要引起前庭功能障碍，如眩晕、恶心、呕吐、共济失调、步履蹒跚；其次是耳蜗损害，可出现耳鸣、耳聋，此毒性常为永久性损伤。出现此类症状应立即停药。c.肾毒性一般为轻度损害，多见管型尿和蛋白尿，血尿素氮、肌酐升高。严重者必须停药。d.可出现皮疹、发热、关节痛等超敏反应，应停药，以免引起更严重的毒性反应。过敏性休克大多于注射后 1～2 min 或 10 min 之内出现，表现为突然发作的呼吸困难，以及面色先苍白后发绀、昏迷、抽搐、口吐白沫、大小便失禁等症状和体征，严重者可致死。过敏性休克较青霉素发生率低，可是一旦发生则死亡率高。e.可出现电解质紊乱。

⑤注意事项：a.本品与阿米卡星和卷曲霉素具单向交叉耐药性，对阿米卡星或卷曲霉素耐药时使用链霉素无效。b.老年人应减量。儿童慎用，孕妇禁用；病情特别需要时，可间歇应用，1 周 2～3 次。c.链霉素与其他氨基苷类药品先后连续局部或全身应用，可增加耳毒性、肾毒性，以及产生神经肌肉阻滞的可能性。d.本品不可与其他氨基苷类药品同时使用。e.利尿剂与氨基苷类药品合用时，药物的耳毒性风险增加。f.条件允许的情况下，可对患者的血药浓度进行密切随访。

2. 二线抗结核药

（1）左氧氟沙星（levofloxacin，Lfx）

①作用机制：主要通过作用于细菌 DNA 旋转酶（拓扑异构酶Ⅱ），致使细菌染色体上 DNA 链断裂，并抑制 DNA 旋转酶 A 亚单位，从而抑制 DNA 的复制与转录，达到杀菌目的。当 DNA 旋转酶 A 亚单位的 gyrA 基因突变则意味着对氟喹诺酮类药品发生中高度耐药，gyrB 基因突变则发生低度耐药。

②特点：MIC 为 0.5 μg/mL，体外抗菌活性是氧氟沙星的 2 倍，用于敏感菌所致的感染。因具有抗结核作用，主要用于耐药结核病的治疗。对于初治和复治敏感结核病，在一线抗结

核药物不能组成有效治疗方案时，可考虑使用。本品口服吸收好，生物利用度约为99%，血浆蛋白结合率为30%~40%。组织渗透性较好，在胆汁、气管、肺、肾、前列腺、皮肤中具有相对聚集作用，组织浓度可达血药浓度的2~3倍。其中肺组织中药物浓度可达同期血药浓度的2~5倍。脑脊液浓度较低，仅为血浓度的16%~20%。与食物同服时，达峰时间略推迟（约1 h），血药峰浓度略降低（约降低14%）。本品在体内代谢甚少，主要通过肾脏排泄，$t_{1/2}\beta$为4~6 h，肾功能减退时延长，清除缓慢，需调整剂量。本品不被血液透析和腹膜透析清除。

③用法用量：成人每日剂量一般为10~15 mg/kg；体重<50 kg，400 mg/d；体重≥50 kg，500 mg/d；成人剂量可用至600 mg/d；WHO推荐成人剂量为750 mg/d，最大剂量可达到1000 mg/d。每日量可1次或分次使用。18岁以下少年儿童原则上禁用，因病情严重确需要使用，属于超说明书使用，需在专科医师讨论指导下谨慎使用，并与患者本人或家属充分沟通协商。肾衰竭/透析患者使用时，当Ccr<30 mL/min，每次750~1000 mg，每周3次，不可每日服用。用药途径主要为口服，亦可静脉滴注，用量同口服。

④不良反应：a.中枢神经系统损害。表现为头痛、眩晕、失眠。重者出现幻觉、抑郁、精神异常及精神错乱，甚至引发癫痫发作。有精神病史及癫痫病史者禁用。b.胃肠道反应。腹部不适、腹泻、恶心或呕吐。c.超敏反应和光敏反应。皮肤瘙痒，皮疹、多为麻疹样斑丘疹，偶可发生渗出性多形性红斑；光敏反应较少见。d.肝肾损伤。1%~3%的患者使用氟喹诺酮类药品后出现轻度的血清转氨酶升高，但是可逆的，通常情况下不需要停药。不同品种的氟喹诺酮类药品对肝肾的影响程度不一，如左氧氟沙星偏重于对肾脏的影响，莫西沙星则偏重于对肝脏的影响。e.血液系统损伤。可引起白细胞和血小板减少，以及贫血等。f.肌腱炎。表现为肌腱疼痛、肿胀，肌腱断裂等肌腱功能障碍。g.Q-Tc间期（以心率矫正后的Q-T间期）延长。氟喹诺酮类药品的使用与Q-Tc间期延长相关，能导致尖端扭转性室性心动过速，从而危及生命。不同品种的氟喹诺酮类药品对Q-Tc间期延长的作用有差异，左氧氟沙星对此的作用相对较轻。h.糖代谢异常。氟喹诺酮类药品可影响糖尿病患者的血糖控制水平。不同品种的氟喹诺酮类药品其影响程度不一，莫西沙星使用后发生高血糖症的比率为6‰，发生低血糖的比率为10‰；左氧氟沙星使用后发生高血糖症的比率为3.9‰，发生低血糖的比率为9.3‰。

⑤注意事项：a.左氧氟沙星属于浓度依赖型，以1次顿服为佳。b.需与其他抗结核药品联合应用。c.WHO在指南中指出，尽管在动物实验中发现该类药物可以使软骨发育延迟，但在人类并没有得到证实，WHO认为，在儿童耐药结核病时使用氟喹诺酮类药品治疗收益大于风险，因此推荐应用。当然在小于5岁儿童或体重低于10 kg时，应谨慎使用。d.有精神病史者、癫痫病史者慎用或禁用。e.应用此药品时，注意不要与含铝、镁、铁、锌、钙的制剂同服，防止干扰氟喹诺酮类药品吸收。f.本品可引起过敏性休克、喉头水肿等严重超敏反应，因此本品禁用于对任何氟喹诺酮药品有过敏史者。g.肾功能障碍者慎用，老年患者应用此药需检测肾功能。哺乳期妇女应用此药时需暂停授乳。h.应用本品可引起血糖波动，需注意调节降糖药品的用量。i.禁止非甾体消炎镇痛药（阿司匹林、丁苯羟酸、双氯芬酸）与氟喹诺酮类药品并用，防止加剧中枢神经系统毒性反应和诱发癫痫发作。j.氟喹诺酮类药品可干扰细胞色素P450系统从而减少茶碱在体内的代谢，故同时应用茶碱、咖啡因等药时需注意调整剂量或进行血药浓度监测，预防茶碱中毒。

（2）莫西沙星（moxifloxacin，Mfx）

①作用机制：通过对细菌的拓扑异构酶Ⅱ（DNA 旋转酶）和拓扑异构酶Ⅳ的抑制作用阻断细菌 DNA 复制而起抗菌作用。

②特点：莫西沙星为新一代氟喹诺酮类药品，具广谱抗菌作用，用于各种感染的治疗，对 MTB 具有较强的杀菌活性，抗结核作用强于左氧氟沙星，主要用于耐药结核病的治疗。对于初治和复治敏感结核病，在一线抗结核药物不能组成有效治疗方案时，可考虑使用。口服后吸收良好，生物利用度约90%，血浆蛋白结合率约50%。高脂肪餐不影响本品的吸收，但同服抗酸药可减少吸收。口服吸收后在体内广泛分布，在肺泡巨噬细胞、肺泡上皮细胞衬液、上颌窦黏膜、支气管黏膜、鼻息肉中的药物浓度与同期血药浓度之比为 1.7∶1～21.2∶1 不等。可通过血-脑屏障，渗透性良好。该药主要通过肝脏代谢，经尿排出只占22%，血浆半衰期为11～15 h。在肝内通过与葡萄糖苷酸和硫酸酯结合而代谢，不经细胞色素酶 P450 系统。老年人应用时不需调整剂量。在轻、中、重度肾功能减退者中，该药的药代动力学参数均无明显改变，提示肾功能减退患者不需调整剂量。轻度和中度肝功能减退患者不需调整剂量。严重肝功能减退者（Child-Pugh 分级 C）的药代动力学研究资料尚缺乏。18 岁以下少年儿童原则上禁用，因病情严重确需要使用，属于超说明书使用，需在专科医师讨论指导下谨慎使用，并与患者本人或家属充分沟通协商。

③用法用量：每日用量为 7.5～10.0 mg/kg；成人每日 400 mg/d。每日量 1 次或分次服用，以 1 次顿服为佳。用药途径主要为口服，亦可静脉滴注，用量同口服。

④不良反应：同左氧氟沙星，对 Q-Tc 间期延长的作用更强。

⑤注意事项：同左氧氟沙星。a.肾功能受损包括透析患者应用莫西沙星时不需减量。b.莫西沙星可以与食物一同服用，但是需要注意在服用该药前 2 h 或服用后 4 h 进食，并且不要服用乳制品、抗酸剂（尤其是含铝类药）、维生素、硫糖铝等可能影响吸收的食物或药品。c.在所有的氟喹诺酮类药品中莫西沙星的心脏毒性最大，可引起 Q-Tc 间期延长，因此与贝达喹啉、德拉马尼、氯法齐明和克拉霉素等延长 Q-Tc 间期的药物联用时，应密切监测心电图的变化。

（3）贝达喹啉（富马酸贝达喹啉，bedaquiline，Bdq）

①作用机制：贝达喹啉是一种二芳基喹啉类抗分枝杆菌药，可抑制分枝杆菌 ATP 合成酶，该酶是 MTB 能量生成所必需的。通过抑制该合成酶质子泵的活性而影响 MTB 的 ATP 合成，发挥抗菌及杀菌作用。

②特点：贝达喹啉与传统的抗结核药物无交叉耐药性，但即使贝达喹啉具有全新的作用机制，也已有耐药报道。目前已知的贝达喹啉耐药机制与靶点突变和非靶点突变有关，如靶点 atpE 基因的突变。此外 Rv0678 及 pepQ 基因突变可使贝达喹啉和氯法齐明产生低浓度交叉耐药。贝达喹啉对 MTB 敏感菌株、耐药菌株以及休眠菌均有较强的杀菌活性，其对休眠菌的抑制活性强于利福平等一线抗结核药物。贝达喹啉是浓度依赖性杀菌药物，具有良好的抗生素后效应，且与吡嗪酰胺有协同杀菌作用。贝达喹啉的血浆蛋白结合率>99.9%，与食物同时服用可提高其生物利用度。贝达喹啉通过细胞色素 P450 酶 3A4（CYP3A4）进行代谢，该酶可将贝达喹啉在肝脏中氧化降解为 N-单去甲基代谢物（M2）。M2 抗 MTB 的活性是贝达喹啉的 20%～60%，无明显疗效，但 M2 血浆浓度升高可能导致 QT 间期延长。贝达喹啉及其代谢物 M2 的平均终末消除半衰期约为 5.5 个月。贝达喹啉以原型通过肾脏排泄的量≤0.001%。

③用法用量。成人剂量：为前 2 周 400 mg/d，1 次/d；后 22 周每次 200 mg，每周 3 次，两次用药之间至少间隔 48 h，每周总剂量 600 mg；餐时服用；总疗程 24 周（由于在临床试验中缺乏继续服用>24 周的经验，因此更长时间的用药应权衡风险与获益，慎重判断）。儿童剂量（>6 岁）：体重 16~30 kg，第 1~2 周每次 200 mg，1 次/d，餐时服用；第 3~24 周每次 100 mg，每周 3 次，两次用药间隔至少 48 h，每周的总剂量为 300 mg，餐时服用；体重>31 kg，第 1~2 周每次 400 mg，1 次/d，餐时服用；第 3~24 周每次 200 mg，每周 3 次，两次用药间隔至少 48 h，每周的总剂量为 600 mg，餐时服用；如果前 2 周中服药有遗漏，不需要弥补，而只需完成余下的服药疗程。从第 3 周开始，若有漏服应尽快补服，然后恢复每周 3 次的方案。

④不良反应：常见的不良反应是头痛、关节痛、食欲减退、恶心和呕吐，其次为 QT 间期延长、皮疹、头晕、转氨酶升高、肌肉疼痛、腹泻和血淀粉酶升高等。需要提醒的是，在本品 Ⅱ期临床试验中发现贝达喹啉治疗组的死亡风险高于安慰剂组，其上市说明书中将此项试验结果以黑框警告形式告知患者和处方医生，但具体原因仍不清楚。

⑤注意事项：a.在具有可靠药敏试验结果的情况下，贝达喹啉应与至少 3 种对患者分离菌株具有体外敏感性的药物联合组成化疗方案。在缺乏可靠药敏试验结果时，贝达喹啉应与至少 4 种可能对患者分离菌株具有体外敏感性的药物联合组成化疗方案。贝达喹啉不能单独添加至一种已经失败的化疗方案中。在加入贝达喹啉后仍不能组成有效方案时，也不能使用贝达喹啉。b.本品应与其他抗结核药物联合应用，且须保持整个疗程的依从性。漏服或未完成整个疗程的治疗可能导致治疗有效性降低，增加其 MTB 发生耐药的可能性，并增加本品或其他抗结核药物无法治疗该病的可能性。c.对本品过敏、有严重心脏、肝脏、肾脏等功能不全以及 Q-Tc 间期>500 ms（经重复心电图证实）者禁用。本品在孕妇、哺乳期妇女、65 岁以上老年人中的安全性和有效性数据有限，故列为相对禁忌证，不推荐使用。>6 岁儿童在获益大于风险时可谨慎使用，<6 岁儿童列为相对禁忌证，不推荐使用。d.药物间的相互作用：其他能延长 QT 间期的药物：与氯法齐明、莫西沙星、德拉马尼和克拉霉素等合用可能增加心脏毒性（如 QT 间期延长）的风险，应密切观察心脏不良事件的表现，监测心电图等。CYP3A4 诱导剂/抑制剂：贝达喹啉在与 CYP3A4 诱导剂联用期间，其全身暴露量及治疗作用可能减弱。治疗期间应避免与强效 CYP3A4 诱导剂合用，如利福霉素类（利福平、利福喷丁和利福布汀）或中效 CYP3A4 诱导剂（如依法韦仑）；贝达喹啉与强效 CYP3A4 抑制剂（如蛋白酶抑制剂、大环内酯类抗生素和唑类抗真菌药物）联用时可能增加贝达喹啉的全身暴露量，从而增加发生不良反应的风险。因此当本品与强效 CYP3A4 抑制剂联用的治疗获益超过风险时，连续应用不宜超过 14 d；抗逆转录病毒药物：贝达喹啉与洛匹那韦/利托那韦联合给药时会使贝达喹啉的血清浓度增加，故需慎用，并且仅在获益超过风险时方可使用。当与奈韦拉平联用时，不需要对贝达喹啉进行剂量调整。当与依法韦仑联合给药时，贝达喹啉血清浓度降低，故应避免和依法韦仑或者其他中效 CYP3A4 诱导剂同时使用。e.现有或曾经有过以下情况者，应用贝达喹啉时 QT 间期延长的风险增加，应密切监测心电图：尖端扭转型室性心动过速；先天性 QT 综合征；甲状腺功能减退和缓慢型心律失常；失代偿性心力衰竭；血清钙、镁或钾水平低于正常值下限。f.患者出现下列情况时，应停用贝达喹啉和所有其他延长 QT 间期的药物：具有临床意义的室性心律失常；Q-Tc 间期>500 ms（经重复心电图证实），若出现晕厥，应进行心电图检查以检测 QT 间期延长情况。g.避免饮酒或摄入含酒精的饮料，慎

用肝脏毒性大的药物或中草药，如果出现以下情况则停用贝达喹啉：氨基转移酶升高伴随总胆红素升高>2倍正常值上限；氨基转移酶升高>8倍正常值上限；氨基转移酶升高>5倍正常值上限并持续存在2周以上。用于轻度或中度肝损害患者时不需要调整剂量。尚无重度肝损害患者使用贝达喹啉的研究，因此这类患者仅在获益大于风险时才可慎用。h.轻度或中度肾损伤的患者用药时不需要调整剂量。重度肾损伤或肾病终末期需要血液透析或腹膜透析的患者应谨慎使用。

（4）利奈唑胺（linezolid，Lzd）

①作用机制：本品为合成的抗革兰阳性菌药品，其作用为抑制细菌蛋白质合成，特点是与细菌核糖体50S亚单位结合，抑制mRNA与核糖体连接，阻止70S起始复合物的形成而发挥杀菌作用。

②特点：为恶唑烷酮类抗菌药物，为杀菌药。利奈唑胺具有较强的抗分枝杆菌作用，对MTB敏感菌株和耐药菌株均具有同等的抗菌活性，对快速增殖菌和静止期菌群均具有抗菌作用。除了杀菌作用外，利奈唑胺的免疫调节作用不仅可以减轻感染时促炎细胞因子过度或长时间释放所引起的炎症损伤，而且可以用于减轻非感染性炎症的症状。rplC和rrl基因的突变可能与MTB对利奈唑胺的耐药性相关。口服利奈唑胺的生物利用度接近100%，食物的存在不影响其吸收，与氢氧化镁和氢氧化铝等抗酸剂合用对口服吸收没有影响。利奈唑胺有良好的组织渗透性，在肺泡上皮表面衬液、支气管黏膜、干酪样肉芽肿和脑脊液中浓度高，在病变骨组织、脓液和肉芽组织样本中浓度也较高。利奈唑胺血浆$t_{1/2}\beta$为3.4~7.4 h。约65%的药物通过非肾脏清除，成为无活性代谢物，即氨基氧基乙酸代谢物（A）和羟乙基氨基乙酸代谢物（B）。约30%的药物在尿液中以原型排泄，约50%作为无活性代谢物随尿排出。细胞色素酶P450在利奈唑胺代谢中起次要作用。老年患者、轻中度肝损害或慢性肾衰竭患者的利奈唑胺血浆浓度与健康或年轻志愿者相似，因此无须调整剂量。但许多研究发现，肌酐清除率降低是血液学不良事件的风险因素。对肾功能不全患者，利奈唑胺的两种主要代谢产物可能会产生蓄积，且随肾功能不全的严重程度增加而增加。因此建议对严重肾功能不全患者应仔细评估。儿童利奈唑胺的清除率高于成人，导致儿童每公斤体重对药物的日剂量要求更高。利奈唑胺的治疗窗口窄，通过血药浓度监测可以分析利奈唑胺的个体最佳药物剂量。

③用法用量：1）成人RR/MDR-TB、pre-XDR-TB及XDR-TB：a.降阶梯疗法：利奈唑胺初始剂量为600 mg/次，2次/d，4~6周后减量为600 mg/次，1次/d；如果出现严重不良反应时还可减为300 mg/d，甚至停用；口服或静脉滴注均可，可同时服用维生素B6 50~100 mg/d，以预防血细胞减少；总疗程为9~24个月。b.中低剂量疗法：利奈唑胺剂量为600 mg/d，如果出现严重不良反应时可减为300 mg/d，甚至停用；口服或静脉滴注均可，可同时服用维生素B6；总疗程为9~24个月。2）儿童RR/MDR-TB、pre-XDR-TB及XDR-TB：12岁以上儿童建议的利奈唑胺剂量为每次10 mg/kg，每8小时1次，不宜超过900 mg/d；10~12岁儿童建议的利奈唑胺剂量为每次10 mg/kg，每12小时1次，不宜超过600 mg/d；总疗程为9~24个月。口服或静脉滴注均可。目前尚无10岁以下儿童长期使用利奈唑胺的报道。3）耐药、重症及难治性结核性脑膜炎（tuberculous meningitis，TBM）：RR/MDR-TB、pre-XDR-TB及XDR-TB参照以上推荐剂量和疗程。利奈唑胺治疗重症及难治性TBM的推荐剂量为：成人、12岁及以上儿童患者建议给予利奈唑胺600 mg，每12小时1次，静脉滴注或口服

600 mg/次，2 次/d；10~12 岁儿童建议按每次 10 mg/kg，每 8 小时 1 次，静脉滴注或口服，不宜超过 600 mg/d。总疗程不超过 2 个月。

④不良反应：利奈唑胺常见不良反应有胃肠道反应（恶心、呕吐、腹泻）、骨髓抑制（血小板减少、贫血、白细胞减少）、周围神经炎和视神经炎。骨髓抑制可较严重，甚至威胁生命，减少剂量或停药后可逆。周围神经炎和视神经炎在减少剂量或停药后恢复慢。少见的不良反应有：前庭功能毒性（耳鸣、眩晕）、抑郁、乳酸性酸中毒、腹泻、头痛、口腔念珠菌病、阴道念珠菌病、味觉改变、肝功能异常（包括丙氨酸转氨酶、天冬氨酸转氨酶、碱性磷酸酶及总胆红素升高等）、肾功能损害及 5-羟色胺综合征等。

⑤注意事项：a. 合并乙肝、丙肝、肾功能不全、轻中度肝功能异常、人免疫缺陷病毒抗体阳性及老年（≥65 岁）患者使用利奈唑胺时无须调整剂量；b. 对本品过敏者禁用；妊娠期妇女与哺乳期妇女慎用。c. 尤其应注意该药的骨髓抑制（包括血小板减少症、贫血等）、视神经炎和外周神经炎等不良反应。用药 1 个月内需每周监测血常规，以后每 2 周复查 1 次血常规。如贫血和白细胞血小板减少进行性加重，则减量使用或停药，并密切监测血常规。治疗前常规行视力检查，治疗中监测视力、视野变化。出现视力减退或视野缩小应减量使用或停用，并于眼科就诊。d. 利奈唑胺是一种可逆的、非选择性的单胺氧化酶抑制剂，与类肾上腺素能类（拟交感神经）药物有潜在的相互作用，可引起加压，应避免合用含盐酸伪麻黄碱或盐酸苯丙醇胺的药物。利奈唑胺联合使用选择性 5-羟色胺类药物时可能增加 5-羟色胺综合征的风险。禁止合并应用 5-羟色胺再摄取抑制剂、三环抗抑郁药物、5-羟色胺及 5-羟色胺受体激动剂等药物。在应用利奈唑胺过程中，若患者反复出现恶心和呕吐、有原因不明的酸中毒或低碳酸血症，需要立即进行检查，以排除乳酸性酸中毒。长期使用时需注意引起的二重感染，如伪膜性肠炎。利奈唑胺有引起高血压的可能，应避免食用含大量高酪胺的食物或饮料。

（5）普瑞（托）马尼（Pretomanid，PA-824）

①作用机制：是一种硝基咪唑类化合物，具有独特的结构和抗结核作用机制，对 MTB 有很高的特异性。普瑞（托）马尼是前体药，其结构中芳香环上的硝基需要经过 MTB 的辅酶 F420 还原活化才能发挥生物学效应。在有氧环境中，普瑞（托）马尼通过抑制 MTB 细胞壁脂质合成组分中的甲氧基和酮基分枝菌酸对繁殖期 MTB 发挥杀菌作用。在厌氧环境中，普瑞（托）马尼被 MTB 中的脱氮黄素依赖型硝基还原酶激活，形成各种代谢产物。其中一种脱硝基衍生物能够释放 NO，产生毒性环境，破坏细胞内蛋白质、细胞壁脂质和其他大分子，从而对非复制期的 MTB 产生杀菌作用。

②特点：普瑞（托）马尼对 MTB 具有很强的抗菌活性，体内杀菌活力高于体外，其杀菌作用具有明显的量效关系，当给药>每日 50 mg/kg 时与给予异烟肼 25 mg/kg 的药效相当，但该药和异烟肼之间并无协同作用。普瑞（托）马尼的耐药机制尚未完全阐明，可能与前体药物活化及菌体内辅酶 F420 合成有关的基因中任何一种发生突变有关。体外实验发现 MTB 在 2~6 倍普瑞（托）马尼的 MIC 浓度时，发生耐药突变的概率为 $10^{-5}$~$10^{-7}$。这表明较另一种硝基咪唑类抗结核新药德拉马尼，普瑞（托）马尼相对不容易产生耐药。普瑞（托）马尼口服能被稳定吸收，进而分布到肺、脾等靶器官，具有良好的组织穿透性，其杀菌活性具有时间依赖性。与食物同服可增加其生物利用度。该药血浆蛋白结合率约为 86.4%，$t_{1/2}\beta$ 为 16~20 h，主要通过尿液和粪便排泄，约有 20% 经 CYP3A4 催化代谢。该药对 CYP3A4 不具有临床意义

上的诱导或抑制作用，这提示它可以用于 MTB 和 HIV 双重感染患者的治疗。但与强或中度的 CYP3A4 诱导剂应避免联合用药，如利福平、依法韦伦等；对于有机阴离子转运蛋白-3（OAT3）底物为基质的药品，要监测相关不良反应，以及必要时考虑减少 OAT3 基质药品的剂量。在临床试验中含有普瑞（托）马尼的方案用于治疗敏感和耐药结核病有着良好的疗效和安全性，具有简化治疗方案和缩短治疗周期的潜力，为结核病尤其是耐药结核病患者带来了新的希望。但本品的临床安全性和有效性数据有限。

③用法用量：普瑞（托）马尼片 200 mg，每日 1 次口服，与水一起吞咽，服用 26 周。

④不良反应：最常见的不良反应（≥10%）为周围神经病变、痤疮以及贫血、恶心呕吐、头痛、转氨酶升高、消化不良、食欲减退、皮疹、瘙痒、腹痛、胸膜疼痛、γ-谷氨酰转移酶升高、下呼吸道感染、高淀粉酶血症、咯血、背痛、咳嗽、视力障碍、低血糖、体重异常下降、腹泻。

⑤注意事项：a. 不推荐哺乳期母乳喂养。b. 普瑞（托）马尼与贝达喹啉和利奈唑胺联用时（即 BPaL 方案），可能出现药物性肝损伤、骨髓抑制、周围神经和视神经病变、QT 间期延长、乳酸性酸中毒等不良反应，应予以相应处理，严重时应考虑停止使用联合应用方案。c. 普瑞（托）马尼可导致雄性大鼠睾丸萎缩和生育能力受损。需告知患者在动物研究中发现的生殖毒性，对人类男性生育能力的潜在影响尚未得到充分评估。d. 普瑞（托）马尼不用于以下人群：药物敏感的结核病；MTB 的潜伏感染；MTB 所致的肺外结核；可耐受或对标准耐多药结核病治疗方案有效的耐多药结核病；e. 普瑞（托）马尼与贝达喹啉和利奈唑胺以外的其他药物联合使用的安全性和有效性尚未确定。f. 普瑞（托）马尼与贝达喹啉和利奈唑胺联用的禁忌证为对贝达喹啉和（或）利奈唑胺有禁忌证的患者。

（6）氯法齐明（clofazimine，Cfz）

①作用机制：本品有多种抗 MTB 作用机制，最可能的作用机制是通过干扰 MTB 的核酸代谢，与其 DNA 结合，抑制依赖 DNA 的 RNA 聚合酶，阻止 RNA 的合成，从而抑制细菌蛋白的合成，发挥其抗菌作用。与其他抗结核药物相比，更不易产生耐药性。

②特点：本品可进入巨噬细胞，不仅对麻风分枝杆菌有缓慢的杀菌作用，与其他抗分枝杆菌药物合用时对 MTB 有效，以及对包括快速生长分枝杆菌（如脓肿分枝杆菌、偶发分枝杆菌及耻垢分枝杆菌）和缓慢生长的分枝杆菌（如鸟分枝杆菌复合群）等部分 NTM 亦有效。氯法齐明为杀菌药，与多种抗结核药物有协同作用，对缓慢生长的 MTB 活性最高，但缺乏早期杀菌活性（early bactericidal activity，EBA），其原因可能与氯法齐明对缓慢繁殖的 MTB 具有较好抗菌活性有关，早期应用可缩短治疗疗程。氯法齐明口服吸收存在个体差异，高脂食物有助于其吸收，生物利用度为 45%~62%。本品具有高亲脂性，主要分布于脂肪组织和网状内皮系统细胞内，其组织浓度高于血浆浓度。组织半衰期约 70d。存在持续的抗生素后效应，这些特点与氯法齐明能缩短疗程和降低复发率有关。氯法齐明是中度至强效 CYP3A4/5 抑制剂和弱 CYP2C8 和 CYP2D6 抑制剂。与经 CYP3A4/5 代谢的药物合用时，可能需要减少后者的剂量。本品主要经肝脏代谢，肾功能异常患者无须调整剂量。氯法齐明的耐药率较低，其耐药机制尚未完全确定，与贝达喹啉可能存在交叉耐药，所有接受氯法齐明或贝达喹啉治疗的患者都应行贝达喹啉或氯法齐明的表型药敏试验；同时若检测到 rv0678 基因的突变，则也应调整治疗方案。

③用法用量：成人：1）降阶梯疗法：氯法齐明初始剂量为 200 mg/d，8 周后减量为

100 mg/d；总疗程 9~24 个月。2）100~200 mg/d，口服；应全疗程给药，总疗程为 9~24 个月。儿童：推荐剂量为每日 2~5 mg/kg，1 次/d，最大剂量为 100 mg/d，如果需要较低剂量，可以隔日给药，不宜将软胶囊打开。

④不良反应：a. 光敏反应、皮肤黏膜着色为其主要不良反应。服药 2 周后即可出现皮肤和黏膜红染，呈粉红色、棕色，甚至黑色。着色程度与剂量、疗程成正比。停药 2 个月后色素逐渐减退，需 1~2 年才能退完。本品可使尿液、汗液、乳汁、精液和唾液呈淡红色，且可通过胎盘使胎儿着色，但未有致畸的报道。应注意个别患者因皮肤着色反应而导致抑郁症。b. 70%~80% 用本品治疗的患者皮肤有鱼鳞病样改变，以四肢和冬季为主。停药后 2~3 个月可好转。c. 本品可致食欲减退、恶心、呕吐、腹痛、腹泻等胃肠道反应。d. 个别患者可产生 Q-Tc 间期延长、眩晕、嗜睡、肝炎、上消化道出血、皮肤瘙痒、皮肤色素减退、阿斯综合征。

⑤注意事项：a. 对本品过敏者禁用，有胃肠疾患史、肝功能损伤及对本品不能耐受者慎用。b. 与食物同服可减少胃部不适并改善吸收。c. 本品能透过胎盘并进入乳汁，使新生儿和哺乳儿的皮肤染色。孕妇要避免应用本品，哺乳期妇女不宜应用本品。d. 氯法齐明可引起 Q-Tc 间期延长，因此与贝达喹啉、德拉马尼、莫西沙星和克拉霉素等延长 Q-Tc 间期的药物同时应用时，应密切监测心电图变化，尤其在儿童。e. 用药期间患者出现腹部绞痛、恶心、呕吐、腹泻时，应减量、延长给药间期或停药。偶有服药期间发生脾梗死、肠梗阻或消化道出血等并发症而需进行剖腹探查者。因此应高度注意并及时处理服药期间出现急腹症症状者。

（7）环丝氨酸（cycloserine，Cs）

①作用机制：本品系 D-丙氨酸类，通过竞争性抑制 D-丙氨酸的消旋酶和合成酶，抑制细菌细胞壁的合成。

②特点：对 MTB 和其他分枝杆菌具有抗菌活性，与其他抗结核药品没有交叉耐药，和其他抗结核药品联合应用时可延缓其耐药性的产生，主要用于复治、耐药尤其是耐多药和广泛耐药结核病的治疗。本品广泛分布于人体体液和组织，组织穿透性强，80%~90% 可透过血-脑屏障，脑膜炎时更高。对耐药结核性脑膜炎有较好疗效。本品口服吸收迅速、完全，生物利用度为 70%~90%，脂肪餐影响药物的吸收速度。本品能通过胎盘，进入胎儿血液循环，也可经乳汁分泌。本品 60%~70% 通过肾小球过滤，以原型经尿排出，少量随粪便排泄，少量通过代谢清除。肾功能减退者本品可蓄积。$t_{1/2}\beta$ 为 10 h，肾功能减退者将延长。本品可通过血液透析清除。

③用法用量：成人每日用量为 15 mg/kg，常用量每日 500 mg，每日量不宜超过 1000 mg。推荐体重<50 kg，500 mg/d；体重≥50 kg，750 mg/d，每日量分 2~3 次服用。儿童每日用量为 10 mg/kg，不宜超过 1000 mg/d。服用方法同成年人。用药途径为口服。

④不良反应：a. 比其他抗结核药品有更高的精神神经系统不良反应：常见的为焦虑、精神症状、头晕、头痛、嗜睡、兴奋增高、烦躁不安、精神抑郁、肌肉抽搐或颤抖、神经质、多梦、其他情绪改变或精神改变、语言障碍、自杀倾向（中枢神经系统毒性）。b. 少见的不良反应为皮疹（过敏）；麻木、麻刺感、烧灼感或手足无力（周围神经病）；癫痫发作。

⑤注意事项：a. 最初 2 周每 12 小时口服本品 250 mg，然后根据情况小心加量，最大加至每 6~8 小时口服 250 mg，有条件的医疗机构可根据血药浓度（20~35 μg/mL）调整用药。b. 进食会轻度减少药的吸收（最好空腹服药），使用环丝氨酸时应避免摄入高脂肪餐和酒

精。c.妊娠或哺乳的安全等级为 C。哺乳时应同时给予婴儿补充维生素 B6。d.肾脏疾病导致严重肾损伤患者要减少环丝氨酸的用量，甚至不用。当 Ccr 低于 30 mL/min，建议剂量为 250 mg/d；或每次 500 mg，每周 3 次；但上述剂量是否合适尚未确定。e.本品不引起肝功能损伤，在肝脏疾病时可以常规应用。f.仔细监测神经毒性的症状；如有可能测量血药浓度，调整用药方案。g.严重焦虑、精神抑郁或精神病者禁用，有癫痫发作史者禁用，酗酒者禁用。h.与异烟肼或丙硫异烟胺联合应用时，两药均可促进其血药浓度升高，加重中枢神经系统毒性作用，如嗜睡、眩晕、步态不稳。丙硫异烟胺与环丝氨酸联合应用过程中可能出现抽搐，故两种药品同时使用时应避免采用大剂量。i.与苯妥英钠联合应用时，可使后者代谢减慢、毒性作用增强。j.维生素 B6 应该给予所有服用环丝氨酸的患者，以减轻精神神经系统的不良反应，每 250 mg 的环丝氨酸对应增加 50 mg 维生素 B6。

同类药特立齐酮(terizidone, Trd)含有两个分子的环丝氨酸，可替代环丝氨酸。两者药效相似，具完全性交叉耐药性。该类药品特点为除本身不易产生耐药性外，还可以防止细菌对丙硫异烟胺(或乙硫异烟胺)耐药，但环丝氨酸与特立齐酮耐药后的稳定性强，再次使用无效，停药后亦不易恢复敏感性。

(8)德拉马尼(delamanid, Dlm)

①作用机制：德拉马尼是一种硝基咪唑噁唑类衍生物，主要通过抑制 MTB 细胞壁甲氧基分枝菌酸及酮基分枝菌酸的合成发挥杀菌作用。本品为杀菌剂，对 MTB 敏感菌株、多重耐药菌株、休眠期菌株及胞内菌株均具有较强杀菌作用。

②特点：德拉马尼与目前的抗结核药物没有交叉耐药性，天然耐药少见(<1%)，其发生率类似于异烟肼，较利福平高。但也有研究显示德拉马尼和普瑞(托)马尼存在部分交叉耐药，需要进一步研究探讨。德拉马尼可高度结合血浆蛋白，总蛋白结合率≥99.5%，主要通过血浆白蛋白代谢，因此血浆白蛋白<28g/L 时禁用。小部分经细胞色素 P450 酶参与的多种代谢途径代谢，在肝微粒体中代谢较低，故德拉马尼对肝脏毒性较小。德拉马尼和(或)代谢产物组织分布广泛，可在肺、肝脏、肾上腺、胰腺、肾脏、脂肪组织、中枢神经系统、胚胎等多种组织分布，为肺外结核治疗提供可能性。口服本品后 4~8 h 可达到最大血药浓度，$t_{1/2}\beta$为 30~38 h，连续给药 10~14d 后血药浓度达到稳定状态。与食物同服可提高其生物利用度。动物研究显示德拉马尼及其代谢产物具有生殖毒性，且可在乳汁中分布，但尚不明确德拉马尼或其代谢产物对人类的影响，因此不建议孕妇、可能妊娠的女性及哺乳期女性服用德拉马尼。

③用法用量：成人推荐剂量为 100 mg/次、2 次/d，不考虑体重，连续服用 24 周，推荐餐后服药。如漏服德拉马尼，立即补服；如果接近下一剂的服用时间，不用补服，直接按照计划服用下一剂。由于在临床试验中缺乏继续服用>24 周的经验，因此更长时间的用药应权衡风险与获益，慎重判断。儿童：3~5 岁建议使用德拉马尼儿童规格片剂 25 mg/次、2 次/d；6~11 岁剂量为 50 mg/次、2 次/d；12~17 岁剂量为 100 mg/次、2 次/d。HIV 感染者可以使用德拉马尼，但需要考虑到与抗病毒药物间的相互作用，并密切监测。

在具有可靠药敏试验结果的情况下，德拉马尼应与至少 3 种对患者分离菌株敏感的药物联合组成化疗方案；在缺乏可靠药敏试验结果时，德拉马尼应与至少 4 种可能对患者分离菌株敏感的药物联合组成化疗方案。德拉马尼不可单独添加至经临床应用后证明失败的化疗方案中。

④不良反应：以下列出的不良反应是德拉马尼临床研究中所见，尚不能完全确定为德拉马尼所特有，其中部分不良反应可能是由背景治疗方案中的药品引起，有待进一步研究考证。a.心血管系统：心悸、Q-T间期延长。b.消化系统：恶心、腹泻、胃痛、食欲下降。c.神经系统：头痛、感觉异常、震颤、头晕、耳鸣。d.精神症状：失眠、精神不振。e.骨骼肌肉：关节或肌肉疼痛。f.血液系统：网织红细胞增多。g.代谢异常：低血钾、高尿酸血症。h.呼吸系统：咯血。

⑤注意事项：a.治疗前必须进行心电图检查，治疗期间每月应检查1次。如果在德拉马尼首次给药前或治疗期间观察到Q-T间期>500 ms，则不应给药或停止治疗。如果治疗期间Q-T间期持续超过450 ms，则应该接受频率更高的心电图监测。同时注意血清电解质的变化，如有异常则及时纠正。b.在有以下风险因素的患者中不得启动德拉马尼治疗，除非经权衡潜在获益大于潜在风险。此类患者在整个德拉马尼治疗期间应该接受高频率的心电图监测：已知先天性Q-T间期延长或已知可延长Q-T间期的任何临床疾病或Q-Tc间期>500 ms；症状性心律失常病史或患有临床相关性心动过缓；任何心律失常的诱因性心脏疾病，例如严重高血压、左心室肥大(包括肥厚型心肌病)或充血性心力衰竭伴随左心室射血分数下降；电解质紊乱，尤其是低钾血症、低钙血症或低镁血症；正在服用已知可延长Q-Tc间期的药物；低白蛋白血症；c.目前在MDR-TB患者中不建议接受德拉马尼治疗的患者使用莫西沙星，如果不可避免地需要联合使用这两类药物，则建议在整个德拉马尼治疗期间对患者进行高频率的心电图监测。d.德拉马尼与CYP3A4中效诱导剂依法韦仑联合给药时，两药血药浓度未见明显变化，但需警惕神经精神不良事件(如欣快情绪和异常梦境)；与CYP3A4强抑制剂洛匹那韦/利托那韦合用时，德拉马尼代谢产物DM-6705的暴露量增加，存在QT间期延长的风险，建议谨慎使用；e.在中度至重度肝功能异常患者中不建议使用德拉马尼，轻度或中度肾功能异常患者无须调整剂量。尚不明确血液透析或腹膜透析是否会显著清除德拉马尼及其代谢产物。f.妊娠和哺乳期本品的应用数据有限，不建议在妊娠和哺乳期使用。>3岁儿童在收益大于风险时可谨慎使用，<3岁儿童列为相对禁忌证，不推荐使用。g.肺外结核病患者治疗中的有效性尚未确定，但如果没有绝对禁忌证，尤其是中枢神经系统耐药结核病，当预期获益大于潜在风险时，可考虑使用德拉马尼。

(9)阿米卡星(amikacin, Am)

①作用机制：通过干扰蛋白质的合成阻止细菌生长。

②特点：本品为氨基苷类广谱抗生素，对MTB有杀菌作用，且对耐链霉素的MTB仍然可能敏感，主要用于复治及耐药结核病的治疗。本品和卡那霉素的作用相似，两者具有完全交叉耐药性，但该对MTB的杀菌活性更高，而不良反应低于卡那霉素。因此在耐药结核病化疗中提倡选用阿米卡星。本品与卷曲霉素有部分双向交叉耐药性，对卷曲霉素耐药菌株仍然部分有效。本品肌内注射后迅速被吸收，蛋白结合率低。主要分布于细胞外液，正常婴儿脑脊液中浓度可达同时期血药浓度的10%~20%，当脑膜有炎症时则可达同期血药浓度的50%；但在心脏心耳组织、心包液及肌肉、脂肪和间质液内的浓度很低。可在肾脏皮质细胞和内耳液中积蓄。可穿过胎盘，尿中药物浓度高，滑膜液中可达治疗浓度。支气管分泌物、胆汁及房水中浓度低，腹腔积液中浓度很难检测到。本品在体内不代谢。主要经肾小球滤过排出，9 h内排出84%~92%，成人$t_{1/2}\beta$为2.0~2.5 h，血液透析与腹膜透析可自血液中清除相当量的药物。

③用法用量：成人每日量为 15~20 mg/kg，不超过 1000 mg/d，老年人酌减。我国因该药品产地不同，成人常规用量 400~600 mg/d，一般不超过 800 mg/d。儿童剂量为强化期每日 15~30 mg/kg，1 次/d（不超过 1000 mg/d），每周 5~7 次；继续期每次 15~30 mg/kg（不超过 1000 mg/次），每周 3 次。用药途径为深部肌内注射或静脉滴注；肌内注射时要注意变换注射部位，以避免局部不适。

④不良反应：a.注射部位疼痛。b.肾毒性（蛋白尿）。c.耳毒性（听力丧失），前庭毒性（眩晕、共济失调、头晕），老年、长期使用都可增加耳毒性。d.血清电解质异常（包括低钾和低镁）。e.外周神经炎和皮疹。f.呼吸困难、嗜睡或软弱发生率较少。

⑤注意事项：a.禁止与强利尿剂并用，禁止做胸腔、腹腔注射，避免呼吸抑制。b.禁用于氨基苷类药品过敏者。c.妊娠期妇女禁用。哺乳期妇女可以使用。肾功能不全时根据肌酐清除率调整剂量。听力减退者禁用或慎用。肝功能不全时可常规使用，但严重肝功能衰竭引起肝肾综合征时应注意调整剂量。d.使用本品需注意定期做尿常规和肾功能检测。e.停药后发生听力减退、耳鸣或耳部饱满感，提示可能为耳毒性，必须引起注意。f.因与卡那霉素有完全交叉耐药性，故不可用于卡那霉素耐药病例。

（10）卷曲霉素（capreomycin，Cm）

①作用机制：本品为环多肽类药物，其化学结构不同于氨基苷类，但抗菌机制类似，抑制 MTB 蛋白质的合成。

②特点：对 MTB 具有杀菌作用，适用于复治、耐药结核病治疗。本品对链霉素耐药的菌株仍然敏感，对卡那霉素或阿米卡星耐药的菌株部分敏感，是治疗耐药结核病的药品之一。本品很少经胃肠道吸收，需肌内注射。在尿中浓度甚高，也可穿过胎盘进入，不能渗透进入脑脊液。$t_{1/2}\beta$ 为 3~6 h，主要经肾小球滤过以原型排出，给药 12 h 内以原型排出 50%~60%；少量经胆汁排出。肾功能损伤患者 $t_{1/2}\beta$ 延长，血清中可有卷曲霉素蓄积。本品可经血液透析清除。

③用法用量：成人每日常用剂量为 15~20 mg/kg，不超过 1000 mg/d。体重<50 kg，750 mg/d；体重≥50 kg，1000 mg/d，1 次/d。儿童常用剂量为每日 15~30 mg/kg，不超过 1000 mg/d；老年患者剂量需酌减。年龄>59 岁：每次 10 mg/kg，5~7 次/周；或每次 15 mg/kg，每周 3 次；每次最大剂量为 750 mg。肾衰竭/透析患者，每次 12~15 mg/kg，每周 2~3 次，不可每日使用。用药途径为深部肌内注射或静脉滴注。

④不良反应：a.发生率相对较多的不良反应有血尿、尿量或排尿次数显著增加或减少，食欲减退或极度口渴。b.发生率较少的不良反应有超敏反应、耳毒性、肾毒性、神经肌肉阻滞等。c.电解质紊乱，尤其是低钾血症。

⑤注意事项：a.用药期间应做电解质、肾功能、尿常规检查。有电解质紊乱的患者，需在电解质获得纠正后使用。b.必须与其他抗结核药品联合应用。c.用药期间严密观察头晕、耳鸣、听力减退等反应。d.本品与阿片类镇痛药并用时有抑制呼吸的作用。e.与抗真菌、万古霉素、杆菌肽、抗癌等药品联用，可增加肾毒性和耳毒性。f.禁止应用于有听力障碍或肾功能障碍、重症肌无力、帕金森综合征患者。禁用于妊娠和哺乳期妇女及对本品有过敏史者。

（11）亚胺培南-西司他丁（imipenem-cilastatin，Ipm-Cln）、美罗培南（meropenem，Mpm）

①作用机制：可与多种青霉素结合蛋白（PBPs），尤其是 PBP1a、PBP1b 和 PBP2 结合，

抑制细菌细胞壁合成，导致其细胞溶解和死亡。

②特点：亚胺培南和美罗培南为碳氢霉素类抗生素，既有极强的广谱抗菌活性，又有抑制β-内酰胺酶的作用。研究显示本品对 MTB 有一定的抗菌活性。有少数报道其治疗结核病和耐药结核病有一定的效果。只能静脉用药，因为价格昂贵，在资源有限地区不推荐使用。亚胺培南-西司他丁在治疗儿童结核性脑膜炎时可引起惊厥，由于美罗培南很少致惊厥，因此在结核性脑膜炎时常选用美罗培南。由于亚胺培南很快会被远端肾小管的二肽酶所降解，故常与二肽酶抑制剂西司他丁混合使用。相反，美罗培南对肾二肽酶稳定而无须与西司他丁合用。Ipm-Cln 或 Mpm 在治疗耐药结核病时与克拉维酸合用才能发挥作用，而阿莫西林/克拉维酸是克拉维酸的来源，因此 Ipm-Cln 或 Mpm 需与阿莫西林/克拉维酸同时应用。

③用法用量：1) 亚胺培南-西司他丁：成人 1000 mg/次，1 次/12 h 缓慢静脉滴注，建议同时服用克拉维酸(可用阿莫西林/克拉维酸代替)125 mg，1 次/(8~12 h)；体重<50 kg 的患者建议按 30 mg/kg，2 次/日缓慢静脉滴注。疗程 6~8 个月。2) 美罗培南：成人 1000 mg/次，1 次/8 h，并建议同时服用克拉维酸 125 mg(可通过阿莫西林/克拉维酸钾口服制剂获取克拉维酸钾)，1 次/(8~12 h)；也可调整为 2000 mg/次，2 次/日。需缓慢注射给药，每次需 5 分钟以上，静脉滴注需要 30 分钟以上。儿童每次 20~40 mg/kg，1 次/8 h，剂量不超过 2000 mg/d，疗程为 6~8 个月。

④不良反应：a. 主要不良反应为食欲减退、恶心、呕吐、腹泻、腹部不适等胃肠道反应。b. 少见的不良反应有：惊厥、过敏反应、肝功能损害、血液系统不良反应等。

⑤注意事项：a. 本品与其他β-内酰胺类抗生素、青霉素类和头孢菌素类抗生素有部分交叉过敏反应。因此在使用本品前应详细询问患者过去有无对β-内酰胺抗生素的过敏史。若在使用本品时出现过敏反应，应立即停药并作相应处理。b. 肌酐清除率 ≤ 5 mL/(min·1.73 $m^2$) 的患者不应使用本品，除非在 48 小时内进行血液透析。血液透析患者亦仅在使用本品的益处大于癫痫发作的危险性时才可考虑。c. 在妊娠妇女使用本品方面，尚未有足够及良好对照的研究资料，只有考虑在对胎儿益处大于潜在危险的情况下，才能在妊娠期间给药。在人乳中可测出亚胺培南，如确定有必要对哺乳期妇女使用本品时，患者需停止哺乳。d. 我国缺乏 Ipm-Cln 和 Mpm 用于治疗耐多药与广泛耐药结核病的临床经验和资料。

(12) 乙硫异烟胺(ethionamide，Eto)

①作用机制：本品为异烟酸的衍生物，其作用机制尚不清楚，但可能与抑制肽类的合成或抑制霉菌酸的合成有关。

②特点：本品对 MTB 有抑菌作用，抗菌活性仅为异烟肼的 1/10。能抑制异烟肼在肝内的乙酰化，增加异烟肼的抗结核作用。对渗出性及浸润性干酪样病变疗效较好。常与其他抗结核药品联合应用以增强疗效和避免病原菌产生耐药性。氨硫脲常与乙硫异烟胺有部分交叉耐药，耐氨硫脲的 MTB 常对乙硫异烟胺敏感，但耐乙硫异烟胺时，则很少对氨硫脲敏感。本品口服后吸收快，生物利用度约为 100%。广泛分布于全身组织和体液中，在各种组织中和脑脊液内的药物浓度与同期血药浓度接近。可穿过胎盘进入胎儿血液循环。血浆蛋白结合率约 30%。主要在肝内代谢，代谢为亚砜，仍有部分活性；然后生成无活性代谢产物。主要经肾排泄，其中 1% 为原型，5% 为活性代谢产物，其余均为失活性代谢产物。$t_{1/2}\beta$ 为 2~3 h。

③用法用量：成人体重<50 kg，500~600 mg/d；体重≥50 kg，750~800 mg/d，不宜超过 1000 mg/d。每日量分 2~3 次服用，也可 1 次顿服，睡前或(和)食物同服。儿童每日用量为

12~15 mg/kg，不宜超过 1000 mg/d。服用方法同成年人。

④不良反应：a.服药后有恶心、呕吐、腹痛、腹泻、厌食、胃部不适等症状，多于服药 2~3 周后发生；如不能耐受，可酌减剂量或暂停服药，待症状消失后继续服用。如合用碳酸氢钠，或口服乙硫异烟胺的肠溶片，可减轻反应。在发生呕吐时，可同时使用止吐药。b.少数患者有糙皮病症状，以及精神抑郁、视力紊乱和头痛、末梢神经炎、致畸、经期紊乱、男子乳房女性化、脱发、关节痛、皮疹、痤疮等。

⑤注意事项：a.不适宜间歇用药。b.对异烟肼、吡嗪酰胺和烟酸过敏者，可能对本品也过敏。c.孕妇禁用(致畸性)，哺乳期妇女使用本品对乳儿的危害不能排除。d.20%~30%的患者可对肝功能有影响，引起转氨酶升高，并可发生黄疸，故每月应测肝功能 1 次。e.大剂量可引起直立性低血压。f.逐渐增加剂量可减少胃部不适。g.肾衰竭和(或)透析者无须改变剂量。h.本品亦引起烟酰胺的代谢紊乱，部分患者宜适当补充 B 族维生素，尤其补充维生素 B6、维生素 B2。i.乙硫异烟胺和对氨基水杨酸可引起甲状腺功能减退，在使用过程中应注意监测促甲状腺激素水平。

(13)丙硫异烟胺(protionamide，Pto)

①作用机制：本品为异烟酸的衍生物，其作用机制尚不清楚，但能抑制霉菌酸的合成。

②特点：对 MTB 有抑菌作用，能抑制异烟肼在肝内的乙酰化，增加异烟肼的抗结核作用。可治疗各类型的结核病，需与其他抗结核药品联合应用；适用于复治、耐药结核病，或用于不能使用其他药品的被治疗者；适用于非结核分枝杆菌病的治疗。本品药代动力学同乙硫异烟胺。

③用法用量：同乙硫异烟胺。

④不良反应：参考乙硫异烟胺，与乙硫异烟胺相比，本品不良反应较轻。a.不良反应发生率较高者有：精神忧郁(中枢神经系统毒性)，同时服用环丝氨酸可能加大神经系统毒性；胃肠道不适和食欲不佳，可以通过进食和卧床休息减轻；金属味觉；肝毒性。b.不良反应发生率较低者有：步态不稳或麻木、针刺感、烧灼感、手足疼痛(周围神经炎)、精神错乱或其他精神改变(中枢神经系统毒性)、巩膜或皮肤黄染(黄疸、肝炎)。c.不良反应发生率极低者有：视力模糊或视力减退、并发或不并发眼痛(视神经炎)、月经失调或怕冷、性欲减退及乳腺发育(男子)、脱发、皮肤干而粗糙、可逆性甲状腺功能减退(可予以甲状腺素替代治疗)、关节疼痛、僵直肿胀。d.如持续发生以下情况者应予注意：腹泻、唾液增多、流口水、食欲减退、口中金属味、恶心、口痛、胃痛、胃部不适、呕吐(胃肠道紊乱、中枢神经系统毒性)、眩晕(包括从卧位或坐位起身时)、嗜睡、软弱(中枢神经系统毒性)。

⑤注意事项：参考乙硫异烟胺。a.不适宜间歇用药。b.慢性肝病患者、精神病患者、孕妇禁用。c.因胃肠不良反应不能接受者，可酌情减量，或从小剂量开始，逐步递增用量。同时使用抗酸药品、解痉药品等可减轻胃肠反应。d.本品亦可引起烟酰胺的代谢紊乱，部分患者宜适当补充 B 族维生素，尤其补充维生素 B6、维生素 B2。e.需定期检测肝功能，营养不良者、糖尿病患者和酗酒者需适当缩短检测周期。f.长期服药者不宜长时间在阳光下暴晒，避免发生光敏反应。

乙硫异烟胺和丙硫异烟胺均属于硫胺类，两者药效相似，具有完全性交叉耐药性，可视为同一个药，但不良反应以乙硫异烟胺略多。我国仅生产丙硫异烟胺。在耐多药结核病化疗方案中，丙硫异烟胺常为一个基本的组成部分。丙硫异烟胺(或乙硫异烟胺)与异烟肼有部分的交叉耐药性，一旦耐药则不易恢复敏感性，停药后亦是如此。考虑到丙硫异烟胺(或乙硫异烟胺)的消化道反应，可从小剂量(300 mg)开始使用，3~5 d后逐渐加大至足量。

(14)对氨基水杨酸(p-aminosalicylic acid, PAS)

①作用机制：本品的结构类似对氨基苯甲酸，通过对MTB叶酸合成的竞争性抑制作用而抑制MTB的生长繁殖。

②特点：对氨基水杨酸对MTB有抑菌作用，为抑菌药。与异烟肼、链霉素联合应用可加强后两者的抗结核作用。必须与其他抗结核药品配伍应用。与杀菌药联合应用有延缓耐药产生的作用。适用于复治、耐药结核病。本品口服吸收良好，较其他水杨酸类吸收快。吸收后迅速分布至肾、肺、肝等组织和各种体液中，在干酪样组织中可达较高浓度，在胸腔积液中也可达到很高浓度，但在脑脊液中的浓度很低(脑膜炎时有增加)。血浆蛋白结合率低(15%)。$t_{1/2}\beta$ 为45~60 min，肾功能损伤者可达23 h。本品在肝中代谢，50%以上经乙酰化成为无活性代谢物。给药量的85%在7~10 h内经肾小球滤过和肾小管分泌迅速排出，14%~33%为原型，50%为代谢物。本品亦可经乳汁分泌。血液透析能否清除本品情况不明。

③用法用量：一般不适宜间歇用药。成人：片剂，体重<50 kg，8g/d；体重≥50 kg，10 g/d。颗粒剂8 g/d。针剂(对氨基水杨酸钠，PAS-Na)，用量参照片剂；不宜超过12 g/d。儿童：200~300 mg/kg。每日量1次顿服或分2~3次服用。用药途径：口服或静脉滴注(根据成人或儿童用量，用生理盐水或5%葡萄糖液将本品稀释成3%~4%浓度，避光下进行静脉滴注，2~3 h内完成)。

④不良反应：a.胃肠道症状，主要为食欲缺乏、恶心、呕吐、胃烧灼感、腹上区疼痛、腹胀及腹泻，甚至可致溃疡和出血，饭后服药可减轻反应。b.肝脏损伤，表现为转氨酶升高、胆汁瘀滞，出现黄疸等。c.超敏反应，表现为皮肤瘙痒、皮疹、剥脱性皮炎、药物热及嗜酸性粒细胞升高等，应立即停药。d.肾脏刺激症状，如结晶尿、蛋白尿、管型尿、血尿等。e.甲状腺功能低下，合用乙硫异烟胺时会增加产生甲状腺功能低下的风险。f.罕见不良反应，包括可逆性甲状腺功能减退(可给予甲状腺素替代治疗)，与乙硫异烟胺合用时此风险增大；大剂量能抑制凝血酶原的生成，使凝血时间延长。

⑤注意事项：a.需与其他抗结核药品配伍应用。b.使用本品需定期做肝、肾功能检查；本品偶可引起低血钾、低血钙、白细胞和粒细胞减少，需定期做血常规和电解质检查。c.静脉滴注本品时，其药液需新鲜配制并避光保存，变色后不能使用，以避免分解成间位氨基酸引起溶血。d.本品可干扰利福平的吸收，与之联用时两者给药时间宜相隔6~8 h；本品可降低强心苷的吸收，与之并用时需注意调整后者的剂量。e.可促使抗凝血药品、苯妥英钠作用增强，联用时要注意观察有否出血征象。f.与阿司匹林联用时，可加重肠道刺激，严重时可产生溃疡。g.不宜长期与丙磺舒、氯化铵、维生素C联合应用。丙磺舒可减慢对氨基水杨酸的排泄，长期服用可提高对氨基水杨酸血浓度，并易引起肝功能损伤。氯化铵、维生素C可酸化尿液，长期联用易造成对氨基水杨酸结晶，引起肾损伤。h.肝、肾功能减退者慎用。i.发生超敏反应时，应立即停药并进行抗过敏治疗。j.使用颗粒剂时，建议和酸性饮料一起服用。

对氨基水杨酸的主要应用价值在于自身能抑制MTB，还可以预防耐异烟肼菌群的产生，是异烟肼有效的联用药。对氨基水杨酸和异烟肼联合应用不但对耐异烟肼菌株可能有效，还可以防止耐药的进一步加剧。可用于从未使用过对氨基水杨酸或对其敏感的耐药结核病患者。

（15）帕司烟肼（对氨基水杨酸异烟肼，isoniazid aminosalicylate，Pa）

本品化学名称为4-吡啶甲酰肼-4-氨基水杨酸，系异烟肼与对氨基水杨酸的化学合成物。

①作用机制：尚未阐明，可能与抑制敏感细菌分枝菌酸的合成而使细胞壁破裂有关。

②特点：本品在血液中维持的浓度较高，并有较持久的异烟肼浓度。临床分别服用等量的异烟肼和本品后发现，12 h 时前者异烟肼的血药浓度仅有 0.03 mg/L，而后者却有 2.6 mg/L；14 h 时前者异烟肼的血药浓度已为 0 mg/L，而后者仍高达 2 mg/L，为 MIC 的 2 倍。这不仅增强了药物的杀菌作用，同时也延迟了细菌耐药性的产生。临床上可用于对异烟肼敏感的单耐药和多耐药结核病，以及部分耐异烟肼但对本品仍敏感的耐药结核病。其余特点参见异烟肼和对氨基水杨酸。

③用法用量：成人剂量每日 10~20 mg/kg，体重<50 kg，0.8 g/d；体重≥50 kg，1.0 g/d；不宜超过 1.2 g/d。儿童剂量每日 20~40 mg/kg。每日量 1 次顿服或分次服用。用药途径：口服。

④不良反应：偶有头晕、头痛、失眠、发热、皮疹、恶心、乏力、黄疸、周围神经炎、视神经炎及血细胞减少等不良反应发生。

⑤注意事项：a.孕妇、哺乳期妇女、肝肾功能不良者和有精神病史、癫痫病史及脑外伤史者慎用。b.精神病、癫痫、严重肝功能障碍患者禁用。c.治疗过程中出现视神经炎症状，需立即进行眼部检查，并定期复查。d.抗酸药品（尤其是氢氧化铝）可抑制本品吸收，不宜同服。e.本品可加强香豆素类抗凝血药品，某些抗癫痫药品、降压药品、抗胆碱药品、三环抗抑郁药品的作用，联用时需注意。f.儿童、老年人用该药品目前尚未进行相关临床试验，且无可靠参考文献。

## 第五节　结核病化学治疗方案

化疗方案的制订需参考以下情况：①需要掌握既往治疗情况、治疗方案及实施情况。对于初治失败的患者需了解失败的原因；②耐药肺结核高危人群（复治肺结核患者、与 MDR-TB 患者密切接触的初治肺结核患者以及 HIV 阳性或者艾滋病合并肺结核患者）均应进行结核分枝杆菌培养及药敏试验，有条件的地区可采用分子生物学耐药基因检测方法；③了解是否伴发特殊情况（如并发症或伴发病）。

任何化疗方案均包括两个不同的治疗阶段：①强化治疗阶段：根据患者的诊断情况，初治肺结核以 3~4 种药物联用 8 周，复治肺结核以 4~5 种药物联用 12 周，耐药结核病根据不同类型以 4~5 种药物联用 12~32 周，以期达到尽快杀灭各种菌群保证治疗成功的目的；②巩固治疗阶段：以 2~3 种或 4~5 种药物联用，其目的为巩固强化阶段取得的疗效，继续杀灭残余菌群。

用药方式有两种类型：①全程每日用药；②全程间歇用药。目前 WHO 主张采用全程每日用药。

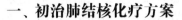

## 一、初治肺结核化疗方案

新涂阳和新涂阴肺结核患者可选用以下方案治疗。

1. 2HRZE/4HR

（1）强化期：异烟肼、利福平、吡嗪酰胺、乙胺丁醇，每日 1 次，共 2 个月，用药 60 次。

（2）继续期：异烟肼、利福平，每日 1 次，共 4 个月，用药 120 次。

（3）全疗程用药共计 180 次。

2. 使用固定复合制剂

固定复合制剂（FDC）是按照一定剂量把不同药品组合在一起的复方制剂。FDC 的优点为服用方便、患者依从性高、用药剂量更为合理、避免单药应用造成耐药结核病等，故推荐使用 FDC 进行抗结核治疗。方案同上。

3. 4 个月的治疗方案

WHO 发布的 2022 年版指南首次推荐疗程 4 个月的方案治疗药物敏感结核病（drug susceptible tuberculosis，DS-TB）。

（1）4 个月的治疗方案（2HPMZ/2HPM）：≥12 岁的 DS-TB 患者可能会接受 2HPMZ/2HPM 方案，包括 2 个月的异烟肼、利福喷丁、莫西沙星和吡嗪酰胺，然后是 2 个月的利福喷丁、异烟肼和莫西沙星。

（2）4 个月的治疗方案[2HRZ（E）/2HR]：3 个月至 16 岁的儿童和青少年患有非重症结核病[无耐多药/利福平耐药结核病（MDR/RR-TB）的怀疑或证据]，应使用[2HRZ（E）/2HR]方案，包括 2 个月的异烟肼、利福平和吡嗪酰胺，加用或不加用乙胺丁醇，然后再使用异烟肼和利福平治疗 2 个月。①非重症结核病定义：外周淋巴结结核；无气道阻塞的胸内淋巴结结核；单纯性结核性胸腔积液或少菌非空洞性病变，局限于一个肺叶，无粟粒状。②不符合非重症结核病标准的儿童和青少年应接受标准的 6 个月治疗方案（2HRZE/4HR）。③在 HIV 感染或异烟肼耐药的高流行地区，建议在治疗的前 2 个月使用乙胺丁醇。

注：①WHO 建议为所有结核病患者提供监督和支持，以确保其完成整个治疗过程。②WHO 建议进行药敏试验，以制定标准治疗方案。如新涂阳肺结核患者治疗至 2 个月末痰菌检查仍为阳性，有条件地做快速药敏检测，耐药者按耐药方案进行治疗。在整个治疗过程中接受含利福平方案治疗的新发肺结核患者，如果在强化期结束时发现痰涂片阳性，不建议延长强化期。③在可行的情况下，新发肺结核患者的最佳给药频率是整个治疗过程中每日 1 次给药，在所有药物敏感肺结核患者中，不建议在治疗的强化和持续阶段使用每周 3 次给药，每日给药仍是推荐的给药频率。④推荐使用固定剂量复方制剂而不是单独的药物制剂治疗 DS-TB 患者。④2022 版指南首次发布针对 DS-TB 患者的 4 个月治疗方案的指南。该指南较为详尽地给出了推荐意见，与 2010 年版和 2017 年版指南比较，前者疗程更短。但目前尚无针对妊娠期妇女、哺乳期妇女、小于 12 岁的儿童、CD4+T 淋巴细胞计数<100 个/mm³ 的 HIV 阳性患者的推荐指南。并且 2022 年版指南中利福喷丁的用量为 1200 mg/d，其用量为我国药典规定剂量的 7~14 倍，后续还需临床试验证明是否适用于中国人群。

## 二、复治肺结核化疗方案

由于复治原因多样、基线复杂、耐药谱多变，制订切实有效的复治肺结核病治疗方案存在一定困难。目前国内外指南中提出复治肺结核病需要根据药敏试验结果制定个体化方案治疗。但在实际工作中，特别在资源缺乏地区，无论分子耐药还是表型耐药结果，其可及性和准确性依旧欠佳，限制了个体化方案治疗的开展；而如果贸然使用原标准复治方案，必然将导致其中耐药严重者复治治疗失败。虽然复治肺结核病患者是耐药发生的高危人群，但不能简单地将其划分为"耐药"和"敏感"两类进行治疗。研究证实不同类型复治肺结核病患者采用标准复治方案的治疗成功率不同。对于首次复治肺结核病患者，虽然总耐药率为 39.6%，但采用 5Pa-Rfb-E-Z-Mfx(Pa：对氨基水杨酸异烟肼；Rfb：利福布汀；E：乙胺丁醇；Z：吡嗪酰胺；Mfx：莫西沙星)短程方案治疗成功率可达81.4%，明显高于标准复治方案组(68.3%)。在标准复治肺结核病治疗方案目前已不能实现较高治愈率的情况下，继续使用原方案，将会因不恰当的治疗产生更多的耐药或治疗失败。

建议复治肺结核病的治疗原则包括：①应遵循"早期、联合、适量、规律、全程"的抗结核化学治疗原则。②应对所有复治肺结核病患者进行药敏试验，包括表型药敏试验和分子药敏试验，根据耐药结果进行方案制定。③在药敏试验结果出来之前，建议使用一线抗结核药物组成的方案。④如果没有条件进行药敏试验，可以根据患者的既往用药情况和当地的耐药情况组成可能有效的治疗方案，如痰涂片和培养持续阳性，应考虑利福平耐药结核病不能排除，建议转至耐药结核病定点医院诊疗。⑤以抗结核化学药物治疗为主，辅以营养治疗、中医药治疗等。

**1. 长程方案**

长程治疗方案包括利福平敏感、利福平药敏结果未知和利福平耐药肺结核治疗方案。

(1)利福平敏感肺结核：按照一线抗结核治疗方案制定，疗程建议不少于 8 个月，可延长至 9~12 个月。对于异烟肼耐药者，将其替换为氟喹诺酮类药物，治疗疗程通常需要至少 8 个月以上，可延长至 9~12 个月。

推荐方案 1：3H-R-E-Z/6~9H-R-E

推荐方案 2：2H-Rft$_2$-E-Z-S/2H-Rft$_2$-E-Z-S/8H-Rft$_2$-E

(2)利福平耐药未知者：按照一线抗结核治疗方案制定，可将强化期延长 1 个月，继续期延长 2~3 个月，治疗过程中密切关注药敏试验结果。

(3)利福平耐药肺结核：建议按照 WHO 及我国的指南制定化疗方案。

**2. 短程方案**

(1)推荐方案 1：5~6Pa-Rfb(Rft)-E-Z-Mfx

适用人群：病原学阴性或者利福平敏感的首次复治肺结核病患者，以及病原学阳性、仅利福平低度耐药者，或中断治疗返回的肺结核患者，既往无氟喹诺酮类药物或氟喹诺酮类药物使用不足 1 个月，或者药敏试验显示对氟喹诺酮类药物敏感者。

(2)推荐方案 2：4H-Rft$_2$-E-Z-S(Lfx)/4H-Rft$_2$-E

适用人群：首次复治肺结核病，药敏试验对一线抗结核药品(H、R、S、E)均敏感。

**3. 个体化方案**

对于多次复治、治疗失败或治疗疗效不佳、药敏试验提示为多耐药的复治肺结核病患者应根据药敏情况制定个体化治疗方案。

## 第六节　抗结核药品不良反应及处理

结核病的化学疗法是目前控制结核病流行的主要方法，有效抗结核药物的应用发挥了巨大作用，但抗结核药物与其他药物一样，其治疗作用和不良反应构成了药物作用的两重性，在解除结核病患者痛苦，消除结核菌传播的同时有可能产生与用药目的不相符，给患者带来损害，甚至危及生命的不良反应。抗结核药品不良反应发生率的报告很不一致，相差很大。主要是由于观察对象、观察方法、治疗方案和不良反应定义的掌握等不同所致。但抗结核药品的不良反应是客观存在的，有的难以预测，如果我们能够正确认识、准确判断、合理处理、积极防治，则抗结核药品不良反应的发生可以减少，避免严重不良反应的重复出现，提高抗结核药品用药的安全性，减少不良反应对结核病化疗和控制工作的影响。

### 一、不良反应相关定义

1. 药品不良反应

按原国家食品药品监督管理局2004年颁布的《药品不良反应监测与管理办法》中规定，药品不良反应指的是"合格药品在正常用法、用量下出现的与用药目的无关或以外的有害反应"。因此药品不良反应的前提条件包括：①使用的药品是经过检验的合格药品而非伪劣产品或由于药品不合格所致的有害反应；②用药剂量、方法等符合药品说明书中的规定范围或专业内共识的范围内出现的损害，误服、错服过量者出现的损害不属不良反应；③发生的有害反应与治疗目的无关且难以预测。如发生的不良反应在药品说明书中未载明曾发生过，为新不良反应。

在患者服药期间发生的任何不良结果，它的发生不一定与所用药品有关或根本无关，称不良事件。

患者在药品正常用法、用量情况下或超量、误服、错用等情况下导致机体器官损害，功能障碍的疾病称为药源性疾病。

2. 不良反应发生频度

按国际医学科学组织委员会的推荐，药品不良反应频度分为十分常见、常见、偶见、罕见和十分罕见。

（1）十分常见：不良反应发生率≥10%。

（2）常见：1%≤不良反应发生率<10%。

（3）偶见：0.1%≤不良反应发生率<1%。

（4）罕见：0.01%≤不良反应发生率<0.1%。

（5）十分罕见：不良反应发生率<0.01%。

3. 不良反应严重程度

（1）轻度：指轻微的反应，症状轻微无发展或有好转，无须特殊治疗处理。

（2）中度：指有较明显的药品不良反应表现，重要器官或系统功能损害；需治疗处理或停用相关药品。

（3）重度即严重不良反应：指药品引起以下损害之一反应。

a. 引起死亡。

b. 致癌、致畸、致出生缺陷。

c. 对生命有危险并导致人体永久的或显著的伤残。

d. 对器官功能产生永久损害。

e. 导致住院治疗或住院时间延长。

## 二、各种抗结核药品的不良反应

详见本章第四节结核病化学治疗药物部分。

## 三、常见不良反应及处理

### 1. 消化系统反应

主要有如下不良反应。

(1)恶心呕吐：可疑的药品为乙硫异烟胺、丙硫异烟胺、对氨基水杨酸、吡嗪酰胺、氟喹诺酮类、利福平、乙胺丁醇、异烟肼、贝达喹啉、阿莫西林-克拉维酸、氯法齐明或其他药品。

处理方法：①排除非药物性因素引起的恶心、呕吐症状，如妊娠及某些消化系统的急、慢性疾病，如饮食不当、胃肠炎、肝炎等。②评估症状的严重性，症状为轻、中度及不并发肝功能异常者可予以对症处理；若轻、中度症状经过处理后无好转且症状逐渐加重、出现严重症状者，则停止使用可疑药品，观察停药后症状的改善情况。恶心、呕吐严重的患者，需要了解有无脱水、电解质紊乱的发生。若有指征应及时补充水分、纠正电解质紊乱。如果呕吐物带血，应检测血红蛋白，对可能存在的胃肠道出血性疾病进行确诊及治疗；同时给予对症治疗，比如止吐、抗酸等治疗。③乙硫异烟胺、丙硫异烟胺和对氨基水杨酸的组合通常会导致较高发生率的胃肠道不良反应。如为乙硫异烟胺、丙硫异烟胺或对氨基水杨酸引起，可从小剂量开始(乙硫异烟胺100 mg、丙硫异烟胺100 mg、对氨基水杨酸2~4 g)，逐渐增加至患者所需的治疗剂量。④该不良反应通常是剂量依赖性，将部分药品的剂量减少，症状可随着减轻，但所用剂量需要满足治疗的最低剂量要求。严格掌握停用可疑药品的指征，必须停用某种药品，需要评估方案的有效性，必要时需要以其他药品替代。⑤为了减少不良反应的发生，有些药品可分次服用，如吡嗪酰胺、丙硫异烟胺等，或睡前服用，如利福喷丁；⑥为了保障抗结核药物治疗的疗效，对于症状较轻的患者给予对症治疗后的症状缓解者，可不必停用可疑的抗结核药物。⑦如患者服药后立即发生呕吐(30 min 内)，建议进行止呕吐对症处理后，常量补服抗结核药物。

(2)腹泻、胃肠胀气：可疑药品为氟喹诺酮类、对氨基水杨酸、乙硫异烟胺、丙硫异烟胺、利福霉素类药品，以及其他广谱抗生素。

处理方法：①评估症状的严重性，轻度及中度者可不必停药，严重症状者停用可疑药品。②单纯腹泻(无血便及发热)，可口服洛哌丁胺(易蒙停)止泻，起始剂量4 mg，随后每次腹泻后增加服用2 mg，24 h 内最大使用剂量为10 mg。③腹泻严重者，除了停用可疑药品，应监测电解质(尤其血钾)和脱水情况，如电解质降低并存在脱水情况应该及时予以补充；④对于症状严重程度与用药剂量相关的药物，比如对氨基水杨酸，可减少其使用剂量，先从小剂量开始，2 周内逐渐增加至治疗所需剂量。

注意事项：轻度腹泻及胀气，鼓励患者并使其认识到该种程度的不良反应是可以耐受的，症状通常会在治疗数周后消失，很少造成治疗中断。长期使用莫西沙星等氟喹诺酮类药品，以及其他抗菌效果较强的广谱抗生素，可引起艰难梭菌相关性腹泻（clostridium difficile-associated diarrhea，CDAD），从而造成腹泻、胃胀气等症状。腹泻并发发热，伴或不伴血便提示可能存在其他情况（疾病），不一定或不仅仅是抗结核药物的不良反应所致；应该注意排除其他可能引起腹泻的原因，如乳糖不耐受等；2 岁以上儿童可使用洛哌丁胺，逐渐增加剂量，间歇使用。

（3）胃部不适、腹痛：可疑药品最常见者依次为对氨基水杨酸、乙硫异烟胺、丙硫异烟胺、氯法齐明、氟喹诺酮类、吡嗪酰胺、乙胺丁醇、异烟肼，以及其他药品。

处理方法：①评估症状的严重程度，轻、中度者可不必停药，进行对症处理。②在诊治思路上，首先应考虑到腹痛可能与相关并发症有关，如胰腺炎、乳酸性酸中毒及肝炎，应立即完善相关的检查并给予明确诊断或排除上述诊断。③若症状与胃炎相似（上腹部不适或烧灼感、反酸），可使用 H2 受体阻断剂、质子泵抑制剂缓解症状，制酸剂则可能降低氟喹诺酮类药品的吸收，应避免使用。④严重胃部不适及腹痛者，可短时停用可疑药物（如1~7d），同时观察停药后症状的变化；若未减轻，及时进行消化系统的相关检查，以明确诊断。⑤对于不良反应与用药剂量相关的可疑药品，可尝试减少可疑药品的用量，观察症状的改善情况，并权衡利弊，决定该药品的取舍。

注意事项：一般来说抗结核药物引起严重胃炎者（可伴随呕血、黑便）比较少见。在处理该不良反应时，使用抗酸药物的时间必须严格控制，以防影响抗结核药物的吸收，一般推荐于服用抗结核药物前或后 2 h 使用抗酸药物。症状严重需要停药者，注意在停用可疑药品后症状应该消失。如患者在服用非甾体类抗炎药物，应予以停用。

（4）药物性肝损伤：可疑药品为吡嗪酰胺、异烟肼、利福平、乙硫异烟胺、丙硫异烟胺、对氨基水杨酸等。

处理方法：一旦出现药物性肝损伤，应该遵循一定的原则进行处理：①治疗前应该综合评估患者的结核病病情、肝损伤程度、相关危险因素及全身情况等。②仅丙氨酸转氨酶（ALT）<3 倍参考值上限（ULN），无明显症状、无黄疸，可在密切观察下行保肝治疗并酌情停用肝损伤发生频率高的抗结核药物。③ALT<3 倍 ULN，患者出现消化系统的不适症状者，可停用可疑药品，并对症处理。④ALT≥3 倍 ULN，或总胆红素 ≥2ULN，应停用肝损伤发生频率高的抗结核药物，并进行保肝治疗，密切观察。⑤ALT≥5 倍 ULN，或 ALT≥3 倍 ULN 伴有黄疸、恶心、呕吐、乏力等症状，或总胆红素 ≥3 倍 ULN，应立即停用所有抗结核药物，积极进行保肝治疗，严重肝损伤患者应住院采取综合治疗措施，有肝功能衰竭表现时应积极采取抢救措施。⑥如果重新使用某种药品导致再次出现肝毒性症状和 ALT 升高，应考虑永久性停用此药品。⑦待肝功能恢复正常后，需要选择对肝功能损伤影响较小的抗结核药物组成新的方案进行治疗及评估，同时加强监测肝功能的变化，防止再次发生药物性肝损伤。

注意事项：在处理药物性肝损伤时，应仔细分析最有可能引起肝损伤的药品，而且在以后的方案中应当避免使用；停用可疑药品后症状一般可消失，肝功能逐步恢复正常；加强肝功能的监测；为排除其他原因肝炎，应进行病毒血清学检测，特别是甲型、乙型、丙型病毒性肝炎的相关检测；注意对药物性肝损伤高危因素的筛查，制定方案时需要考虑患者的高危因素。

以上消化系统反应可能同时出现 2 种或 2 种以上症状或体征，按照上述处理方法同时进行治疗即可。

**2.神经及精神系统反应**

主要有如下表现：

(1)周围神经病：可疑药品为利奈唑胺、异烟肼、环丝氨酸、链霉素、卡那霉素、阿米卡星、卷曲霉素、氟喹诺酮类、乙硫异烟胺、丙硫异烟胺、乙胺丁醇等。

处理方法：①应根据症状的轻重程度分别治疗，增加维生素 B6 至最大剂量(150~200 mg/d)；②减低可疑药品的用量；③症状严重时停用可疑药品；④对于麻痛等感觉症状明显者，可应用三环类抗抑郁药品或抗惊厥药品，如阿米替林(起始剂量睡前 25 mg，可逐渐加至最大剂量 75 mg)、卡马西平(100~400 mg/次，2 次/d)。此外，也可考虑采用加巴喷丁(100~300 mg/次，3 次/d；最大剂量每天 3600 mg，分 3~4 次服用)和普瑞巴林(75~150 mg/次，2 次/d)。患者患有某些疾病(如糖尿病、HIV 感染和酒精中毒)时，发生周围神经病的可能性加大，但是这并不妨碍上述药物的使用，此时积极控制原发疾病对于改善症状有重要意义。神经炎可能不可逆转，但有些患者在停止使用可疑药品后情况会有所改善。与利奈唑胺相关的神经炎常发生在后续使用阶段，且神经炎症状常持久。一旦发生可减量至 300 mg/d，如症状无改善或进一步加重，应考虑停用利奈唑胺。

(2)头痛：可疑药品为环丝氨酸、氟喹诺酮、异烟肼、贝达喹啉等。

处理方法：同样根据症状的轻重程度给予不同的处理。①轻度头痛者给予镇痛剂如布洛芬或对乙酰氨基酚。②难治性头痛可使用低剂量三环类抗抑郁药品。③鼓励进行水化治疗。④起始采用低剂量环丝氨酸(250~500 mg/d)治疗有助于减轻治疗初期的头痛症状，以后缓慢在 1~2 周内增加剂量至足量或适量。⑤在治疗中应排除导致头痛的其他因素，首先要排除颅内感染的可能性，如脑膜炎、其他中枢神经系统感染性疾病。感染者需接受头颅 CT 或 MRI 检查，以及进行脑脊液生化分析。⑥维生素 B6 可预防环丝氨酸的神经毒性作用，推荐剂量是每 250 mg 环丝氨酸予以 50 mg 维生素 B6。环丝氨酸和贝达喹啉引起的头痛通常为自限性。

(3)抑郁、自杀倾向：可疑药品为环丝氨酸、乙硫异烟胺、丙硫异烟胺、异烟肼、氟喹诺酮类等。

处理方法：①先对患者进行心理咨询。②患者抑郁症状比较明显时，初期给予抗抑郁治疗(可采用 5-羟色胺再摄取抑制剂，如氟西汀或者类似药品)。治疗方案中含有利奈唑胺的患者，应避免使用三环类抗抑郁药品和选择性 5-羟色胺再摄取抑制剂，以减少发生 5-羟色胺综合征的风险。③降低可疑药品的用量或停用可疑药品。④有自杀倾向者给予住院治疗进行 24 h 监护，同时停用环丝氨酸，以及进行精神心理咨询、抗抑郁治疗；降低异烟肼、乙硫异烟胺或丙硫异烟胺剂量，直到患者症状稳定。⑤评估、关注患者心理和社会原因，社会经济环境和慢性疾病引起患者抑郁的作用不可低估。疾病治愈时抑郁症状可能明显改善。患者以前的抑郁病史并不妨碍上述抗结核药物的使用，但有增加治疗时发生抑郁的可能性。若治疗初期抑郁症状明显者，应避免使用环丝氨酸。条件许可的情况下建议监测血药浓度以指导用药。

(4)精神症状：可疑药品为环丝氨酸、异烟肼、对氨基水杨酸异烟肼、氟喹诺酮类、乙硫异烟胺、丙硫异烟胺等。

处理方法：①减低可疑药品的用量或停用可疑药品 1~4 周，直到精神症状得到控制。最有可能的药品为环丝氨酸，其次为高剂量异烟肼。②中、重度症状持续存在，应给予抗精神病治疗。③患者有危及他人的行为时，应收入精神病病房治疗。④增加维生素 B6 至每日最大剂量（200 mg/d）。⑤部分耐多药结核病患者需要全程持续地应用镇静药品治疗。⑥患者有精神病史并不妨碍上述所列药品的使用，但有可能增加治疗时发生精神症状的可能性。完成结核病治疗后或停用这些可疑药品时，精神症状往往可以逆转。⑦对新出现的精神错乱的患者要关注血药浓度和肌酐值的变化，因为肾功能下降可引起血液环丝氨酸水平升高，后者可导致精神错乱。

（5）癫痫（惊厥）：可疑药品为环丝氨酸、异烟肼、对氨基水杨酸异烟肼、氟喹诺酮类等。

处理方法：①一旦发生，应立即停用可疑药品，同时除外中枢神经系统感染。②进行抗癫痫（惊厥）治疗，常用左乙拉西坦、卡马西平或丙戊酸。同时增加维生素 B6 至最大剂量（200 mg/d）。③检测血清电解质水平，包括钾、钠、碳酸氢盐、钙、镁及氯化物。④癫痫（惊厥）控制后，如果方案中可疑药品不可缺少，可尝试应用较低剂量。⑤通常持续应用抗癫痫（惊厥）药品直到抗结核药物治疗的疗程结束或停用可疑药品。如果癫痫（惊厥）能够得到很好的控制或正在接受抗癫痫（惊厥）治疗，以前患者的癫痫病史并不妨碍上述所列抗结核药物的使用。但是，有癫痫史的患者在接受耐多药结核病化学治疗方案进行治疗时发生癫痫（惊厥）的危险性增大。⑥肾功能低下患者应注意检查血肌酐，血肌酐水平升高可引起癫痫（惊厥）发作。

（6）前庭功能障碍（耳鸣、眩晕、站立不稳）：可疑药品为链霉素、卡那霉素、阿米卡星、卷曲霉素、环丝氨酸、氟喹诺酮类、异烟肼、乙硫异烟胺、丙硫异烟胺、利奈唑胺等。

处理方法：①早期前庭功能障碍者注射类抗结核药品可改为每周 2 次或 3 次给药，氨基苷类药品换用卷曲霉素；经过上述调整后症状继续进展时，应停用注射类抗结核药品；其余可疑的口服药品经评估后可采取减少剂量的方法或停药观察。②耳塞和间断耳鸣是前庭功能障碍的早期症状。有耳塞症状时应立即进行电测听检查，测听力可发现高频听力丧失，只有通过检查才能得到早期发现。前庭功能损伤不可逆，不会随停药而改善。

（7）听力减退（同样见于上述前庭功能障碍）：可疑药品为链霉素、卡那霉素、阿米卡星、卷曲霉素、克拉霉素等。

处理方法：①开始进行抗结核治疗前，应该了解患者有无既往听力受损的病史。治疗过程中定期进行电测听检查了解听力损伤情况，并与初始听力对比。②使用氨基苷类注射剂的患者，若对卷曲霉素敏感，则换用卷曲霉素；一旦发生听力下降，应停用可疑药品。高频听力丧失，只有通过检查才能早期发现；听力减退往往是不可逆的，但克拉霉素导致的听力减退一般可逆转。在使用上述药品时，除了加强对患者的宣传教育外，用药前及用药过程中进行听力监测，是必不可少的。

（8）视觉损伤及视神经炎：可疑药品为乙胺丁醇、乙硫异烟胺、丙硫异烟胺、利奈唑胺、利福布汀、异烟肼、链霉素等。

处理方法：停用乙胺丁醇，不再重新使用，转诊眼科专家。最常引起该反应的药物是乙胺丁醇，这种症状随着该药品停用后通常可获得缓解。糖尿病患者应该加强控制血糖水平的治疗。

（9）味觉损伤：金属味。可疑药品为乙硫异烟胺、丙硫异烟胺、克拉霉素、氟喹诺酮类药品等。

处理方法：吮硬糖或嚼口香糖都有效；停药后味觉即可恢复，鼓励患者耐受这种不良反应。

3.皮肤改变

主要有如下两大类不良反应。

(1)药物过敏反应：可疑药品为吡嗪酰胺、氟喹诺酮类、氯法齐明、利福布汀或任何药品。在 HIV 阳性的结核病患者中可发生由氨硫脲引起的严重皮肤反应。

皮肤药物不良反应表现为服用药物后皮肤瘙痒及皮疹，短则服药后 30 min；长则服药后 1~2 个月发生皮疹；一般首发于面部，再逐渐扩散至四肢、躯干部位，严重者遍布全身。停用可疑药品后皮疹明显减轻至恢复正常，重复用药或使用相同化学结构的药品皮疹可再次发生，甚至更为严重。

处理方法：①反应轻微者，一般于治疗几周后消失，不必停药。如利福平或吡嗪酰胺引起的皮肤红斑为常见的轻微过敏反应，随着时间的延长可自行消退。也可适当使用抗组胺药，如第一代的抗过敏药品苯海拉明等，或第二代抗过敏药品氯雷他定、西替利嗪等。②严重过敏反应者，皮疹遍布全身，伴随全身症状如发热、内脏功能异常，严重者累及黏膜及发生皮肤松解剥脱；应立即停用所有治疗药物，应用标准的应急方案处理过敏反应，直至过敏状态好转。③患者过敏状态完全恢复正常后，逐一试用治疗药品，从最不易引起过敏反应的药品开始，对高度可疑的过敏药品原则上不推荐再次使用。④消除其他潜在的可能引起皮肤过敏反应的因素(比如疥疮、昆虫叮咬、食物或其他环境因素)。⑤异烟肼和含酪胺的食物(奶酪、红酒)同时服用可引起潮热、瘙痒、心悸。如果发生这种情况，建议患者避免同时服用。⑥在制定化疗方案之前，需仔细询问患者既往的药物过敏史。对于过敏病史明确的药品应在患者治疗卡片上标识并不予以选用，亦应注意避免使用存在交叉过敏反应可能的药品；皮肤干燥是使用氯法齐明的一个常见的、严重的不良反应(特别是糖尿病患者)，建议加强保湿措施。⑦特殊情况必须使用某类药品者，可使用脱敏疗法，但不推荐对链霉素、利福平等药品使用该方法。

(2)光过敏及皮肤色素沉着：可疑药品为氯法齐明、氟喹诺酮类。

处理方法：患者在药物治疗期间要注意防晒，避免光照。一般来说不需要调整抗结核药物，大部分患者停药后可自行好转。少数患者可因皮肤色素沉着而继发产生抑郁情绪，对这部分患者应提供心理支持。

4.肾脏及电解质异常

主要有如下三大类。

(1)肾毒性：可疑药品为链霉素、卡那霉素、阿米卡星、卷曲霉素等。

处理方法：①如果以前化疗方案中使用过氨基苷类注射剂，建议使用卷曲霉素。②在密切监测血肌酐的前提下试用间歇疗法(2~3 次/周)，如果肌酐仍持续上升，停止使用注射剂。③根据肾小球滤过率调整相应的抗结核药物，肾小球滤过率测定建议采用基于血清肌酐的公式，如 CKD-EPI 公式等。在治疗时注意排除其他加重肾功能损伤的因素(如使用非甾体类抗炎药物、并发糖尿病、使用其他药品、脱水剂、并发充血性心力衰竭、尿路梗阻等)。糖尿病或者肾脏疾病患者发生肾毒性的危险性往往更高，但并不妨碍上述所列药品的使用，不过需严格掌握使用指征和使用过程中进行密切监测。建议每 2 周检测 1 次尿常规及肾功能，肾脏损伤可能是永久性的，条件允许时应根据血药浓度监测结果调整抗结核药物剂量。

（2）电解质紊乱：最常见的是低钾血症，可疑药品为卷曲霉素、卡那霉素、阿米卡星、链霉素等。

处理方法：①监测血钾浓度。②若血钾降低，同时应检查血镁、血钙浓度。③按需补充电解质，如不能检测血镁浓度，对低钾血症患者可行经验性补镁治疗。④若出现严重的低钾血症，需住院治疗；注意监测心电图，暂停其他可能引起 Q-T 间期延长的药品。⑤口服电解质治疗应与氟喹诺酮类药品治疗分开，因为口服电解质会影响氟喹诺酮类药品的吸收。⑥要注意口服补钾可能引起恶心和呕吐，口服补镁可引起腹泻。低钾血症的发生不是停止使用卷曲霉素的绝对指征，除非严重的低钾血症（<2.5 mmol/L）并出现明显症状者，可考虑更改卷曲霉素为阿米卡星。

（3）乳酸酸中毒：可疑药品为利奈唑胺。

处理方法：停用利奈唑胺。乳酸酸中毒可通过检测血液乳酸水平进行监测。

5.血液系统损伤

可疑药品为利奈唑胺、氟喹诺酮类、利福霉素类等。

处理方法：若骨髓抑制的程度较轻，可暂时不停药，但需加强监测血象的变化；若发现骨髓抑制逐渐加重，比如白细胞、红细胞及血小板等减少，以及重症贫血、血小板持续下降，则立即停用利奈唑胺等可疑药品；若骨髓抑制解除且利奈唑胺对该治疗方案很重要，则可考虑低剂量重新使用利奈唑胺（300 mg/d），但需要加强监测；对于氟喹诺酮类及利福霉素类药品则略有不同，除非其对于方案的组成及制订同样非常重要，停药后一般情况下不考虑再次使用；严重贫血、血小板减少时，可输注红细胞悬液或单采血小板。注意排除非药物相关因素引起的血液系统损伤。

注意事项：需要注意其他抗结核药物也可导致血液学异常（白细胞减少、血小板减少、贫血、红细胞发育不全、凝血功能异常，以及嗜酸性粒细胞增多）。

6.心血管系统反应

主要表现为 Q-Tc 间期延长及心律失常。可疑药品为贝达喹啉、氟喹诺酮类、氯法齐明、克拉霉素、德拉马尼等。

处理方法：反复心电图检查确认是否 Q-Tc 间期延长。若 Q-Tc 值超过 500 ms 应该停用贝达喹啉及其他相关药品。检查血钾、钙及镁水平，建议保持血钾水平高于 4 mmol/L，血镁水平高于 0.74 mmol/L。氟喹诺酮类药品使用时应避免同时使用可能延长 Q-T 间期的药品，如西沙比利、红霉素、抗精神病药品和三环类抗抑郁药品等。在已知有 Q-T 间期延长的患者中应该避免使用该类药品，如无法纠正的低钾血症患者、接受 IA 类（奎尼丁、普鲁卡因胺）或Ⅲ类（胺碘酮、索他洛尔）抗心律失常药品治疗的患者。Q-T 间期延长的程度可能随着药物浓度的增加而增加，故使用药品时不应超过推荐剂量和推荐注射流量（或流率）。若有发生尖端扭转型室性心动过速的危险，风险超过了所用药品带来的益处则应考虑停用。

注意事项：①Q-Tc 超过 440 ms 时有发生心律失常的风险，如尖端扭转型室性心动过速，可危及生命；Q-Tc 超过 500 ms 的患者发生该类心律失常风险明显增加。②氟喹诺酮类药品能延长 Q-Tc。莫西沙星和加替沙星最有可能延长 Q-Tc，而左氧氟沙星和氧氟沙星引起该反应的风险较低。③患者治疗前应进行心电图监测，避免将氟喹诺酮类药品与贝达喹啉安排在同一个治疗方案中。

**7. 内分泌系统及代谢异常**

主要有如下临床表现。

(1) 甲状腺功能低下：可疑药品为对氨基水杨酸、乙硫异烟胺、丙硫异烟胺等。

处理方法：当促甲状腺激素(TSH)升高至正常水平上限2倍时，可予以左甲状腺素替代治疗。一般无须停用抗结核药物。联合应用对氨基水杨酸和乙硫异烟胺或丙硫异烟胺则引起甲状腺功能低下的风险明显增加。建议自抗结核药物化疗疗程开始，即定期监测甲状腺功能。

(2) 糖代谢障碍：高血糖症、低血糖症。可疑药品为加替沙星、乙硫异烟胺、丙硫异烟胺等。

处理方法：血糖异常在老年人群和并发糖尿病患者中更易出现，一般不需要更改抗结核药物，对症处理即可。如发生低血糖，糖尿病患者应调整相应的降糖药品。良好的血糖控制在治疗期间十分重要。

(3) 高尿酸血症：可疑药品为吡嗪酰胺、乙胺丁醇等。

处理方法：应用吡嗪酰胺、乙胺丁醇的患者尿酸水平会增高。轻度增高者可观察血尿酸水平变化并减少高嘌呤食物的摄入、多饮水和适当服用碳酸氢钠片。必要时可口服别嘌呤醇、苯溴马隆等药品控制尿酸水平，同时多饮水。若关节出现严重肿胀、皮肤变红及皮温升高，应考虑进行穿刺活检，先排除痛风、感染、自身免疫性疾病等。若痛风发作考虑由药物引起，可予以布洛芬进行对症处理，一般不需要停药。

(4) 男子乳房发育症：可疑药品为异烟肼、乙硫异烟胺、丙硫异烟胺等。

处理方法：必要时停药，症状即可改善。乳房增大处理上令人棘手，尤其对于男性患者，溢乳也有报道。需要鼓励患者忍受这种不良反应。

(5) 脱发：可疑药品为异烟肼、乙硫异烟胺、丙硫异烟胺等。

处理方法：一般不严重，无须特殊处理。鼓励患者忍受这种不良反应，一般停药后毛发会重新生长。

**8. 运动系统损伤**

主要有如下两类损伤。

(1) 肌肉骨骼损伤：表现为肌肉和关节疼痛。可疑药品为吡嗪酰胺、贝达喹啉、氟喹诺酮类、乙胺丁醇等。

处理方法：用非甾体类抗炎药品治疗吲哚美辛 50 mg，2 次/d；或布洛芬 400~800 mg/次，3 次/d。同时降低可疑药品的用量，若仍然不能缓解症状，则停用可疑药品；有些时候即使不给予任何干预措施，关节疼痛症状会随着时间的推移而逐渐缓解。

(2) 肌腱炎和肌腱断裂：可疑药品为氟喹诺酮类、利奈唑胺等。

处理方法：制动以减轻关节负荷。减少用药剂量或停用氟喹诺酮类药品；应用非甾体类药品，如布洛芬 400 mg/次，4 次/d。氟喹诺酮类药品引起的肌腱断裂常发生在患者进行体育锻炼时，老年患者及并发糖尿病患者更为常见。对上述患者应加强保健知识的宣传教育，合理运动，防止发生肌腱断裂。有肌腱炎症状的患者采用药物进行对症治疗的同时，建议使用鞋垫、支具予以保护，并配合物理治疗以缓解症状。现有的临床资料提示，使用氟喹诺酮类药品治疗的耐多药结核病患者发生肌腱断裂相对少见。血清药物浓度监测有助于指导用药。

9. 其他

继发皮肤、黏膜念珠菌病。可疑药品为氟喹诺酮类及其他抗结核药物。

处理方法：①建议局部进行抗真菌治疗或短期内口服有效的抗真菌药品。②对治疗反应不明显，建议排除其他疾病(如 HIV 感染)；阴道或阴茎念珠菌病、口腔念珠菌病(鹅口疮)或皮肤褶皱处的皮肤真菌感染可在接受抗生素治疗时出现。

## 四、不良反应的预防

(1)在抗结核治疗前医生应向患者或患儿的家长介绍所用抗结核药品的不良反应的表现，并告知出现不良反应及时汇报给医务人员给予相应的处理。

(2)基层医务人员特别是督导员要经过培训，了解抗结核药品常见的不良反应，将患者及时转至上级医疗机构。

(3)在治疗前医生应了解患者及其家族的药品过敏史，避免使用已知的引起严重不良反应的同类药品。同时了解患者肝肾功能、血尿常规及患者的一般状况。

(4)掌握抗结核药品不良反应的高危人群，在不影响疗效的前提下根据患者的体重及全身的营养状况等适当调整药品剂量和药品，即高危人群抗结核治疗的个体化。

(5)对于药品不良反应的高危人群，合理采取预防性措施如肝损害的高危人群给予保肝等治疗，肾损害者不选用氨基苷类和卷曲霉素等。

(6)避免与其他增加抗结核药品不良反应的药品联用，如正在应用异烟肼、利福平和吡嗪酰胺时避免再联合应用红霉素和乙酰氨基酚类药(感冒、发热时)，以免增加肝毒性反应。

(7)在因不良反应停药处理各脏器功能恢复正常后，重新开始化疗时，应从产生不良反应可能性最小的药品试起，在密切观察下逐一加药，可疑利福平过敏者避免使用利福平，以防发生严重不良反应，所建立的新方案应除去可能引起严重不良反应的药品。

(8)对高危人群监测肝肾功能、血尿常规等频度比非高危人群监测频率要高。

(9)医务人员应重视患者的主诉，告诉患者(或患者家属)应详细阅读各药品说明书，使患者主动配合药品不良反应的监测。

## 五、抗结核药品不良反应报告

1. 报告内容

(1)一般项目：报告单位名称、报告科室，患者一般情况包括姓名、性别、年龄、体重、民族、既往用药不良反应情况、结核病情况等。

(2)不良反应临床资料

①不良反应名称。

②过程描述及处理，包括出现时间、临床表现、有关检查结果、处理方法、不良反应持续时间。

③不良反应结果，如恢复、好转、后遗症、死亡等。

④对结核病的影响，如无影响、病情加重、病情延长、导致死亡等。

(3)用药情况

①可疑药品，生产厂家和批号，剂型和给药途径，用药量、起止时间。

②并用药品，只与不良反应有关的药品。

③用药原因，主要是治疗结核病。

2.报告范围

(1)新药：指上市5年以内(包括进口不足5年药品)所有不良反应，包括轻度反应均应报告。

(2)非新药：指上市5年以上药品，对轻度不良反应不要求报告。

3.报告程序

(1)从事结核病工作的医生、防痨人员或其他医务人员根据抗结核药品不良反应病例资料填写药品不良反应报告表，交单位药事委员会(组)核对，进行必要的整理、补充资料，分析评价后上报地区不良反应监测中心。

(2)药品不良反应监测中心将收集的不良反应报告核对质量后上报上一级药品不良反应监测中心，同时将本地区药品不良反应监测情况反馈各单位。

(3)国家药品不良反应监测中心将有关情况定期报国际药物监测合作中心。"药品不良反应报告表"由国家食品药品监督管理总局统一印制。

4.报告时限

结核病医疗、防治机构应每季度将不良反应表集中向所在地药品不良反应监测中心报告，严重不良反应在发现之日起15天内报告，死亡病例须及时报告。

5.不良反应分析

(1)用药与不良反应有无合理的时间关系。

(2)反应是否符合该药已知的不良反应类型。

(3)停药或减量后，反应是否减轻或消失。

(4)如再次用可疑药是否出现同样不良反应。

(5)反应是否可用并用药、结核病进展、其他影响来解释。

6.关联性评价

(1)肯定：用药及反应发生时间顺序合理；停药以后反应停止，或迅速减轻或好转(根据机体免疫状态某些药物不良反应可出现在停药数天以后)；再次使用，反应再现，并可能明显加重(即激发试验阳性)；同时有文献资料佐证；并已排除原患疾病等其他混杂因素影响。

(2)很可能：无重复用药史，余同"肯定"，或虽然有合并用药，但基本可排除合并用药导致反应发生的可能性。

(3)可能：用药与反应发生时间关系密切，同时有文献资料佐证；但引发药物不良反应的药品不止一种，或原患疾病病情进展因素不能除外。

(4)可能无关：药物不良反应与用药时间相关性不密切，反应表现与已知该药药物不良反应不相吻合，原患疾病发展同样可能有类似的临床表现。

(5)待评价：报告内容填写不齐全，等待补充后再评价，或因果关系难以定论，缺乏文献资料佐证。

(6)无法评价：报表缺项太多，因果关系难以定论，资料又无法补充。

### 六、监测内容、方法和管理

1. 监测内容

(1)临床表现：观察及询问患者在用药过程中有无药物不良反应的可疑表现，包括消化道系统、神经系统和过敏反应等。凡发现有可疑不良反应临床表现时应记录发生时间、严重程度、有无相关因素，并及时进行相关检查。

(2)实验室相关检测：一般在治疗前应了解患者肝、肾功能及血、尿常规检查，在治疗过程中按药品说明书中要求定期检测，当出现不良反应可疑临床表现时应及时进行相关检查。

2. 监测方法

(1)医生应将有关知识告知患者及家属，以便出现症状时患者或家属能及时报告医生。

(2)督导员(医务人员或经培训的家庭成员、志愿者)在每次督导服药时应了解患者临床表现情况。

(3)患者复查时，接诊医生需详细了解患者服药过程中有无药物可疑不良反应临床表现，并进行适当检查。

3. 管理要求

(1)结核病医疗和防治机构应建立药品不良反应监测管理组织，制定抗结核药品不良反应报告和监测工作规程，指定专职或兼职人员负责药品不良反应报告监测工作。

(2)采取有效措施及时发现不良反应/事件，认真填写报告表上报，确保内容真实、完整、准确。

(3)对典型、严重的药品不良反应病例要组织讨论，防止严重药品不良反应重复发生。

(4)及时将不良反应信息转达给医生和药师，提高临床用药安全性。

(谭英征　彭双　田玉球　刘明)

## 参考文献

［1］唐神结,高文.临床结核病学.北京：人民卫生出版社,2019.

［2］国家卫生健康委员会办公厅.国家卫生健康委办公厅关于印发中国结核病预防控制工作技术规范2020年版的通知［A/OL］.(2020-04-02)［2020-06-10］.

［3］高磊,张慧,胡茂桂.全国结核分枝杆菌潜伏感染率估算专家共识［J］.中国防痨杂志,2022；44(1)：4-8.

［4］周林,初乃惠,陆伟.高危人群结核分枝杆菌潜伏感染检测及预防性治疗专家共识［J］.中国防痨杂志,2021,43(9)：874-878.

［5］WHO consolidated guidelines on tuberculosis：tuberculosis preventive treatment：Module 1：prevention. Geneva：World Health Organization,2020.

［6］Chinese Antituberculosis Association. 耐药结核病化学治疗指南(2019年简版)［J］.中国防痨杂志,2019；41(10)：1025-1073.

［7］World Health Organization. Companion handbook to the WHO guidelines for the programmatic management of drug-resistant tuberculosis. WHO/HTM/TB/2014. 11. Geneva：World Health Organization,2014.

［8］World Health Organization. Rapid Communication：Key changes to treatment of multidrug-and rifampicin-resistant tuberculosis(MDR/RR-TB). WHO/CDS/TB/2018. 1& Geneva：World Health Organization,2018.

[9] 初乃惠, 聂文娟.耐药肺结核全口服化学治疗方案中国专家共识(2021 年版)[J].中国防痨杂志, 2021;
43(9): 859-866.

[10] Chinese Society of Tuberculosis of Chinese Medical Association. 中国耐多药和利福平耐药结核病治疗专家
共识(2019 年版)[J].中华结核和呼吸杂志, 2019; 42(10): 733-749.

[11] 滕田璐, 黄海荣, 初乃惠.高剂量异烟肼治疗结核病的研究进展[J].中华结核和呼吸杂志, 2021; 44
(4): 383-386.

[12] 中华医学会结核病学分会, 抗结核药物超说明书用法专家共识编写组.抗结核药物超说明书用法专家
共识[J].中华结核和呼吸杂志, 2018; 41(6): 447-460.

[13] 中华医学会结核病学分会.抗结核药物性肝损伤诊治指南(2019 年版)[J].中华结核和呼吸杂志,
2019; 42(5): 343-356.

[14] 中华医学会结核病学分会.抗结核新药贝达喹啉临床应用专家共识(2020 年更新版)[J].中华结核和呼
吸杂志, 2021; 44(2): 81-87.

[15] 中华医学会结核病学分会.利奈唑胺抗结核治疗专家共识(2022 年版)[J].中华结核和呼吸杂志,
2022; 45(10): 988-995.

[16] 刘盛盛, 唐神结.抗结核新药普托马尼的研究进展[J].中华医学杂志, 2020; 100(26): 2071-2074.

[17] 初乃惠, 陈效友, 周文强.氯法齐明治疗结核病的临床应用指南[J].中国防痨杂志, 2020; 42(5):
409-417.

[18] 初乃惠, 陈效友, 聂文娟.环丝氨酸治疗结核病的临床用药指南[J].中国防痨杂志, 2020; 42(6):
533-540.

[19] 中华医学会结核病学分会.德拉马尼临床应用专家共识[J].中华结核和呼吸杂志, 2022; 45(9):
872-880.

[20] consolidated guidelines on tuberculosis: Module 4: Treatment-Drug-susceptible tuberculosis treatment
[Internet]. Geneva: World Health Organization; 2022.

[21] 袁媛, 卢水华.《世界卫生组织结核病整合指南模块 4: 药物敏感结核病的治疗》解读[J].中国防痨杂
志, 2022; 44(11): 1122-1125.

[22] 刘一典.复治肺结核病诊断和治疗专家共识[J].中国防痨杂志, 2021; 43(12): 1226-1238.

[23] 国家卫生部, 国家食品药品监督管理局.药品不良反应监测与管理办法.北京: 社会科学文献出版
社, 2004.

[24] Editorial Board of Chinese Journal of Antituberculosis, Tuberculosis Drug-resistant Group of Tuberculosis
Control Branch in China International Exchange and Promotive Association for Medical and Health Care. 耐药
结核病化疗过程中药品不良反应处理的专家共识[J].中国防痨杂志, 2019; 41(6): 591-603.

[25] 中华医学会结核病学分会.抗结核药物性肝损伤诊治指南(2019 年版)[J].中华结核和呼吸杂志,
2019; 42(5): 343-356.

[26] Bagcchi S. WHO's Global Tuberculosis Report 2022. Lancet Microbe, 2023; 4(1): e20.

# 第十六章　内镜治疗与介入治疗

内镜介入呼吸病学的起源可以追溯到公元前 400 年前后，Hippocrates 建议将一根管子插入喉部以救治窒息患者，这也许是气道内介入的最早雏形。18 世纪中叶，Desault 提出经鼻气管内插管缓解窒息并取出异物。1853 年德国医生 Desormeaux 在既往观察体腔的"通用内镜"基础上发明了第一个真正的内镜，然而早期的"内镜"采用镜子反射太阳光或蜡烛光进行照明，并不能够满足观察气管的要求。1886 年内镜制造商 Leiter 利用爱迪生发明的电灯泡制造由电供能的光学透镜，从而生产了第一根"硬质支气管镜"：一根连接着电灯泡的管子，1879 年 Mignon 将电灯泡微型化后放在内镜末端作为光源。1898 年，被人们称为支气管镜之父的德国医师 GustaV Killian 首次使用 Kirstein 喉镜近距离观察远端气管和主支气管，并未发生出血及其他并发症。同年，Killian 会诊了一位 63 岁的农民，其误食猪骨后出现严重的咳嗽、呼吸困难，并有出血的症状，经用 Kirstein 喉镜检查后确定为一约 3.5 cm 长的硬物误入在右主支气管内，Killian 用 Mikulicz-Rosenheim 食管镜成功将此异物取出。而在当时，异物导致的气道阻塞仍然是常见的死亡原因之一。从此开始了支气管镜检查的新时代。1904 年美国医师 Chevalier Jackson 改良并设计了带吸引管及前端照明的支气管镜，并引进了异物钳等装置，使其应用得到了更大的发展，不仅可以取异物，还可用来诊断和治疗其他支气管和肺部疾病，并由此奠定了以后各型硬质支气管镜的基础。之后 Chevalier Jackson 开始专门的支气管镜培训课程。在之后的近 70 年时间里，硬质支气管镜成为诊治肺部疾病的标准操作。但由于硬质支气管镜操作难度较大，且诊治范围仅局限于气管和主支气管或位于中下叶及其各段和亚段支气管的范围内，而无法进一步到达远端下级支气管，且操作过程患者耐受性较差，缺乏合适的麻醉方法，检查时患者较为痛苦，常有患者难以配合而拒绝检查，因此其应用及发展受到一定局限。20 世纪 70 年代初随着光学工业的发展，导光玻璃纤维的出现彻底改变了支气管镜的照明系统。1966 年日本医师 Shigeto Ikeda 成功制作了可曲性支气管镜（flexible bronchofi berscope），简称纤支镜。与硬质支气管镜比较，纤支镜可视范围大，能进入成人的任何一段支气管，看到亚段支气管及部分亚亚段支气管；纤支镜可在患者自然仰卧位或坐位时检查，可通过能弯曲的气管导管从口腔插入，也可直接通过鼻腔插入，显著减轻了患者的痛苦。但由于导光玻璃纤维易发生断裂，在多次使用后，目镜上的黑点会不断增多而影响图像的质量。1987 年日本国立癌症中心和 Pentax 公司联合开发了电子支气管镜用 CCD(charge coupled device)代替导光玻璃纤维传输图像。即在支气管镜的前端安装非常小的 CCD，通过 CCD 捕捉图像并将图像以电信号的形式传至计算机再还原为光学图像，在监视器上即可看到清晰的内镜图像。此技术的应用使支气管镜外径进一步缩小，可视范围加大、图像更加清晰，操作更为方便。至此介入诊断进入了一个高速发展的时期。与硬质支气管镜相比，纤维支气管镜操作灵活，患者耐受性良好，因而其应用得到广泛推广，成为介入呼吸病学的里程碑式的改进。之后纤维支气管镜检查成为肺部疾病的常规诊疗手段。纤维支气管镜检查使医师对远端支气管树病变的诊治成为可能。而且，由于其耐受性较好，仅进行局部麻醉就能操作，只有儿童以及极少数无法耐受的患者才需要全身麻醉。因此许多医疗机构可以进行门诊气管镜检查，逐步取代了硬质气管镜的操作应用。

纤维支气管的应用使得支气管镜这一诊疗手段成为临床常用操作之一。而过去 20 年来，支气管镜技术又得到快速发展，例如自体荧光支气管镜(autofluorescence bronchoscopy，AFB)以及超声支气管内镜(endobrochial ultrasond，EBUS)。1985 年 Kato 发现注射卟啉后，在单激光激发后，肿瘤组织与正常组织发出的荧光有差异，肿瘤组织发出的荧光波长为 630 nm，而正常组织发出的荧光波长为 500~580 nm，提高了肺癌诊断的敏感性。但利用当时的设备检查耗资较大且操作烦琐。经过近 20 年的发展，目前应用的自体荧光纤维气管镜应运而生。自体荧光支气管镜是在普通白光支气管镜的基础上增加蓝色激发光，其波长为 400~450 nm，利用气道黏膜吸收光谱后自发性荧光差异和电脑成像技术开发的一种新型支气管镜。最为熟知的是 Lametal 所设计的系统，通过向气道发射 442 nm 波长的激光，组织发出的红色或绿色的荧光图像经过支气管镜中的图像收集束采集，与 Kato 的发现相同，气道黏膜在吸收特定波长的光线照射后会产生自体荧光，而发生病变的组织发出的自体荧光与正常组织不同。AFB 检查通过区分正常和异常黏膜组织荧光的不同而发现肉眼无法发现的黏膜病变。在 AFB 下，正常组织表现为绿色，而不典型增生、原位癌及浸润癌则表现为棕色或红棕色。普通白光支气管镜是完全依靠人眼的识别形态改变，早期病变往往无法被发现，AFB 能检测到黏膜表面细微表浅的病变，对黏膜早期病变诊断的能力远高于普通白光支气管镜。AFB 对肺癌早期定位诊断的敏感性显著优于普通白光支气管镜，有助于提高早期癌变的检出率，应用荧光支气管镜已经成为临床上早期诊断肺癌的有力武器。但其也有应用局限性，例如其诊断特异性较低，此外对于某些类型肺癌，如腺癌、小细胞癌的诊断敏感性也较低。支气管镜对于诊断支气管结核有着更为重要的价值。支气管结核在镜下有多种表现。包括黏膜充血水肿、黏膜下小结节、干酪样坏死、溃疡、息肉样结节、瘢痕形成、管腔狭窄等。但上述表现都非结核特异性。必须结合相应的临床和影像学检查综合判断，更需要病理学和微生物学依据予以支持。因此，病理学检查是诊断肺结核的重要方法之一，尤其是菌阴肺结核。其次，通过气管镜取材，培养阳性率高于涂片。此外，结合涂片、培养以及活检的病理学检查，可提高肺结核诊断阳性率。涂片快速简便，易推广，但阳性率低，培养阳性率高但其条件要求较高，且时间较长。因而刷检、冲洗以及活检同时进行，可将阳性率提高至 80% 以上。因此支气管镜检查对于诊断肺结核，尤其是痰菌阴性的肺结核，临床与肺癌以及肺部炎症难以鉴别的患者有重要意义。

## 第二节　支气管结核现状

气管支气管结核(TBTB)是指气管、支气管发生结核分枝杆菌感染,感染部位包括黏膜、黏膜下层、外膜(软骨和结缔组织)及平滑肌层。近年来有研究报道,国内肺结核患者中有11.1%~31.4%合并TBTB,与国外研究结果一致。我国是结核病高负担国家,TBTB传染性较强,容易导致气道狭窄、扭曲变形,甚至闭锁、软化、肺不张及肺功能下降等不良结局,是我国良性中心气道狭窄最常见的病因,是临床诊疗的重点。其属于肺结核范畴,疾病进展呈现高度的不可预测性,且支气管狭窄是TBTB的主要严重后遗症,因此TBTB严重威胁着人类的健康。世界卫生组织(WHO)的最新数据显示,到目前为止,结核病(TB)是全球十大死亡原因之一,每年约有数百万人感染结核分枝杆菌,艾滋病、多重耐药细菌的流行进一步加剧了结核的发展,其给各国带来了沉重的经济负担。尽管TBTB的确切发生率尚未可知,报道的发生率在6%~54%。TBTB多发于女性和老年患者,20~30岁女性患者中患病的概率显著高于其他年龄段。

## 第三节　支气管结核发病机制

目前TBTB的发病机制尚未得到完全解析,但是研究表明,TBTB的结核分枝杆菌感染可危及整个支气管树,其中原发性、双侧上叶及右中叶支气管是常见的发病部位。TBTB的主要感染途径有如下4种:①结核杆菌从临近含有大量结核分枝杆菌的实质结核或者空洞病变直接传播;②血源性散播;③结核分枝杆菌从邻近的纵隔淋巴结扩散到支气管黏膜,偶尔会导致支气管淋巴结瘘,由于儿童气道壁比较弱和气道直径较小,这种模式在儿童患者中较多见。④吸入的结核分枝杆菌直接植入支气管壁黏膜。

## 第四节　支气管结核病理

TBTB造成的病理学变化主要有:气管支气管狭窄、黏膜及黏膜下结核浸润、溃疡、纤维组织增生及挛缩、增生性息肉样肿瘤等。TBTB的发生和发展是一个极其复杂的过程,此外,一些细胞因子如γ-干扰素、转化生长因子(TGF)β等在TBTB的发生、发展中也起到重要作用,有研究表明,它们是支气管狭窄发生的原因之一。TBTB早期诊断和预后评估最有价值的方法是支气管镜检查,支气管镜检查可直接检查气管、支气管内病变情况,观察是否存在TBTB,并且判断部位、范围、类型和严重程度以及大致形成原因等。病理学上,TBTB可影响气管和支气管肌层和软骨。其结核病的病理表现有以下四种:①浸润型:黏膜下结核结节,黏膜充血水肿(彩图16-1A);②溃疡型:黏膜表面溃疡、糜烂(彩图16-1B);③增生型:可见肉芽结节,有时可见干酪样坏死物(彩图16-1C);④瘢痕狭窄型:黏膜呈纤维瘢痕状,支气管管腔不同程度狭窄(彩图16-1D)。

　　支气管镜下有时可以表现为 2 种以上不同病理类型特征，随着疾病转归其镜下改变也可大不相同。依据支气管镜下观察到的主要大体改变及组织病理学特征，分为以下类型：①I型（炎症浸润型）：病变以充血及水肿为主。表现为气管、支气管黏膜充血、水肿，病变局部黏膜表面见灰白色粟粒状结节，气道黏膜下组织肿胀而有不同程度的狭窄（彩图 16-2）。此型在支气管黏膜处刷检涂片有较高的抗酸杆菌检出率，活检可见支气管组织中以炎症细胞浸润为主，属结核病变早期组织学改变。②Ⅱ型（溃疡坏死型）：病变以局部溃疡及坏死为主。表现为病变区域在充血、水肿的基础上，局部出现边缘不整、深浅不一的溃疡，溃疡表面常有灰白色干酪样坏死物覆盖，溃疡深度随病变轻重各异，轻者仅局限于黏膜层，重者可深达黏膜下层，并可导致气管、支气管软骨的破坏，病变区域触之易出血（彩图 16-3）。此型抗酸杆菌检出率亦较高，属结核病变损伤的明显期。③Ⅲ型（肉芽增殖型）：病变以局部肉芽组织增生为主。气管、支气管黏膜的充血、水肿减轻，黏膜的溃疡面开始修复，病变明显处可见肉芽组织增生，表面可见坏死物，增生肉芽组织将管腔部分阻塞（彩图 16-4）。此时组织学改变处于结核病变损伤向修复期的过渡阶段，活检常可见到较典型的类上皮细胞、多核巨细胞及朗汉斯巨细胞。④Ⅳ型（瘢痕狭窄型）：病变以瘢痕形成、管腔狭窄或闭塞为主。气管、支气管黏膜组织被增生的纤维组织取代形成瘢痕，纤维组织增生及瘢痕挛缩导致所累及的支气管管腔狭窄（彩图 16-5）或闭塞（彩图 16-6）。此型病变结核趋于稳定或痊愈，检查找抗酸杆菌多为阴性，组织活检也多无异常发现。⑤Ⅴ型（管壁软化型）：受累的气管、支气管软骨环因破坏而缺失或断裂，因失去支撑结构导致气管、支气管管腔塌陷，并形成不同程度的阻塞，尤以呼气相及胸内压增高时明显，病变远端支气管可出现不同程度的支气管扩张（彩图 16-7，彩图 16-8）。本型患者确诊时，结核病变多已稳定或痊愈，可表现为反复非特异性感染。⑥Ⅵ型（淋巴结瘘型）：纵隔或肺门淋巴结结核破溃入气道形成支气管淋巴结瘘。淋巴结结核破溃前期表现为局部支气管因淋巴结结核外压、侵袭导致的黏膜充血、水肿、粗糙及管腔狭窄；破溃期表现为淋巴结破溃入支气管，局部溃疡形成，白色干酪样坏死物溢入支气管管腔，瘘口周围组织充血水肿；破溃后期表现为炎症消失，组织修复，瘘口肉芽肿形成，瘘口愈合闭塞，局部遗留有炭末沉着（彩图 16-9，彩图 16-10）。

　　Ⅰ～Ⅲ及Ⅵ型属于临床活动期的 TBTB，治疗的主要目的是消除结核分枝杆菌及预防气道狭窄、闭锁等，Ⅳ和Ⅴ型属于临床稳定期 TBTB，治疗的目的是通畅气道、改善肺功能。全身正规抗结核药物化疗是最基础的治疗，但是对瘢痕狭窄型、管壁软化型 TBTB 疗效甚微。外科手术常用术式有肺叶切除术、袖状切除、支气管成形术等，能够迅速解除气道狭窄、减少并发症及降低结核的播散，但是创伤大、并发症多、费用高昂。近年来支气管镜微创介入治疗发展迅速，应用于 TBTB 疗效显著，并可减少并发症及后遗症的发生，成为了 TBTB 有效的辅助治疗手段。支气管镜检查除了可以用于 TBTB 的确诊外，还能排除其他基础疾病。我国是结核病高负担国家，TBTB 传染性较强，容易导致气道狭窄、扭曲变形，甚至闭锁、软化、肺不张及肺功能下降等不良结局，是我国良性中心气道狭窄最常见的病因，是临床诊疗的重点。目前治疗 TBTB 临床常用的支气管镜介入治疗技术包括镜下局部给药、冷冻疗法、热消融疗法、球囊扩张成形术、支架置入等。不同的方法有其各不相同的特点，因此，临床上须根据气管、支气管采用多种治疗手段相结合的综合治疗。

## 第五节 内镜及介入治疗的临床应用

### 一、应急治疗方面的应用

晚期和重症结核患者呼吸衰竭，呼吸道功能状况极差，经常合并严重的呼吸道感染，排痰是重要而又必需的工作，仅靠患者自身很难完成这一任务。经口或经鼻吸管吸痰的效果也不可靠，达不到治疗的目的。此时，经常需要依靠支气管镜协助吸痰治疗，有时需反复进行。此方法同时还可将气道内的分泌物取出进行细菌学检查，协助明确感染的病菌。当然，这在其他严重呼吸道感染患者甚至对于已有呼吸衰竭或已经进行了气管插管、气管切开，使用机械通气的患者也同样适用。应当说，纤支镜检查对于呼吸功能的影响很小，加上吸引器的作用，操作得当不会导致窒息或呼吸衰竭等。有时患者咯血或支气管炎者导致肺不张的情况发生，也需要紧急进行经支气管镜吸引，它可使不张的肺组织迅速复张，为患者的治愈带来机会。咯血量较多时进行支气管镜操作风险较大，因此时往往视野不佳，血液凝固成血块时也不易吸出，故一般不主张在此情况下急诊操作。但少数危及生命有窒息发现的特殊情况下，支气管镜可以清理积血，如能发现出血部位，还可局部进行止血处理。

### 二、镜下局部给药

对于活动期气管支气管结核，早期诊断及早期全身抗结核药物化学治疗能够有效杀灭 MTB、减轻临床症状、减少传播及避免耐药菌的产生，减少病变气管支气管结核气道狭窄、闭塞、软化等并发症的发生；对于完成疗程的非活动期气管支气管结核，一旦形成了气道狭窄、闭塞软化，抗结核药物化学治疗的作用就不大；对于未完成疗程的气管支气管结核，应继续应用抗结核药物，巩固治疗并完成疗程，防止结核病复发及并发症发生。也有部分患者出现结核性厚壁空洞，阻碍药物进入空腔内杀伤结核分枝杆菌，同时可发生结核菌反复播散，引发结核病的难治效应。气道局部给药操作最为简单，可使药物直接到达病灶，大幅提高局部药物浓度，起到有效抗菌、快速痰菌阴转、促进病灶吸收、防止瘢痕狭窄等作用，临床应用广泛，但应强调必须是在全身有效应用抗结核药物化学治疗的基础上进行。气道内局部给予抗结核药物能使药物直接到达病灶区域而发挥作用，由于局部药物浓度高，能有效地起到杀菌、抑菌效果，加快痰菌转阴，促进气道内病灶吸收、减少并发症发生等，经支气管镜直视下气道内给药，具有部位准确、操作简便等优点。经支气管镜所给予抗结核药物主要包括异烟肼和利福平等，如能在注射用抗结核药物中加入适量的高聚物或共聚物等制成的赋形剂或缓释剂，延长抗结核药物在局部的作用时间，可以进一步提高治疗的效果。经支气管镜气道内给予抗结核药物分为病灶表面局部药物喷洒及病灶内抗结核药物加压注射，前者主要针对炎症浸润型和溃疡坏死型，后者主要适用于肉芽增殖型和淋巴结瘘型。随着支气管镜应用的普及，经支气管镜病灶部位喷洒、注射抗结核药物也得到了广泛应用。局部喷洒灌注主要用于炎症浸润型（Ⅰ型）和溃疡坏死型（Ⅱ型），局部注射主要用于肉芽增殖型（Ⅲ型）和淋巴结瘘型（Ⅵ型）。据文献报道，异烟肼（0.1~0.4 g/次）联合阿米卡星（0.2 g/次，偶有 0.4 g/次）方案在非耐药结核病治疗中最为常用。而利福平常与异烟肼联合使用，剂量为 0.3 g/次。

链霉素局部注射及灌注(剂量为 0.5~1.0 g/次)在早期的报道中也有应用,但近年少有报道。曾迎春等和李庆伟等还在异烟肼与阿米卡星的基础上,联合左氧氟沙星(0.1~0.2 g/次)进行局部灌注。以上局部注射及灌注治疗,通常会根据患者对气管镜的接受程度、治疗后的临床症状,以及镜下病灶改善情况采用 1~2 次/周,疗程 1~3 个月的策略。

### 三、气道腔内治疗

对于呼吸道症状重、有肺不张影像、痰结核菌量与肺结核病灶不相符合、肺内听到异常呼吸音等情况的患者,应排除气管支气管结核病。在明确诊断后,治疗方法的选择更为重要。传统常结合雾化吸入抗结核药物,但此种方法费时长、局部药物浓度低、见效慢、疗效有限。在支气管镜介导下,可采用激光烧灼、冷冻、电刀、氩气刀切割、钳夹等多种方法将气道内赘生物清除,恢复气道畅通。每一种治疗方法的原理各不相同,有时肉芽组织不断增生,需多种方法结合并定期反复操作。

1)冷冻术:冷冻治疗主要是基于制冷物质和冷冻器械产生的超低温,一方面导致局部结核肉芽肿组织及结核分枝杆菌菌体因组织细胞内的水分子迅速结晶成冰、细胞停止分裂并溶解坏死,另一方面引起局部血流停止及微血栓形成等慢性病理过程而坏死。冷冻术适应证:肉芽增殖型、淋巴结瘘型、瘢痕狭窄型(管腔闭塞)气管支气管结核,气道支架置入后再生肉芽肿的消除。禁忌证:无特殊禁忌证,禁忌证同支气管镜检查。治疗原理:基于制冷物质和冷冻器械产生的超低温,可使局部结核性肉芽肿组织及 MTB 菌体因组织细胞内的水分子迅速结晶成冰、细胞停止分裂并融解坏死,并引起局部血流停止及微血栓形成等慢性病理过程而导致坏死。治疗方式:分冷冻消融和冷冻切除两种方式。冷冻消融即冷冻及自然融化,较其他介入手段作用慢,并具有延迟效应,远期疗效较好;冷冻切除即直接撕扯下坏死组织而立即削减病灶,但应注意治疗结核性肉芽肿时冷冻切除极容易引起大出血。临床推荐使用冷冻消融方式治疗。推荐冷冻消融治疗时每次持续时间为 5~6 min,一般不要超过 10 min,间隔 5~10 min 后可重复进行 1~3 个冷冻-解冻循环周期,每周进行 1 次。冷冻术作用较弱,局部反应轻,患者易接受。冷冻治疗一般不损伤气道软骨,几乎不会发生气道穿孔,治疗后肉芽组织增生、纤维瘢痕形成率低,不影响心脏起搏器工作,不破坏金属、硅酮支架。单纯冷冻治疗并发症较少见,主要为气道的痉挛,特别长时间冷冻可导致气道冻伤。有研究通过在对 38 例肉芽增殖型支气管结核给予全身抗结核化学治疗基础上加用冷冻治疗并与单纯化学治疗相比较,结果发现冷冻组有效率达 100%,明显优于单纯化学治疗组的 78.9%。鉴于冷冻治疗的机制及特点,综合部分学者观点,结合临床应用冷冻治疗支气管结核的经验,得出以下体会:①冷冻术主要适用于肉芽增殖型和溃疡坏死型,尤其是伴有气道狭窄行扩张术前准备者;②可采用冻切、冻融两种治疗方式。冻切可直接撕扯下坏死组织和肉芽组织而立即消减病灶,打通闭塞支气管;冻融较其他介入手段作用慢,并具有延迟效应,远期疗效好;③在冻切时应高度重视大出血并发症,首先在冻切治疗以前均应进行肺血管造影检查,治疗的支气管周围肺动脉分布解剖要非常清楚,尤其是右肺中间段和中叶支气管结核的冻切治疗更应防止大出血并发症。

2)热消融术。热消融疗法适应证:气管支气管结核肉芽增殖型。禁忌证:同支气管镜检查。治疗措施:目前利用热消融疗法治疗方式有激光、高频电刀、氩等离子体凝固(argon plasma coagulation, APC)、微波等,各自具有特点及治疗优缺点。治疗原理:利用发热效应引起结核等组织细胞凝固与坏死而达到治疗目的。激光治疗主要借助于高功率激光,直接烧灼、凝固、汽化或炭化组织;高频电刀是通过高频电流热效应烧灼病变组织,使病变组织发生蛋白质变性、凝固、坏死;APC又称氩气刀,通过高频电刀电离的氩气将高频电流输送到靶组织,避免了高频电刀的电极与组织直接接触;微波治疗是基于高频电磁波-微波对不同血运组织、细胞敏感性不同,使组织、细胞蛋白质变性、凝固及坏死。注意事项:①上述治疗措施均可能造成气道黏膜损伤,刺激黏膜增生即再生肉芽肿发生。APC黏膜损伤范围大于激光、高频电刀。②热消融疗法削减突出到管腔内较大的结核性肉芽肿,依次推荐使用激光、高频电刀、微波及APC等,并要求尽量不损伤气道黏膜。③若使用热消融疗法削减较大结核性肉芽肿,肉芽肿基底部推荐使用冷冻疗法,以更好修复气道黏膜损伤及彻底消除再生性肉芽肿。④针对中心气道等较大气道严重瘢痕狭窄、管腔闭塞处理,因气道走行出现较大扭曲而偏离原正常走行,若使用热消融疗法,推荐使用针形激光刀或针形高频电刀,慎重选择APC或高频电凝,切不可盲目行事,以免造成气道及周围血管透壁伤而危及生命。⑤热消融治疗时禁止使用氧疗吸入。并发症:热消融疗法包括微波、高频电刀、氩气刀、激光等。主要是依赖于热效应毁损病变组织而达到治疗目的。因热消融术均可造成气道黏膜损伤,刺激黏膜增生而易形成气道瘢痕狭窄等副作用,因而热消融术在治疗支气管结核时应慎重使用,可导致气道黏膜烧伤、气道穿孔、气道内大出血、低氧血症、气胸、纵隔和皮下气肿等,汽化烟雾可引起咳嗽等。目前热消融术主要用于支气管结核肉芽肿或坏死组织导致的中心性气道狭窄以及瘢痕狭窄型支气管结核球囊扩张术前的瘢痕切除或松解等辅助治疗。也可用于气道口完全闭锁而远端气道和肺组织功能良好患者的气道口探查等。不单独用于治疗支气管结核。

3)球囊扩张术

高压球囊扩张术适应证:气管支气管结核引起的中心气道等较大气道瘢痕性狭窄,所属该侧肺末梢无损毁。禁忌证:气管支气管结核管壁软化型,其他禁忌证同支气管镜检查。治疗原理:球囊扩张治疗的原理是将球囊导管自支气管镜活检孔送至气道狭窄部位,用液压枪泵向球囊内注水使球囊充盈膨胀,导致狭窄部位气道形成多处纵行撕裂伤,从而使狭窄气道得以扩张。

注意事项:

①应严格掌握适应证,充分进行术前准备,把握扩张时机,既不能操之过急(如急性炎症期),也不能延误扩张机会(如气道完全闭锁)。全身及局部有效抗结核药物治疗,冷冻术等措施有助于减轻水肿、清除坏死物、削减肉芽肿及纤维瘢块等,待气道内局部病灶得到控制后再行扩张。上述措施在减轻临床症状、促进病灶愈合为早期扩张创造机会又防止扩张后病灶播散、再狭窄的发生等方面具有积极意义。

②扩张用压力可选择2~8个大气压(202~808 kPa),通常由低到高,扩张气管时球囊持续膨胀时间15 s以内,扩张气管以下部位时球囊持续膨胀时间1 min左右,若无明显出血,间隔15~30 s,可重复1~2次充盈球囊扩张。

③结合胸部CT支气管多维重建影像学及支气管镜下表现,尽量准确判断狭窄的程度和范围及有无扩张指征,并选择适当型号的球囊导管,避免选择超过狭窄段正常生理直径的球囊导管。

④对于狭窄程度重且气道开口较小病例,目测不好判断狭窄程度及球囊导管能否顺利进

入时，可先以探针试探能否进入狭窄气道并大致估计狭窄程度。球囊扩张治疗的原理是通过球囊充盈膨胀，导致狭窄部位气道形成多处纵行撕裂伤，从而使狭窄气道得以扩张。若能进入，可尝试冷冻术、针形激光刀或针形高频电刀进行狭窄口切开。上述措施除冷冻术外需特别慎重。

⑤对于气道完全闭锁、探针进入狭窄段较浅病例，应首先结合病史、临床及影像学等判断有无处理价值，可尝试冷冻术或在气道内超声引导下用针形激光刀或针形高频电刀打通闭锁，闭锁打通后再进行球囊扩张。若合并末梢侧肺已明显毁损，则建议外科手术。扩张中遇瘢痕组织较硬，扩张时应逐渐增加压力泵压力及扩张维持时间，或以针形激光刀、针形高频电刀对纤维瘢痕行放射状切割松解，切不可骤增扩张压力，以防止出现较大的撕裂伤，甚至造成气道的撕裂出现纵隔气肿气胸、气管-胸膜瘘及气管-食道瘘等严重并发症。

⑥气管狭窄及距隆突较近部位主支气管狭窄扩张时，尤其要重视主气道是否通畅，肺部通气功能是否受到影响。

⑦多部位中心气道等较大气道狭窄，应采用先处理近端气道再处理远端气道，即由近端向远端扩张方案。

⑧扩张出现气道撕裂伤，可先予镇咳，预防感染及对症处理等治疗，一般均可自愈。局部小量出血可应用稀释的肾上腺溶液局部喷洒止血。60岁以上年龄较大的患者要慎重选择扩张治疗。

⑨长期反复行支气管镜检查、扩张，势必造成患者身心、经济上的负担，应认真权衡利弊，更加符合卫生经济学、伦理学要求。并发症：常见急性并发症表现为胸部疼痛不适、少量出血，气道严重撕裂可引起气道内大出血、纵隔气肿、皮下气肿、气胸、气道软化、气管-胸膜瘘及气管-食管瘘等，慢性并发症为肉芽组织增生致增生性再狭窄。高压球囊扩张术目前在支气管结核瘢痕性狭窄治疗中得到广泛应用。国内外许多学者均对其疗效、适应证、并发症、使用方法和安全性进行了观察评估，得出了球囊扩张安全有效的结论。

4）支架植入术

支架置入术适应证：气管主支气管等大气道严重狭窄导致呼吸困难、呼吸衰竭，严重影响生活质量者；气管支气管结核管壁软化型合并呼吸道反复严重感染；中心气道瘢痕狭窄经球囊扩张成形术等联合治疗反复多次仍难以奏效，并呼吸功能不佳者。禁忌证：同支气管镜检查禁忌证。治疗原理：气道内支架治疗是利用支架的支撑作用重建气道壁的支撑结构，保持呼吸道通畅。支架类型：目前适合于治疗气管支气管结核气道狭窄的支架为硅酮支架、全覆膜金属支架及金属裸支架。支架应首选硅酮支架，因国内尚无硅酮支架，可选择可回收的全覆膜金属支架、可回收的金属裸支架，一般情况下禁止使用不可回收的金属裸支架。

注意事项：①气管支气管结核所引起的气道狭窄为良性狭窄，支架置入术应慎之又慎、权衡利弊。②由于支架置入后肉芽组织增生所致的再狭窄不可避免，尤其是无覆膜的金属裸支架刺激增生作用较强，管壁软化基础上可能继发狭窄，且后续处理耗费人力物力较大，不论是Ⅳ型还是Ⅴ型均以置入临时性支架为妥。推荐金属支架取出时间为置入后30 d内，最长不应超过60 d。至于既不影响支架取出，又是置入最短时长，而且气道成形、硬化又具有良好支撑作用的共同时间点，还有待于不断研究探索。③若合并呼吸困难、呼吸功能不良、呼吸道反复感染，临床评估患者生存期较短、临时性支架效果可能不佳，又无手术指征者，才可考虑永久性支架置入。④支架置入后24~48 h第1个月内应每周、1个月后每月进行支气管镜检查 1 次。气道雾化吸入、祛痰药应用可降低气道再狭窄发生率。⑤对于气管结核合并气管及主支气管等气道狭窄,气管支架置入能迅速改善通气、缓解症状,并能为处理下游主支气管等气道狭窄提供充足的空间帮助。可通过支架对下游狭窄气道进行球囊扩张术等介入治疗。支架置入后可应用冷冻术消除气道内肉芽组织增生。

并发症:支架置入可引刺激性咳嗽、气道局部异物感、出血、感染、气道再狭窄(痰液阻塞及黏膜肉芽肿增生)、支气管管壁瘘、支架移位、支架疲劳、支架断裂及支架取不出等并发症。支气管内支架治疗是利用支架的支撑作用重建气道壁的支撑结构,保持呼吸道通畅。气管支架对恶性肿瘤引起的狭窄能达到缓解呼吸困难和提高生活质量的作用,可以使患者延长生存时间,提供其他治疗机会。但对于支气管结核狭窄来说不管是金属还是硅酮支架都是作为一种异物置入气道的。2005 年美国食品药品管理局在其网站上发布警告:应避免在良性疾病患者中使用金属支架。20 余年来,国内给结核性气道狭窄患者放置了不少的支架,其远期效果极差,短期之内重新狭窄。另外,支架断裂切割管壁形成气管-食管瘘、气管-纵隔瘘、气管-胸膜瘘、出血等并发症亦有发生,给患者带来了医源性的灾难。

近年来,随着硅酮支架及临时性全覆膜金属支架的应用,似乎给患者带来一些益处,但仍缺乏前瞻性多中心、随机对照研究和远期随访资料。因而,支气管结核狭窄患者应尽量避免使用支架置入。鉴于支气管结核易引起的气道狭窄存在着经各种支架治疗效果不佳的情况,根据专家多年的经验及综合国内外大多数专家的观点认为:①结核瘢痕性狭窄通过以球囊扩张术等联合治疗反复多次仍难以维持气道开放状态的患者,可给予短期使用腔内支架置入,原则上支架种类的选择应以能方便取出的硅酮支架或全覆膜支架为宜。②管壁软化型患者气道壁支撑结构永久性破坏或缺失,最有效的方法是软化段气道内支架置入,由于此型患者的支架多为永久性置入,故应选用无覆膜的金属网眼支架。③由于支架是一种异物,植入后肉芽组织增生所致的再狭窄不可避免。研究发现,球囊扩张治疗超过一次的患者需要进行支架植入术或消融术。支架介入治疗能有效改善患者临床症状,该方法主要适用于气管支气管等大气道严重狭窄导致的呼吸困难甚至危及生活质量的患者。覆膜支架都会有同样的结果,后续发生的再狭窄对患者和医者来说都是无穷无尽的痛苦。因而建议均应以置入临时性支架为宜。④临时支架放置时间以不超过 6 个月为妥,长时间放置为支架取出设置了障碍,尤其是金属网眼支架,为解决此问题,建议每周应挪动支架位置一次。⑤支气管结核并发气道狭窄、闭锁,远端气道和肺组织毁损并功能丧失,反复感染,咯血,在全身抗结核治疗基础上加强支气管局部介入治疗仍效果不佳者,均应考虑外科手术切除。

硅酮支架在使用过程中的优点为:易操作、不易形成肉芽组织、有利于气管支气管"狭窄"的恢复。RYU 等在一项回顾性研究中评价了支气管镜干预下硅酮支架植入术的临床疗效,其中 75% 的植入硅酮支架患者在取出支架后病程得到成功干预,仅有 5 例患者需要重新植入支架。

## 四、临床活动期 TBTB 的介入治疗

Ⅰ、Ⅱ、Ⅲ及Ⅵ型 TBTB 属于临床活动期,支气管镜下主要给予冲洗、钳夹、局部给药、冷冻治疗,适时可联合热消融治疗、球囊扩张术。镜下局部给药可以提高病灶局部浓度,疗效确切,安全性高。李庆伟等研究表明,气管镜下给予高浓度抗结核药物,在有效灭菌的同时可避开血液循环途径,与常规化疗比较,具有保护肝脏的优点。局部给药种类应与全身化

疗方案用药一致，对于Ⅰ、Ⅱ型TBTB可选择病灶表面局部药物喷洒，Ⅲ、Ⅵ型可选择病灶内加压注射。

1）Ⅰ型TBTB介入治疗：Ⅰ型TBTB镜下充血水肿明显，可伴有粟粒状结节，镜下局部给药的同时可早期联合冷冻治疗。冷冻疗法利用制冷物质和冷冻器械产生的超低温，使局部组织内的水分子迅速结晶成冰、细胞停止分裂并融解坏死，并引起局部血流停止及微血栓形成等慢性病理过程而导致坏死。黏膜、肉芽肿等含水量多的病变对冷冻治疗敏感，远期治疗效果好，以往在Ⅱ、Ⅲ、Ⅵ型TBTB中更为常用。郭春晖等探索Ⅰ型TBTB早期联合冷冻治疗的疗效，研究显示在全身抗结核药物化疗基础上早期联合冷冻治疗相较于单纯局部灌药更快速、有效地促进病变恢复，痰菌阴转率高，且冷冻治疗安全、方便。虽然冷冻治疗费用较单纯局部给药高，但是从临床疗效来看早期给予冷冻治疗是值得的。

2）Ⅱ型TBTB介入治疗：Ⅱ型镜下表现为干酪样坏死、溃疡形成，处于结核病变损伤的进展期，多采用局部给药、钳夹、吸引、冷冻治疗，用于清除坏死物及促进溃疡修复。近年来，有研究显示，对于Ⅱ型TBTB可早期联合氩等离子体凝固治疗（argon plasma coagulationtherapy，APC），联合治疗能够有效促进病灶吸收，减少介入治疗总次数，减轻经济负担，而且安全性较好；由于过度的热消融易损伤气道黏膜从而诱发肉芽增殖及瘢痕形成，试验中仅对坏死组织浅表进行小功率、短时间烧灼。罗林紫等研究了合并有中心气道狭窄的Ⅱ型TBTB患者，在清除坏死物、溃疡愈合后的临床好转期对狭窄段早期行球囊扩张能够提高肺不张的复张率，且6个月后再狭窄率低，治疗中无严重并发症发生。

3）Ⅲ型TBTB介入治疗：Ⅲ型TBTB镜下表现为肉芽增生，可造成管腔狭窄，临床上最常用的介入治疗为冷冻疗法。但是冷冻消融术显效慢，治疗时间长，对于较大的肉芽组织及冷冻探头不易到达的病灶也有其局限性，近年来多数研究者研究冷热疗法联合治疗Ⅲ型TBTB的方法。秦林等回顾性分析146例Ⅲ型TBTB患者经支气管镜不同治疗方法的近、远期疗效及并发症，发现高频电凝联合冷冻消融治疗相较于单纯冷冻治疗次数减少，且6个月随访结果显示，联合治疗组的总有效率和肉芽肿再生率与冷冻消融治疗组比较差异无统计学意义。研究建议，对于肉芽组织超过正常管径1/2的Ⅲ型TBTB，通过影像学资料明确病变的走向，可选择冷热序贯治疗提高治疗效率，减少治疗次数，还可有效避免肉芽肿再生等相关并发症的发生。回顾性研究显示，对于Ⅲ型TBTB，尤其是冷冻探头不易到达的部位，冷冻联合氩气序贯治疗能够提高有效率，且安全、并发症少。氩气刀由于其非接触式电凝固技术，对于双肺上叶因角度太大而冷冻疗法效果差的病变特别适用，而且可用于治疗冷冻过程中出现的较严重出血，联合疗法使两种治疗方法优缺点互补，可提高治疗有效率，减少治疗次数。目前研究表明，冷热联合治疗Ⅲ型TBTB近期疗效好，但尚缺乏多中心随机对照试验探索冷热联合治疗的远期疗效。

4）Ⅵ型TBTB介入治疗：Ⅵ型TBTB目前镜下治疗主要有局部给药、钳夹、冷冻等。对于破溃期Ⅵ型TBTB，肖宝阳等探索支气管内超声（EBUS）引导下淋巴结穿刺注射给药联合冷冻治疗对其的疗效和安全性，EBUS引导下淋巴结内穿刺给药能使抗结核药物更加精准地注射到淋巴结深部，同时可准确定位淋巴结坏死液化部位，从而指导液化坏死物的清除，而且安全性高。研究显示，EBUS引导下淋巴结穿刺注射抗结核药品联合冷冻治疗破溃期Ⅵ型TBTB有助于坏死物清除、减少介入治疗次数、缩短介入治疗时间，并且安全有效。另有研究报道，对于中央气道Ⅵ型TBTB，冷热联合消融治疗可减少患者的平均治疗次数，提高治疗有效率。

## 五、临床稳定期 TBTB 的介入治疗

1）Ⅳ型 TBTB 介入治疗：Ⅳ型是 TBTB 患者中的常见类型，尤其在病程≥3 个月的患者中比例更高，是造成结核性气道重度狭窄的主要原因，可造成肺不张、反复肺部感染、呼吸衰竭等并发症，早期诊断及积极有效的治疗至关重要。Ⅳ型 TBTB 治疗方案选择外科手术或是支气管镜介入治疗目前尚无循证医学证据，介入治疗前应根据病史、胸部 CT 及气道三维重建、支气管镜检查等综合评估患者狭窄气道远端情况。球囊扩张是治疗Ⅳ型 TBTB 的最主要技术，通过机械性扩张致狭窄部位气道形成多处纵行撕裂伤，从而使狭窄气道得以扩张，选择在狭窄气道镜下表现为恢复期时进行扩张治疗效果更好。

研究显示，球囊扩张短期疗效显著，早期实现肺复张，有助于患者肺功能的保护及呼吸困难的缓解。但是，球囊扩张的远期疗效仍存在争议，尚需前瞻性的多中心临床试验进一步研究。临床上面临气道闭塞、瘢痕组织坚韧、球囊扩张的慢性并发症及治疗次数多等问题，部分研究者探讨球囊扩张联合冷冻、热消融技术治疗Ⅳ型 TBTB。Qin 等回顾性分析了 98 例Ⅳ型 TBTB 气道闭塞患者，均接受全身抗结核药物治疗及冷冻消融联合球囊扩张介入治疗，扩张结束 3 个月及 12 个月后进行随访，治疗总有效率分别为 76.53%（75/98）和 72.45%（71/98）。研究表明冷冻联合球囊扩张治疗Ⅳ型 TBTB 气道闭塞非常安全、有效，而且病史越短，治疗效果越好。另有研究者对 60 例瘢痕型结核性气道狭窄住院患者进行随机对照试验，对照组（$n=30$）仅采取单纯球囊扩张术进行治疗，试验组（$n=30$）采取支气管镜下冷冻与球囊扩张联合治疗。结果表明，试验组患者的治疗有效率较对照组患者更高，肺功能改善情况、气道内径测量值显著高于对照组，而且并发症发生率比较，差异无统计学意义，且试验组治疗后 3 个月气道再狭窄的发生率相较于对照组患者更低，表明支气管镜下冷冻与球囊扩张联合治疗瘢痕型结核性气道狭窄安全有效。对于气道闭塞严重、瘢痕组织坚韧的病例，综合评估远端肺结构毁损情况后，可联合热消融技术开放气道。

国外研究者报道了 1 例严重气道狭窄的 TBTB 患者，气管狭窄从环状软骨到气管中部（长度 52 mm，管腔直径 4 mm），并左主支气管严重狭窄，给予球囊扩张联合激光烧灼治疗后维持了 22 个月仍无症状复发及再狭窄的发生。我国研究者对 66 例Ⅳ型 TBTB 患者进行了随机对照试验，观察组 33 例患者给予高频电刀清除肉芽及瘢痕组织，随后冷冻处理创面及基底部位，最后行球囊扩张，对照组 33 例给予冷冻联合球囊扩张治疗，研究表明冷冻联合球囊扩张及高频电刀治疗短期效果好，肺功能改善明显，但是该试验并未对远期疗效进行追踪。目前研究结果显示，对于Ⅳ型 TBTB，采用球囊扩张联合冷冻、热消融治疗近期疗效显著，治疗次数少，但是对于远期疗效及慢性并发症的发生率仍然不明确。对于Ⅳ型 TBTB 介入治疗后肉芽组织增生及再狭窄的发生，研究表明联合镜下局部使用丝裂霉素-C 或紫杉醇有一定疗效，对给药剂量及浓度精确控制，安全性较好。在临床工作中，狭窄气道开放后如何很好地维持一直是研究面临的挑战。对于球囊扩张联合冷热治疗效果仍不理想者（仍反复回缩性狭窄或管壁软化），可选择支架置入治疗。

临床上常用的有硅酮支架和金属支架，金属支架（特别是金属裸支架）由于长期放置取出困难，并发症无法预测，对患者有潜在的更大损伤，在良性气道狭窄的使用中一直存在争议。硅酮支架耐受性良好、并发症容易控制，但是易发生移位，且不适用于有角度的气道狭窄，为此有研究者设计自制成角硅酮支架，方便支架置入及维持，研究显示成角支架的使用可减

少并发症且延长支架更换间隔时间。对于不规则气道狭窄的患者 3D 打印支架为其提供了一种新的可能。近年来研发的生物可降解支架、药物洗脱支架(drug eluting stent, DES)有望解决支架取出并发症、气管瘢痕形成等问题,生物可降解支架在临床已有初步应用。

2) V 型 TBTB 介入治疗:V 型 TBTB 属于临床稳定期,主要治疗原则为开放气道、改善肺功能。对于合并反复呼吸道严重感染者,可尝试支架置入治疗,临床工作中应综合考虑置入支架的近、远期疗效及并发症,权衡利弊,硅酮支架和金属覆膜支架可作为选择。支架合适的置入时间、并发症的防治仍是临床研究的热点和难点。

### 六、TBTB 治疗的新技术

1) 光动力疗法:光动力疗法(photodynamic therapy, PDT)通过使用特定波段的光激发光敏剂产生活性氧,从而选择性地损伤靶细胞,在实体瘤的治疗中应用广泛,具有特异选择性高、不良反应少、微创及可重复治疗等优点。近年来有研究者探索 PDT 在结核病中的应用,Sivokozov 等尝试了使用 PDT 治疗支气管和喉部结核。卟啉-肽共轭物是针对微生物的光敏剂,可能对结核有效。纳米材料可以在体内特异性靶向作用并使结核肉芽肿病变成像,可以引导 PDT 治疗。随着新材料、新技术的发展,安全微创的 PDT 在 TBTB 的治疗中有很好的应用前景。

2) 碱性成纤维细胞因子:镜下注射碱性成纤维细胞因子(basic fibroblast growth factor, b-FGF)对于 V 型 TBTB 可能成为新的突破。有动物实验显示,气管镜下注射 b-FGF 可促进兔气管软骨的生长,4 周、12 周后气管平均管腔面积持续增加,近、远期疗效明显。

随着呼吸介入技术的发展,冷冻、热消融、激光、球囊扩张等技术越来越多地应用于TBTB 治疗领域。在全身抗结核治疗的基础上,局部抗结核给药联合不同的介入技术也取得了良好的临床疗效。郭春辉等研究表明,对于炎症浸润型 TBTB,抗结核药物灌注联合冷冻治疗对病程早期的痰菌阴转率、病灶吸收率及临床症状好转率均明显优于单纯药物灌注组。对于淋巴结瘘型 TBTB,肖阳宝等采用淋巴结内注射抗结核药物联合冷冻治疗,唐飞和吕莉萍采用支气管镜下冷热联合消融治疗并经导管注入抗结核药物,均取得较好的疗效,且无大出血、穿孔、气胸、支气管-纵隔瘘等严重并发症。而国外研究者采用丝裂霉素 C 联合激光或球囊扩张治疗结核性气道狭窄也取得了一定的疗效。

### 第六节　展望

TBTB 的治疗以全身抗结核化学治疗为基础,支气管镜介入治疗成为了一种有效的辅助治疗手段。临床上根据分型选择不同的治疗方式,对于多种病变类型合并的患者,综合评估、权衡利弊后常选择联合治疗。同时应该注意的是气道介入治疗同时也可导致气道损伤,是容易被忽视的医源性损伤,临床处理时要遵循治疗时损伤尽可能小的原则。目前,TBTB 的支气管镜下精准介入治疗策略仍然在探索中,介入治疗的时机、治疗方法的选择、疗程的长短、并发症的防治等仍然是有待解决的问题。由于 TBTB 患者存活期长,对生存质量期望值高,对近、远期并发症难以接受,临床中需要制定一种经济、近远期疗效好、重复性高的治疗策略。

(谭英征　周青　欧阳静　彭双)

# 参考文献

［1］刘晓璇，吴世满.支气管镜介入治疗气管支气管结核的研究进展［J］.医学研究杂志，2021；50（9）：159-162.

［2］中华医学会结核病学分会《中华结核和呼吸杂志》编辑委员会.气管支气管结核诊断和治疗指南［J］.中华结核和呼吸杂志，2012；35（8）：581-587.

［3］Peng AZ, Yang A, Li SJ, et al. Incidence, laboratory diagnosis and predictors of tracheobronchial tuberculosis in patients with pulmonary tuberculosis in Chongqing, China［J］. Exp Therapeut Med, 2020；20（6）：174.

［4］Qin L, Ding WM, Zhang JY, et al. Efficacy and safety of cryotherapy combined with balloon dilatation through electronic bronchoscope in the management of airway occlusion caused by scar stenosis type of tracheobronchial tuberculosis［J］. Zhonghua Jiehe He Huxi Zazhi, 2018；41（11）：857-862.

［5］Su Z, Cheng Y, Wu Z, et al. Incidence and predictors of tracheobronchial tuberculosis in pulmonary tuberculosis：a multicentre, large-scale and prospective study in southern China［J］. Respiration, 2019；97（2）：153-159.

［6］Sivokozov D, Dedushkin Y, Chesalina, et al. Photodynamic therapy for endobronchial and laryngeal tuberculosis：initial experience［J］. Chest, 2020；157（6）：A97

［7］田良东，陆光兵，方华.支气管镜下冷冻联合球囊扩张及高频电刀治疗瘢痕狭窄型支气管结核的效果［J］.宁夏医科大学学报，2020；42（8）：849-852.

［8］金发光.支气管结核介入的诊治方案［J］.中华肺部疾病杂志（电子版），2016（1）：1-4.

［9］编辑委员会中华结核和呼吸杂志.支气管结核的几点专家共识［J］.中华结核和呼吸杂志，2009；32（8）：568-571.

［10］莫胜林.气管支气管结核诊治新进展［J］.重庆医学，2021；50（11）：1927-1931.

［11］李莹，曹益瑞，陶红竹，等.气管支气管结核的局部药物治疗进展［J］.中国防痨杂志，2021；43（10）：1096-1101.

［12］柳澄，侯代伦.结核病影像学诊断基础.山东科学技术出版社，2013.

# 第十七章 肺结核外科治疗

肺结核的外科治疗已有 100 余年的历史，肺结核的外科治疗是指通过外科手术的方法治疗那些内科药物和其他方法治疗不能治愈的肺部结核病，使一部分难治性肺结核、重症肺结核以及一些有严重并发症的患者获得痊愈。在 20 世纪 50—60 年代，我国各地结核病医院曾广泛开展肺切除术、肺萎陷术、引流术等手术方法对结核病患者进行治疗，在当时对控制结核病传播、提高人民健康发挥了重要作用。然而，在没有有效的抗结核病药物出现的情况下，肺结核的外科治疗虽然能够达到治疗的目的，但是手术死亡率和并发症的发生率很高。随着链霉素、异烟肼、利福平等抗结核药物的出现以及在临床的广泛应用，尤其是在 20 世纪 70—80 年代以来，我国实行规范化疗和短程化疗后，大部分的结核患者可以通过内科治疗获得痊愈，需要外科手术治疗的结核患者逐年减少，外科手术对肺结核的治疗作用和地位也明显下降。

然而，近 10 余年来，耐药结核分枝杆菌和非结核分枝杆菌的感染患者增加，以及部分患者不规律治疗，临床上仍可见到一些仅靠药物治疗难以治愈以及一些合并并发症的患者，这些患者需要进行外科治疗。据有关资料显示，在我国患有结核病的人群中约有 5% 的患者需要外科手术治疗。肺结核外科治疗仍然是治疗这部分患者行之有效的手段，但是肺结核外科手术的数量减少、范围缩小及方法变化，使得肺结核外科手术的适应证也随之发生很大的变化。现代肺结核需要手术治疗的主要是慢性纤维空洞性肺结核、结核球、损毁肺、结核性脓胸、支气管狭窄、纵隔淋巴结结核、肺结核合并大咯血、气胸以及部分肺外结核病和特殊类型的结核病。同时应该清楚，结核病是全身性疾病，单靠外科手术不能去除所有的结核分枝杆菌，因此手术前后应规范抗结核药物治疗，才能提高手术成功率，减少手术并发症的发生以及结核病的复发。

## 第一节 肺结核的外科手术适应证

肺结核的外科手术治疗不论施行哪种手术方式都必须以内科强有力的药物化疗为前提。胸部手术创伤较大，在手术前，应该充分考虑患者的一般状况和主要脏器功能，要兼顾健侧肺内有无结核病变播散和抗结核药物治疗情况，选择合理的手术时机。如果健侧肺内病变仍然处于活动期，除紧急情况外均应该进一步加强内科治疗。同时，如患者合并肺部感染、糖尿病、高血压等，需等待伴发疾病控制稳定后方可进行外科手术，不能一味放宽手术适应证。

以下简单阐述肺结核的外科手术适应证。

## 一、空洞性肺结核

空洞性肺结核本身不是外科手术治疗的指征，但由于空洞壁的阻碍，抗结核药物难以渗透到空腔内，局部药物浓度不足以达到杀菌浓度，且空洞闭合需要长期药物治疗，患者依从性难以保障，易发生耐药甚至广泛耐药结核。因此，对于耐多药结核（MDK-TB）和广泛耐药结核（XDR-TB）引起的局限性空洞病变，或结核空洞伴持续性痰菌阳性者，首选手术治疗。以下情况可酌情考虑手术。

（1）经内科药物全程合理化疗后肺结核空洞不闭合，持续排菌；复治无效的肺结核空洞，痰菌持续性或出现耐药；空洞未闭合，虽然痰菌阴转但不能坚持随访；体力劳动者或经常合并咯血和反复肺内感染的肺内结核病空洞。

（2）巨大空洞：肺内结核病病变广泛，肺组织大量破坏，空洞外壁胸膜粘连产生外牵，空洞不能闭合。

（3）张力性空洞：空洞引流支气管管腔狭窄，引流不畅，可使空洞进一步扩大，容易合并感染，空洞难以闭合，可以行手术治疗。

（4）肺周边空洞因为空洞位于肺周边组织内，与胸膜产生粘连，由于活瓣机制，难在药物治疗下愈合，并且肺周边空洞容易发生肺组织向胸腔内破溃，形成结核性脓胸和支气管胸膜瘘的严重并发症，应该尽早考虑手术切除。

（5）肺门部空洞：病变位于肺门部所形成的结核病空洞，因为肺门部解剖的原因，支气管，大血管较多，空洞可以侵蚀肺门部的支气管使支气管与空洞形成瘘，造成病变播散或窒息；如果空洞侵蚀大血管可以造成急性大咯血和窒息而危及生命。对肺门部的空洞，治疗效果不佳的患者应该积极手术治疗。

（6）肺下叶空洞：位于肺下叶的结核病空洞，支气管引流不佳，空洞内坏死组织不易排出体外，更易继发感染，也需要行外科切除。

## 二、结核球

结核球是由结核干酪性坏死组织和结核性肉芽组织组成，结核球周围由纤维组织包绕，内部可以有钙化灶，不排菌，多数结核球状态稳定，但即使痰菌阴性，也有85%的结核球内部存在结核分枝杆菌。影像学上结核球好发于上叶，直径常<3 cm，PET/CT 检查有时可见FDG 摄取增高，易误诊为肺癌。其经过药物化疗可以缩小吸收、纤维化或钙化达到愈合，但是目前相关研究表明，经积极内科抗结核治疗后结核球的治疗有效率不到40%。对于较大的结核球，直径>3 cm，合理化疗 3 个月以上的患者，病灶无明显吸收，或治疗困难的患者同样适合外科治疗。临床及影像学检查难以与肿瘤鉴别者也须手术治疗以明确诊断。

## 三、损毁肺、反复咯血，痰菌阳性

结核性毁损肺（TB-destroyed lungs）是由于结核分枝杆菌反复感染致肺叶或一侧肺广泛纤维干酪样病变，肺功能基本丧失，通常与不规律用药和结核菌耐药等有关。毁损肺组织可导致一系列病理生理改变，包括肺内分流、肺动脉高压、脓胸、支气管胸膜瘘（BPF）等。组织结构破坏严重的患者即使结核痰菌阴性，存在以下情况时也建议手术治疗：反复继发感染

（包括真菌感染）引起咯血、咳痰等临床症状，合并脓胸或 BPF，核素扫描提示病变通气/血流明显不匹配。

结核相关咯血：往往是由于结核空洞破溃、肺毁损合并支气管扩张或肺门淋巴结结核钙化，引起支气管动脉破裂出血。当出现大咯血有失血性休克或窒息先兆者，在明确出血部位、确保患者心肺功能可耐受手术后，可急诊行肺切除术。对于咯血量在 200~600 mL/天，或<200 mL/天持续 4 天以上的反复咯血者，应限期手术治疗。随着介入治疗的发展，支气管动脉栓塞（BAE）已成为大咯血的主要治疗方式，尤其对于出血部位不明确、心肺功能和全身状况差者。以下情况经内科治疗控制出血后，仍应择期手术切除病灶：①反复咯血，既往有窒息抢救史，正规抗结核治疗中出现大咯血；②肺部不可逆病变且局限者（如结核空洞或毁损肺、支气管扩张），曾行 BAE；③长期反复咯血造成贫血和低血压需输血者。低血压、休克或因血液播散引起的呼吸功能不全均非手术的绝对禁忌证。

持续性痰菌阳性（Persistent sputum-positive state）者行外科手术治疗可增加肺结核治愈率，同时有效切断结核传播途径。对于肺结核经 4~6 个月抗结核治疗后仍存在局限性肺结核空洞并持续排菌，或者耐多药结核（MDK-TB）和广泛耐药结核（XDK-TB）经积极化疗 3 个月后仍有持续性痰涂片或痰培养阳性、肺内出现局限化病灶（空洞或毁损），或者存在高复发风险（如药物耐药数量多、影像学上空洞直径较大、合并糖尿病等）的患者，均可考虑外科手术治疗，对于抗结核治疗后复发≥2 次或正在接受抗结核治疗复发>1 次者，也建议行手术治疗，经正规抗结核疗程后痰涂片阴性而培养阳性者仍具有手术治疗指征。而那些虽然有肺损毁、肺功能部分丧失，但实验室检查无排菌、无反复感染和咯血的病例，可以观察随诊。

胸壁结核（chest wall tuberculosis）是继发于肺结核或胸膜结核的胸壁软组织、肋骨或胸骨的结核病变，可由胸膜和肺实质结核直接扩散、血型播散或通过肋间、胸廓内动脉、脊柱旁淋巴结结核侵入胸壁组织所致。早期可无症状，1~3 个月后出现组织坏死、形成胸壁冷脓肿。少数患者可经药物治疗、引流使脓肿变小，此时应综合考虑患者全身情况和手术风险，决定是否进一步手术。绝大多数胸壁结核患者经药物治疗往往效果不佳，目前认为须手术切除胸壁结核冷脓肿者，存在骨骼侵犯或药物治疗期间肿块仍进展者更应积极手术治疗。

## 四、肺结核并发症

由于肺结核的慢性疗程和反复发作，同时部分患者治疗的不规范，往往并发肺和支气管的不可逆性器质性损伤。这些损伤所造成的患者临床症状比肺内原发结核病变更加严重，并且对肺部原发病变的治疗带来很多的困难，影响肺结核的治疗效果，在这种情况下适合外科手术切除治疗。常见的肺结核引起的并发症需要外科治疗的适应证有：

### （一）肺结核、支气管结核并支气管狭窄

肺结核患者，特别是痰结核分枝杆菌阳性患者，很多情况下合并有不同程度的支气管结核。肺结核治疗效果好，大部分支气管结核随之好转，但是临床上很多支气管结核为瘢痕愈合，如果肺结核反复发作，支气管病变会随之加重，支气管瘢痕逐渐增多、增厚，形成支气管管腔狭窄甚至支气管闭塞。支气管的管腔狭窄和闭塞又使得肺内病变引流不畅，造成使肺结核的治疗困难，并且在狭窄的支气管远端的肺组织发生肺萎缩、不张或反复感染。活动性支气管结核主要通过药物治疗和支气管镜介入治疗，疗程 9 个月以上；治疗不正规者可发展为

支气管狭窄。合并支气管狭窄的非活动性支气管结核以内镜治疗为主,恢复病变段气道通畅。外科手术主要适用于内镜治疗失败者,重度支气管狭窄(狭窄超过管腔周径2/3)引起远端组织反复感染、咯血等症状而内科疗效不佳者,或呈现支气管扩张及肺毁损等不可逆病变者。气管狭窄合并严重呼吸困难,并有窒息先兆者也应考虑手术治疗。

### (二)肺结核合并支气管扩张

肺结核合并的支气管结核病变,支气管内膜或支气管软骨环的破坏,造成支气管结构异常,产生支气管扩张,支气管扩张造成肺组织反复感染,咯血,甚至危及生命。肺结核合并支气管扩张的患者,如结核感染已经控制,支气管扩张较局限,可以采取手术方法治疗。

### (三)肺结核合并气管、支气管淋巴结结核

原发综合征和肺结核都可以合并不同程度的淋巴结结核,常规的抗结核病方案对淋巴结结核的治疗效果要比肺结核的治疗效果差,疗程也更长。淋巴结结核一般不需要外科治疗,但某些情况下,淋巴结结核压迫气管、支气管,造成气管或支气管的狭窄,引起肺组织萎陷、肺内感染,或者侵蚀气管或支气管壁,产生气管、支气管淋巴瘘,造成结核病的气管、支气管播散,严重者造成窒息,有这种可能性存在的情况下应为外科手术适应证。

### (四)肺结核合并肺大疱、血气胸、自发性气胸

结核分枝杆菌侵犯支气管特别是细小支气管病变,可以产生肺大疱,由于细小支气管管腔狭窄形成活瓣,致使肺内大疱逐渐增大,对正常肺组织产生压迫,临床上患者出现气促及呼吸困难。另外,肺大疱壁与胸壁形成的粘连、剧烈咳嗽可以导致肺大疱破裂,从而发生气胸或血胸。因此,肺结核合并肺大疱及气胸和血胸的病例需要经外科手术治疗。自发性气胸抗结核化疗和胸腔闭式引流多可治愈。肺复张不良、漏气时间>7天,或反复气胸,需行手术治疗。

### (五)肺结核合并支气管胸膜瘘和(或)脓胸

由肺内空洞、肺内结核性干酪样病灶破溃进入胸腔所致,是肺结核的严重并发症,必须在积极内科治疗的前提下行外科手术治疗,否则难以治愈。

### (六)支气管结石

结核感染可致纵隔和肺门淋巴结钙化,这些钙化淋巴结可侵袭附近支气管,引起支气管结石。结石刺激或阻塞可表现为反复咳嗽、胸痛、咯血等症状。可在内镜下行结石取出术,但出血等并发症和结石复发率较高。因此,若患者反复出现临床症状、内镜治疗失败,以及多发支气管结石,应行手术切除。

## 五、特殊状态下肺结核的外科治疗

肺结核的治疗首先应该强调内科合理化疗,但有些特殊状态下也应该考虑及时行外科手术治疗。

(1)患者存在有影响和延误肺结核治愈的因素,且短期内不能消除,长期的内科化疗仍

然不能达到治愈的目的，如患者合并糖尿病、免疫功能障碍等。

（2）患者不能长期使用抗结核药物，正规化疗不能完成，如肝脏疾病，肝功能严重损害；精神病，患者难以督导，不能坚持长期服药等。

（3）对多种抗结核病药物过敏。

（4）多种药物耐药或原发耐药，持续化疗无显著疗效的患者。

（5）患者因特殊原因需要在短时间内完成肺结核的治疗，一般是对那些有限期任务或特种职业者。

（6）合并曲菌球（aspergilloma）：曲菌球常继发于肺结核空洞，可引起反复咯血甚至大咯血，抗真菌药物往往治疗效果不佳。因此，合并曲菌球及其基础病变局限且能耐受手术者，无论有无咯血症状，均应手术切除。

### 六、肺内病变不能排除肺部肿瘤

肺内原发病变，经过实验室、影像学等检查诊断有肺结核的可能，但缺乏病原学依据，临床上不能排除胸部肿瘤；或者已确诊肺结核，但肺内部分病灶，特别是结节、肿块影，不能排除合并肺部肿瘤者，应该减少抗结核治疗时间，尤其是已经规范抗结核治疗数月时间，但肺内病变的吸收不明显也没有显著增大的患者应该积极进行外科手术治疗，可以明确诊断，又能达到治疗的目的。

### 七、MDR/RR-PTB 的手术适应证

#### （一）急诊手术适应证

（1）合并大咯血且危及生命；

（2）出现自发性张力性气胸且危及生命。

#### （二）择期手术适应证

（1）尽管有足够的抗结核化疗，但影像学显示为不可逆转的肺结核进展；

（2）其他治疗方法无效且反复咯血；

（3）经过 2~8 个月的有效抗结核化疗后，通过细菌学检查和痰结核菌培养证实 MTB 持续阳性的局限性空洞型病灶；

（4）抗结核化疗失败；

（5）治疗中出现以下情况：①自发性气胸和脓气胸；②脓胸伴或不伴支气管胸膜瘘；③肺曲霉菌病；④毁损肺；⑤气管和大支气管结核性狭窄；⑥慢性支气管扩张。

## 第二节　肺结核外科手术术前检查和手术时机

### 一、术前检查

各种类型肺结核患者术前均应行常规实验室检查，计算体重指数评估患者营养状态。胸

部 CT 检查明确病变范围。根据痰培养及药敏试验结果指导抗结核用药。支气管镜检查排除支气管结核及潜在恶性病变可能。心肺功能检查(肺功能、血气分析、心电图、超声心动图检查等)评估有无肺功能受损和肺动脉高压，对 1 秒用力呼气容积(FEV1)<1.5 L 的拟行肺叶切除者，FEV1<2.0 L 的拟行全肺切除者，须进一步行通气血流检查，判断预测剩余肺功能 FEV1 是否>1.0 L。

## 二、手术时机

最佳手术时机应选择全身结核中毒症状受控且肺内病灶处于相对稳定状态，微生物计数达最低点时。一般认为，对于持续性痰菌阳性、结核空洞、MDR-TBH 和 XDR-TB 患者，术前须选择 4 种以上有效抗结核药物联合应用至少 3~4 个月，减少细菌负荷。现有证据认为延长术前化疗时间(>6 个月)并不能提高细菌转阴率。

支气管结核术前需正规抗结核治疗 3~6 个月、可配合局部抗结核治疗。通常待支气管炎症消退、黏膜瘢痕纤维化(即支气管结核处于非活动期)、肺部病变稳定后行手术治疗。但是，当支气管严重狭窄伴肺内病变者，估计腔内治疗效果不佳时，应尽早采取手术治疗，避免肺内病变继续加重发生毁损，增加手术治疗风险。

结核性毁损肺的手术时机主要取决于余肺病灶是否稳定。因毁损肺组织存在肺内分流，抗结核药物往往无法达到有效杀菌浓度。以往建议余肺结核病灶需稳定半年以上，术前化疗至少 3 个月，方可进行手术治疗。但也有观点认为过度强调化疗时程，反而可能增加病变扩散，殃及健肺。毁损肺合并脓胸或 BPF 者，应先予以胸腔闭式引流，同时抗结核治疗，待胸腔引流量减少、全身情况好转(如体质量上升)后再行手术治疗。全胸腔脓胸伴 BPF 者需胸腔引流量<30 mL/天，包裹性脓胸伴 BPF 需引流量<10 mL/天。

慢性结核性脓胸的全身支持治疗尤为重要，患者因长期慢性消耗可出现营养不良、贫血、低蛋白血症等中毒症状，术前需积极纠正。经 3 个月抗结核药物治疗，肺内大部分结核菌处于稳定状态。计划同期行肺部手术者应规范抗结核治疗 6~12 个月，且术前胸部 CT 检查提示病变无明显改善。

胸壁结核术前有效抗结核药物治疗至少 2~4 周。胸壁包块已经液化或脓肿已经破溃的患者须限期手术，不应过度强调术前化疗时间，可予强化抗结核治疗，快速达到稳定血药浓度，保证手术安全。术前细针穿刺诊断并非必需，除非用于降低脓肿张力。

## ▶ 第三节　肺结核的常用外科手术方式

### 一、肺段切除术

肺段切除术是一种解剖学肺切除，在靶肺段起始处切断段支气管及动脉、完整切除所有肺实质及淋巴引流系统。20 世纪中叶，肺段切除治疗肺结核曾风行一时，随着多种强效抗结核药物的出现，肺段切除术迅速被抗结核化学疗法所取代。21 世纪以来，肺结核出现死灰复燃的迹象，耐药菌感染和不典型病例的增多使肺段切除术重新得到医学界的重视。与肺叶切除术相比，肺段切除术的技术难度大，但可最大限度保留有功能的肺实质。楔形切除术可以保留更多肺功能，而且在钉合器（stapler）协助下更加简便易行，但肺段切除术在治疗一些感染性肺病方面更具优势。首先，解剖学肺段切除可将感染性病灶及其引流支气管、区域淋巴结完全切除，而楔形切除术有可能遗留感染。其次，解剖学肺段切除深达肺门，段支气管在肺段起始处切断，而楔形切除术有可能留下较长的支气管残端，为支气管胸膜瘘脓胸埋下隐患。因此，在需要兼顾保留肺功能和完全切除病灶时，肺段切除术已成为外科治疗肺结核及其并发症的最佳之选。

### （一）适应证

内科疗效不佳的肺结核病灶（如：耐药结核分枝杆菌或非结核分枝杆菌感染）、需要外科处理的肺结核并发症（如：曲霉球、支气管扩张），只要病变范围局限于肺段，皆可考虑肺段切除术。

### （二）注意事项

（1）术前完善胸部 CT 检查，确定病灶是否完全局限于肺段切除术的靶区之内。右肺适合解剖学切除的肺段有上叶尖段、后段、前段和下叶背段、内基底段，左肺适合解剖学切除的肺段有上叶尖后段、前段、舌段和下叶背段、前内基底段。基底段也可作为一个整体切除，保留相应下肺的背段。

（2）术前完善支气管镜与影像学检查，明确有无解剖变异、靶肺段口有无段切禁忌证。如果段支气管有严重变异或显著外压等异常，应慎重考虑段切方案。

（3）术中首先探查病灶、评估段切可行性，然后解剖肺门结构、打开靶肺段邻近的叶裂，处理肺段动脉和支气管。在右侧胸腔，肺门结构的最后部分是支气管、最上部分是右上肺动脉。如果切除右上叶尖段或前段，首先解剖肺门上部；如果切除右上叶后段、下叶背段或基底段，则解剖水平裂与斜裂的交汇处。清楚辨认靶肺段的支气管与动脉，分别结扎、切断，可减少靶肺段内感染性分泌物污染正常肺的概率。

### （三）术后并发症

肺段切除术后并发症与叶切除术大致相当，持久性胸膜残腔发生率相对高，及胸膜瘘或肺泡瘘所致的长时间漏气、脓胸等。这些并发症往往相互关联，与肺结核病程和肺段间界面解剖损伤有直接关系。纤维化等肺结核本身原因易致术后胸膜残腔问题，持久残空发生率较其他病因显著增高（可能高达 33%），但肺段切除术后的发生率低于叶切术后，可能与所选病例病变较轻和切除肺实质较少有关。

## 二、肺叶切除术

### （一）概述

肺切除术是采用手术方法切除抗结核药物不能治愈的病肺，以达到彻底消灭病灶的目的。但肺叶切除创伤较大，手术前后都应重视患者全身的综合治疗。

### （二）适应证

（1）已局限、持久的空洞性肺结核，洞壁厚度>3 mm，经抗结核药物规则治疗 18 个月，空洞无明显变化或增大者，特别是耐药病例；空洞病变伴发感染、反复咯血，治疗无效者。此类病灶往往是肺结核播散和咯血的根源，空腔内常有很高数量的病原微生物生存，故切除已形成空腔空洞性肺结核病灶和毁损肺是抗结核综合治疗中的重要手段，并已成为外科治疗肺结核的首要适应证。手术方法以肺叶切除术或全肺切除术为主。

（2）结核球与干酪灶：经抗结核治疗 18 个月，痰菌仍阳性，伴有咯血者；直径>3 cm 者；不排除肺癌者，需要手术治疗。

（3）气管、支气管结核：气管、支气管结核患者如伴有以下情况可以行手术治疗：①支气管瘢痕狭窄超过管腔周径2/3，合并远端肺组织反复感染，或呈现肺毁损、支气管扩张等不可逆改变者；②支气管结核性狭窄合并远端活动性肺结核，经规范抗结核治疗无效者；③支气管结核性狭窄合并顽固性咳嗽、咳痰、痰血、咯血等症状，经正规抗结核治疗无效者。

（4）结核性支气管扩张反复排菌及大咯血者。

（5）肺结核合并支气管淋巴瘘、持续排菌者。

（6）肺结核合并急性大咯血者：大咯血患者在垂体后叶素、纤支镜下止血等治疗无效，出血部位明确时，应急诊做肺切除手术，以挽救生命。

（7）毁损肺：经规则治疗仍排菌，或反复咯血及继发感染者。随着耐药结核患者的增多，毁损肺患者也随之增多，作为难治性肺结核，肺切除术有时是最后的唯一选择。

（8）结核性脓胸，经内科治疗无效，应考虑施行手术。

（9）细菌学培养证实对多种抗结核药耐药者，肺部病灶局限者。

（10）肺结核合并肺癌。

## (三)禁忌证

（1）结核病活动期，对侧肺或同侧其他肺叶有浸润性病变，痰菌阳性。

（2）心功能不全，有严重的心脏病、冠心病，近期有心肌梗死病史者。

（3）有严重呼吸系统慢性疾病，哮喘及重度肺气肿，肺功能不全，不能耐受手术者：一般而言，肺活量、时间肺活量（第一秒）、最大通气量等占预计值的 80% 以上，应能耐受肺叶切除甚至全肺切除；占预计值的 60%，可以耐受肺叶切除，全肺切除应慎重考虑；占预计值40%以下的，一般肺部手术均不能耐受。

（4）全身一般情况差，严重营养不良，伴有其他肝、肾功能异常，经内科治疗不能改善者。

（5）未成年儿童的肺结核病，药物治疗大多能治愈，一般不推荐手术治疗。老年患者，心肺功能较差者，手术应十分慎重，尽量避免做肺切除术。

（6）有明显出血倾向或凝血功能障碍者。

## (四)手术时机

经过 3 个月以上规则抗结核治疗的菌阴肺结核大部分可逆病变已被吸收，是比较合适的手术时间。但应结合患者病情综合分析，对空洞性病变，一般 3~6 个月；对结核球与干酪灶，不少于 1 个月；对支气管病变和肺不可逆病变，应在 6 个月以上；对于毁损肺，在选用新方案后不少于 3~6 个月。对于利福平耐药结核病包括 MDR-TB 和 XDR-TB，经过 8 个月抗结核治疗痰菌仍然阳性者，可以考虑手术治疗。有些情况应考虑及时择期手术，如：①高龄患者疑伴有癌性病变者；②大咯血患者，无条件行支气管动脉栓塞术，或栓塞疗效不佳的。

### (五)手术选择

肺切除范围遵循"病变切除要彻底、尽可能保留肺组织"的原则。

1. 单纯肺叶切除术

病变限于1个肺叶内，余肺良好或有轻微稳定性病灶，估计术后不能留有残腔者。

2. 袖式肺叶切除术

气管、支气管结核长期不愈可造成支气管狭窄，袖式肺叶切除术是大多数支气管结核性狭窄病例的首选手术方式，对于局限、小的病灶可行支气管节段性切除。

3. 肺叶切除术追加胸廓改形术

病灶主要存在一个肺叶内，余肺有散在较稳定的播散病灶，并且有相当多肺功能存在，估计肺叶切除术后余肺膨胀不良，术侧留有残腔者首先考虑此种术式。对于肺叶切除术后胸腔受到污染、术后可能或已经出现脓胸者以及发生支气管残端瘘的患者，也需要做胸廓改形术。

### (六)注意事项

(1)术前肺功能测定是评价肺切除术风险性的重要依据。对低肺功能肺结核患者，术前应多方面综合评价手术的风险性，除常规测定肺通气功能外，还应进行弥散功能测定、右心功能测定和运动耐受测试。

(2)术后相关治疗：①保留胸腔闭式引流管1周以上，可直接观察术后漏气和支气管残端愈合情况。②抗结核治疗应继续术前有效抗结核治疗方案，完成化疗疗程。术前和术后有效的抗结核治疗，对MDR-PTB患者的治愈起决定作用。③控制并发症，特别合并有糖尿病的患者，应及时控制。

### (七)常见并发症的预防及处理

(1)支气管胸膜瘘是肺切除术后严重并发症之一，选择适宜的残端闭合技术对预防支气管胸膜瘘的发生非常重要。选用的原则是操作方便、缝合严密、不易污染和不影响血运。水平褥式缝合加间断缝合法操作简单，残端处理牢固，抗压性强，术后鼓励患者咳嗽排痰，预防肺部和胸腔感染，协助患者咳嗽排痰，早期下床活动，体质弱者适当给予营养支持治疗等措施均有利于残端瘢痕性愈合。

(2)结核播散和余肺结核恶化：预防措施主要是严格把握手术指征，对菌阳患者，术中先闭合支气管，术后正规抗结核治疗，及时排痰。

(3)术后脓胸：一旦脓胸发生，应及时引流，处理支气管胸膜瘘，加强抗结核治疗，如合并感染，根据细菌培养及药敏结果，选择敏感的抗生素，以及综合的支持疗法。

## 三、全肺切除术

全肺切除术手术难度大，并发症多，对患者术后生活质量影响大，应尽量避免。多适用于中央型肺癌、毁损肺患者。术前应行仔细的心肺功能检查，对于肺通气功能的要求，一般认为第一秒用力呼气容积FEV1在2.0 L上可行全肺切除术。

### (一)适应证

(1)累及全肺的结核病变,如慢性纤维空洞性肺结核;毁损肺或合并支气管结核而导致广泛性支气管狭窄及弥漫性支气管扩张,对侧肺健康或仅有少许播散性病灶,但病变稳定在3个月以上,呼吸功能代偿良好者。

(2)一侧结核性脓胸或合并支气管胸膜瘘,肺内也存在着较重的结核病灶,对侧肺正常可行患侧胸膜肺全切除术。

(3)肺结核合并大咯血,肺部病变广泛但局限于一侧,引起呼吸道梗阻窒息者,应行全肺切除术。

### (二)禁忌证

(1)结核病的自身情况:结核病正在扩展或活跃的、对侧或手术部位以外有结核病灶未稳定的、有全身中毒症状的禁忌手术。

(2)脏器的功能情况:重要脏器功能不全有不适合行全肺切除的。

(3)并其他特殊疾病如:糖尿病、甲亢、高血压、贫血、白细胞减少、凝血机制不良等。需在疾病控制、稳定或减轻后再考虑手术。

### (三)注意事项

(1)结核病全肺切除术,尤其是胸膜全肺切除术创伤大,渗血多;应严格掌握手术适应证,不宜轻率应用。

(2)右全肺切除术较左侧更应严格掌握手术适应证。

(3)全肺切除术后巨大残腔的处理至关重要。恰当地应用胸腔引流可以调节纵隔的位置。术后密切注意胸腔积液情况,必要时胸穿胸腔积液检查。

(4)常规应用有效广谱抗生素,以防胸腔内感染。

(5)加强抗结核治疗,静脉使用抗结核治疗药物强化治疗。

### (四)常见并发症及预防处理

1. 胸腔内出血

其发生率约为2%,及时发现诊治能取得良好的效果。术前及时发现出血倾向;多备血,新鲜血液更佳;术中粘连尽量结扎或使用超声刀和结扎束;术时尽可能输新鲜血液;术后加强止血药的应用。

2. 支气管残端瘘

结核病手术的支气管残端瘘发生率要比一般肺切除手术高,发生率在2%~6%,处理困难,一般发生在术后1~2周内。手术前强化抗结核治疗,术中提高支气管残端缝合和包埋技术,术后加强支持治疗,纠正低蛋白血症,注意胸腔积液的变化,及时处理,可有效减少其发生率。

3. 胸腔感染及脓胸

有报道显示全肺切除术后其发生率为2%~10%,脓胸死亡率为16.6%。因此需高度重视。一般发生在全肺术后3~7天内,常见发热,胸痛,白细胞升高等。一旦确诊需马上行低位胸腔闭式引流,尽量引流脓液,以免引起支气管胸膜瘘,严重的可行开窗引流术。加强抗感染治疗,局部胸腔内冲洗。经久不愈的可考虑行胸廓成形术或肌瓣移植、填充术。

### 4.其他

全肺切除术后并发症的发生率明显高于肺叶切除手术,所以一定要慎重。其他并发症如呼吸功能不全、心血管系统并发症、消化系统并发症在全肺切除患者中时有发生,术前的严格检查,术中的仔细操作,术后密切观察及时发现,尤为重要,处理同一般肺切除手术。

## 四、肺楔形切除术

### (一)概述

肺楔形切除术是指将适当大小的病灶连同周围少量肺组织直接从肺实质中切除下来的手术方法,它不是解剖性的肺切除,所以一般适用于良性病变,例如结核。

### (二)适应证

(1)病灶直径<3.0 cm,位置靠近肺表面,体积过大和位置过深的病灶不适宜做楔形切除。

(2)对于肺内怀疑肺结核的孤立结节,或者已明确为结核病灶,一般单一病灶邻近胸膜,周围无卫星病灶,直径在3.0 cm以下可施行肺楔形切除术。

### (三)主要并发症

#### 1.出血

出血主要来源于两种可能,一是术中分离粘连所造成的创面,另一则是楔形切除术后肺创面,两种可能在保守治疗无效,且胸腔内已经出现血肿情况下应在补充血容量的情况下积极剖胸止血,清除血块,防止并发结核性脓胸和血块机化严重影响肺功能。

#### 2.肺瘘和脓胸

由于肺楔形切除术不是解剖性手术,因此肺的创面较大,如切缘残留结核病灶可影响愈合形成肺瘘,而长时间的肺瘘不愈可能会造成结核分枝杆菌播散入胸腔引起结核性脓胸。一般可以术中创面予胸膜包盖或者加固缝合等减少肺瘘概率,晚期肺瘘一般为创面结核病灶残留引起,需要充分引流,必要时行胸腔灌洗,留置胸管。

## 五、电视胸腔镜治疗

### (一)概述

传统胸腔镜技术首先应用在胸部结核病的治疗方面。1910年瑞典的内科教授 Jacobaeus 在胸腔镜直视下,用电烙器烧灼肺部的粘连带,分离胸膜粘连,使有结核空洞的肺组织萎陷。随着现代高精度光学技术、摄像系统、新型内腔手术器械的涌现,电视胸腔镜技术在20世纪90年代以来在全世界迅速发展起来。

### (二)适应证

电视胸腔镜下行肺部手术,应选择病灶位于周边或局限于一个肺叶的病例。有些比较复杂的手术仍应该常规开胸手术；但也有部分内科病例，可通过电视胸腔镜手术，能缩短治疗周期。

（1）结核性胸膜炎病史在4周内，通过胸腔穿刺抽液、胸腔闭式引流、胸腔注药等措施治疗后，仍有积液，并形成包裹、分隔；机化初期的结核性脓胸，脏层纤维板水肿、增厚、质地较脆，均可行电视胸腔镜胸腔廓清术。

（2）位于肺周边的结核球、肺结核空洞，抗结核治疗充分，符合结核病手术治疗条件者，尤其是疑有恶变或肺癌可疑的病例可适当缩短药物治疗时间，可行肺楔形切除术。

（3）位于肺内较深的结核球，肺结核空洞，尤其是肺结核空洞有曲菌寄生的患者，结核病灶位于一个肺叶内合并有支气管扩张咯血者，可行肺叶切除术。

### (三)禁忌证

（1）结核病活动期，应先充分抗结核治疗。
（2）肺胸膜广泛粘连，胸膜腔严重闭锁。
（3）全身情况差，感染未得到有效的控制。
（4）肺功能差，不能耐受术中单肺通气麻醉和肺切除的患者。

## 六、纵隔镜治疗

### (一)概述

纵隔镜检查基本方法是在气管前间隙形成一个人工隧道，并经此进行纵隔手指探查，镜检观察和活检，以了解纵隔病变的情况。纵隔镜检查在肺癌分期、胸部疑难病变诊断、纵隔淋巴结核清除等方面具有重要作用。

### (二)肺结核病的纵隔镜治疗适应证

（1）气管周围结核病变的切除，如纵隔淋巴结结核。对于气管周围直径在3 cm以下的孤立小病变，可在纵隔镜检查的同时做病灶的切除术。
（2）纵隔淋巴结结核合并脓肿的引流或清除。

### (三)禁忌证

纵隔镜手术的绝对禁忌证很少见，包括如下情况：
（1）严重的呼吸功能或心功能不全。
（2）严重的贫血或凝血机制不良。
（3）大动脉瘤的患者，经颈或胸途径的纵隔镜检查都是绝对禁忌的，因瘤体时刻有自行破裂的可能。
（4）既往曾行劈开胸骨开胸或胸膜固定术者及有胸膜炎史的患者不适宜纵隔镜检查。因粘连不易分离，检查很难成功。
（5）严重颈关节炎，颈部损伤、颈椎强直不能后仰者。
（6）小儿或身材十分矮小者，其颈部纵隔隧道不能置入纵隔镜。
（7）气管切开造口者。
（8）巨大甲状腺肿者。

（9）上腔静脉阻塞综合征。为相对禁忌证，必要时仍可进行检查。

### （四）常见并发症的处理及预防

纵隔镜检查总体上是一项安全有效的诊断措施，并发症主要为出血、气胸、纵隔炎、喉返神经损伤、颈切口感染，发生率文献报道<3%；严重并发症发生率0.2%~0.5%，主要为大血管损伤、食管撕裂、气管撕裂；死亡率几乎为零。

1.创面组织出血

创面组织小量出血或渗血，通常不需处理。如不能自行止血，可先用纱布压迫止血或纵隔镜专用微型吸引器（带电凝功能）电凝止血。当电凝止血不满意时，用钛夹钳闭出血处。

2.血管损伤出血

如出血量不大，可先用纱布压迫止血或电凝止血，对确定的小血管损伤出血可采用钛夹钳闭出血处。一旦发生大出血，危及患者生命时，操作者应当即开胸止血。

3.喉返神经损伤

纵隔镜检查可能损伤左侧喉返神经，患者术后出现声音嘶哑，大多数患者术后3~6个月可恢复。经颈纵隔镜检查术时应尽量咬取气管右侧的组织标本，避免行气管左侧的组织探查，以防损伤喉返神经。

4.纵隔感染

主要由术中无菌操作不严格或气管、食管损伤引起。术后出现高热、畏寒，切口红肿、压痛，胸片示纵隔增宽。对确诊的纵隔严重感染，需及时切开引流，同时排除气管、食管损伤引起的继发性纵隔感染。术者注意无菌概念，严格遵守操作规范，避免损伤气管、食管。

### （五）临床疗效和应用前景

纵隔镜术具有创伤小、操作简便、安全可靠、取材满意等优点，在肺癌术前病理分期中其敏感性和特异性可分别达到90%以上和100%，在纵隔疑难疾病的诊断中，其敏感性和特异性更高。苏宜江等采用电视纵隔镜诊断和治疗纵隔疾病（包括纵隔淋巴结结核2例）47例，手术无死亡及严重并发症发生，均治愈出院。表明，纵隔镜术在纵隔淋巴结结核诊治方面有一定的前景。

术后抗结核治疗疗程需根据痰菌情况和结核耐药状况决定。对于药物敏感性结核，术前痰菌阳性者应在痰菌转阴后继续抗结核治疗4~6个月；术前痰菌阴性者，术后抗结核至少4个月。对于术前疑诊肺癌、转移瘤或其他肺部良性疾病而未进行抗结核治疗者，手术切除病理诊断提示肺结核球，术后抗结核治疗6个月。合并EBTB，术后痰菌和残端均阴性者予以继续抗结核治疗至少6个月；术后痰菌或残端阳性者，根据药敏结果调整用药，抗结核治疗18~24个月。慢性结核性脓胸患者，术后根据肺内有无结核病灶等情况规范行抗结核治疗，单纯结核性脓胸术后需维持抗结核治疗12个月。胸壁结核术后抗结核治疗6~12个月。对于MDR-TB和XDR-TB患者，若手术时肺结核组织样本/痰结核菌培养阳性的患者，术后MDR-TB痰菌转阴后继续抗结核至少18个月，XDR-TB痰菌转阴后继续抗结核治疗至少24个月；手术时肺结核组织样本/痰结核菌培养阴性的患者，至少术后抗结核治疗8个月，具体根据合并疾病和术后恢复情况决定。MDR-TB和XDR-TB致脓胸者抗结核药物治疗24个月。

（谭英征　邱尔钺　毛鑫城　柒铭铭）

# 参考文献

［1］ Kempker RR, Vashakidze S, Solomonia N, et al. Surgical treatment of drug-resistant tuberculosis［J］. Lancet Infect Dis, 2012；12(2)：157–166.

［2］ Dewan RK. Surgerv for pulmonary tuberculosis–a 15–year experience［J］. EurJCardiothorac Surg, 2010；37(2)：473477.

［3］ Subotic D, Yablonskiy P, Sulis G, et al. Surgery and pleuro–pulmonary tuberculosis：a scientific literature review［J］. J Thorac Dis, 2016；8(7)：E474–E485.

［4］ 丁嘉安，谢冬. 肺结核外科治疗新进展［J］. 国际结核病与肺部疾病杂志(中文版)，2012；1(1)：55–59.

［5］ Bai L, Hong Z, Gong C, et al. Surgical treatment efficacy in 172 cases of tuberculosis-destroyed lungsJ. Eur J Cardiothorac Surg, 2012；41(2)：335–340.

［6］ Alexander GR. A retrospective review comparing the treatment outcomes of emergency lung resection for massive haemoptysis with and without preoperative bronchial artery embolization［J］. Eur J Cardiothorac Surg, 2014；45(2)：251–255.

［7］ 段亮，姜格宁，何文新，等. 81 例结核性支气管狭窄的外科治疗费［J］. 中华胸心血管外科杂志，2014；30(3)：137–140.

［8］ 编辑委员会中华结核和呼吸杂志. 支气管结核的几点专家共识［J］. 中华结核和呼吸杂志，2009；32(8)：568–571.

［9］ TanakaS, Aoki M, Nakanishi T, et al. Retrospective case series analysing the clinical data and treatment options of patients with a tubercular abscess of the chest wall［J］. Interact Cardiovasc Thorac Surg, 2012；14(3)：249–252.

［10］ Deng B, Tan QY, Wang RW, et al. Surgical strategy for tubercular abscess in the chest wall：experience of 120 cases［J］. Eur J Cardiothorac Surg, 2012；41(6)1349–1352.

［11］ Page ID, Byanyima R, Hosmane S, et al. Chronic pulmonary aspergillosis commonly complicates treated pulmonary tuberculosis with residual cavitation［J］. Eur Respir J, 2019；53(3).

［12］ Kwas H, Zendah I, Ghedira H. Spontaneous pneumothorax secondary to tuberculosis［J］. Tunis Med, 2017；95(4)：276–279.

［13］ Jin YX, Jiang GN, Jiang L, et al. Diagnosis and treatment evaluation of 48 cases of broncholithiasis［J］. Thorac Cardiovasc Surg, 2016；64(5)：450–455.

［14］ Bai L, Hong Z, Gong C, et al. Surgical treatment efficacy in 172 cases of tuberculosis-destroyed lungs［J］. Eur J Cardiothorac Surg, 2012；41(2)：335–340.

［15］ Deng B, Tan QY, Wang RW, et al. Surgical strategy for tubercular abscess in the chest wall：experience of 120 cases［J］. Eur J Cardiothorac Surg, 2012；41(6)：1349–1352.

［16］ 戴洁，周逸鸣，沙巍，等. 肺结核外科治疗进展［J］. 中华胸心血管外科杂志，2021；37(3)：178–183.

［17］ 中华医学会结核病学分会. 中国耐多药和利福平耐药肺结核外科治疗专家共识(2022 年版)［J］. 中华结核和呼吸杂志，2023；46(2)：111–120.

# 第十八章　特殊人群肺结核的治疗

特殊人群肺结核是指并发相关疾病如糖尿病、HIV 感染、肝脏疾病、肾脏疾病等，以及在特殊生理状态下如孕妇等所发生的肺结核病。近年来，特殊人群肺结核病呈增多趋势，特殊人群肺结核病在诊断和治疗上都与一般人群的肺结核病有所不同。本章主要是对特殊人群肺结核病的治疗进行探讨，其他方面内容见相关章节。

## ▶ 第一节　妊娠合并肺结核患者的治疗

妇女在妊娠期间发生结核病或育龄妇女在结核病未愈时出现妊娠称为妊娠结核病，最常见为肺结核。因利福平是细胞色素 P450 酶的强诱导剂，加快激素类避孕药的代谢，因而患有结核病的育龄妇女易妊娠。结核病对胎儿的影响主要表现以下方面：①通过胎盘感染，引起绒毛膜羊膜炎，影响胚胎、胎儿发育，诱发流产、早产、宫内感染、胎儿生长受限、死胎及新生儿死亡的几率增加。②通过胎盘或羊水吸入结核分枝杆菌造成胎儿先天性结核病。③通过产道直接接触感染，导致新生儿感染。结核病对妊娠的影响取决于多种因素，如疾病的严重程度、诊断时胎龄大小、肺外病灶播散的程度、HIV 交叉感染及其治疗方案等。一旦确诊为活动性肺结核病，应立即开始抗结核药物治疗。妊娠并发肺结核病时的治疗主要应关注妊娠期前 3 个月应用抗结核药物的致畸性风险，以及治疗过程中药品的不良反应。

耐多药结核病的问题日益严峻，若出现妊娠并发耐多药结核病，多需使用二线抗结核药品，但耐多药结核病的治疗方案多具有个体差异。目前，尚缺乏孕妇采用二线抗结核药品治疗的标准指南。妊娠并发耐药结核病治疗应用二线抗结核药品时，应充分权衡风险和益处。妊娠并发耐药结核病并不是终止妊娠的绝对指征。大多数二线药品可能对胎儿产生有害影响，但也有一些二线药品治疗成功的案例。由于大部分药品的致畸作用发生在妊娠早期，治疗如推迟到妊娠 3 个月之后开始则可避免。但推迟治疗有可能导致孕妇病情快速进展。医生要与患者和亲属充分沟通，告知治疗的利弊和继续妊娠的风险或后果，由患者亲自参与决定是否继续妊娠。如果选择终止妊娠，应在有效的治疗后择期行流产术，术后继续按照耐药结核病进行规范的化学治疗。

### 一、治疗原则

妊娠期肺结核优先考虑药物安全性，其次考虑疗效，下表 18-1 为抗结核药物 FDA 分类。

因为治疗不当的肺结核对母儿健康威胁巨大，在设计方案时应该优先考虑死亡率较低的药物和有助于改善研究结局的药物，并且还需要仔细讨论该方案对妇女及婴儿的风险和获益。目前建议采用分阶段处理原则，一般在妊娠期根据妊娠的不同阶段分段选药治疗。

表 18-1　抗结核药物 FDA 分类

| 药物 FDA 分类 | 抗结核药物 FDA 分类 |
| --- | --- |
| A 类：安全，经临床对照研究，无法证实药品在早期妊娠对胎儿的危害作用，对胎儿的伤害性最小。 | 目前无属 A 类的抗结核药物 |
| B 类：比较安全，经动物实验研究未见对胎儿的危害，无临床对照试验，没有对孕妇早期妊娠有害的证据。 | 乙胺丁醇、阿莫西林/克拉维酸<br>贝达喹啉 |
| C 类：仅对动物实验研究时证明有杀胚胎或胚胎致畸，但未在人类研究证实。只能在充分权衡药品对孕妇的益处、给胎儿带来的风险情况下谨慎使用。 | 异烟肼、利福平、吡嗪酰胺、氧氟沙星/左氧氟沙星、莫西沙星、对氨基水杨酸、丙硫异烟胺、卷曲霉素、环丝氨酸、氯法齐明、克拉霉素、利奈唑胺 |
| D 类：有足够证据表明对胎儿有危害性，只有在孕妇有生命威胁或者其他药品均无效的严重情况下使用。 | 链霉素、卡那霉素、阿米卡星 |
| X 类：对胎儿有明显致畸作用，妊娠期禁忌使用。 | 没有属于 X 类的抗结核药物 |

1. 妊娠 3 个月以内治疗(胎儿未成型期)

该时期是神经管、四肢、眼睛开始分化时期，药物或毒性物质对胎儿的影响大，药物使用不当，这些组织和器官的细胞就会停止发育而残缺不全，出现畸形。建议病情较轻，不排菌，结核中毒症状不明显的患者，在患者本人及家属知情同意下，可选用对胎儿没有影响的抗结核药物进行治疗。建议病情较重的患者，如血行播散性肺结核、结核性胸膜炎伴胸腔积液或肺内病变广泛及严重等，尽早给予充分的抗结核治疗，待结核中毒症状得到改善、病情有效控制(一般在抗结核至少 4 周)后终止妊娠。对病情较重拒绝终止妊娠的患者应告知患者本人及亲属抗结核药物对未发育成形的胎儿可能导致畸形、死胎等不良后果，谨慎用药。如为耐药肺结核，应该评估是否有条件延迟到妊娠 3 个月后再开始化学治疗。如需要立即治疗可选择 INH 或 Pa、PZA、PAS、Cs。选用 Cs 时需要评估患者的精神状况及有无精神系统异常的家族史。有条件时应进行 Cs 的血药浓度监测，同时常规加用维生素 B6。

2. 妊娠 3 个月以后处理(胎儿成型期)

无论是否选择终止妊娠，均需要积极抗结核治疗。对于选择接受抗结核治疗并继续妊娠的患者可给予 INH、EMB、RFP 和 PZA 进行治疗。如为耐药肺结核，可选用 INH 或 Pa、RFP 或 Rfb 或 Rft、PZA、PAS、Cs。选择终止妊娠的患者无选药禁忌，应积极抗结核治疗，待临床症状好转后采用中期引产方式终止妊娠。

3. 分娩后

应立即加强抗结核药物治疗，增加 1 种注射类药品或其他有效药品，以确保方案中含 4 种有效的药品。此时强化期和继续期的顺序可适当模糊，保障注射用药期至少达到相关耐药治疗方案的基本要求。推荐活动性耐药结核病的哺乳期妇女进行全程抗结核药物治疗，及时、正确的化学治疗是避免将耐药 MTB 传染给婴儿的最佳方法。在接受治疗的母亲乳汁中，能检测出多数抗结核药品的成分。目前，母乳中药品浓度及其对婴儿潜在不良反应的数据资料很少，尚不十分清楚耐药结核病全程化学治疗对接受哺乳的婴儿造成的影响，美国疾病预防控制中心及世界卫生组织建议对于一线抗结核治疗和不再有传染性的产妇鼓励母乳喂养，以保证儿童早期营养。相关研究表明一线抗结核药物仅有少部分药物经乳汁代谢，对新生儿可能造成的风险较小，若患者在抗结核治疗期间病情未继续加重，产后应鼓励母乳喂养，但空洞性肺结核患者除外。哺乳期妇女在摄入异烟肼至少间隔 1 小时再进行母乳喂养。因此需要向患者及其家属告知潜在风险，充分权衡利弊后决定是否哺乳。感染结核性乳腺炎的产妇应使用未感染侧乳房哺乳，乳汁中抗结核药物浓度很低，不会对新生儿产生毒性作用；母乳中药物浓度对婴幼儿的结核病及潜伏感染没有治疗效果。对于二线抗结核药需要慎用，因母乳中药物浓度及其对婴儿潜在不良反应的数据资料很少。

## 二、终止妊娠

一般主张妊娠早期、胎儿器官形成期，为保证母体治疗效果，且从优生优育的角度出发，一旦出现下列情况均建议终止妊娠。

(1)妊娠反应严重者或出现严重肺结核呼吸道症状和中毒症状。

(2)各型肺结核进展期病变广泛及有空洞形成，反复咯血，痰涂片阳性者；肺结核伴有结核性脑膜炎、结核性心包炎等肺外结核需长期治疗者。

(3)妊娠使肺结核病情恶化，抗结核治疗效果差者。

(4)结核病伴心、肝、肾功能不全，不能耐受妊娠、自然分娩及剖宫产术。

(5)耐多药或广泛耐药肺结核患者，需要用注射类药物等对胎儿有明确损害的药品。

(6)HIV 感染或艾滋病妊娠妇女合并结核病者。

(7)治疗期内应用了大量可能引发胎儿异常或致畸的药物，如氨基苷类药物等。

终止时间一般为妊娠 3 个月内，若妊娠时间已超出 3 个月者，应选择适当的抗结核药物治疗，并维持妊娠。终止妊娠后肺结核的治疗与一般人群所患结核病治疗相似，同时注意支持和免疫辅助治疗。

## 三、维持妊娠

以下情况可继续妊娠：

(1)初治或复治病例无明显耐药。

(2)单纯肺结核。

(3)无或者有轻微的妊娠反应。

(4)无心、肝、肾等严重并发症。

(5)无子女的高龄初产妇。

(6)上述患者具有剖宫产手术适应证者。

(7)妊娠期肺结核治疗注意事项：①一般治疗：及时治疗妊娠呕吐，注意补充应用，给予高蛋白和富有多种维生素的食物，应卧床休息，房间内保持通风、阳光充足。②不推荐手术：对于妊娠肺结核，一般不主张手术治疗，仅限于反复咯血应用止血药物无法达到止血效果、危及生命的局限性病灶，并且考虑手术疗效对于母婴有利，不影响本次或以后的妊娠者，否则考虑终止妊娠。③治疗兼顾：抗结核药物治疗需要兼顾孕妇的妊娠反应、肝肾功能、血压情况和对胎儿致畸致聋作用。④提前结束妊娠：如果孕妇合并肺结核充分接受了抗结核药物的治疗，结核对孕妇和胎儿不会造成不良影响。对大多数患者，为避免分娩带来的过度紧张和疲劳，可提前行剖宫产结束妊娠。⑤注意传播：患病母亲在分娩后，最好不要接触新生儿，如果已接受规范的抗结核治疗确定病情稳定，没有活动性结核的证据时，才可以接触新生儿；新生儿出生后需立即接种卡介苗，或给予适当预防治疗。⑥定期监测：为了防止或减少药物的毒副作用，应定期监测肝肾功能、血常规、痰结核分枝杆菌等，如出现不良反应或者痰抗酸持续阳性，及时调整用药。

### 四、药物选择

妊娠是个特殊时期，在药物选择时应当权衡利弊。

（1）用药原则：根据药敏试验选用药物，应当遵循的原则为既要有效，又要注意妊娠妇女和胎儿的安全，避免给胎儿造成不利的影响。

（2）可供选择的药物：迄今已明确肯定与胎儿畸形无关的抗结核药有 INH、EMB 和 PZA等。INH 为妊娠期肺结核病患者广泛使用的药物，虽能通过胎盘屏障，但其毒性反应小，可安全用于妊娠期妇女，未发现有致畸作用。EMB 也为妊娠结核病最常用的药物之一，但也有文献认为，其对幼畜也有一定程度的影响，在人类未被证实。PZA 的疗效较好且对胎儿无明显不良反应，可以选用。

（3）禁用或慎用的药物

1）利福霉素类：包括 RFP、RFT、利福布汀（Rfb）等，在妊娠期都应避免使用。RFP 具有肝脏毒性，动物实验证实有胎儿致畸作用，使用 RFP 的母亲分娩的胎儿，畸形发生率为 3%，尤其在妊娠前 3 个月用药，对胎儿致畸作用明显，更应禁用。

2）异烟胺类：包括乙硫异烟胺（Eto）和 Pto。已证实在动物实验中有致畸作用，为早孕期内禁用的药品，而在妊娠中晚期对孕妇有较为明显的消化系统不良反应和肝损伤。Eto 为第三代抗结核病药，FDA 将其列为 X 类妊娠用药，妊娠期禁用。

3）氨基苷类：在妊娠期属禁忌，尤其是 SM，在孕期任何时候使用都有耳毒性，引起婴儿先天性耳聋或眩晕；此外卡那霉素、卷曲霉素（Cm）、Am 等也会对听神经产生不良反应，不宜使用。

4）氟喹诺酮类：能抑制软骨发育，使关节软骨糜烂，属禁忌使用药品；氧氟沙星在妊娠期和哺乳期均应禁用。

5）环丝氨酸（Cs）：已证实在动物实验中有致畸作用。

6）对氨基水杨酸（PAS）：在孕妇并发结核病患者中也应慎用。

7）Bdq 和 Dlm：在孕妇中的使用仍需评估。

建议对妊娠合并结核病患者开展药学监测，结合患者具体情况确定药物治疗方案、药学监护计划和干预措施，包括合理选药、药物疗效、给药剂量和途径、药物疗程、不良反应和药物相互作用。

### 五、妊娠肺结核病预后

妊娠肺结核病通过规范的抗结核治疗一般预后较好。重症肺结核病、耐药肺结核病以及有并发症的妊娠肺结核病预后稍差。

## 第二节　肺结核与糖尿病共病的治疗

糖尿病和肺结核均是临床上的常见病和多发病，两者可合并存在，相互影响。全球范围内由于糖尿病导致结核病的患者估计约有15%，且呈上升趋势，可能与下列因素有关：①由于人口老龄化及肥胖等原因，糖尿病的患病率逐渐增高；②全球结核病疫情有上升趋势；③糖尿病发病高峰年龄与结核病接近；④糖尿病与结核病相互影响，互为因果，促进发病。糖尿病是结核病的重要相关性疾病之一，糖尿病患者是结核病的高发人群，其结核病患病率比普通人群的结核病患病率高4~8倍，糖尿病控制不良组的结核病发病率是糖尿病控制良好组的3倍。反之作为感染的因素，活动性结核病的发热等结核中毒症状，也可加重糖尿病，甚至诱发酮症酸中毒。糖尿病不仅是活动性结核和潜伏结核活动的危险因素，而且与结核病治疗效果差也密切相关。另外，活动性结核本身也使得糖尿病患者的血糖难以控制，治疗中药物与药物之间的相互作用使病情更加复杂，最终可能导致结核病和糖尿病治疗效果下降，同时还增加了药物的不良反应。因此，合并糖尿病的肺结核诊断与治疗一直是临床医生关注的焦点。本节重点阐述肺结核病与糖尿病共病的治疗管理相关内容。

糖尿病和肺结核两病并存时，相互影响，互为因果，因此在治疗上必须两病同时治疗。由于糖尿病对肺结核的影响更大于肺结核对糖尿病的影响，因此在治疗中首先要积极控制好糖尿病，肺结核治疗的疗效预后，很大程度上取决于糖尿病控制程度和稳定的情况。

### 一、肺结核的治疗

**1.敏感肺结核病治疗方案**

与单纯肺结核一样，必须遵循早期、联用、适量、规律和全程的化疗原则。一般情况下，对于肺结核病与糖尿病共病患者仍按照6个月标准抗结核化疗方案（2HRZE/4HR）进行治疗。特殊情况下的治疗请参考结核病与糖尿病共病治疗的特殊性。

**2.耐药肺结核病治疗方案**

由于糖尿病增加了耐药肺结核病发病风险，且与结核病不良治疗结局相关，因此需要在治疗开始时应用分子生物学检测技术仔细评估患者对抗结核药品的耐药情况。目前，糖尿病与非糖尿病患者的耐多药结核病和广泛耐药结核病的治疗相似，但由于糖尿病本身易引起脏器功能损伤及治疗过程中较易导致不良事件发生，制定方案时需要进行可能的风险评估并加以规避，具体如下：

（1）耐多药及耐利福平结核病（MDR/RR-TB）患者治疗方案：①长程治疗方案：对于需要使用长程治疗方案的MDR/RR-TB患者，方案中应包括所有3种A组药品及最少1种B组药品，以保证抗结核治疗开始时至少有4种可能有效的药品，且Bdq疗程结束后继续期仍有至少3种可能有效的药品；若方案中只能包括1~2种A组药品，则2种B组药品都应该被纳入化疗方案；若A组和B组药品不足以组成有效方案，则应该选择C组药品以补充方案。不建议将Am和Cm纳入MDR/RR-TB患者的长程方案中。建议MDR/RR-TB患者的长程方案中应包括Lfx或Mfx。Bdq可以用于6~17周岁MDR/RR-TB患者的长程方案。②短程治方案：对于确诊的符合条件的 MDR/RR-TB 患者（即此前接受本方案中所含二线抗结核药品治疗不超过 1 个月、可以排除对氟喹诺酮类药品耐药的患者），建议治疗方案为 9~12 个月含 Bdq 的全口服方案，即采用 9~12 个月化疗方案中含 Bdq、不含注射剂：4~6 Bdq（6 m）-Lfx（Mfx）-Cfz-Z-E-H$^{high}$-Pto（Eto）/5Lfx（Mfx）-Cfz-Z-E。

（2）耐异烟肼结核病治疗方案：对于确诊 RFP 敏感/INH 耐药结核病患者（Hr-TB），建议治疗方案为 6~9 个月的 R-Z-E-Lfx。

（3）对氟喹诺酮类药品耐药的 MDR-TB 患者治疗方案：按长程 MDR/RR-TB 治疗方案原则制定其治疗方案。

## 二、糖尿病的治疗

### 1.1 型糖尿病（T1DM）治疗

T1DM 患者需终身胰岛素治疗以维持生命。推荐所有 T1DM 患者尽早使用强化胰岛素治疗方案，胰岛素剂量设定及调整应高度个体化，应尽量避免胰岛素治疗过程中发生低血糖。胰岛素类型和胰岛素治疗方案的选择、胰岛素剂量的确定和调整策略等详见相关指南与共识。罹患结核病期间，机体炎症可导致胰岛素抵抗。另外由于患者食欲不佳而影响碳水化合物的摄入，因此应根据血糖监测的结果和结核病治疗期间所需的具体进食量，及时调整胰岛素剂量。

### 2.2 型糖尿病（T2DM）治疗

T2DM 的治疗药品主要有 3 类：二甲双胍、磺脲类药品（SUs）和胰岛素。在结核病与 T2DM 共病患者中使用 α-糖苷酶抑制剂的临床资料非常有限，其他降糖药品如格列奈类、噻唑烷二酮类、胰高血糖素样肽-1（GLP-1）受体激动剂和二肽基肽酶 4（DPP-4）抑制剂与钠-葡萄糖共转运蛋白-2（SGLT2）抑制剂在结核病与 T2DM 共病患者中临床资料也很少，本章不进一步讨论。值得注意的是，由于部分糖尿病治疗药品（尤其是磺脲类和 DPP-4 酶抑制剂类）的代谢和疗效可能会受到抗结核治疗药品的影响，因此选择糖尿病治疗药品时应尽量避免与抗结核治疗药品存在相互作用的药品。一般情况下二甲双胍和胰岛素是较为理想的选择。

（1）二甲双胍：是结核病与 T2DM 共病患者的一线降糖药品，已有广泛的使用经验。经济有效、无低血糖风险、对心血管疾病有益。与利福霉素无相互作用，对结核病本身也有治疗作用。缺点是有胃肠道不良反应及罕见的乳酸性酸中毒。起始剂量 500 mg/次，1~2 次/d，可逐渐增加到 1000 mg/次，2 次/d，估算肾小球滤过率（eGFR）<45 mL/（min·1.73 m$^2$）时减量使用。

（2）SUs：单用二甲双胍无效或使用二甲双胍有禁忌证时，SUs 可作为二线用药。最常使用的 SUs 有格列齐特（起始剂量 40~80 mg/次，1 次/d）、格列苯脲（2.5~5 mg/次，1 次/d）、格列美脲（1~2 mg/次，1 次/d）、格列吡嗪（5 mg/次，1 次/d）。主要不足是有低血糖风险、与利福霉素有相互作用，可导致 SUs 疗效下降 30%~80%。

（3）胰岛素：适用于如下情况。①对于糖化血红蛋白（HbA1c）≥9.0% 或空腹血糖 ≥11.1 mmol/L 伴明显高血糖症状的新诊断为 T2DM 的患者；②出现严重高血糖，HbA1c>10% 或者空腹血糖（FBG）>15 mmol/L 者；③使用 2 种或 3 种口服降糖药仍不能达到血糖控制目标者；④结核病病情严重需要住院者或者体形消瘦者。胰岛素起始方案及剂量：①基础胰岛素睡前皮下注射,起始剂量为(0.1~0.3)U/(kg·d)。根据患者FBG水平和糖尿病及结核病治疗期间血糖控制目标调整胰岛素用量,通常每3~5天调整1次,根据血糖水平每次调整1~4U直至空腹血糖达标。②预混胰岛素每日2次皮下注射,起始剂量一般为(0.2~0.4)U/(kg·d),按1:1的比例分配到早餐前和晚餐前。根据空腹血糖和晚餐前血糖分别调整晚餐前和早餐前的胰岛素用量,每3~5天调整1次,根据血糖水平每次调整的剂量为1~4U,直到血糖达标。③多次皮下注射胰岛素与持续皮下胰岛素输注(CSⅡ)及其他注意事项可参考《中国2型糖尿病防治指南(2017年版)》。

3.结核病与T2DM共病时患者治疗糖尿病的路径

见图18-1。

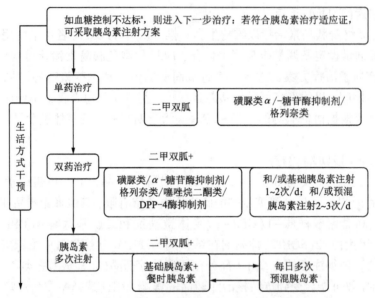

**图18-1 结核病与T2DM共病时患者治疗糖尿病的路径**

(出自《结核病与糖尿病共病的治疗管理专家共识》)

注ª:详见结核病与糖尿病共病患者结核病治疗期间及非结核病治疗期间的血糖控制目标(表18-2)

表18-2 结核病与糖尿病共病患者结核病治疗期间及非结核病治疗期间的血糖控制目标

| 临床类别 | 血糖控制目标 |
| --- | --- |
| 结核病治疗期间 | |
| 一般情况下 | HbA1c<7.0%,空腹4.4~7.0 mmol/L,非空腹<10.0 mmol/L |
| 并发心脑血管疾病、心脑血管疾病高风险、高龄、结核病病情严重 | HbA1c<8.0%,空腹7.8~10.0 mmol/L,非空腹7.8~13.9 mmol/L |
| 非结核病治疗期间 | |
| 年龄较小、病程较短、预期寿命较长、无并发症、未并发心血管疾病 | HbA1c<6.5%,空腹4.4~6.1 mmol/L,非空腹6.1~7.8 mmol/L |

**续表18-2**

| 临床类别 | 血糖控制目标 |
|---|---|
| 大多数非妊娠成年患者 | HbA1c<7.0%，空腹4.4~7.0 mmol/L，非空腹<10.0 mmol/L |
| 高龄、低血糖发生风险较高且无法耐受低血糖、存在多器官功能不全、预期生存期低于5年、需重症监护 | HbA1c<8.0%，空腹7.8~10.0 mmol/L，非空腹7.8~13.9 mmol/L |

### 三、结核病与糖尿病共病治疗的特殊性

1. 延长治疗方案的推荐意见

结核病与糖尿病共病患者更容易出现抗结核药物不良反应和较高的治疗失败率。目前已有研究提示在不改变治疗药品组合的情况下，适当延长抗结核疗程(9个月)较标准疗程(6个月)更为有效。若出现以下情况建议延长疗程：

(1)强化治疗2个月末痰抗酸杆菌检查仍为阳性者。

(2)肺部病变广泛、发生空洞者。

(3)血糖控制差、临床症状缓解不明显者。

推荐化疗方案：2HRZE/7~10HRE。抗结核化疗总疗程应为9~12个月。

2. 个体化治疗方案的推荐意见

糖尿病患者容易出现视神经、末梢神经、肾脏等组织器官的损伤，抗结核药品可能加重糖尿病本身的并发症，所以抗结核治疗需结合患者糖尿病并发症的发生情况，制定个体化治疗方案。有时需要避免使用加剧这些并发症的药物，如：EMB、Lzd、INH、Cs、Eto/Pto、氟喹诺酮类药品、注射类抗结核药品(如SM、Am、Cm)等。

3. 抗结核药品可能加重糖尿病并发症的处理及推荐意见

(1)注射类抗结核药品如SM、Am、Cm等具有肾毒性，当并发糖尿病肾脏病时，应慎用或避免使用。如临床治疗必须使用，需根据患者肾功能酌情减量下使用，并密切监测患者肾功能及尿常规。另外，需慎用引起高尿酸血症的可疑药物，如PZA、EMB等。

(2)EMB、Lzd等可导致视神经损伤，当结核病与糖尿病共病时，使用前需做全面的眼底检测评估，糖尿病视网膜病变3期病变以上者不建议使用。若确需使用时应该在控制好血糖的前提下，注意EMB的剂量，每月严密监测视力、色觉及视野，同时使用维生素A、维生素D等辅助治疗药品。

(3)INH、Cs、Eto/Pto、Lzd和氟喹诺酮类药品可引起外周神经炎，而糖尿病为其高危因素。当糖尿病并发周围神经病变时，需严密监测，并谨慎使用。同时加用维生素B6、甲钴胺等药进行辅助治疗。

(4)氟喹诺酮类药品可引起糖代谢异常，导致血糖波动。患者使用Mfx，出现高血糖的比率为0.39%，出现低血糖的比率为1.0%；使用Lfx，出现高血糖的比率为0.39%，出现低血糖的比率为0.93%。因此，使用这些药品有可能使潜在的糖耐量异常显性化、诱发糖尿病或使原有的糖尿病病情加重，故应加强血糖的监测。

### 四、结核病与糖尿病共病治疗相关药品不良反应及处理

结核病与糖尿病共病患者发生药品不良反应(ADRs)的概率高于普通结核病患者。出现不良反应时,要及时进行实验室的相关检查,确定不良反应的类型,精准评估不良反应的严重程度。因两类药品叠加作用产生的不良反应,需全面评估调整药品对预后的影响,原则上首先应考虑调整降糖药品,优先保留抗结核药品。

**1. 肝损伤的处理**

抗结核药品所致肝损伤是主要的该类药品的不良反应。而口服降糖药也具有肝毒性,当口服降糖药与抗结核药品联用时,尤其是与 INH、RFP、PZA 等抗结核药品联用时,可增加肝毒性反应,应严密监测肝功能,若出现中重度肝损伤,可优先选用胰岛素进行降糖治疗。并按照《抗结核药物性肝损伤诊治指南(2019 年版)》中的相关诊治原则进行处理。

**2. 胃肠道反应的处理**

胃肠道反应在使用抗结核和降血糖药品时最为常见。二甲双胍是结核病与糖尿病共病患者最常用的降糖药物,与抗结核药品联用时约 30% 的患者会出现胃肠道反应,从而降低治疗的依从性和效果。二甲双胍引起的胃肠道反应多出现在治疗的早期(绝大多数发生于前10 周),建议二甲双胍可从小剂量开始,逐渐增加剂量,是减少治疗初期不良反应发生的有效方法。如果出现胃肠道反应,应首先检测肝功能,若并非由肝损伤所致,则应评估症状的严重性。症状为轻、中度的可对症处理,不必停药;若轻、中度症状经过处理后无好转且逐渐加重而出现严重症状者,则停止应用可疑药品,并观察停药后症状的改善情况。

**3. 皮疹的处理**

皮疹在患者抗结核药品治疗中也较为常见。若皮疹轻微,可继续行抗结核药品治疗并予以抗过敏等对症治疗。若皮疹严重,所有抗结核药品均需中止,直到皮疹明显缓解。重新加用抗结核药品时应遵循一定的策略:逐一试用治疗药品,从最不易引起过敏反应的药品开始,对高度可疑的过敏药品原则上不推荐再次使用。若皮疹再发,则最后加用的药品应立即停用。若皮疹为瘀点瘀斑,要考虑由血小板减少所致,则应永久性停用 RFP 或 RFT。若皮疹伴有发热或黏膜受累,所有药品需要立即中止,患者原抗结核化疗方案更换为替代用药组合(比如使用部分二线药品和经病情评估后认为最不可能引起皮疹的一线药品)。

**4. 其他不良反应的处理**

可参照本书相关章节中的相关原则进行处理。

### 五、结核病与糖尿病共病治疗的注意事项

**1. 药品的相互作用**

(1)INH[是细胞色素 P450 2C9(CYP2C9)抑制剂]与磺脲类药品(是 CYP2C9 的底物)同时使用可能导致磺脲类药品的代谢减慢,增加其暴露时间和发生低血糖的风险,尤其是在老年人和慢性肾衰竭患者中应该引起警惕;可考虑更换治疗方式,调整磺脲类药品剂量,加强血糖监测。

(2)RFP 和多种类型的降糖药品有相互作用;RFP 是 CYP3A4 的诱导剂,同时对CYP2C8、CYP2C9、有机阴离子转运蛋白 1(OAT 1)、有机阴离子转运多肽 1B1(OATP1B1)/1B3、尿苷二磷酸葡萄糖醛酸转移酶 1A9(UGT1A9)、UGT2B4 和 P 糖蛋白等有作用,因此会

显著降低磺胺类、格列奈类、噻唑烷二酮类药品，以及部分二肽基肽酶Ⅳ（DPP-Ⅳ）抑制剂（如利格列汀/沙格列汀）、部分钠-葡萄糖协同转运蛋白2（SGLT-2）抑制剂（如卡格列净）的血药浓度，胰高血糖素样肽-1受体激动剂（GLP-1RA）因为抑制胃排空可能会延缓RFP的吸收。RFP与常用降糖药品之间的相互作用详见表18-3。RFT通过CYP2C9诱导磺脲类药品代谢而降低其疗效，通过CYP3A4诱导瑞格列奈和利格列汀代谢而降低其疗效。Rfb通过CYP3A4诱导瑞格列奈和利格列汀代谢而降低其疗效。此外，GLP-1RA因为抑制胃排空可能会延缓RFT和Rfb的吸收。因此，要注意药品的选择和剂量调整，以及进行实时监测。

（3）胰岛素基本不受INH或利福霉素类抗结核药品的影响，可按常规剂量使用。

（4）PZA和Pto未见与降糖药品间相互作用的有关报道。

（5）氟喹诺酮类药品可引起血糖代谢紊乱，与降糖药合用时，氟喹诺酮类药品有诱发低血糖的风险，建议增加血糖监测频率，及时调整降糖药品的剂量。

2. 药品不良反应叠加

INH和糖尿病都会引起周围神经病变，建议抗结核药品治疗同时加用维生素B6治疗；EMB和糖尿病都会引起视神经病变和视网膜病变；二甲双胍和抗结核药品都会引起胃肠道反应。SM和Am等具有肾毒性，而糖尿病可能存在糖尿病肾脏病，如果临床治疗需使用上述抗结核药品，要依据肾功能降低情况而酌情减量，并密切监测肾功能及尿常规的变化等。

3. 患者服药依从性降低

结核病与糖尿病共病的症状、用药种类多和药品不良反应的叠加，以及患者血糖的管理等因素都会给患者服药依从性带来不利影响。应当培训专职医疗团队，加强患者的健康教育，全疗程实现直接面视下督导治疗（DOT），以增加患者的依从性，提高结核病与糖尿病共病患者的治疗效果。

表18-3　利福平与常用降糖药物之间的相互作用

| 药物名称 | 药理作用 | 同RFP的相互作用 | 建议的应对措施 |
|---|---|---|---|
| 二甲双胍 | 抑制肝脏血糖的产生、抑制肠道葡萄糖吸收、增加胰岛素敏感度 | 增加有机阳离子转运蛋白（OCT1）的表达和肝脏对二甲双胍的吸收；同时给予二甲双胍和RFP可增加二甲双胍的血药浓度。增强二甲双胍的降糖作用 | 当RFP加入二甲双胍治疗时，应密切监测血糖水平，观察同时服用二甲双胍和RFP患者的低血糖症状和体征 |
| 磺脲类 | 促进胰岛素分泌 | 磺脲类药物是CYP2C9的底物，与CYP2C9诱导物RFP同时使用可能会降低其血药浓度，增加高血糖的风险 | 增加血糖监测的频率、考虑调整药品剂量或选择其他降糖药物 |
| 格列奈类 | 促进胰岛素分泌 | RFP诱导CYP3A4酶，降低了格列奈类药品的血药浓度 | 增加血糖监测的频率。考虑调整药品剂量或选择其他降糖药物 |
| 噻唑烷二酮类 | 增加胰岛素的敏感性，降低肝脏葡萄糖生成 | RFP作为CYP2C8的诱导剂，能降低吡格列酮和罗格列酮的血药浓度 | 增加血糖监测的频率，考虑调整药品剂量或选择其他降糖药物 |

续表18-3

| 药物名称 | 药理作用 | 同 RFP 的相互作用 | 建议的应对措施 |
|---|---|---|---|
| 糖苷酶抑制剂类 | 延缓肠道葡萄糖的吸收 | 尚无报道 | 尚无报道 |
| DPP-Ⅳ抑制剂 | 促进胰岛素分泌 | RFP 通过诱导 CYP3A4 和三磷酸腺苷结合盒转运体（ATP-binding cassette transporters, ABC 转运体）（P 糖蛋白），可降低利格列汀、沙格列汀的血药浓度 | 增加血糖监测的频率，考虑调整药品剂量或选择其他降糖药物（推荐将利格列汀换为同类别的其他药品） |
| SGLT-2 抑制剂 | 促进尿糖排泄 | RFP 诱导 UGT1A9, UGT2B4 使得卡格列净暴露降低而降低疗效 | 密切监测，并结合 eGFR 水平调整药品剂量。当 eGFR < 60 mL/( min · 1.73 m²) 时，应该考虑换药 |
| GLP-1 受体激动剂 | 结合 GLP-1 受体，刺激胰岛素分泌 | GLP-1RA 和 RFP 合用时，由于前者可延迟胃排空而可能减缓利福平的吸收 | 密切监测，如果需要同时使用，可以在 GLP-1RA 注射前 1 h 给予口服 RFP，以达到有效的血药浓度 |

### 六、结核病与糖尿病共病的营养治疗

营养治疗是结核病与糖尿病共病治疗的基础，合理的营养供给是影响疾病进程和预后的重要治疗措施。在合理控制总热量的前提下，适当调整蛋白质、脂肪、碳水化合物三大营养素的含量，做到营养均衡，既满足结核病的营养需要，又要使血糖控制在较为理想的范围之内，是这类患者营养治疗要达到的目的。

1. 结核病与糖尿病共病患者的体重管理

流行病学证据表明，营养不良是发生结核病的危险因素之一。在对 22 个结核病高负担国家的研究中，营养不良的人群（BMI 低于 16.0）与营养正常的人群（BMI 为 18.5～23.9）相比，患结核病的相对风险更高。然而超体重或肥胖增加罹患 T2DM 的风险，也与糖尿病相关的死亡率有关。荟萃分析与前瞻性队列研究表明，超体重人群患 T2DM 的风险几乎是正常体重人群的 3 倍，肥胖者的风险是后者的 7 倍以上。因此结核病与糖尿病共病患者应避免消瘦和肥胖，将体重控制在正常范围。建议结核病与糖尿病共病患者保持正常的体重范围（BMI：18.5～23.9）。且每个月都要监测患者的体重，建议在体重发生变化时及时调整抗结核药品的剂量。

2. 结核病与糖尿病共病患者的营养摄入

由于结核病本身会消耗大量能量，故建议结核病与糖尿病共病患者每日摄入能量应该较普通糖尿病患者多 10%～20%。碳水化合物占总能量的 50%～65% 或不超过 300 g/d，蛋白质占总能量的 15%～20%，脂肪占总能量的 20%～30%。在给予糖尿病患者营养治疗的过程中，常会引起血糖升高，因此对存在营养不良的结核病与糖尿病共病患者，可选择糖尿病专用的

肠内营养制剂,以保证营养摄入和维持血糖稳定。肠外营养治疗时应使用胰岛素泵单独输注,起始以补液成分中每克葡萄糖 0.1 U 胰岛素的比例加入,并根据血糖情况调整胰岛素用量。

3. 结核病与糖尿病共病患者的维生素、矿物质、微量元素摄入

结核病会消耗大量 B 族维生素和维生素 C,双胍类降糖药也会减少维生素 B12 的吸收,这些因素均会导致患者体内缺乏维生素,故膳食中应添加富含维生素的食物。因此建议补充 B 族维生素,可改善糖尿病神经病变。甲钴胺为维生素 B12 的衍生物,常用于糖尿病神经病变的治疗,长期应用对糖尿病大血管并发症亦有一定效果。此外,除补充维生素外尚需补充矿物质、微量元素。对于结核病与糖尿病共病患者,如微量营养素摄入不足或需求增加,可摄入 0.5~1.5 倍推荐摄入量的复合微量元素膳食补充剂。

4. 定期接受个体化营养指导

个体化营养指导是结核病与糖尿病共病患者自我管理教育的重要内容之一。个体化营养指导的实施应包括:个体化膳食和营养状况评估;个体化营养咨询、营养处方的制订;适度的咨询、随访频率等。

结核病与糖尿病共病患者的预后欠佳。与无糖尿病的结核病患者相比,具有更高的治疗失败率、复发率和死亡率。有研究显示,结核病与糖尿病共病患者的死亡率、治疗失败率和复发率分别为无糖尿病患者的 6 倍、2.5 倍和 3.89 倍。因此,需要高度重视结核病与糖尿病共病患者的治疗管理。然而,目前我国结核病与糖尿病共病患者的治疗管理仍缺乏更多的临床研究资料,未来应进行前瞻性临床试验和大型队列研究,以获取更高级别的循证医学证据,为制订我国结核病与糖尿病共病患者的治疗管理策略提供重要的指导与参考。

## 第三节　结核病合并艾滋病的治疗

结核病是由结核分枝杆菌(tuberculosis, TB)引起的慢性传染病。艾滋病(acquired immune deficiency syndrome, AIDS)是由于受到人类免疫缺陷病毒(human immunodeficiency virus, HIV)攻击,其免疫功能遭到破坏,并伴发多种机会性感染疾病。在高负担环境中,艾滋病毒是发展为活动性结核病的最重要风险因素,它增加了原发性感染或再感染的易感性,也增加了潜伏结核病患者重新激活结核病的风险。结核病感染也对艾滋病毒的免疫反应有负面影响,加速了从艾滋病毒感染到艾滋病的进程。因此结核病与 AIDS 是相互促进病变进展、恶化,迅速导致患者死亡的机会性感染因素。

### 一、发病情况

据 2022 年世界卫生组织《全球结核病报告 2022 年》统计,受新冠疫情影响,2021 年全球因结核病死亡的患者数是 160 万例,其中 HIV 相关的死亡数为 65 万例。2021 年世界卫生组织(WHO)发布的全球结核病报告显示,2020 年全球估计有 990 万人罹患结核病,其中 8.0% 的患者 HIV 阳性,2020 年约 21.4 万例 HIV 阳性结核病患者死亡。2013 年发表的一项荟萃分析显示,MTB/HIV 合并感染率为 23.51%,非洲、亚洲、欧洲、拉丁美洲和美国 MTB/HIV 合并感染率分别为 31.25%、17.21%、20.11%、25.06% 和 14.84%。2016 年发表的一项基于我

国 10 个省市的调查研究显示,新确诊的住院 HIV 感染/AIDS 患者中有近 1/3 合并有结核病。2020 年发布的一项基于 2015 年至 2019 年数据的研究报告显示,我国 HIV 感染/AIDS 患者中结核病的患病率为 0.7%(范围为 0.2% ~ 5.2%)。

HIV 感染与结核分枝杆菌感染的相互影响:当机体感染 HIV,随着感染的进展和机体免疫力的下降,可以通过内源性复燃、外源性再感染和原发感染三种方式导致结核病发病。结核分枝杆菌的易感性与 T 淋巴细胞释放的细胞因子有关,Diane V 等发现,HIV 阳性的患者暴露于结核分枝杆菌后,γ-INF 产生减少,提示 HIV 阳性患者 Th1 细胞的反应力下降是导致其结核分枝杆菌易感的主要原因。此外,HIV 可以感染并杀灭 CD4 细胞,使其计数和功能下降,从而增加发生结核病的危险。HIV 阴性者感染结核分枝杆菌后,一生中有 5% ~ 10% 的机会发生结核病,而 HIV 阳性患者感染结核分枝杆菌后,一生中有 50% 的机会发生结核病。而 HIV 患者感染结核分枝杆菌后,体内炎性细胞因子的分泌水平降低,无法阻挡 HIV 侵入靶细胞;体内的 T 淋巴细胞被激活,其所释放的细胞因子可以使 HIV 前病毒的转录量显著提高,加速病毒增殖,促使病情恶化;诱导 Th2 细胞的产生,抑制机体抗细胞内感染的能力,不利于机体清除潜伏在细胞内的 HIV;树突状细胞(DCs)表面的 CXCR4 受体数量增加,从而促进了 HIV 对 DCs 的感染过程。由此可见,结核分枝杆菌感染可以在 HIV 侵入靶细胞、前病毒的转录、潜伏以及传播这几个关键的阶段起促进作用。

## 二、艾滋病合并结核病的临床表现

### 1.肺结核

在 HIV 感染者中,合并肺结核最常见。其临床表现取决于患者免疫抑制的程度。HIV 感染早期合并肺结核时,其症状和体征与 HIV 阴性的肺结核患者相类似,但在 HIV 感染晚期合并结核病时,体重减轻、干咳和发热更为常见,而咳痰和咯血少见。

### 2.肺外结核病

(1)淋巴结结核:HIV 感染者合并淋巴结结核时,多急性起病,伴急性化脓性淋巴结炎。其组织学表现取决于患者免疫缺陷的程度,轻度免疫缺陷患者的淋巴结极少或仅有抗酸染色阴性的干酪样坏死物,重度免疫缺陷患者的淋巴结可见大量抗酸杆菌,但不伴细胞学反应。

(2)结核性浆膜腔积液、结核性脑膜炎:HIV 感染者合并结核性浆膜腔积液、结核性脑膜炎时,其临床表现与 HIV 阴性患者类似。

## 三、实验室检查

### 1.一般检查

红细胞、血红蛋白、白细胞、血小板可有不同程度降低,尿蛋白常阳性,肝功能转氨酶升高,肾功能异常等。

### 2.病原学检查

(1)艾滋病

1)抗体检测:HIV-1/2 抗体检测是 HIV 感染诊断的金标准。包括筛查试验和补充试验。①HIV-1/2 抗体筛查方法包括酶联免疫吸附试验(ELISA)、化学发光或免疫荧光试验、快速试验(斑点 ELISA 和斑点免疫胶体金或胶体硒、免疫层析等)、简单试验(明胶颗粒凝集试验)等。筛查试验阴性反应报告 HIV-1/2 抗体阴性,见于未被 HIV 感染的个体,但窗口期感染者筛查试验也可呈阴性反应。若呈阳性反应，用原有试剂双份（快速）/双孔（化学发光试验或 ELISA）或两种试剂进行重复检测，如均呈阴性反应，则报告为 HIV 抗体阴性；如一阴一阳或均呈阳性反应，需进行补充试验。②抗体补充试验方法为抗体确证试验（免疫印迹法，条带/线性免疫试验和快速试验）。抗体确证试验无 HIV 特异性条带产生，报告 HIV-1/2 抗体阴性；出现条带但不满足诊断条件的报告不确定，可进行核酸检测或 2~4 周后随访，根据核酸检测或随访结果进行判断。HIV-1/2 抗体确证试验结果阳性，出具 HIV-1/2 抗体阳性确证报告。

2）分子生物学检测：①HIV 核酸检测：HIV 感染后，血浆中可迅速检测出病毒 RNA。检测病毒载量的常用方法有反转录 PCR（RTPCR）、核酸序列依赖性扩增（NASBA）技术和实时荧光定量 PCR 扩增技术（Real-time PCR）。病毒载量测定的临床意义：预测疾病进程、评估 ART 疗效、指导 ART 方案调整；也可作为 HIV 感染诊断的补充试验，用于急性期/窗口期以及晚期患者的诊断、HIV 感染者的诊断和小于 18 月龄婴幼儿 HIV 感染的诊断。其结果阴性见于未感染个体、HAART 成功的患者或自身可有效抑制病毒复制的部分 HIV 感染者。结果阳性，可结合流行病学史，临床症状及抗体初筛结果作出判断。②HIV 耐药检测：耐药检测方法包括基因型和表型检测，国内外多以基因型检测为主。与表型检测相比，基因型检测的成本更低，报告时间更快，对检测野生型和耐药病毒混合物的灵敏度更高。应在以下情况进行 HIV 基因型耐药检测：在启动 ART 前；治疗后病毒载量下降不理想或病毒学失败需要改变治疗方案时。对于 ART 失败者，耐药检测应在未停用抗病毒药物时进行，如已停药，则需在停药后 4 周内进行耐药检测。

（2）结核病

1）结核分枝杆菌检测：为涂片抗酸染色镜检和结核分枝杆菌培养，后者包括快速培养和罗氏培养。抗酸染色和（或）培养阳性是结核病诊断的"金标准"。HIV/TB 患者抗酸染色和结核分枝杆菌培养的敏感性低，其阳性率取决于其免疫受损的程度，重度免疫受损的患者阳性率降低。

2）分子诊断技术：包括 Xpert MTB/RIF 检测技术、LAMP 技术、荧光定量 PCR、二代测序技术等，对患者痰、血标本中结核分枝杆菌核酸中特异的靶序列进行检测，其敏感性较高，但也受 HIV 患者免疫受损程度的影响。Nliwasa 等人报道，在 HIV 相关患者中，LAMP 敏感性较低，为 65%（48%~79%）。自 2013 年以来世界卫生组织对疑似感染艾滋病毒相关结核病或耐多药结核病的成人或儿童建议进行 Xpert MTB/RIF 检测技术。

3）药物敏感性试验：包括分子药敏试验和传统药敏试验。WHO 推荐对所有 HIV/TB 患者在治疗前均应该做结核分枝杆菌培养和药敏试验，特别是快速培养和分子药敏试验等，尽早确定耐药结核。

3. 免疫学检查

CD4+ T 淋巴细胞检测：目前 CD4+ T 淋巴细胞亚群常用的检测方法为流式细胞术，可直接获得 CD4+ T 淋巴细胞数绝对值，或通过白细胞分类计数后换算为 CD4+ T 淋巴细胞绝对数。CD4+ T 淋巴细胞计数的临床意义：了解机体免疫状态和病程进展、确定疾病分期、判断治疗效果和 HIV 感染者的并发症。HIV/AIDS 患者 T 细胞总数降低，CD4+ T 淋巴细胞降低。

结核菌素皮肤试验常用结核菌素纯蛋白衍生物（PPD）行皮肤试验。HIV/TB 患者 PPD 多为阴性，特别是 CD4 细胞计数<200 时。

γ-干扰素释放试验(IGRAs)：主要用于 LTBI 诊断。中华医学会结核病学分会建议：对 HIV 感染人群进行 LTBI 筛查，单用 PPD 试验的敏感度不高，应单用 IGRAs 或联合使用 PPD 试验，在方法选择上优先考虑细胞检测技术。

结核抗原检测：阿拉伯甘露聚糖脂(lipoarabinomannan，LAM)，其是结核分枝杆菌细胞壁的一个组成部分，尿 LAM 检测是一种基于尿液的抗原检测，可以允许快速启动治疗，有助于降低艾滋病毒合并感染患者的死亡率，目前 WHO 推荐其主要用于 CD4<100 个/μL 艾滋病合并结核患者。如在活动性结核患者的尿液中发现，LAM 阳性提示可能有 MTB 感染，在 $CD4^+$ T 淋巴细胞计数低(<50 个/μL)的 HIV 感染者中表现最佳(总灵敏度 39%~66.7%)，对所有 $CD4^+$ T 淋巴细胞计数水平特异性均大于 98%。此外，可联用尿液 LAM 与 Xpert MTB/RIF 诊断成人 TB/HIV 感染、联用尿液 LAM 与粪便 Xpert MTB/RIF 诊断儿童 TB/HIV，适合在结核病高负担国家推广，可提高诊断效率，同时方便易行。由于该方法对未感染艾滋病毒的患者的结核病诊断缺乏敏感性，该方法的应用可能受到限制。

## 四、影像学检查

影像学检查对于 AIDS 患者结核病的筛查和诊断具有重要价值。肺结核合并 HIV 感染者影像学表现主要取决于 HIV 相关免疫缺陷程度。HIV 感染早期免疫抑制不严重时，影像学表现与单纯肺结核类似。TB/HIV 常见影像学特点：①双肺弥漫性粟粒样病变多见；②病变广泛，可侵及多个部位，中下肺野病变多见，上叶尖后段病变较少；③空洞较少见；④可伴有纵隔淋巴结肿大，肺门淋巴结肿大较少见；⑤也可呈弥漫性间质浸润；⑥常伴有胸、腹、心包腔积液。晚期 AIDS 患者肺结核影像学表现与免疫功能尚可的 AIDS 患者存在明显不同：肺下叶、中叶间质性和粟粒样渗出多见，而空洞性病变少见；胸内淋巴结病变多见，常表现为纵隔淋巴结肿大而肺门淋巴结病变相对少见。

## 五、诊断和鉴别诊断

HIV 感染/AIDS 患者结核病的临床表现及诊断有其自身特殊性，不能将用于普通人群结核病的诊断方法和思路简单地套用于 HIV 感染/AIDS 患者结核病的诊断中。HIV 感染/AIDS 患者结核病的诊断需要结合临床表现、辅助检查、影像学与病理检查结果来进行综合判断，在进行诊断时，应注意患者的免疫功能状态，因为免疫缺陷程度对患者的临床表现及结核病诊断技术的灵敏性与特异性均可能存在一定影响。结核病可出现在任何 $CD4^+$ T 淋巴细胞计数水平的 HIV/AIDS 患者中。$CD4^+$ T 淋巴细胞计数较高患者的临床表现与普通结核病患者类似，而 $CD4^+$ T 淋巴细胞计数低的患者常表现为肺外结核病或播散性结核病。

艾滋病患者合并结核病：①PPD 阳性；②不能用其他原因解释的长期发热、盗汗、食欲缺乏、倦怠、头痛、嗜睡等；③肺部出现"非典型阴影"；④抗感染治疗后肺部病变变化较小；⑤淋巴结肿大时应考虑结核病可能。诊断需要结合临床表现、辅助检查、病理学检查以及影像学检查结果来进行综合判断。主要诊断依据：①临床表现和较为典型的影像学表现；②痰抗酸染色或结核分枝杆菌培养或 PCR 阳性；③PPD 和(或)γ-干扰素释放试验阳性；④病变活检可见结核病的特征性病理改变等。此外，可根据 HIV/TB 患者药敏试验结果诊断 DR-TB。

结核病患者合并艾滋病的诊断：①鹅口疮、全身淋巴结明显肿大、淋巴细胞减少、呼吸困难等；②多发的肺外结核、肺结核迅速进展；③反复并发其他条件致病菌感染应想到合并艾滋病的可能，确诊应根据 HIV 抗体阳性。

## 六、治疗

抗结核方案：结核病合并艾滋病的治疗原则与普通患者相同，但抗结核药物使用时应注意与抗病毒药物之间的相互作用及配伍禁忌。且针对 TB/HIV 患者建议全程采用每日服药的直接面视下督导化疗（directly observed treatment，DOT）治疗策略而不主张采取间歇治疗，并且强调 DOT 直服药原则。目前主张合并结核病的患者尽早启动 ART，推荐在抗结核治疗后 2 周内尽早启动 ART。对于合并活动性结核病的儿童无论 CD4$^+$ T 淋巴细胞水平多少均建议在抗结核后 2 周内尽早启动 ART。HIV 感染孕妇合并活动性结核病，为了母亲健康和阻断 HIV 母婴传播，ART 也应尽早进行。如合并耐药结核病［包括耐多药结核病（MDR-TB）或泛耐药结核病（XDR-TB）］，在使用二线抗结核药物后 8 周内开始 ART。对于中枢神经系统结核病患者，早期启动 ART 发生 IRIS 的风险较高，这类患者启动 ART 的最佳时机尚未明确，通常建议在抗结核后的 4~8 周启动 ART。

1. 敏感结核病合并 HIV 感染患者的方案

对于敏感结核病合并 HIV 感染患者，应该及早进行抗结核治疗。敏感的 TB/HIV 患者同 HIV 阴性者抗结核治疗一样，首选一线四联初治方案：异烟肼+利福平（利福布汀）+吡嗪酰胺+乙胺丁醇，以此四联疗法强化治疗 2 个月，然后再用异烟肼+利福平（利福布汀）继续巩固期治疗 4 个月，对于抗结核治疗 2 个月后结核分枝杆菌痰培养仍为阳性的肺结核或胸部 X 线片上出现空洞的结核病或播散性肺外结核或强化期未能使用吡嗪酰胺的患者，抗结核疗程均应延长至 9 个月。神经系统结核疗程应该延长至 9~12 个月，骨、关节及脊柱结核疗程通常为 6~9 个月，其他部位肺外结核疗程通常为 6 个月。对于 HIV 感染/AIDS 合并结核病患者，均建议在抗结核治疗期间启动 ART，如果在抗结核治疗期间未启动 ART，可将抗结核疗程延长至 9 个月。美国 CDC 更新的《HIV-1 感染的成人及青少年机会性感染的预防与治疗指南》的推荐与中国共识一致。但欧洲艾滋病协会（European AIDSClinical Society，EACS）发布的《指南 9.1 版》指出也可采用强化期不包含乙胺丁醇的三联疗法。一项针对敏感肺结核短程治疗方案的研究显示，4 个月短程治疗方案（先使用异烟肼+利福喷丁+莫西沙星+吡嗪酰胺进行 2 个月的强化期治疗，然后使用异烟肼+利福喷丁+莫西沙星进行 2 个月的继续期治疗）的抗结核疗效非劣效于传统的标准 6 个月治疗方案。基于这一研究结果，WHO 还推荐此短程治疗方案可作为敏感肺结核（包括 HIV 感染/AIDS 人群）治疗的选择方案。然而，这一短程方案尚未在 HIV 感染/AIDS 患者中进行充分评价，临床上需对此问题进行进一步研究。对于临床表现和相关检查尤其是影像学检查结果高度怀疑结核病的 HIV 感染/AIDS 患者，可在采集相关标本进一步送检后尽快开始抗结核治疗，方案参考敏感肺结核，同时根据痰分枝杆菌菌型鉴定结果进行调整，不推荐同时进行常规抗 MTB 和 NTB 治疗。

2. 初治失败、复发及耐药结核病合并 HIV 感染患者的方案

（1）结核病初治失败后的处理：治疗失败指的是抗结核治疗 4 个月（我国、欧洲和 WHO 定义为 5 个月）后培养仍为阳性的情况。对于药物敏感的肺结核，通常在标准治疗后 3 个月内痰培养转阴，3 个月后仍呈阳性的患者需仔细评估。主要处理如下：①分析治疗失败的可能原因：MTB 原发耐药或获得性耐药、服药依从性差、服药错误、治疗药物的血药浓度不

足等。②应回顾治疗史、完善体格检查并进行胸部影像学检查。此外，初始病原培养结果、耐药检测、治疗方案及用药依从性等情况均应仔细评估，必要时进行结核药物血药浓度监测。所有可获取的培养标本都应再次进行病原培养及 MTB 耐药检测，推荐使用直接基于临床标本或培养出的 MTB 的快速分子检测技术来进行耐药检测。③在检测结果出来之前，可先经验性使用二线抗结核药物进行抗结核治疗，而后根据耐药检测结果调整二线抗结核方案，不可在治疗失败的抗结核治疗方案基础上单个加用新的抗结核药物来进行治疗。

（2）结核病复发后的治疗：复发是指结核病完成治疗疗程（培养已经转阴）后的某个时间（通常在完成治疗后的 6~12 个月）出现涂片或培养转阳或临床上出现活动性结核病的表现。对于复发的患者，建议在治疗之前采集标本进行 MTB 培养和药物敏感检测，药物敏感检测至少要检测 MTB 对利福平和异烟肼的敏感性，推荐使用快速药物敏感检测技术进行检测，但需注意药物敏感检测结果呈现假阳性的可能。复发患者可重新使用利福平+吡嗪酰胺+异烟肼+乙胺丁醇；如患者既往用药不规则，MTB 耐药的风险高，可根据病情经验性给予扩展的强化治疗：利福平+吡嗪酰胺+异烟肼+乙胺丁醇+注射用抗结核药物+喹诺酮类药物，再根据药物敏感检测结果调整治疗方案。患者再次出现结核病还需注意排除再感染 MTB 的可能。

（3）结核病中断治疗后的处理：对于中断抗结核治疗的经治者，需根据中断治疗之前的病情及服药情况来决定继续治疗还是重新开始治疗；建议在重启治疗之前均应采集标本进行 MTB 培养和药物敏感检测，药物敏感检测至少要检测 MTB 对利福平和异烟肼的敏感性，推荐使用快速药物敏感检测技术进行检测。根据药物敏感检测结果来制订抗结核方案，并进行依从性指导。

（4）耐药肺结合并 HIV 阳性患者：对于此类患者在制定方案时，先结合本地区耐药流行情况，同时需考虑患者是否有家族耐药、结核病患者接触史、抗结核病治疗史、药敏结果及抗病毒治疗方案，采取个体化的治疗方案。

①异烟肼耐药结核病的治疗：对异烟肼耐药而对利福平敏感的结核病，推荐使用利福平（利福布汀）+乙胺丁醇+吡嗪酰胺+左氧氟沙星治疗 6 个月，不推荐在治疗方案中添加链霉素或其他注射抗结核药物。但是也有报道发现，对于未接受 HAART 的 TB/HIV 患者来说，接受 6 个月的该治疗方案结核复发率高于接受 9 个月的抗结核治疗者。

②利福平耐药结核病（rifampicin resistant tuberculosis，RR-TB）、耐多药和泛耐药的 HIV 阳性患者，抗结核治疗方案与未合并 HIV 阳性的耐药肺结核患者一致。但是需要考虑抗结核药物与抗病毒药物的相互作用，制定个体化方案。对于耐药结核病的全口服治疗方案，WHO 在《2020 年结亥病整合指南模块 4：耐药结核病治疗》推荐的全程口服短程 MDR/RR-TB 治疗方案（6 个月 BDQ+4~6Lfx/Mfx-Z-E-H$^{高剂量}$-Pto/5Lfx/Mfx-Cfz-Z-E）中说明：现有证据并未发现该方案对 HIV 阳性的耐多药结核病患者疗效存在差异，但是值得关注潜在的药物之间的相互作用或重叠毒性反应。

抗病毒治疗：（1）抗病毒时机的选择：所有合并结核病的 HIV 感染/AIDS 患者无论 CD4$^+$T 淋巴细胞计数水平的高低均应接受 ART。一般推荐在抗结核治疗后 2 周内尽早启动 ART。HIV 感染孕妇合并活动性结核病，为了母亲健康和阻断 HIV 母婴传播，ART 也应尽早进行。如合并耐药结核病（MDR-TB 或 XDR-TB），也应尽早启动 ART，在确定 MTB 耐药使用二线抗结核药物后 8 周内开始 ART。中枢神经系统结核如结核性脑膜炎等患者启动 ART 的最佳时机尚未明确，通常建议在抗结核治疗后的 4~8 周启动 ART，对于 CD4$^+$ T 淋巴细胞严重低下者仍要慎重抉择。

（2）抗病毒治疗药物：合并结核病的 HIV 感染/AIDS 患者 ART 方案和治疗原则与单纯 HIV 感染/AIDS 患者相同，但需考虑药物间相互作用、药物不良反应等问题。目前国际上共有 6 大类 30 多种药物（包括复合制剂），分别为核苷类逆转录酶抑制剂（NRTIs）、非核苷类逆转录酶抑制剂（NNRTIs）、蛋白酶抑制剂（PIs）、整合酶抑制剂（INSTIs）、融合酶抑制剂（FIs）及趋化因子 CCR5 受体抑制剂。目前我国常用的免费 HAART 方案为：替诺福韦（TDF）+拉米夫定（3TC）+依非韦伦（EFV）；齐多夫定（AZT）+3TC+EFV。尽量不选择含奈韦拉平（NVP）的方案，也可根据情况选择 TDF/恩曲他滨（FTC）、整合酶抑制剂、利匹韦林等尚未列入免费目录的抗病毒药物。多种抗结核药物与抗逆转录酶药物之间存在相互作用，其中最突出的是利福霉素类药物，而其他抗结核药物与抗病毒药物之间也存在潜在毒性反应。目前使用含利福平的抗结核治疗方案的患者推荐的首选 ART 方案为：替诺福韦+拉米夫定+依非韦伦，不能耐受替诺福韦的可选择齐多夫定（或阿巴卡韦）+拉米夫定+依非韦伦。不能耐受替诺福韦的可选择齐多夫定（或阿巴卡韦）+拉米夫定+依非韦伦。一般依非韦伦使用 600 mg/d，在体重超过 60 kg 的患者中，依非韦伦与利福平合用时需要将依非韦伦增加至 800 mg/d。也可选择替诺福韦+拉米夫定+整合酶抑制剂的 ART 方案。如多替拉韦与利福平合用时需要增加多替拉韦的剂量（50 mg，2 次/d）；拉替拉韦合并使用利福平时，建议拉替拉韦增加剂量（800 mg，2 次/d）。使用多替拉韦或拉替拉韦治疗的 HIV 感染/AIDS 合并结核病患者可以考虑使用利福布汀替代利福平，无须调整剂量。艾维雷韦/考比司他和新一代的整合酶抑制剂比克替拉韦均不推荐和利福霉素类药物合用。

如抗结核使用的是利福布汀，则 ART 方案可使用 PI，但需注意调整相关药物的剂量，与 PI 合用时利福布汀的推荐剂量为 0.15 g/d。

表 18-4　抗结核药物与抗病毒药物之间的相互作用

| 抗结核药物 | 抗 HIV 药物 | 合并用药对彼此的影响 | 临床注意及推荐剂量 |
| --- | --- | --- | --- |
| 异烟肼 | 所有抗 HIV 药物 | 无显著影响 | 可合用，使用标准剂量 |
| 乙胺丁醇 | 所有抗 HIV 药物 | 无显著影响 | 可合用，使用标准剂量 |
| 吡嗪酰胺 | 所有抗 HIV 药物 | 无显著影响 | 可合用，使用标准剂量 |
| 利福平 | 依非韦伦 | 依非韦伦 AUC 下降 26% | 保持依非韦伦原剂量，建议有条件者检测血药物浓度 |
| | 依曲韦林 | 可能显著降低依曲韦林浓度 | 不推荐合用 |
| | 奈韦拉平 | 奈韦拉平浓度下降 20%~58% | 不推荐合用 |
| | 利匹韦林 | 利匹韦林 AUC 下降 80% | 不可合用 |
| | 多拉韦林 | 多拉韦林 AUC 下降 88% | 不可合用；利福平停用后如准备使用多拉韦林，则至少间隔 4 周以上才可开始应用多拉韦林 |

**续表18-4**

| 抗结核药物 | 抗HIV药物 | 合并用药对彼此的影响 | 临床注意及推荐剂量 |
|---|---|---|---|
| | PI | PI血药浓度下降大于75% | 无论是PI/r还是含考比司他增强的PI(PI/c)，均不推荐与利福平合用 |
| | 多替拉韦 | 与单用多替拉韦(50 mg, 2次/d)相比，利福平与多替拉韦(50 mg, 2次/d)合用时，多替拉韦AUC下降54%，Cmin下降72%；与单用多替拉韦(50 mg, 1次/d)相比，利福平与多替拉韦(50 mg, 2次/d)合用时，多替拉韦AUC上升33%，Cmin上升22% | HIV对整合酶抑制剂无可疑或确定的耐药突变时，与利福平合用时，推荐多替拉韦的剂量为50 mg/次，2次/d；若有可疑或确定耐药突变者，建议将利福平换为利福布汀 |
| | EVG/c | 艾维雷韦和考比司他的血药浓度可能会明显降低 | 不可合用 |
| | 拉替拉韦 | 与单用拉替拉韦(400 mg/次, 2次/d)相比，利福平与拉替拉韦(400 mg/次, 2次/d)合用时，拉替拉韦AUC下降40%，Cmin降低61%；与单用拉替拉韦(400 mg/次, 2次/d)相比，利福平与拉替拉韦(800 mg/次, 2次/d)合用时，拉替拉韦AUC上升27%，Cmin降低53% | 推荐的拉替拉韦用法为800 mg/次，2次/d；密切监测抗病毒疗效或考虑将利福平换为利福布汀；不推荐每日给药1次的拉替拉韦方案(1200 mg/次，1次/d)与利福平合用 |
| | BIC | BIC的AUC下降75% | 不可合用 |
| | 替诺福韦 | 替诺福韦的AUC无变化 | 无须调整剂量 |
| | TAF | 与单用TAF相比，TAF与利福平合用后，TAF的AUC降低55%，二磷酸替诺福韦(tenofovir diphosphate)的AUC下降36%，与单用替诺福韦相比，TAF与利福平合用后，二磷酸替诺福韦的AUC上升4.2倍，与单用TAF相比(25 mg/次, 1次/d)，TAF(25 mg/次, 2次/d)与利福平合用后，TAF的AUC降低14%，二磷酸替诺福韦的AUC下降24% | 不推荐合用，与单独使用替诺福韦相比，当TAF与利福平合用时，细胞内二磷酸替诺福韦的浓度要高，但其临床结局并未得到充分评价，临床上如必须合用，则需密切监测抗病毒疗效 |

3. 结核相关免疫重建炎症综合征 ( tuberculosisassociated immune reconstruction inflamatory syndrome, TB-IRIS) 的诊断及处理

TB-IRIS是HIV感染/AIDS合并MTB感染者：是指接受ART后较早出现的并发症，以局部或全身性过度炎症反应为特征，主要有2种类型：治疗矛盾型免疫重建炎症综合征 (immune reconstruction inflamatory syndrome, IRIS) 和暴露型IRIS。

治疗矛盾型IRIS：在临床上相对多见，通常发生在ART后的1~4周，是指合并结核病的HIV感染/AIDS患者接受抗结核治疗后临床症状改善，接受ART后，由于免疫系统对炎症反应能力的增强，结核病症状可能再加重，除发热外，患者可有胸膜浸润或者出现新结核病灶，

同时纵隔淋巴结或外周淋巴结肿大，皮肤或内脏出现结核脓肿、结核性关节炎或骨髓炎等。治疗矛盾型 TB-IRIS 诊断的参考标准：①HIV 感染/AIDS 合并结核病患者接受抗结核治疗后临床状况改善，接受 ART 后，结核病的临床症状出现恶化。在患者对 ART 产生应答的同时，伴随着过度炎症反应，结核病病情加重及病灶扩大或新出现病灶；②这种临床症状加重与新的机会性感染、HIV 相关性肿瘤、药物不良反应、耐药或治疗失败无关；③ART 后 HIV 载量下降和/或 CD4$^+$ T 淋巴细胞计数增加。治疗：治疗矛盾型 TB-IRIS 通常具有自限性，轻度 IRIS 可使用非甾体类解热镇痛药物如布洛芬进行治疗，无须调整抗病毒和抗结核治疗方案；出现化脓性淋巴结炎或脓肿的患者可能需要穿刺排脓。症状明显的 TB-IRIS 可使用糖皮质激素进行治疗：①使用含利福平的抗结核治疗方案者，可使用泼尼松 1.5 mg/(kg·d) 治疗 2 周，后 0.75 mg/(kg·d) 治疗 2 周；②使用含利福布汀和增强型 PI 的治疗方案者，可使用泼尼松 1.0 mg/(kg·d) 治疗 2 周，后 0.5 mg/(kg·d) 治疗 2 周。预后：治疗矛盾型 TB-IRIS 通常持续 2~3 个月，但部分患者的症状可持续数月甚至更长时间，持续时间长的患者通常表现有化脓性淋巴结炎和脓肿形成。一项荟萃分析显示，HIV 感染/AIDS 合并结核病患者中 TB-IRIS 导致的死亡并不常见，TB-IRIS 相关死亡病例占比为 2%。

暴露型 IRIS：暴露型 IRIS 是指亚临床未识别的结核感染在启动 ART 后新出现结核病表现，临床症状出现快且类似于细菌性肺炎，局部也可出现淋巴结炎和脓肿，暴露型 IRIS 在临床上相对少见。对于暴露型 TB-IRIS 应进行标准的抗结核治疗，症状严重危及生命者，可考虑加用糖皮质激素治疗。

4. 预防

由于 HIV 感染者细胞免疫功能缺陷，结核病肉芽肿不易形成，使得结核病的临床表现不典型，易于误诊和漏诊，因此早期识别预防至关重要。人体感染结核分枝杆菌后可表现为结核潜伏感染和结核病 2 种情况。LTBI 指的是机体对 MTB 抗原刺激产生持续的免疫应答但无明显活动性结核病的一种状态，也称为 MTB 感染。感染者没有结核病的症状和体征，痰等各种标本抗酸染色涂片和培养均为阴性，影像学检查正常。LTBI 不具有传染性，但机体免疫状态发生改变后可进展为活动性结核病，在某些情况下，MTB 可以一直呈潜伏感染而不发病，是否进展为活动性结核病与机体的免疫状态密切相关。HIV 感染者 LTBI 进展为结核病的风险较 HIV 阴性者显著增加，其风险为每年 3%~16%。依据 WHO 指南，HIV 感染/AIDS 患者（包括已接受 ART 的患者、孕妇和曾经接受过抗结核治疗者）如排除了活动性结核病的可能，无论免疫抑制的程度或即使未进行 LTBI 检测的情况下，均应接受结核病预防治疗。对于无结核病依据的结核菌素皮肤试验（tuberculin sckin test, TST）或 γ 干扰素释放试验（interferon gamma releaseassays, IGRA）阳性 HIV 感染者，或者 TST 或 IGRA 阴性但密切接触结核病的 HIV 感染者推荐预防用药。目前国内外相关指南均建议对 HIV/AIDS 合并结核分枝杆菌潜伏性感染的患者给予预防性抗结核治疗。推荐方案为：①异烟肼 5 mg/(kg·d)，每天最大剂量不超过 300 mg，6~12 个月，多为 9 个月，可同时联用维生素 B6(25 mg/d) 以减少周围神经炎的发生。②异烟肼[剂量为 5 mg/(kg·d)]联合利福平[剂量为 10 mg/(kg·d)]方案，每日 1 次口服，疗程为 3 个月。③利福喷丁（剂量为每周 900 mg）加异烟肼（剂量为每周 900 mg），每周 1 次口服，疗程为 12 周。亦可选用以下方案：④利福平[剂量为 10 mg/(kg·d)]方案，每日 1 次口服，疗程为 4 个月。⑤利福喷丁（600 mg/d）加异烟肼（300 mg/d），每日 1 次口服，疗程为 1 个月。

当然合并 LTBI 的 HIV 感染/AIDS 患者予以抗结核治疗同时建议尽早接受 ART, ART 方案与普通 HIV 感染/AIDS 患者相同, 但需考虑到药物不良反应增加的可能。目前, 我国常用的免费 ART 方案为: 替诺福韦+拉米夫定+依非韦伦, 齐多夫定+拉米夫定+依非韦伦。不选择含奈韦拉平的方案, 可根据情况选择替诺福韦/恩曲他滨、丙酚替诺福韦(tenofovir alafenamide, TAF)/恩曲他滨、整合酶抑制剂、利匹韦林、多拉韦林等尚未列入免费目录的抗病毒药物。使用上述方案③(利福喷丁+异烟肼, 每周 1 次口服, 疗程为 12 周)进行 TPT 时, ART 可选择含依非韦伦或拉替拉韦(拉替拉韦剂量为 400 mg, 每日 2 次)的方案; 方案③与多替拉韦合用时无须调整多替拉韦剂量, 因此, 此时 ART 也可使用含多替拉韦(剂量为 50 mg, 每日 1 次口服)的方案。使用上述方案⑤(利福喷丁+异烟肼, 每日 1 次口服, 疗程为 1 个月)进行 TPT 时, ART 应选择含依非韦伦的方案而不选择含拉替拉韦或多替拉韦的方案。

## 第四节　肺结核合并肝功能不全治疗

肝脏是人体内最大的腺体, 具有分泌、排泄、合成、生物转化及免疫等多种生理功能。各种致肝损害因素作用于肝脏后, 引起肝脏组织变性、坏死、纤维化及肝硬化等结构的改变, 同时导致上述各种功能障碍, 出现黄疸、出血、继发感染、肾功能障碍、顽固性腹水及肝性脑病等一系列临床综合征, 称为肝功能不全。抗结核药物可引起肝功能损伤, 肝功能不全的基础上合并肺结核时, 抗结核药物的应用非常困难。因此肺结核合并肝功能不全是我们需要关注的重点, 本章节重点讨论治疗方面的内容。

### 一、肺结核合并肝功能不全的治疗原则

肺结核合并肝功能不全时的化疗原则仍需遵循结核病化疗原则, 但更强调早期和适量, 具体选用何种抗结核药物仍应根据肝病和结核病的病情而定。

1. 凡有肝炎病史, 又有药物或食物过敏史者, 即使多年来肝功能正常, 抗结核药物引起肝损伤的发生率亦明显增多, 且停药后肝损伤继续加重, 因此, 在选择抗结核药物时慎用对肝毒性较大的抗结核药物, 如 RFP、PZA、Eto/Pto、PAS 等。

2. 单 HBsAg 阳性者仍可应用常规抗结核药物, 但应定期复查肝功能, 在治疗过程中如发生轻度的单项 ALT 增高, 可在不减少抗结核药物的情况下继续观察, 或加用保肝药物。若 ALT 升高明显或速度较快, 则应适当减量或暂时停药。如 ALT 升高的同时伴有黄疸和(或)食欲缺乏、恶心、呕吐等消化道症状, 则应高度警惕患者发生急性或亚急性重症肝炎, 在无其他原因可以解释的情况下, 必须立即停用所有对肝脏有毒性的药物, 同时积极保肝治疗。

3. 对于多项病毒感染指标阳性, 尤其有 ALT 增高的患者, 应在保肝治疗及密切监测的基础上, 酌情选择氨基苷类、INH、Pa、RFT、喹诺酮类等对肝脏毒性较小的抗结核药物组成化疗方案, 并适当延长疗程。

4. 对于肝硬化等重症晚期肝病患者, 肝损伤程度较重, 应尽量选择对肝脏无毒性的药物, 如氨基苷类、EMB、喹诺酮类等, 必要时可加用 INH。治疗过程中应严密监测患者肝功能, 根据肝功能情况及时调整药物剂量和种类。必要时可改每天给药为隔天给药, 以减少肝

功能损伤的发生率。

抗结核治疗上，我们应尽量做到既不损害肝脏又不影响抗结核疗效，以最小的损失换取最大的利益。

## 二、抗结核药物所致药物性肝功能损伤的治疗

在抗结核治疗过程中可能会出现各种不同类型的药物不良反应，其中以抗结核药物性肝损伤（anti-tuberculosis drug-induced liver injury，ATB-DILI）最为多见，危害性最大，也是我国药物性肝损伤（drug-induced liver injury，DILI）的常见原因之一，轻者表现为一过性转氨酶升高，重者可致肝衰竭，甚至危及生命，部分患者因此不得不中止抗结核治疗，从而影响结核病的治疗效果。抗结核治疗过程中一旦出现肝功能损伤，正确的处理既能及时纠正肝功能异常、逆转肝功能损伤，也能及时调整抗结核方案，保证患者抗结核治疗的顺利完成，有助于提高抗结核治疗的完成率和治愈率，防止耐药结核病的发生。

### （一）ATB-DILI 的处理原则

1. 治疗前应综合评估患者的结核病病情、肝损伤程度、相关危险因素及全身状况等。

2. ALT<3 倍 ULN，无明显症状及黄疸者，可在密切观察下保肝治疗，并酌情停用肝损伤发生频率高的抗结核药物。

3. ALT≥3 倍 ULN，或总胆红素≥2 倍 ULN，应停用肝损伤相关的抗结核药物，保肝治疗，密切观察。

4. ALT≥5 倍 ULN，或 ALT≥3 倍 ULN 伴有黄疸、恶心、呕吐、乏力等症状，或总胆红素≥3 倍 ULN，应立即停用所有与肝损伤相关的抗结核药物，监测凝血酶原活动度（PTA）变化，积极保肝治疗，严重肝损伤患者应采取综合治疗措施，有肝功能衰竭表现时应积极采取抢救措施。

### （二）ATB-DILI 的治疗

1. 一般处理：包括休息、营养支持、维持水和电解质及热量平衡等。

2. 保肝治疗

主要保肝药物有：

（1）甘草酸制剂：包括甘草酸单胺和甘草酸二铵，该类药物具有较强的抗炎、保护肝细胞膜及改善肝功能的作用，可明显减轻氨基半乳糖对肝脏的损伤，改善免疫性因子对肝脏的慢性损伤。

（2）还原型谷胱甘肽：还原型谷胱甘肽主要在肝脏合成，广泛分布于各组织器官，可与体内过氧化物和自由基结合，具有对抗氧化剂破坏巯基及脏器、保护细胞中含巯基的蛋白和酶的作用。

（3）双环醇：可通过抑制炎症因子表达和抗氧化作用，保护细胞膜、改善线粒体和减少细胞凋亡，促进蛋白质合成，具有抗炎、抗氧化、保护肝细胞膜及细胞器等作用，临床上可用于肝细胞损伤型和混合型药物性肝损伤。

（4）水飞蓟素制剂：具有抗脂质过氧化、清除自由基、维持细胞膜稳定性和促进肝细胞再生等作用。

（5）硫普罗宁：该药为含活性巯基的甘氨酸衍生物，是新型代谢改善解毒剂，具有较强的防治四氯化碳、乙醇及氨基半乳糖所致急性肝损伤，抑制过氧化物产生，保护肝线粒体结构并改善其功能的作用。

（6）必需磷脂：该药为复方制剂，主要成分为必需磷脂（天然胆碱磷酸二甘油酯、亚麻酸、亚油酸和油酸）、维生素 $B_1$、维生素 $B_2$、维生素 $B_6$、维生素 $B_{12}$ 和烟酰胺等，具有促进肝细胞膜再生、降低脂肪浸润、协调磷脂和细胞膜的功能。

（7）葡醛内酯：具有保护肝脏及解毒作用，与含有羟基或羧基的毒物结合，形成低毒或无毒结合物由尿排出。

3. 降低胆红素

主要的利胆类药物有：

（1）腺苷蛋氨酸：具有调节肝脏细胞膜流动性、促进解毒过程中硫化产物合成的作用。

（2）熊去氧胆酸：具有稳定细胞膜、免疫抑制和保护线粒体的作用，同时有明显的利胆作用，增加胆汁引流。

（3）茴三硫：具有促进胆汁、胆酸和胆色素分泌的作用，并可增强肝脏解毒功能。

（4）茵桅黄：具有清热、解毒、利湿退黄的作用，可用于急性、迁延性、慢性肝炎。

（5）门冬氨酸钾镁：为体内草酰乙酸的前体，在三羧酸循环中起重要作用，对于急性、慢性肝炎伴有高胆红素者效果较好。

4. 降酶治疗：对于血清转氨酶水平较高且有因转氨酶升高而出现乏力、食欲不振、恶心和呕吐等胃肠道症状者，可在保肝治疗的基础上适当和短期使用降酶药物。代表药物有联苯双酯，该药为五味子丙素的中间体，近期降低 ALT 的作用较为肯定，但远期疗效较差，停药后容易反跳，且有用药后出现黄疸及病情恶化的报道，应引起重视。

5. 改善肝细胞能量代谢：腺苷三磷酸、辅酶 A、肌苷和维生素类等可通过改善肝细胞能量代谢，在一定程度上起到保护肝细胞的作用，也可以适当使用 B 族维生素等。脂溶性维生素的剂量较大时可能加重肝脏负担，一般不建议使用。

6. 糖皮质激素：糖皮质激素对 ATB-DILI 的疗效尚缺乏随机对照研究，应严格掌握适应证。用于超敏或自身免疫征象明显且停用肝损伤药物后生物化学指标改善不明显甚至继续恶化的患者，应充分权衡治疗收益和可能的不良反应，以避免结核病病情加重。

7. 重度肝损伤及肝衰竭的治疗：重症患者在上述治疗的基础上，可选用 N-乙酰半胱氨酸（NAC）。NAC 可清除多种自由基，临床越早应用效果越好，并可提高早期无肝移植患者的生存率。促肝细胞生长素可刺激正常肝细胞 DNA 合成，促进肝细胞再生，可用于亚急性重型肝炎的辅助治疗。重症 DILI 患者可用人工肝或人工肾支持疗法。对急性肝功能衰竭（acute liver failure，ALF）、亚急性肝功能衰竭（subacute liver failure，SALF）和失代偿性肝硬化等重症患者，可考虑肝移植。

**（三）肝功能恢复中和恢复后的抗结核药物应用原则**

肝功能恢复中和恢复后如何应用抗结核药物，国内外均无统一的规定和标准，对此国内专家组认为，应根据患者的肝损伤程度、有无肝损伤相关危险因素和结核病严重程度等进行综合判断，建议如下：

1. 对于仅表现为单纯 ALT 升高的肝损伤患者，待 ALT 降至<3 倍 ULN 时，可加用 SM 或

Am、INH 和 EMB，每周复查肝功能，若肝功能进一步恢复则加用 RFP 或 RFT，待肝功能恢复正常后，视其基础肝脏情况等考虑是否加用 PZA。

2. 对于 ALT 升高伴有总胆红素升高或黄疸等症状的患者，待 ALT 降至<3 倍 ULN 及总胆红素<2 倍 ULN 时，可加用 SM 或 Am、EMB 和氟喹诺酮类药物，若肝功能进一步恢复则加用 INH，待肝功能恢复正常后，视其结核病严重程度及基础肝脏情况等考虑是否加用 RFT 或 PZA。

3. 对于肝损伤合并过敏反应(同时有发热、皮疹等)的患者，待机体过敏反应全部消退后再逐个试用抗结核药物。试药原则：可先试用未曾用过的药物，此后按照药物致敏可能性由小到大逐步试药。如考虑为 RFP 引起的超敏反应，不建议再次试用。

### (四) ATB-DILI 的预防

ATB-DILI 是影响抗结核治疗效果的重要因素之一，有效地预防可减少 DILI 的发生。

1. 抗结核治疗前应详细询问既往用药史及有无酗酒史和肝病史等，同时应进行较全面的检查，包括肝脏生化指标、肝炎病毒血清免疫标志物检查等，必要时进行肝脏、胆囊影像学检查等。

2. 有高危因素的患者需谨慎选用抗结核药物，尽量少用或慎用肝损伤发生频率较高的抗结核药物。治疗结核病并发肝脏基础疾病时仍要遵循结核病基础化疗原则，但需强调在治疗前评估患者的肝脏功能，应避免选择可致肝损伤的多个药物联合应用，降低重度 DILI 的发生风险。

3. 在抗结核治疗中严密监测肝脏生化指标的变化：

(1)有高危因素：前 2 个月每 1~2 周监测肝功能 1 次，此后若肝功能正常可每月监测 1~2 次。

(2)无高危因素：每月监测肝功能 1 次，出现肝损害可疑症状时应及时监测肝功能。发生 ATB-DILI 后，根据肝功能损伤程度每周监测肝功能相关指标 1~2 次。

4. 应尽可能避免同时并用其他损害肝脏的药物，如唑类抗真菌药、甲氨蝶呤、抗痉挛药、氟烷或对乙酰氨基酚等。在抗结核药物使用期间应避免饮酒。MTB/HIV 双重感染患者 DILI 的发生率高于单纯结核病患者，若无法耐受标准抗结核治疗方案，需要适当调整抗结核治疗方案。

5. 对合并慢性乙型病毒性肝炎的患者，如具有抗病毒治疗指征，则应尽快采用核苷类药物抗病毒治疗，同时或稍后进行抗结核治疗；对合并丙型病毒性肝炎的患者，可根据其肝功能状况、HCV-RNA 定量水平和结核病病情，决定抗病毒和抗结核治疗的顺序。

6. 推荐根据 NAT2 的基因多态性指导 INH 的剂量，慢代谢者减少剂量，中间代谢和正常代谢者用常规剂量。

7. 建议对有高危因素的患者给予预防性保肝治疗。但对于无高危因素的患者常规给予预防性保肝治疗是否能减少 ATB-DILI 的发生，目前尚缺乏充足的证据。

## 第五节 肺结核合并慢性肾脏病的治疗

慢性肾脏病(Chrone kidney disease, CKD)是指各种原因引起的肾脏结构或功能异常≥3个月，包括出现肾脏损伤标志(白蛋白尿、尿沉渣异常、肾小管相关疾病、组织学检查异常及影像学检查异常)或有肾移植病史，伴或不伴肾小球滤过率(glomerular filtration rate, GFR)下降，或不明原因的GFR下降[GFR<60 mL/(min·1.73 m)≥3个月]。CKD的主要病因为：原发性与继发性肾小球肾炎、高血压肾小动脉硬化、糖尿病肾病、肾小管间质病变(慢性肾盂肾炎、尿酸性肾病、药物性肾病等)、梗阻性肾病、肾血管疾病、遗传性肾病(多囊肾、遗传性肾炎)等。CKD患者发生结核病的风险为肾功能正常患者的4~30倍，透析和肾移植患者罹患结核病多为既往MTB潜伏感染的重新激活或供体传播，而非近期接触或感染。随着CKD的进展，结核病发病的风险增加，如透析患者，发病率是一般人群的6.0~52.5倍，血液透析较腹膜透析更易感染结核病，前者的结核病发病率为3.3%，而后者为1.2%。CKD患者罹患结核病受许多因素影响，包括老年、男性、糖尿病、艾滋病、免疫抑制药物的使用、生活方式以及社会经济学因素等，其中糖尿病为尤为重要的影响因素，可使结核发病风险升高3倍。全球结核病例中，超过15%合并有糖尿病。CKD患者感染结核病后易播散至肺外，肺外结核发生率可达30%~77.3%。肾移植术后结核分枝杆菌感染常表现为播散性结核病，病死率极高。

目前国际公认按照GFR将CKD分为5期：

1期 GFR正常或升高≥90 mL/(min·1.73 m$^2$)

2期 GFR轻度降低60~89 mL/(min·1.73 m$^2$)

3a期 GFR轻到中度降低45~59 mL/(min·1.73 m$^2$)

3b期 GFR中到重度降低30~44 mL/(min·1.73 m$^2$)

4期 GFR重度降低15~29 mL/(min·1.73 m$^2$)

5期 终末期肾脏病GFR<15 mL/(min·1.73 m$^2$)或透析。

过去我们熟知的慢性肾衰竭(chronic renal failure, CRF)是指CKD引起的GFR下降及与此相关的代谢紊乱和临床症状组成的综合征，主要为CKD 4~5期及一部分3b期的群体。急性肾损伤(acute kidney injury, AKI)是短时间内肾功能快速减退而导致的临床综合征，因其发病迅速、病情危重、肾功能及血流动力学不稳定，即使合并结核感染也不适宜进行抗结核治疗，如果确需抗结核治疗，建议参照CRF的抗结核治疗原则实施。本章重点讨论肺结核合并CKD患者的治疗。

### 一、CKD的治疗

(1)积极治疗原发疾病。

(2)避免及纠正危险因素，严格控制血压、血糖、血脂、降低蛋白尿。

(3)积极控制感染，尤其泌尿道和呼吸道感染，要防止双重感染。

(4)积极纠正水电解质及酸碱平衡失调。

(5)防治心脑血管疾病。

（6）高热量、优质低蛋白、低磷饮食配以必需氨基酸、适当的维生素、物质和微量元素。CKD 患者合并结核病时，应适当增加蛋白质摄入量，以改善患者的营养状况。

（7）避免受凉、受湿和过劳，预防感冒，避免损害肾脏药物的使用。

（8）充分有效透析可避免药物蓄积，也可改善患者免疫状态。抗结核治疗期间血液透析剂量要充分：每周 3 次，每次至少 4 h，每周的尿素清除指数 Kt/V 达到至少 2.0。

（9）并发症需综合治疗，纠正贫血，防止消化道出血，高凝状态者需用抗凝治疗。病情进展者宜及早开始透析治疗。

## 二、抗结核治疗

### 1. 治疗原则

抗结核治疗必须遵循早期、适量、联合、规律、全程的原则进行，由于 CKD 患者常合并其他基础疾病，制定抗结核治疗方案须综合考虑患者年龄、整体健康情况、合并症、感染部位、耐药性、GFR 下降对药物代谢动力学影响等因素，在治疗时间、药物种类、药物剂量、给药间隔、疗程等方面进行个体化综合治疗。抗结核治疗难点主要如下：①患者代谢障碍及免疫功能减退，造成患者耐受性差，易产生不良反应，造成治疗中断。②肾功能损害使抗结核药物选择受限，难以组成有效抗结核治疗方案。③药物不断调整诱发结核分枝杆菌的进一步耐药。④治疗延迟及治疗失败造成耐药菌的进一步传播。

### 2. CKD 患者抗结核药物的药代动力学特征

CKD 患者因为 GFR 下降、低蛋白血症、使用免疫抑制剂、合并症以及透析等原因影响药代动力学，抗结核治疗不良反应比普通结核患者明显增高。

（1）异烟肼（INH，H）：主要经肝脏代谢。相对分子质量为 137，血浆蛋白结合率仅 0～10%，部分通过肝脏乙酰化为乙酰异烟肼、异烟酸等，最后与少量原型药一起由肾排出。肝、肾功能不全时半衰期可能延长。CRF 患者无须调整剂量。可经血液透析与腹膜透析清除，血液透析中 INH 的清除率大约为 150 mL/min，5 h 血液透析可清除药物总量的 73%，故建议在透析结束后给药。国外有研究用在血液透析后双倍剂量给药，每周 3 次，药物峰值浓度高，但不良反应发生率亦高。药代动力学研究显示，肾衰竭时 INH 乙酰化减慢，其半衰期延长45%。但不良反应发生率并未因此增加，亦不需要监测药物浓度。此外，有证据表明降低剂量不但减低药效，耐药风险也增加。所以，尽管肾衰竭患者在使用 INH 时更容易出现神经毒性，但仍不推荐减轻剂量。

（2）对氨基水杨酸异烟肼（Pa）：本品为 INH 与 PAS 的化学合成物。口服后迅速自胃肠道吸收，并分布于全身组织和体液中，在体内逐渐分解为 INH 和 PAS。大部分在肝中乙酰化而成无活性的代谢物，主要经肾脏排泄。其药代动力学尚不完全明确。

（3）利福霉素类：主要自肝胆系统代谢。RFP 相对分子质量为 823，血浆蛋白结合率为80%～91%，大部分经肝脏代谢成有抗菌活性的代谢物去乙酰利福平，水解后形成无活性的代谢产物自尿液排出。主要经胆和肠道排泄，CRF 者无须调整剂量，不易被血液透析或腹膜透析清除。RFP 应用过程中偶可发生急性过敏性间质性肾炎和肾间质纤维化，主要发生在间歇性的含 RFP 方案治疗过程中，如果早期发现并及时治疗，通常可逆。

利福喷丁（RFT）相对分子质量为 877，血浆蛋白结合率>98%。主要在肝内去乙酰化，但比 RFP 慢，生成活性代谢产物 25-乙酰化利福喷丁，其血浆蛋白结合率为 93%。药物及其代谢产物主要经胆和肠道排泄，仅 17% 经肾脏排泄，CRF 患者无须调整剂量。

利福布汀(Rfb)相对分子质量为 847，血浆蛋白结合率 72%~85%。经肝内药酶代谢，主要代谢产物为 25-O-去乙酰利福布汀和 31-OH-利福布汀，前者有与原药相同的抗菌活性，后者抗菌活性为原药的 1/10。药物经消化道吸收后能迅速经胆汁排泄，经尿排泄的原型药物极少。针对肾功能不全患者的研究提示，GFR 中到重度降低 30~60 mL/(min·1.73 m$^2$)时，药时曲线下面积(AUC)增加了 41%；GFR<30 mL/(min·1.73 m$^2$)时，AUC 增加了 71%，因此建议对 CRF 患者减少 Rfb 的剂量。

(4)吡嗪酰胺(PZA，Z)：主要经肝脏代谢。相对分子质量为 123，血浆蛋白结合率 10%~20%，在肝中水解为有抗菌活性的代谢产物吡嗪酸，继而羟化成无活性产物经肾排泄。半衰期为 9~10 h，肝、肾功能不全者可能延长，有研究发现尿毒症患者存在药物蓄积或代谢延迟现象，有效血药浓度可以维持在 48 h 后，故 CKD4~5 期患者药物剂量应适当调整。血液透析 4 h 可减低 PZA 血药浓度的 55%，血中吡嗪酸浓度减低 50%~60%，推荐透析前 24 h 或透析后服药，以保证有效血药浓度，推荐剂量为 35 mg/(kg·d)、每周 3 次。腹膜透析不能清除 PZA。

(5)乙胺丁醇(EMB，E)：主要经肝脏代谢。相对分子质量为 204，血浆蛋白结合率 20%~30%，80% 以原型经肾脏排出，半衰期 3~4 h，肾功能减退者可延长至 8 h。EMB 最常见不良反应为球后视神经炎，CKD 患者发生频率比常人高。用药前应做基础视力、视神经、色觉检查，用药后每月询问并核查是否有可疑球后视神经炎，有迹象时即应停药。GFR< 70 mL/(min·1.73 m$^2$)时需要调整药物剂量，CKD 4~5 期患者的推荐剂量为 15~25 mg/ (kg·d)、每周 3 次。EMB 可经血液透析和腹膜透析清除，因此建议在透析结束时用药。

(6)氨基苷类：具有明显肾脏毒性，且主要经肾脏代谢，CRF 患者应避免使用，必须使用时，需减量并严密观察。推荐对患者进行血药浓度监测。链霉素、卡那霉素、阿米卡星 (Am)和卷曲霉素(Cm)的相对分子质量分别为 581、582、585、766，血浆蛋白结合均低(0~ 25%)，多数在 10% 以下。约 80% 的链霉素、卡那霉素、Am 和 Cm 以原型经尿液排出。链霉素的听神经损害较大，但肾脏毒性较其他氨基苷类小。氨基苷类为水溶性药物，容易被透析清除，若血液透析前给药，40% 的药物可被清除。CRF 患者的氨基苷类药物推荐剂量为 12~ 15 mg/(kg·d)、2~3 次/周。此类药物对 MTB 的杀菌作用均为浓度依赖型，故不推荐减少单次给药剂量，以减少耐药风险。

(7)氟喹诺酮类：主要经肾脏代谢。氧氟沙星、左氧氟沙星(Lfx)及莫西沙星(Mfx)的相对分子质量分别为：361、370、401。氟喹诺酮类药物经肾脏代谢的程度各不同：氧氟沙星、左氧氟沙星都依赖肾脏清除，90% 以上以原形自肾脏排出，CRF 或透析患者应适当减量。Mfx 为肝肾双通道代谢药物，约 45% 经肾脏代谢，52% 经肝脏代谢，CKD 患者可按常规剂量使用。氟喹诺酮为浓度依赖型药物，抗结核治疗时应单次足量给药，因此在 CRF 患者中，氧氟沙星、左氧氟沙星的推荐用法为 3 次/周，每次足量应用。氟喹诺酮类药物与环孢素合用，可使后者的血药浓度升高，必须监测环孢素血药浓度，并调整剂量。血液透析对氟喹诺酮类药物清除率低，透析后无须补充。

(8)环丝氨酸(Cs)：主要经肾脏排泄。相对分子质量为 102，血浆蛋白结合率非常低，65% 以原形自肾脏排出，其余 35% 在体内代谢分解。肾功能不全者可在体内蓄积，对肾功能降低、用药量>0.5 g/d 以及出现毒性体征和症状的患者，每周至少应监测 1 次血药浓度，并调整给药剂量以使血药浓度维持在 30 mg/L 以下。血液透析可清除 56% 的 Cs。美国胸科协会推荐 CRF 者减量应用，250 mg/d 或透析后 500 mg/次、3 次/周。需监控 Cs 的神经毒性。

（9）对氨基水杨酸：主要经肝脏代谢。相对分子质量为 153，血浆蛋白结合率 15%，14%~33% 以原形经肾排出。CRF 患者无须调整剂量。血液透析仅能清除 6.3% 的对氨基水杨酸，但其代谢产物乙酰对氨基水杨酸却大部分可以被清除。

（10）乙硫异烟胺/丙硫异烟胺（Eto/Pto）：主要经肝脏代谢。相对分子质量分别为 166 和 180，血浆蛋白结合率约为 10%。在肝脏代谢后经肾排出，1% 为原型，5% 为有活性代谢物，其余均为无活性代谢产物。CRF 患者无须调整剂量。血液透析不能清除。此类药物为维生素 B$_6$ 拮抗剂，可增加其肾脏排泄率，联合治疗时需增加维生素 B$_6$ 的剂量。

（11）氯法齐明（Cfz）：主要经肝脏代谢。相对分子质量为 317，0.01%~0.41% 经肾脏排出，11%~66% 的药物经粪、胆汁排泄，少量由痰液、汗液、皮脂和乳汁排出。CRF 患者无须调整剂量。药物具有高亲脂性，主要沉积于脂肪组织和网状内皮系统中，自组织中释放很慢，排泄也极缓慢，反复给药的血浆半衰期约 70 d，CRF 患者更容易蓄积并导致皮肤、毛发变色、光敏、视觉障碍，使用时应注意。

（12）利奈唑胺（Lzd）：主要通过吗啉环氧化代谢，不受肝肾功能影响。相对分子质量为 337，血浆蛋白结合率约为 31%。70% 的 Lzd 主要在血浆和组织内通过吗啉环氧化，它可产生两个无活性的开环羧酸代谢产物：氨基乙氧基乙酸代谢物（a）和羧乙基氨基乙酸代谢物（b）。药物约有 30% 以原型、40% 以代谢产物 b、10% 以代谢产物 a 经过尿液排泄；约有 6% 的代谢产物 b 和 3% 的代谢产物 a 经过粪便排泄。为非酶途径代谢，与细胞色素 P450 系统无关。由于吗啉环氧化酶广泛存在于机体内，因此 Lzd 的代谢清除基本不受基因多态性或肝肾功能影响。CRF 患者无须调整剂量。由于缺乏对两种主要代谢产物在体内蓄积的临床意义的认识，对肾功能不全患者应权衡应用 Lzd 与其代谢物蓄积潜在风险间的利弊。Lzd 及其 2 种代谢产物都可通过透析清除。Lzd 给药 3 h 后开始血液透析，在大约 3 h 的透析期内可清除约 30% 的药物剂量，因此应在血液透析结束后给药。

（13）贝达喹啉（Bdq）：主要通过肝脏代谢。相对分子质量为 671，血浆蛋白结合率>99.9%。Bdq 的体外代谢研究结果发现，肝脏中细胞色素 P450 酶 3A4（CYP3A4）与其代谢有密切关系。CYP3A4 是一种主要的细胞色素 P450 酶同工酶，该酶可将 Bdq 在肝脏中氧化降解为 N-单去甲基代谢物（M2），M2 抗 MTB 活性不强，仅为 Bdq 的 20%~60%，但 M2 血浆浓度升高可能导致 QT 间期延长。Bdq 以原型通过肾脏排泄的量 ≤0.001%。轻或中度肾功能下降的患者用药时不需要调整剂量，CKD 4~5 期及透析患者应谨慎使用。Bdq 与 CYP3A4 诱导剂（如利福霉素类、依法韦仑等）联用时，可降低 Bdq 的血药浓度，减弱其疗效；反之，Bdq 与 CYP3A4 抑制剂（如蛋白酶抑制剂、大环内酯类抗生素和唑类抗真菌药物）联用时，Bdq 的血药浓度升高，不良事件发生的风险增加。

（14）德拉马尼（Dlm）：人类中 Dlm 的完整代谢特征尚未完全阐明。轻或中度肾功能下降患者不需要调整剂量。没有关于 CKD 4~5 期患者使用 Dlm 的数据，不推荐使用。

（15）阿莫西林-克拉维酸钾（Amx-Clv）：药代动力学尚不明确。相对分子质量为：阿莫西林 419，克拉维酸钾 237。血浆蛋白结合率为：阿莫西林 18%，克拉维酸 25%。阿莫西林经肾脏代谢，8 h 尿液排出率为 50%~78%；克拉维酸的 8 h 尿液排出率约为 46%。GFR>30 mL/（min·1.73 m$^2$）时药物无须减量；GFR 为 10~30 mL/（min·1.73 m$^2$）时：2000 mg/d,

2 次/d；GFR<10 mL/(min·1.73 m²)时：1000 mg/次、1 次/d；血液透析患者：250~500 mg/次、1 次/d。血液透析可清除阿莫西林和克拉维酸，并影响本品中阿莫西林的血药浓度，因此血液透析过程中及结束时需加服本品。

（16）亚胺培南-西司他丁(Ipm-Cln)：主要通过肾脏代谢。相对分子质量为：亚胺培南 317，西司他丁 380。血浆蛋白结合率为：亚胺培南 13%~21%；西司他丁 40%。亚胺培南在肾脏中通过脱氢肽酶-1 代谢，代谢产物主要经尿液排出，其中约 70% 为原型药物。CRF 患者需要调整药物剂量：GFR 为 20~40 mL/(min·1.73 m²)时：500 mg/次、每 8 小时 1 次；GFR<20 mL/(min·1.73 m²)时：500 mg/次、每 12 小时 1 次；CFR≤5 mL/(min·1.73 m²)时禁用，除非在 48 h 内进行血液透析。血液透析可清除亚胺培南与西司他丁，应在血液透析后每 12 小时给药 1 次。

（17）美罗培南(Mpm)：主要通过肾脏代谢。相对分子质量为 437，血浆蛋白结合率约 2%。主要通过肾小管分泌和肾小球滤过排泄，服药 12 h 后约有 70% 的药物以原型经尿液排出。CRF 患者需要调整药物剂量，GFR 20~40 mL/(min·1.73 m²)：750 mg/次、每 12 小时 1 次；GFR<20 mL/(min·1.73 m²)时：500 mg/次、每 12 小时 1 次。血液透析可清除美罗培南，应在血液透析后给药。

3. CKD 患者抗结核药物的选择和方案推荐

（1）CRF 患者抗结核药物选择原则：CRF 患者制定抗结核治疗方案时，应尽量选择经肝脏、肝肾双通道或者肝肾之外代谢通路的药物；具明显肾脏毒性，且主要经肾脏代谢的药物应避免使用。抗结核药物对肾功能的影响见表 18-5，成人 CRF 或透析患者抗结核药物的具体剂量推荐，见表 18-6。

表 18-5　抗结核药物对肾功能的影响

| 分组 | 药物 | 代谢途径 |
| --- | --- | --- |
| 一线药物 | 异烟肼 | 主要通过肝脏乙酰化代谢 |
| A 组 | 左氧氟沙星 | 主要以原型经肾脏排泄 |
| | 莫西沙星 | 肝+肾双途径清除 |
| | 贝达喹啉 | 主要经过肝脏代谢(CYP3A4) |
| | 利奈唑胺 | 体内氧化代谢+肾 |
| B 组 | 氯法齐明 | 主要经过肝脏代谢(CYP3A4/5) |
| | 环丝氨酸 | 主要以原型经肾脏排泄 |
| C 组 | 乙胺丁醇 | 主要经肾脏排泄 |
| | 德拉马尼 | 主要经过血浆蛋白排泄 |
| | 吡嗪酰胺 | 经肝代谢，经肾排出 |
| | 亚胺培南-西司他丁 | 在肾脏中通过脱氢肽酶-1 代谢 |
| | 美罗培南 | 主要经过肾脏排泄 |
| | 阿米卡星或链霉素 | 主要经过肾小球滤过排出 |
| | 丙硫异烟胺 | 经肝脏代谢，经肾排出 |
| | 对氨基水杨酸 | 大部分在肝中乙酰化代谢，经肾排出 |

表 18-6　CRF 患者部分抗结核药物使用剂量的调整[a]

| 药名 | 用药剂量与方法变更与否 | GFR<30 mL/(min·1.73 m²)[b] 或血液透析患者推荐剂量[c] 和频率 | |
| --- | --- | --- | --- |
| | | 剂量 | 用法 |
| 异烟肼 | 否 | 300 mg/d | 1 次/d |
| 利福平 | 否 | 450~600 mg/d | 1 次/d |
| 利福喷丁 | 否 | 450~600 mg/d | 1~2 次/周 |
| 利福布汀 | 是 | 150 mg/d | 1 次/d |
| 吡嗪酰胺 | 是 | 25~35 mg/(kg·次) | 3 次/周 |
| 乙胺丁醇 | 是 | 15~25 mg/(kg·次) | 3 次/周 |
| 链霉素[d] | 是 | 12~15 mg/(kg·次) | 2~3 次/周 |
| 阿米卡星[d] | 是 | 12~15 mg/(kg·次) | 2~3 次/周 |
| 卷曲霉素[d] | 是 | 12~15 mg/(kg·次) | 2~3 次/周 |
| 氧氟沙星 | 是 | 600~800 mg/次 | 3 次/周 |
| 左氧氟沙星 | 是 | 400~1000 mg/次 | 3 次/周 |
| 莫西沙星 | 否 | 400 mg/d | 1 次/d |
| 环丝氨酸 | 是 | 250 mg/d[f] | 1 次/d |
| 乙(丙)硫异烟胺 | 否 | 600~800 mg/d | 2~3 次/d |
| 对氨基水杨酸[e] | 否 | 800~1200 mg/d | 1~3 次/d |
| 利奈唑胺 | 否 | 300~600 mg/d | 1 次/d |
| 氯法齐明 | 否 | 100~300 mg/d | 1~2 次/d |
| 阿莫西林-克拉维酸钾 | GFR 10~30 mL/(min·1.73 m²):2000 mg/d,2 次/d;GFR<10 mL/(min·1.73 m²):1000 mg/次、1 次/d; | | |
| 亚胺培南-西司他丁 | GFR 20~40 mL/(min·1.73 m²):500 mg/次、每 8 小时 1 次;GFR<20 mL/(min·1.73 m²):500 mg/次、每 12 小时 1 次; | | |
| 美罗培南 | GFR 20~40 mL/(min·1.73 m²):750 mg/次、每 12 小时 1 次;GFR<20 mL/(min·1.73 m²):500 mg/次、每 12 小时 1 次。 | | |
| 贝达喹啉 | 尚无临床数据,重度肾损伤或肾病终末期需要血液透析或腹膜透析的患者谨慎使用 | | |
| 德拉马尼 | 轻中度肾损无须调整剂量;CKD 4~5 期没有数据不推荐使用 | | |

注:[a]部分药因缺乏具体数据而未在本表中列出,使用时请参考各组抗结核药物的介绍和药物说明书;[b]肌酐清除率估算公式:男性:体重(kg)×(140-年龄)/72×血清肌酐(mg/dL)或体重(kg)×(140-年龄)/0.818×血清肌酐(μmo/L),女性:0.85×体重(kg)×(140-年龄)/72×血清肌酐(mg/dL)或 0.85×体重(kg)×(140-年龄)/0.818×血清肌酐(μmo/L);血肌酐法定计量单位换算公式:1 mg/dL=88.4 μmol/L,临床常用 MDRD 简化公式:GFR(mL/min)=186(Scr)$^{-1.154}$×(年龄)$^{-0.203}$×(0.742 女性);[c]尽量按标准剂量给药,以充分利用大多数抗结核药物浓度依赖的特性,患者不能耐受时除外;[d]由于会增加耳毒性和中毒性肾损伤的风险,CKD 患者慎用;[e]对氨基水杨酸钠盐剂型可能导致钠负荷过重,应免在 CRF 患者中使用而导致钠潴留;[f]也可以调整为 500 mg,隔日 1 次,但是否合适均无定论;注意监测神经毒性症状(有条件情况下,可进行血药浓度监测,作为剂量调整的依据)。

(Chinese Antituberculosis Association.耐药结核病化学治疗指南(2019 年简版)[J].中国防痨杂志,2019;41(10):1025-1073.)

CRF 患者可常规使用的药物:异烟肼、利福平、利福喷丁、莫西沙星、乙(丙)硫异烟胺、对氨基水杨酸、利奈唑胺、氯法齐明;需要减量使用的药物:利福布汀、吡嗪酰胺、乙胺丁醇、氧氟沙星、左氧氟沙星、环丝氨酸、亚胺培南-西司他丁、美罗培南、阿莫西林-克拉维酸钾;避免使用的药物:链霉素、阿米卡星、卷曲霉素。没有成熟证据,需密切观察下应用的药物:贝达喹啉。

(2)CKD 患者抗结核治疗方案推荐:单纯 GFR 轻度下降(60~89 mL/(min·1.73 m²))的患者,抗结核治疗方案应按照抗结核治疗的国家规范和指南进行,无须降低抗结核药物剂量;对于 GFR 降低明显的 CKD 患者,主要为 CKD 3b、4~5 期以及接受透析的群体,抗结核治疗方案必须要根据 GFR 进行调整。现有的推荐用法及用量绝大多数来自血液透析患者的研究和数据,药代动力学研究相对透彻。由于腹膜透析为个体化治疗方式,每个患者每日透析的剂量、透析的时长、每周的尿素清除指数 Kt/V 值均不相同,目前国内外尚无腹膜透析患者抗结核治疗方案的研究数据,因此腹膜透析患者抗结核治疗方案均比照血液透析患者推荐方案,建议在抗结核治疗过程中加强对抗结核药物血药浓度的监测,随时调整服药剂量和时间。肾移植患者的抗结核治疗方案需要根据 GFR 的实际情况来制定,若移植肾功能正常无须调整剂量;若 GFR 下降,就需要根据 GFR 水平降低部分抗结核药物的使用剂量,具体见下:

当 GFR<30 mL/(min·1.73 m²)时,抗结核治疗推荐方案如下:

a. 初治肺结核病:$2HRZ_3E_3/4HR$。

异烟肼 300 mg/d、1 次/d;利福平 450~600 mg/d(体重<50 kg, 450 mg/d;体重≥50 kg, 600 mg/d)、1 次/d;吡嗪酰胺 1500 mg/d[或 25~35 mg/(kg·次)]、3 次/周;乙胺丁醇 750 mg/d[或 15~25 mg/(kg·次)]、3 次/周。粟粒型肺结核或结核性胸膜炎疗程可适当延长,强化期为 3 个月,巩固期 6~9 个月,总疗程 9~12 个月。

b. 复治肺结核病:$3HRZ_3E_3(Lfx_3/Mfx)/6HRE_3(Lfx_3/Mfx)$。

HRZE 用法同前。左氧氟沙星 400~600 mg/次、3 次/周;莫西沙星 400 mg/d、1 次/d。对所有复治结核病的患者进行药物敏感性检测,包括表型药敏和分子药敏检测,根据耐药的结果进行方案制定。强化期包括 4 个以上的有效药物,巩固期包含 3 个以上的有效药物。若发现方案中有除利福平之外的单个药物耐药,可给予氟喹诺酮类药物替代,更推荐应用莫西沙星。粟粒型肺结核或结核性胸膜炎及肺外结核病疗程可延至 12 个月甚至更长。

c. 耐多药及利福平耐药肺结核病:$6Mfx(Lfx_3)LzdCfzCs_3Pas(Pto)/12Mfx(Lfx_3)LzdCfzCs_3$。

莫西沙星 400 mg/d、1 次/d;利奈唑胺 300~600 mg/d、1 次/d;氯法齐明 100~300 mg/d、1 次/d;丙硫异烟胺 600~800 mg/d、2~3 次/d;对氨基水杨酸 800~1200 mg/d、1~3 次/d;左氧氟沙星 750~1000 mg/次、3 次/周;环丝氨酸 250 mg/d、1 次/d 或透析后 500 mg/次、3 次/周。应根据药物的有效性和安全性、药敏方法的可靠性及结果的可信度、患者既往用史、药物耐受性及潜在的药物间相互作用等选用药物。耐多药结核病治疗方案中使用的抗结核药物分为 3 组:A 组为首选药物,包括:左氧氟沙星或莫西沙星、贝达喹啉、利奈唑胺。B 组为次选药物,包括:氯法齐明、环丝氨酸。C 组为备选药物,依次为:吡嗪酰胺、乙胺丁醇、德拉马尼、丙硫异烟胺、阿米卡星或卷曲霉素、对氨基水杨酸、亚胺培南-西司他丁或美罗培南。选药顺序:应首先选用所有的 A 组 3 种药物,接着选用 B 组 2 种药物,若 A 和 B 组中的药物不能使用时可以选用 C 组药物,以组成有效的治疗方案;口服药物优先于注射剂;强化期至少由 4 种有效抗结核药物组成,巩固期至少有 3 种药物继续治疗。氨基苷类药物的肾毒性较大，应避免应用。德拉马尼缺乏 CKD 4~5 期及透析患者使用的数据，不推荐使用。贝达喹啉在 CKD 1~3 期患者用药时不需要调整剂量，CKD 4~5 期及透析患者应谨慎使用。

4. CKD 合并结核病患者抗结核药物应用注意事项

(1)异烟肼和利福平主要经肝脏代谢，肾功能下降时均无须调整剂量。

(2)吡嗪酰胺主要经肝脏代谢，但 CKD 4~5 期以及血液透析患者代谢物排泄功能受损，可能导致尿酸潴留和痛风，因此当 CFR<30 mL/(min · 1.73 m²)时，吡嗪酰胺宜调整为每周 3 次。

(3)乙胺丁醇和氨基苷类药物 80% 经肾脏排出，当 CFR<70 mL/(min · 1.73 m²)时，乙胺丁醇调整为每周 3 次；当 CFR<30 mL/(min · 1.73 m²)时，不建议使用氨基苷类药物。

(4)莫西沙星为氟喹诺酮类中经肾脏代谢程度最低的药物，常用于替代乙胺丁醇，肾功能下降时无须调整剂量；应密切注意氟喹诺酮类药物在透析患者中诱发的神经精神症状。

(5)在 CKD 4~5 期患者中需要注意利奈唑胺的骨髓抑制，包括贫血加重、白细胞减少和血小板减少，建议每周进行全血细胞计数的检查。

(6)治疗过程中密切监测肾脏功能，肾脏疾病进展时应及时分析原因，必要时调整抗结核药物的剂量或种类。有条件的情况下可监测抗结核药物的血药浓度，根据血药浓度调节抗结核药物剂量。

(7)血液透析患者的最佳给药方法仍有争议。对包含乙胺丁醇及吡嗪酰胺的方案，透析前 4~6 h 给药可减少药物不良反应，但存在过早清除药物的风险；透析后给药亦可造成透析期间药物浓度过高。给药方法需要结合患者情况予以平衡。对包含乙胺丁醇及氨基苷类药物的方案，监测药物峰值(给药后 1 h)和低谷(给药前)是必需的。

(8)腹膜透析患者的结核药物药代动力学尚不清楚。有研究表明，异烟肼、利福平、吡嗪酰胺在接受腹膜透析的肺结核患者中无须调整剂量。利福平有相对分子质量高、脂溶性强、极易与蛋白结合等特点，腹膜透析不易透出，但腹膜透析液中仍有少量利福平渗出，提示腹膜透析时利福平用量可能不足，需增加利福平的剂量。

(9)关注抗结核药物与其他药物的相互作用。利福平诱导包括尿苷二磷酸葡醛酸转移酶、单胺氧化酶、谷胱甘肽转化酶和细胞色素酶 P450 在内的肝酶活性增加，降低常用钙调磷酸酶抑制剂(如环孢霉素和他克莫司)及肾上腺皮质激素的水平，使同种异体移植排斥反应的风险增加 3%。与利福平相比，利福布汀的细胞色素 P450 诱导作用较弱，与这些药物的相互作用要小得多，因此建议肾移植后患者使用利福布汀；接受利福平治疗的肾移植患者需要适当增加免疫抑制剂的剂量，皮质类固醇剂量需增加 1 倍。另外利福平亦可明显降低钙离子拮抗剂的降压效果，导致 CKD(尤其是透析)患者的血压难以控制，血压的增高会进一步加重肾脏损伤，因此在积极调整降压药物种类的同时还需调整利福平的应用。

(10)血液灌流技术是一种特殊的血液透析方法，通过体外循环灌流器来吸附体内的毒物、药物及代谢产物等中大分子，改善尿毒症脑病、尿毒症神经病变、皮肤瘙痒等症状。对于血浆蛋白结合率较高的抗结核药物，血液灌流会清除大部分药物，导致血药浓度明显降低，影响抗结核治疗效果。因此，在抗结核治疗过程中除非出现药物过量或者中毒等症状，不建议定期做血液灌流治疗。

(谭英征 彭清丰 彭双 刘昌盛)

# 参考文献

［1］高微微，唐神结.关注特殊人群结核病的诊治［J］.结核与肺部疾病杂志，2017；6(1)：3-5.

［2］唐神结，高文.临床结核病学.北京：人民卫生出版社，2019.

［3］耐药结核病化学治疗指南(2019 年简版)［J］.中国防痨杂志，2019；41(10)：1025-1073.

［4］国家卫生健康委员会办公厅.国家卫生健康委办公厅关于印发中国结核病预防控制工作技术规范 2020 年版的通知［A/ OL］.(2020-04-02)［2020-06-10］.

［5］周林，初乃惠，陆伟.高危人群结核分枝杆菌潜伏感染检测及预防性治疗专家共识［J］.中国防痨杂志，2021；43(9)：874-878.

［6］结核病与糖尿病共病的治疗管理专家共识［J］.中国防痨杂志，2021；43(1)：12-22.

［7］ Dartois VA, Rubin EJ. Anti-tuberculosis treatment strategies and drug development：challenges and priorities. Nat Rev Microbiol, 2022；20：685-701.

［8］Meintjes G, Brust JCM, Nuttall J, et al. Management of active tuberculosis in adults with HIV. Lancet, 2019；6(7)：e463-e474.

［9］中国耐多药和利福平耐药结核病治疗专家共识(2019 年版)［J］.中华结核和呼吸杂志，2019；42(10)：733-749.

［10］中国糖尿病协会.中国 2 型糖尿病防治指南(2017 年版)［J］.中华糖尿病杂志，2018；10(1)：4-67.

［11］中华医学会结核病学分会.抗结核药物性肝损伤诊治指南(2019 年版)［J］.中华结核和呼吸杂志，2019；42(5)：343-356.

［12］中华医学会结核病学分会.慢性肾脏病合并结核病的治疗专家共识(2022 版)［J］.中华结核和呼吸杂志，2022；45(10)：996-1008.

［13］Malhamé I, Cormier M, Sugarman J, et al. Latent Tuberculosis in Pregnancy：A Systematic Review. PLoS One, 2016；11(5)：e0154825.

［14］中华医学会感染病学分会艾滋病丙型肝炎学组，中国疾病预防控制中心.中国艾滋病诊疗指南(2021 年版)［J］.协和医学杂志，2022；13(02)：203-226.

［15］沈银忠，卢洪洲，陈耀凯，等.人类免疫缺陷病毒感染/艾滋病合并结核分枝杆菌感染诊治专家共识［J］.新发传染病电子杂志，2022；7(01)：73-87.

# 第十九章　耐药结核病的诊断与治疗

## 第一节　耐药结核病概述

耐药结核病(drug-resistant tuberculosis，DR-TB)是指体外试验证实结核病患者感染的结核分枝杆菌对一种或多种抗结核药物耐药。

### 一、发现简史

自 1882 年 Robert Koch 首次分离出导致结核病(tuberculosis，TB)的结核分枝杆菌(Mycobacterium tuberculosis)以来，人类抗击 TB 的脚步就从未停止。20 世纪中晚期异烟肼(isoniazid，INH)和利福平(rifampicin，RFP)这两个强效抗 TB 药物的发现使得控制 TB 成为可能。特别是 20 世纪 70 年代利福平的广泛使用成功缩短了抗 TB 治疗疗程，并显著提高治疗效果。但同时不可避免地开始迅速出现耐多药结核病(multidrug resistant tuberculosis，MDR-TB)和利福平耐药结核病(rifampicin-resistant tuberculosis，RR-TB)，并在世界多个国家暴发。MDR-TB 是指对异烟肼和利福平耐药的结核分枝杆菌引起的 TB，RR-TB 是指对利福平耐药的结核分枝杆菌引起的 TB。MDR-TB/RR-TB 已引起全球的极大关注。MDR-TB/RR-TB 的治疗，尤其是 MDR-TB 的治疗相较于药物敏感性结核病(drug susceptible TB，DS-TB)更加复杂与昂贵，而治疗效果却差强人意，目前其全球平均治疗成功率仅 57%。更糟的是 MDR-TB 治疗一旦失败，则有很大可能进化出更严重的耐药菌，演变为对氟喹诺酮类和至少一种氨基苷类(阿米卡星、卷曲霉素、卡那霉素)均耐药的广泛耐药结核病(extensively resistant tuberculosis，XDR-TB)。

鉴于耐药结核病在全球的流行与传播，早在 1997 年世界卫生组织(World Health Organization，WHO)就制定了《耐药结核病管理指南》，为全球结核病防治工作者提供了重要参考资料。20 多年来全球各国研究组织均在耐药结核病治疗领域不断探索，WHO 针对耐药结核指南也进行数次更新，尤其是随着各类二线药物，包括氟喹诺酮类、利奈唑胺、氯法齐明、贝达喹啉等临床研究证据的总结积累，WHO 多次更新治疗指南，现将近年来各版指南制定背景及其内容特点列表如下(表 19-1)，WHO 近年对指南更新的频率明显密集，凸显出了耐药结核病治疗的瓶颈问题及其在整个结核病控制中的重要作用。

表 19-1　WHO 近年更新的耐药结核指南

| 年份 | 名称 | 制定背景 | 内容特点 |
|---|---|---|---|
| 2020 | 《结核病整合指南模块 4：耐药结核病治疗》 | 基于新的循证医学证据，对 MDR-TB、利福平耐药结核病短程和长程治疗方案提出了新的建议 | 1. 首次推荐了全口服短程方案：4~6 个月贝达喹啉-左氧氟沙星/莫西沙星-氯法齐明-吡嗪酰胺-乙胺丁醇-高剂量异烟肼-乙硫异烟胺/5 个月左氧氟沙星/莫西沙星-氯法齐明-吡嗪酰胺-乙胺丁醇，并将其推荐为喹诺酮类药物敏感的 MDR-TB/RR-TB 患者的首选方案。 2. 推出了全新的 BPaL 方案（6~9 个月贝达喹啉+普托马尼+利奈唑胺） |
| 2022 | 《结核病整合指南模块 4：耐药结核病治疗 2022 年更新版》（以下简称《指南 2022 年版》） | 推荐意见均来源于 WHO 指南及 WHO 于 2022 年 2 月和 3 月间召开的指南制定小组会议的建议。该指南将取代 WHO 于 2020 年发布的《结核病整合指南模块 4：耐药结核病治疗》，在耐药结核病的治疗、管理及监测方面给出了指导 | 1. 6 个月贝达喹啉、普托马尼、利奈唑胺和莫西沙星，即 BPaLM 方案适用于 MDR/RR-TB 或 pre-XDR-TB；2. MDR/RR-TB 的 9 个月全口服方案；3. MDR/RR-TB 长程方案的组成和持续时间；4. 利福平敏感、异烟肼耐药的结核病（Hr-TB）的治疗；5. 监测患者对 MDR/RR-TB 治疗的反应；6. MDR/RR-TB 方案患者的抗逆转录病毒治疗；7. MDR/RR-TB 治疗中手术的作用 |

表 19-2　2018 年 WHO《耐药结核病治疗指南：2018 年更新版》推荐药物及分组

| 药物分组 | 推荐药物 |
|---|---|
| A 组首选药物 | 左氧氟沙星或莫西沙星、贝达喹啉、利奈唑胺 |
| B 组次选药物 | 氯法齐明、环丝氨酸/特立齐酮 |
| C 组备选药物 | 乙胺丁醇、德拉马尼、吡嗪酰胺、亚胺培南-西司他丁或美罗培南、阿米卡星或卷曲霉素、丙硫或乙硫异烟胺、对氨基水杨酸 |

## 二、耐药结核病预防与控制

### (一)耐药结核病防治策略

我国现阶段实行的现代化结核病控制策略（DOTS），围绕普通肺结核患者，以高发现率和高治愈率为目标，在预防耐药结核病的产生方面起了非常重要的作用。

针对耐药结核病的蔓延，我国政府已经采取系列行动，将耐多药肺结核防治工作纳入了《全国结核病防治规划》中。根据防治规划要求，我国已在部分地区开展耐多药肺结核病规范治疗管理工作试点，通过开展耐多药结核治疗管理试点工作，我国已经初步建立了以地（市）为中心、县（区）为枢纽、社区为依托的耐多药肺结核服务模式，实施了高危人群筛查的患者发现策略和以标准化治疗方案为主的治疗策略，采取了住院治疗、门诊治疗和社区管理相结合的患者治疗管理模式，初步建立了"地市主动申报、省级初审推荐、国家考察批准"耐多药肺结核防治地区准入制度。同时通过试点的实施，提高了结核病防治机构的能力；促进了专科医院与公共卫生系统的合作；加强了结核病实验室生物安全管理，改善各级结核病实验室工作条件，培养了各级结核病诊断、防治和管理人员的能力，为进一步开展耐多药肺结核的治疗管理工作奠定了基础。

2018 年联合国召开的结核病高级别会议提出了全球 2035 年终止结核病流行的目标。为推进健康中国建设，履行终止结核病的国际承诺，结合当前工作，国家卫生健康委、国家发展改革委、教育部、科技部、民政部、财政部、国务院扶贫办、国家医保局等 8 部门联合印发了《遏制结核病行动计划（2019—2022 年）》，具体包括全民结核病防治健康促进行动、结核病诊疗服务质量提升行动、重点人群结核病防治强化行动、重点地区结核病扶贫攻坚行动、遏制耐药结核病防治行动、结核病科学研究和防治能力提升行动六大方面的内容。在遏制耐药结核病防治行动中，具体包括：

1. 扩大耐药结核病筛查范围

对病原学阳性患者进行耐药筛查，最大限度发现耐药结核病患者。各地要提高耐药结核病实验室诊断能力，缩短诊断时间，到 2022 年，所有地市级以上定点医疗机构应当具备开展药敏试验、菌种鉴定和结核病分子生物学诊断的能力。对发现的耐药患者，定点医疗机构要按照相关技术规范进行治疗和管理。各地要深入开展耐药监测工作，掌握辖区耐药结核病流行变化规律，适时发布耐药监测数据。

2. 推进耐药结核病规范诊治工作

各地要扩大耐药结核病诊治工作的覆盖面，到 2022 年，100%的地市开展耐药结核病规范诊治工作。各地要建立耐药结核病诊疗专家团队，加强会诊，提高诊治质量。有条件的地区逐步探索对处于传染期的耐药患者进行住院隔离治疗。患者出院后纳入门诊登记管理，并将相关信息推送至基层医疗卫生机构。疾控机构要加强对耐药患者登记管理、诊疗随访和督导服药等工作的监管和指导。

3. 不断完善保障政策

做好基本医疗保险与公共卫生的衔接，积极探索按病种付费等支付方式改革，推行规范化诊疗，加强临床路径管理，降低群众疾病负担。结核病患者按规定参加基本医疗保险并享受相关待遇。各地可根据医保基金承受能力，因地制宜地按规定纳入基本医疗保险门诊特殊病种支付范围。动态调整国家基本药物目录和基本医保目录，适时将符合条件的抗结核新药纳入目录。探索加强耐药结核病患者流动管理的政策措施和工作模式。引导抗结核药品生产厂家提升药品质量，完善药品集中采购模式，充分发挥短缺药品供应保障会商联动机制作用，保证药品供应。

### （二）耐药结核病防治存在的困难和建议

2019 年全球估算新发 MDR-TB/RR-TB 患者约 46.5 万例，其中 MDR-TB 患者约 36.3 万例，占 78%。MDR-TB/RR-TB 在新发患者及复治患者占比分别为 3.3%和 18%。估算发病数居前三位的国家仍是印度（12.4 万）、中国（6.5 万）和俄罗斯（3.9 万），占全球 MDR-TB/RR-TB 估算发病总数近一半。全球 MDR/RR-TB 患者治疗成功率为 57%，全球 18.2 万例患者因 MDR-TB/RR-TB 死亡。此外，全球估算异烟肼耐药患者在新发患者和复治患者中占比分别为 13.1%和 17.4%，较 2018 年分别增长 45%和 50%。换算为绝对数，2019 年估算新发异烟肼耐药患者 142 万，其中 106 万患者异烟肼耐药且不伴有利福平耐药，即异烟肼耐药患者估算发病率为 11%，而在目前诊断流程优先进行利福平耐药检测的情况下，该类型的患者易被漏诊，进而难以获得针对性的治疗方案。

耐药结核病防治中仍存在不少困难和问题，如耐药结核病防治缺乏法律支持，预防耐药结核病发生的意识薄弱，耐药结核病实验室诊断能力较为薄弱，耐药结核病的诊断、治疗、实验室、防治管理等领域的专家和专业技术人员、二线抗结核药物的使用及管理尚未形成监控体系等。耐多药结核病防治工作任重而道远，我国的耐多药结核病防治工作将是一个长期、复杂、艰难的过程。我们有大量的耐多药结核病防治工作需要逐步展开，加强政府领导和承诺，完成耐多药结核病防治的相关法规，加大投入，力争落实免费诊断、治疗和管理策略，培训人员，建立一支稳定的防治队伍，加强结核病实验室建设，以及加强对二线抗结核药物的管理等。

## 第二节　耐药结核病的定义与分类

一直以来，有关耐药结核病的定义与分类缺乏统一的标准，争议也较大，其更新也较快，综合 WHO 相关指南、我国相关指南以及国内外学者的看法，归纳如下：

### 一、结核分枝杆菌耐药的定义及其分类

结核分枝杆菌耐药系指体外试验证实结核分枝杆菌对一种或多种抗结核药物产生了耐药。以下从实验室细菌学角度以及耐药产生的原因等，对结核分枝杆菌耐药进行分类：

(1) 原发性耐药 (primary drug resistance)：是指从未接受过抗结核药物治疗的结核病患者感染的结核分枝杆菌对一种或多种抗结核药物耐药。包括感染了已经耐药的结核分枝杆菌以及感染的敏感结核分枝杆菌在体内发生了基因突变而产生了耐药 (天然耐药)。

(2) 获得性耐药 (acquired drug resistance)：是指抗结核药物治疗开始时结核病患者感染的结核分枝杆菌对抗结核药物敏感，但在治疗过程中发展为耐药。获得性耐药多是由于治疗不当等因素使原为敏感的主体菌群被杀灭，而少数耐药突变株成为优势菌群形成的。

(3) 初始耐药 (initial drug resistance)：已知结核病患者感染的结核分枝杆菌对一种或多种抗结核药物耐药，但其治疗史不详。包括原发性耐药和一部分未被证实的获得性耐药。

(4) 天然耐药 (natural drug resistance)：是指结核病患者感染的结核分枝杆菌在接触药物以前发生了基因突变，从而对药物产生耐药。其形成过程是结核分枝杆菌野生株在持续增殖过程中所产生的少数耐药菌株。这种耐药其实也属于原发性耐药的一种，这种菌株也称为野生型耐药突变株。INH 的天然耐药频率为 $10^{-6}$，RFP 为 $10^{-8}$，链霉素 (SM) 为 $10^{-5}$，乙胺丁醇 (EMB) 为 $10^{-5}$，吡嗪酰胺 (PZA) 为 $10^{-4} \sim 10^{-2}$，氟喹诺酮 (FQs) 为 $10^{-6} \sim 10^{-5}$。

严格意义上讲，获得性耐药应为：结核病患者在抗结核治疗前进行药物敏感性试验 (drug susceptibility testing, DST) 检查发现耐药为原发性耐药，在抗结核治疗中重复 DST 检查发现新耐药且经基因检测技术证实为同一结核分枝杆菌菌株才能确定为获得性耐药，因此这种划分对实验室要求较高，其实际意义不大。

### 二、耐药结核病定义的演变

DR-TB 是指由耐药结核分枝杆菌所引起的结核病。自 2006 年以来 WHO 对 DR-TB 的分类与定义经过多次修订，随着新的诊断技术和药品的出现，WHO 于 2021 年 1 月又对原有的广泛耐药结核病(extensive drug resistance-tuberculosis，XDR-TB)定义进行了更新，并提出了准广泛耐药结核病(pre-extensively drug-resistant tuberculosis，Pre-XDR-TB)定义。

结合 WHO 最新定义，目前推荐的耐药结核病定义如下：

1. 单耐药结核病(monoresistance-tuberculosis，MR-TB)

结核病患者感染的结核分枝杆菌经体外 DST 证实仅对 1 种一线抗结核药物耐药的结核病。

2. 多耐药结核病(polydrug resistance-tuberculosis，PDR-TB)

结核病患者感染的结核分枝杆菌体外 DST 证实对 1 种以上一线抗结核药物耐药(但不包括同时对异烟肼和利福平耐药)的结核病。

3. 耐多药结核病(multidrug resistance-tuberculosis，MDR-TB)

结核病患者感染的结核分枝杆菌体外 DST 证实至少同时对异烟肼和利福平耐药的结核病。

4. 准广泛耐药结核病(Pre-extensive drug resistance-tuberculosis，Pre-XDR-TB)

符合 MDR/RR-TB 定义，同时对任意氟喹诺酮类药品(包括左氧氟沙星、莫西沙星)耐药的 MTB 菌株引起的结核病。

5. 广泛耐药结核病(extensive drug resistance-tuberculosis，XDR-TB)

结核病患者感染的结核分枝杆菌体外 DST 证实在耐多药的基础上同时对任意一种氟喹诺酮类药物和至少 1 种其他 A 组药物(贝达喹啉或利奈唑胺)耐药。

6. 利福平耐药结核病(rifampicin resistance-tuberculosis，RR-TB)

结核病患者感染的结核分枝杆菌体外 DST 证实对利福平耐药的结核病，包括任何耐利福平的结核病。

7. 异烟肼耐药结核病(isoniazid-resistant tuberculosis，Hr-TB)

结核病患者感染的结核分枝杆菌体外 DST 证实对异烟肼耐药而对利福平敏感的结核病。

以上分类与定义适合于所有的初治和复治结核病患者，包括肺结核病和肺外结核病，该分类对结核病临床与控制工作具有重要的指导意义。

## ▶ 第三节　耐药结核病的产生原因与发生机制

### 一、耐药结核病产生原因

耐药结核病的出现原因是复杂的，主要包括细菌、治疗及规划等方面的因素。而抗结核药物的使用不当是结核分枝杆菌发生耐药的主要原因，耐药结核病的出现最主要的是人为的结果。

1. 微生物方面的因素

（1）结核分枝杆菌的固有耐药：指从未接触过某种药物而固有的对其耐药的野生株，如牛分枝杆菌对 PZA 耐药，非洲分枝杆菌对氨硫脲耐药即属此类型。对这种固有耐药性的原因尚不清楚。

（2）结核分枝杆菌的天然耐药：每例结核病患者体内都有一个混合的微生物群体，这些微生物对多种药物存在天然耐药性，定义见前述。此类耐药性起因于微生物在复制时基因组出现自发突变。自发突变下对一种以上的药物耐药是药物耐药频率的乘积，如异烟肼和利福平同时突变而耐药的频率：$10^{-6} \times 10^{-8}$，这种情况仅在理论上存在。因此由于自发突变导致的耐多药现象在大自然几乎是不存在的。天然耐药的原因并不清楚，可能与屏障机制等多种机制有关，也可能因基因突变所致。而且结核分枝杆菌能够自发、缓慢而持续地变异，导致耐药突变菌株的出现，含菌量越大，耐药发生率越高。

（3）结核分枝杆菌的获得性耐药：指由于治疗不当等因素使敏感的主体菌群被杀灭，而少数天然耐药突变株成为优势菌群而产生的获得性耐药。例如如果仅用 1 种抗结核药物治疗，这些耐药突变菌株会被选择出来。因此采用多种有效药物联合治疗可显著降低产生耐药突变株的几率，并且根据组织内的含菌量多少而调整治疗方案的力度是防止、减少耐药性产生的重要措施。

2. 治疗方面因素

（1）单药治疗：联合用药是现代结核病化疗的基础，不同药物的联合使用可以发挥更大的作用，如互补的杀灭不同代谢菌群，分别针对各种抗结核药物的作用靶位全方位杀伤结核分枝杆菌，从而提高治愈率，尽可能降低耐药菌株产生的概率。单一药物治疗将导致敏感菌被杀灭，而耐药菌逐步繁殖成为优势菌，从而导致患者对使用的单一药物耐药。同时单药治疗将无法杀灭不同时期的结核分枝杆菌，因此单一用药几乎不可避免地产生耐药性，是产生耐药结核病的最主要原因之一。单药治疗有多种形式，除了使用单一药物外，还存在名为联合实为单药的形式。如对于治疗失败的患者，仅在失败的方案中加用一种药物，名义上是多种药物在使用，但实际上由于患者对原有方案中的药物已耐药，仅对新增加的药物敏感，故此时实为新加入药物的单药治疗，这不仅使原有耐药无法治愈，还导致患者可能对新加入的药物耐药，从而形成新的耐药。这种名义联合实为单药治疗的形式更具隐蔽性，其危害更大。

（2）间断治疗：间断治疗也可导致单用药。各种抗结核药物停止治疗后的抗结核分枝杆菌后效应时间不同。在停药几天后有些药物已无后效应作用，而后效应时间长的药物尚在发挥作用。此时就造成后效应时间长的药物的单用药。如反复间断用药，耐药菌比例不断增高，最后成为优势菌群。另外，对于由于不良反应出现而导致的药物治疗中断现象也要引起高度重视。应该及时发现并处理不良反应并减少中断治疗时间。

（3）治疗方案不合理：①药物联合的不合理、不恰当：药物合理应用的基础条件是结核分枝杆菌培养和药物敏感试验的结果，而在不了解患者药物敏感状态或未深入了解以往用药史情况下，特别对复治病例的既往治疗过程和联合用药的历史缺乏了解，在这种情况下所设计的化疗方案往往带有盲目性。可能重复使用早已耐药的药物进行联合治疗，易造成无效治疗的弊病。②用药剂量不足：目前有些医生因惧怕发生药物不良反应而减少用药剂量，或因专业知识缺乏而给予错误用药剂量，为耐药发生创造了条件。③疗程不足或间歇用药：如治疗过程中出现不良反应而未得到及时处理，患者难以忍受继续治疗，或患者不了解完成全疗程治疗对痊愈的重大意义而反复自行停药，间断治疗致使最终产生耐药。④不了解失败和复发的原因：对这些病例未做深入的分析，不能给予恰当的处理，常常导致反复多次不规则用药和间断治疗，这也是耐药发生的主要原因。

（4）抗结核药物血药浓度不足：治疗药物监测（TDM）是判断临床用药合理安全不可替代的且是非常有用的工具，包括患者治疗失败和（或）延迟应答。有研究提示抗结核药物尤其是一线抗结核药物血药浓度普遍偏低与治疗失败、复发及耐药明显相关。而二线药物治疗浓度的监测对于难治耐药患者也同样重要。药物剂量不足或疗程不够将导致人体血药浓度的降低，无法及时、快速杀灭结核分枝杆菌，诱导了耐药性的产生。

（5）服药方式不合理或药物吸收不佳：正确服用药物是药物发挥作用的前提。多数抗结核药物的药效为浓度依赖型，因此常采用顿服的方法，且一般都主张空腹顿服。如进食可降低 RFP 的血药浓度，建议宜餐前 2 小时顿服。INH 在含葡萄糖、乳糖等环境下欠稳定，也宜空腹顿服。而 PZA、EMB 等的吸收受进食影响较小，可餐后服用。此外因高钙可影响 FQs 有效吸收，FQs 宜避免与奶制品同服。而 PAS 进食后服药吸收优于空腹，且酸性饮料有助于 PAS 的吸收。

（6）选用药物顺序不当：忽视交叉耐药现象导致同类药物的用药顺序错误。例如链霉素（SM）、卡那霉素（Km）/阿米卡星（Am）、卷曲霉素（Cm）间存在着单向交叉耐药性。如果首先使用 Cm，将导致交叉耐药问题，尽管患者未使用 Km 但也对其耐药。因此正确的顺序应该是 SM–Km/Am–Cm 而不是反之。乙硫异烟胺（Eto）与丙硫异烟胺（Pto）间也呈完全交叉耐药性。同样 INH 与 Eto 或 Pto 也存在一定程度的交叉耐药性。此外，喹诺酮类药物间也存在着（完全或）部分交叉耐药。因此在使用这些药物时一定要考虑药物间的交叉耐药问题，减少由于用药顺序错误导致耐药出现的几率。

3. 规划原因

（1）规划不完善：在制定和实施结核病防治规划时没有充分考虑本国或地区的实际，导致规划不合理。如在耐药结核病高负担地区，没有进行耐药结核病的筛查和治疗，导致耐药结核病不能被发现从而进一步导致耐药结核病传播；某些地区的规划执行能力不足，造成敏感结核病患者治疗管理不佳，治愈率低。实验室能力不足，导致传染性患者无法发现或延误诊断。我国虽然制定了耐药结核病治疗规划，但临床医生仍不能很好地掌握耐药结核病的治疗原则；耐药结核病患者贫困，不能给患者提供免费治疗药物；患者的管理未到位；对患者的治疗缺乏管理或管理不善；在整个治疗中，特别是强化期缺乏直接督导管理（DOT），这是造成不规则用药、中途停药和不能完成疗程的主要原因。

（2）DOT 质量不佳：一是医务人员对患者宣传教育不够，导致患者对正确服药的认识不足；二是结核病患者由于治疗时间较长，或缺乏对疾病的了解，治疗依从性不佳，经常治疗中断；三是患者的实际困难未得到解决（如路途过远、交通不便、经济困难和歧视等）导致患者随诊困难。正确实施 DOT 是结核患者管理的关键，需要医务人员和结核病患者的充分交流、沟通和相互尊重。

（3）药物原因：抗结核药物质量较差，药物品种不全；库存不足或供应中断；药物储存条件差；剂量或药物组合不正确；新药研发周期缓慢等都是耐药产生的原因。

（4）人力资源不足：体现在人员数量不足以及部分人员素质不高，导致结核病诊断、治疗与管理质量不高，也在一定程度上影响了耐药结核病的发生。

## 二、耐药结核病的发生机制

1. 耐药结核病发生的分子机制

目前已知的耐药结核病发生的分子机制有：一些已知的与耐药相关的基因位点发生突变，产生了耐药程度的累计；细菌的胞壁增厚，影响了药物的正常渗透；个别药物的耐药与药物外排泵的过表达有关，常用抗结核药物及其耐药机制具体见表19-3。

表 19-3　常用抗结核药物及其耐药机制

| 药物 | 耐药基因 | 作用机制 | 耐药机制 |
|---|---|---|---|
| 异烟肼（INH） | katG | 被过氧化氢-过氧化物酶激活，被氧化成异烟酸，抑制细胞壁分枝菌酸的合成 | 破坏触酶-过氧化物酶的产生，从而使 INH 对 MTB 无法产生作用 |
| | inhA | 抑制烯酰基还原酶，阻断分枝菌酸的合成 | 改变药物靶点，降低烟酰胺腺嘌呤二核苷酸（NADH）和异烟肼的亲和力，导致分枝杆菌酸过度合成 |
| | inhA 启动子 | | |
| 利福平（RFP） | rpoB | 抑制 RNA 聚合酶的活性，阻碍蛋白质合成 | 改变药物靶点（RFP 与 RNA 聚合酶之间的亲和力减小） |
| 链霉素（Sm） | rrs | 与细菌核糖体 30S 亚基的位点结合，抑制 mRNA 的转译，抑制蛋白质的合成 | 改变药物靶点（抑制药物与核糖体结合） |
| | rpsL | | 改变药物靶点（遗传密码错读） |
| 乙胺丁醇（EMB） | embB | 抑制阿拉伯糖转移酶，影响细胞壁分枝菌酸-阿拉伯半乳聚糖-肽聚糖复合物的形成 | 改变药物靶点 |
| 吡嗪酰胺（PZA） | pncA | 被 PZA 酶激活为吡嗪酸 | PZA 无法被激活 |
| 丁胺卡那霉素（Km） | rrs | 修饰 16SrRNA 的核糖体小体结构，抑制蛋白质合成 | 改变药物靶点 |
| 卷曲霉素（Cm） | rrs | 干扰核糖体功能，抑制苯丙氨酸合成 | 改变药物靶点 |
| | ttyA | | 无法进行药物靶向甲基化 |
| 氟喹诺酮类药物（FQs） | gyrA/B | 作用于 DNA 拓扑异构酶 Ⅱ 和 Ⅳ，使 DNA 超螺旋结构松弛，DNA 复制停止 | 改变药物靶点（DNA 拓扑异构酶 Ⅱ） |
| 丙硫/乙硫异烟胺（Pto/Eto） | inhA | 可能在单加氧酶的作用下代谢成 4-吡啶基甲醇产物，抑制肽类和霉菌酸的合成 | 改变药物靶点 |
| | inhA 启动子 | | 药物靶点过度表达 |
| | ethA | | Eto/Pto 不能被活化 |
| 对氨基水杨酸（PAS） | thyA | 竞争性抑制结核分枝杆菌叶酸的合成 | 绕过药物靶点 |
| | folC | | PAS 不能被活化 |

**续表19-3**

| 药物 | 耐药基因 | 作用机制 | 耐药机制 |
|---|---|---|---|
| 环丝氨酸（Cs） | ald | 竞争性抑制 D-丙氨酸外消旋酶和 D-丙氨酸合成酶，抑制阿拉伯半乳聚糖-肽聚糖复合物形成，从而抑制细胞壁的合成 | 药物靶标底物过剩 |
| | alr | | 改变药物靶点 |
| | alr 启动子 | | 药物靶点过度表达 |
| 氯法齐明（Cfz） | 启动子/mmpR | 抑制依赖 DNA 的 RNA 聚合酶，阻止 RNA 合成，抑制蛋白质合成 | MmP15 外排泵的过表达 |
| 利奈唑胺（Lzd） | rpIC | 与核糖体 50S 亚单位结合，抑制 mRNA 与核糖体连接，阻止 70S 复合物形成，阻止蛋白质合成 | 改变药物靶点 |
| | rrI | | 改变药物靶点 |
| 贝达喹啉（Bdq） | atpE | 抑制 ATP 合成酶，影响 ATP 合成 | 改变药物靶点 |
| | 启动子/mmpR | | MmP15 外排泵的过表达 |
| 德拉马尼（Dlm）/PA-824 | ddn | 抑制细胞壁甲氧基分枝菌酸和酮基分枝菌酸的合成 | 药物前体不能被活化 |
| | fgdl | | 药物前体不能被活化 |
| | FbiA/B/C | | MmP15 外排泵的过表达 |

**2.耐药结核病发生的宿主机制**

大量研究表明，除病原体、环境和社会经济等因素外，宿主遗传因素在结核病，包括耐药和非耐药结核病的发生发展中均扮演着重要角色。目前国内外学者已发现了若干与结核分枝杆菌耐药性相关的宿主易感基因。其中 SLC11A1 基因、HLA 基因、VDR 基因和 MBL 基因是较为明确的结核易感相关基因。在初发结核与人类结核易感基因的相关性已得到广泛的研究证实后，研究的方向还转向了耐药结核病。大量的流行病学调查资料表明，宿主对结核的易感程度受遗传因素影响，存在个体差异，宿主免疫基因的变化可能改变其抗结核免疫的能力，影响宿主 T 细胞的调节作用和巨噬细胞对结核分枝杆菌的吞噬和清除能力，导致治疗效果不理想，易发展为耐药结核病。遗传免疫差异在耐药结核病中的作用正逐渐引起人们的重视。

总之，耐药结核病的产生是一系列因素综合作用的结果，但人为的因素更为重要。因此控制耐药结核病首先要提高治疗和规划管理质量，这也是预防耐药出现的最重要手段。结核分枝杆菌的耐药机制部分已经阐明，但仍有不少机制还不了解，结核分枝杆菌耐药性产生的根本原因是结核分枝杆菌耐药基因的突变导致抗结核药物无法作用于结核分枝杆菌；另一方面，宿主对结核分枝杆菌发挥免疫防御过程中宿主自身遗传基因易感性及免疫系统稳态的打破也是机体不能有效清除结核分枝杆菌、导致耐药结核病发展的重要原因。因这些遗传基因可能存在多态性及连锁不平衡现象，不同种族、地区的相关耐药遗传易感基因也有差异，因此需加大不同种族、地区人群样本量，筛查出相关耐药遗传易感基因。相信随着对耐药结核病发生机制研究的不断深入，可能会发现一些具有早期预警和诊断价值的检测指标，对控制耐药结核病的流行与传播将具有重要意义。

## 第四节　耐药结核病的诊断

### 一、常用的 MTB DST 检测方法

结核病的诊断以病原学诊断为金标准，DR-TB 诊断的金标准是基于培养的表型药物敏感试验（drug susceptibility test, DST），其对标本的结核分枝杆菌数量有较高要求且耗时长，不利于结核病的早期控制。近年来随着全基因组测序技术的发展，结核分枝杆菌的耐药机制被不断解析，新的耐药诊断技术被开发和完善。然而传统耐药诊断方法和新兴分子生物学方法各有优劣，相互补充，主要有以下几个方面：

1. 表型 DST 检测方法

该方法是建立在培养基础上的，通过对比观察 MTB 在含药和不含药培养基中的生长情况来检测其耐药性，是目前耐药性检测的"金标准"。耐药性检测所采用的药物浓度通常依据最低抑菌浓度（minimum inhibitory concentration, MIC）确定，或按照机体药代动力学指标制定，在体外可将耐药菌株与敏感菌株分开。绝大多数常用的表型 DST 需要 MTB 纯培养物，MTB 生长慢的特性决定了该方法需花费较长时间，而且可能因为生长不良或其他微生物污染而导致结果的不确定性，但该方法可检测多种抗结核药物的耐药性。表 19-4 比较了几种表型 DST 检测方法的优缺点。

表 19-4　表型 DST 检测方法

| 方法 | | 优点 | 缺点 |
|---|---|---|---|
| 传统的 DST 方法 | 绝对浓度法 | 可同时检测一线 RFP、INH、EMB、Sm 和二线 Km、Am、Cm、FQs、Eto、Pto、PAS、Cs 共十几种抗结核药物的耐药水平；最近对 Bdq、Dlm 和 Lzd 的 DST 方法已通过验证 | 对 EMB、PZA、Pto、PAS 和 Cs 进行 DST 的检测结果不可靠，而且培养时间长，平均需 30d 以上的时间，试验结果易受含药管中实际药物浓度、MTB 接种量和细菌活力的影响 |
| | 比例法 | | |
| 液体培养方法 | | 与传统的 DST 具有较高的符合率，较快速，平均只需 8~10 天时间 | 进口的仪器和试剂较昂贵、易污染 |
| 分枝杆菌 MIC 检测法 | | 只需 7~14 d 时间，大多数药物与传统的 DST 具有较高的符合率，可获得较多二线抗结核药物的耐药情况，实现了结果判读的自动化，为临床提供更确切的耐药信息 | 实际应用中某些药物的 MIC 值不好判读 |

2. 分子药敏试验及其进展

该方法是基于 MTB 对抗结核药物耐药分子机制，采用分子生物学技术检测 MTB 的耐药

基因型。分子 DST 已成为 DR-TB 的确诊方法之一,其建立在基因扩增基础上,快速(2~48 h)、敏感地从 MTB 分离株或预处理的临床标本(包括涂阴、培阴的标本)中检出 MTB 耐药基因突变;分子 DST 只在初始阶段需要较高的生物安全条件,标本消化处理和 DNA 提取后标本的传染风险降低。但分子 DST 存在下列缺点:①目前的耐药基因检测试剂只能检测已发现的抗结核药物的主要耐药基因型。因此分子 DST 检测 MTB 耐受药物的种类有限。②分子 DST 无法确定标本中耐药细菌的比例,而可能难以检出野生型和突变型菌株混合形成的异质性耐药(即从患者体内同时分离出敏感菌株和耐药菌株的现象),也可能无法检出表型 DST 耐药水平的耐药菌株(如比例法可阳性检出仅含 1% 耐药菌株的标本,而分子 DST 可能难以检出)。③某些分子 DST 可能检出不影响耐药表型的同义突变(氨基酸没有改变)、沉默突变(不影响编码蛋白的表达,结构或功能无显著变化),从而导致不能鉴定突变性质的分子 DST 方法存在报告假耐药的可能性。④不同地区流行的 MTB 菌株的耐药基因型并不完全相同,而目前商业化的 MTB 耐药检测试剂并未涵盖所有的耐药突变位点,因此分子 DST 并不能检出 MTB 所有表型耐药菌株,而可能出现假阴性。由此可见分子 DST 不能完全取代传统表型 DST,可作为耐药 MTB 快速筛查方法和(或)传统 DST 的补充。目前主要的分子生物学检测技术有实时荧光定量 PCR 技术、探针熔解曲线法、基因芯片技术、反向杂交技术、基因测序技术等。

(1)实时荧光定量 PCR 技术

采用半巢式实时 PCR 技术快速、自动化的同时检测 MTB 基因及 RFP 常见耐药决定区域,核酸提取、扩增、检测一体化,操作简便,整个检测过程只需 2 h,生物安全性高,不易污染,可用于除血液外的各种临床标本的检测;但只能检测 RFP 的耐药性,不报告具体的突变类型。

(2)探针熔解曲线法

采用多色探针熔解曲线法快速检测 MTB 对 RFP、INH、Sm、EMB 和 FQs 的常见耐药决定区域,简便、快速,闭管检测不会交叉污染或造成实验室污染,只需 1 台通用的荧光定量 PCR 仪,无须烦琐的杂交、显色过程,整个检测过程只需 2~3 h,可较全面地了解耐药基因突变信息,辅助诊断 MDR-TB 和 Pre-XDR-TB,其缺点是不报告具体的突变类型。

(3)基因芯片技术

采用基因芯片技术较简便、快速地检测 MTB 对 RFP 和 INH 耐药的常见基因型,可了解突变的位点和性质,辅助诊断 MDR-TB,整个检测过程只需 24~48 h;其缺点是杂交、检测过程较烦琐。

(4)反向杂交技术

采用反向杂交技术可同时快速检测对 RFP、INH、EMB、FQs、Am、Km 和 Cm 耐药的常见基因型,可了解突变的位点和性质,辅助诊断 MDR-TB 和 Pre-XDR-TB、XDR-TB,整个检测过程只需 1~2d 时间;但其为开放性检测,可能会污染扩增产物而导致假耐药的报告,并且杂交、显色过程较烦琐。

(5)基因测序技术

采用 PCR-Sanger 测序方法检测 MTB 对 RFP 和 INH 耐药的常见基因型,可了解突变的位点和性质,但目前尚未在临床广泛开展。

## 二、耐药结核病诊断流程

对于可疑 TB 患者临床标本，建议表型 DST 与分子 DST 联合检测，优势互补。先采用分子 DST 方法直接检测可疑 TB 患者临床标本以快速筛查 MTB 和耐 RFP 的 MTB。同时进行二线药物的分子 DST 和传统 DST，有条件的单位也可进行新的表型 DST（如 MIC 法）检测 MTB 对 INH、FQs、Am、Km 和 Cm 的耐受性，有助于快速诊断 Pre-XDR-TB 和（或）XDR-TB，尽早确定合理的化疗方案进行治疗。按照县（区）级结核病实验室能够应用分子 DST 进行利福平耐药结核病检测与县（区）级结核病实验室仅具备表型 DST 能力两种情况，建议诊断流程如图 19-1、19-2。

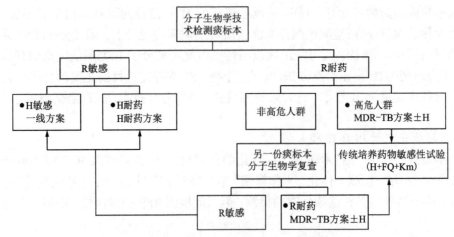

**图 19-1　具备分子 DST 检测技术的诊断流程**

R：利福平；H：异烟肼；MDR-TB：耐多药结核病；FQ：氟喹诺酮类药品；Km：卡那霉素。

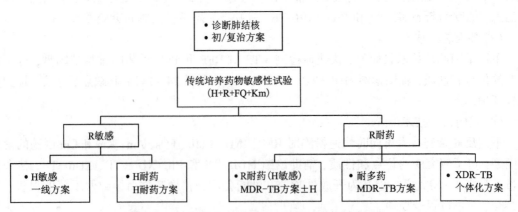

**图 19-2　仅具备表型 DST 检测技术的诊断流程**

R：利福平；H：异烟肼；MDR-TB：耐多药结核病；FQ：氟喹诺酮类药品；Km：卡那霉素；XDR-TB：广泛耐药结核病。

### 三、MTB DST 检测结果的判读

目前表型 DST 和分子 DST 对一、二线抗结核药物 RFP、INH 和 FQs 的检测准确度最高。在现有科学证据的基础上，对应用传统 DST 和分子 DST 诊断 DR-TB、指导临床化疗建议如下：

(1)若表型 DST 和分子 DST 结果一致，相应结果可作为待测菌株对相应药物耐受性的判定依据。

(2)若分子 DST 同时检出敏感基因型和耐药基因型时，需参考对不同抗结核药物分子 DST 检测的敏感度和特异度，若是对 RFP、INH 和 FQs 的检测结果可判断为 MTB 的异质性耐药，若是其他抗结核药物则还需结合临床进行综合判断。

(3)若同一标本不同分子 DST 检测结果不一致，或该标本应用同一分子 DST 方法进行 2 次检测的结果不一致，或分子 DST 和表型 DST 结果不一致时，需参考对不同抗结核药物分子 DST 检测的敏感度和特异度；若是对 RFP、INH 和 FQs 的检测结果，只要其中 1 种方法检测结果显示耐药，首先考虑可能是耐药或异质性耐药；若是其他抗结核药物则还需结合临床进行综合判断。

(4)对初治 TB 患者的耐药性检测与结果判读：①初治 TB 患者 1 次分子 DST 检测为对 RFP、INH 和 FQs 耐药时可判断为耐药，并同时进行表型 DST，以了解耐药水平及对其他药物的耐药情况，以供临床医生进行综合分析；②初治 TB 患者 1 次分子 DST 检测为对 RFP、INH 和 FQs 以外抗结核药物耐药时，建议复查，并同时进行表型 DST；如果复查分子 DST 或表型 DST 仍为耐药时，DR-TB 的结论成立；如果分子 DST 复查结果为对被检测药物敏感，则建议等待表型 DST 结果；若表型 DST 结果为耐药，则判断为耐药；若表型 DST 结果为敏感，应结合临床资料进行综合判断。

## ▶ 第五节　耐药结核病的化学治疗

### 一、耐药结核病实施化学治疗的方式

1. 标准化治疗

依据国家或本地区耐药结核病检测资料、针对不同耐药类型群体设计统一的耐药结核病化学治疗方案进行治疗，该治疗方案将涵盖绝大多数患者。根据不同的用药种类、适用对象和用药时间长短，还可分为常规标准治疗方案(18~24 个月)和短程标准治疗方案(9~12 个月)两种。近来，WHO 发布了《指南 2022 年版》，其中推荐了 6 个月 BPaLM 方案(适用于 MDR/RR-TB 或 pre-XDR-TB 患者)和 MDR/RR-TB 的 9 个月全口服方案。

2. 个体化治疗

为依据结核病患者临床分离菌株进行 DST 的结果、既往用药史、耐药结核病接触史和患者的依从性等进行综合考虑后实施的治疗方法。由于部分一线和大部分二线抗结核药品 DST 的可靠性及其临床应用价值尚未完全确定，DST 不能 100%地预测药品的有效或无效，例如 Sm、EMB、PZA 等药品。因此 WHO 建议不应完全依据这些药品的 DST 结果设计个体化治疗方

案。INH、RFP、FQs 和二线注射剂的 DST 结果准确性和重复性好，如果这些药品的 DST 结果是从质量得到保障的实验室中获得的，个体化治疗方案可以基于这些药品的 DST 结果进行设计。

在治疗方式的具体选择上，如患者符合使用短程治疗方案的条件，优先选择使用短程标准治疗方案治疗，其次选择常规标准治疗方案；如不符合标准治疗方案或采用标准治疗方案失败，则根据患者具体情况制定个体化治疗方案。

## 二、耐药结核病化学治疗方案的制定原则

基本原则：耐多药和广泛耐药结核病化学治疗方案的设计应遵循在准确的病原学诊断依据下，由专家组集体讨论确定，而非医生的个人行为。以下要素可供耐药结核病化学治疗方案设计时参考。

### 1. 药品的有效性判定

为确保治疗药品的有效性，被选药品必须是患者既往治疗失败的方案中未被使用过的。如果 DST 结果显示敏感，药物被认定是有效的；如果 DST 结果显示耐药，则该药不能被认为有效。但对于方案中的许多药品，DST 结果将呈现不确定性（例如 Cs、Sm、EMB）。当该药品的有效性评估为"不确定"时，它仍可被纳入治疗方案中，但应将其视为目标用药数量以外的药品。

### 2. 药品数量

至少在 WHO 耐药结核病治疗药品的分组中，强化期应选择至少 4 种有效的抗结核药品组成方案；巩固期应选择至少 3 种有效的抗结核药品组成方案；当方案中某种药品的有效性不确定或有疑问时，方案中使用药品的数量可超过 5 种，这些情况常见于广泛耐药结核病。

### 3. 药品剂量

年龄和体重是药品剂量确定的基本要素，为避免新的耐药产生，应尽可能足量使用。对于明确会产生胃肠道反应或不良反应较大的药品，可采用开始从低剂量递增的方法，并在 1~2 周内达到足量，如 Pto、PAS 和 Cs 等。

### 4. 用药方法

原则上采用全程每日用药法和顿服法。PZA、EMB 和 FQs 药品应每天 1 次顿服。顿服法也适用于口服二线抗结核药品，但为减少不良反应，提高患者的可接受性，Eto/Pto、Cs 和 PAS 习惯上还是分次服用。注射类抗结核药品应每天 1 次给药，即不要将一天剂量分开使用。注射类抗结核药品的间歇疗法（每周 3 次），可以在强化期延长或药物毒性对患者危害风险增大的情况下考虑，该方法宜在痰菌培养转阴后实施。

### 5. 化疗分期

化学治疗由 2 个阶段组成，第 1 阶段为强化期，第 2 阶段为继续期。强化期的持续时间取决于痰菌检查是否阴转，如果细菌培养阴性，意味着治疗成功的概率增加。因此，强化期结束时痰细菌学培养仍未转阴的患者可酌情延长其强化期。

### 6. 治疗管理

以全程督导为原则，强化患者所在社区"多元化"DOT 治疗管理，确保患者服药依从性，提高治愈率。

总之，"全口服、毒性小、更有效、少住院"将是全新耐药结核病化学治疗方案设计的基本考量和原则。

### 三、耐药结核病化疗方案推荐

#### (一)MDR/RR-TB 化疗方案

**1. 推荐方案一**

WHO 推荐使用疗程 6 个月的由 Bdq、Pa、Lzd(600 mg)及 Mfx 组成的 BPaLM 方案,治疗 MDR/RR-TB 患者,优于 9 个月的或更长(18 个月)疗程的方案。

备注:①强烈鼓励 MDR/RR-TB 患者进行 FQs 药敏试验,但不能因为等待药敏试验结果而延迟 BPaLM 方案的启动。药敏试验将决定 Mfx 的去留;如果 FQs 耐药,则使用 BPaL 方案。②适用人群: a. MDR/RR-TB 或 pre-XDR-TB; b. 确诊的肺结核和所有形式的肺外结核患者,除了累及中枢神经系统结核、骨关节结核和播散性(粟粒性)结核; c. 14 岁及以上的成年人和青少年; d. 有或无 HIV/ AIDS; e. 既往暴露于 Bdq、Lzd、Pa、Dlm 少于 1 个月的患者。当暴露超过 1 个月时,如能排除上述药物的耐药,仍可使用此方案。③此方案不适用于孕妇和哺乳期妇女,因为关于 Pa 药物安全性的证据有限,尽管动物研究并没有表明其对胚胎/胎儿发育有直接或间接的有害影响。④Lzd 在 BPaLM 和 BPaL 方案中的推荐剂量均为 600 mg, 1 次/d。⑤Pa 的生殖毒性:基于 4 项临床试验的激素评估,提供了关于 Pa 安全性的新数据。这些数据在很大程度上减轻了之前对动物研究中观察到的生殖毒性的担忧,表明 Pa 不太可能对人类男性生育能力产生不利影响。

**2. 推荐方案二**

WHO 建议对 MDR/RR-TB 且已排除 FQs 耐药的患者,使用两种 9 个月的全口服方案,优于更长的(18 个月)方案。

备注:①9 个月全口服方案: $4 \sim 6Bdq_6 - Lfx(Mfx) - Cfz - Z - E - H_h - Eto/5Lfx(Mfx) - Cfz - Z - E$。4 个月的 Eto 可用 2 个月的 Lzd(600 mg/d)替代。如果 4 个月末患者痰涂片阳性,可延长前一阶段疗程至 6 个月。②含 Eto 的方案不适用于孕妇。如用 Lzd 代替 Eto 后,则 9 个月方案可用于孕妇。③适用人群: a. MDR/RR-TB 患者,且对 FQs 无耐药; b. 无广泛病灶性肺结核的患者和无严重肺外结核的患者; c. 既往暴露于 Bdq、FQs、Lzd、Eto、Cfz 少于 1 个月的患者。当暴露超过 1 个月时,如能排除上述药物的耐药,仍可使用此方案; d. 有或无 HIV 感染/AIDS 患病; e. 儿童和其他年龄组的患者,虽然没有确诊结核病或耐药证据,但考虑很有可能患有 MDR/RR-TB(以结核病的典型临床体征和症状为基础,结合曾经与 MDR/RR-TB 确诊患者的接触史)。④推荐理由:两种 9 个月方案可用于不符合 6 个月方案条件的患者;此外,两种方案均优于 18 个月方案。大多数 9 个月治疗方案的数据来自南非国家规划。两种 9 个月方案的数据排除了广泛病灶性结核病和严重肺外结核患者,因此,这一建议没有扩展到这些亚组患者。

**3. 推荐方案三**

对 MDR/RR-TB 患者实施长程方案的相关推荐意见:

2018 年 8 月,基于抗结核药物有效性和安全性的新证据,WHO 发布《关于耐多药和利福平耐药结核病治疗重大变化的快速通告》,首次提出将长程化学治疗方案中使用的抗结核药物重新划分为 A、B、C 三组(见表4),推荐大部分 MDR/RR-TB 患者使用全口服治疗方案。2020 年、2022 年又多次更新治疗指南。根据 WHO 相关指南及有关文献,结合我国的实际情况，推荐的全口服长程化学治疗方案如下：

（1）方案推荐：①MDR/RR-TB：6Lfx（Mfx）-Bdq-Lzd-Cfz-Cs/12Lfx（Mfx）-Lzd-Cfz-Cs；②6Lfx（Mfx）-Bdq（Lzd）-Cfz-Cs-Z（E，Pto）/12~14Lfx（Mfx）-Cfz-Cs-Z（E，Pto）。

（2）方案说明：①长程治疗方案总疗程为18~20个月，其中强化期6个月，巩固期12~14个月。需根据患者对治疗的反应调整疗程，建议患者痰培养阴转后继续治疗15~17个月。若因各种原因无法应用标准化全口服长程治疗方案时，应根据药物的有效性和安全性、可靠的药敏试验结果、患者既往用药史、药物耐受性及潜在的药物间相互作用来选择药品，确保在治疗开始至少包括4种确定有效或可能有效的药品，巩固期至少3种确定有效或可能有效的药品，首选A组和B组药物；如无法构成有效方案则再依次选择C组口服药物组成方案。如果出现药物不良反应且经处理后不能缓解，或出现新的耐药情况，需要选择敏感或可能敏感的口服药物进行替代，例如Cs可以用口服PAS或E替代。②Bdq延长使用指征：在患者对Bdq耐受良好、治疗过程中能够进行密切监测且患者充分知情同意的基础上，建议由专家组评估患者是否符合延长使用Bdq的指征。接受Bdq治疗24周后延长使用的指征主要包括：治疗应答慢，如治疗3个月后痰培养未转阴，肺结核症状缓解慢；其他药物存在发生不良反应的危险；Bdq停用后无法组成有效的治疗方案。③Lzd使用疗程说明：在患者对Lzd耐受性良好的情况下，建议坚持用完全程；在不能耐受全程的情况下，推荐足剂量使用2个月以上，如至少600 mg/d；如不能坚持2个月，则需调整为长疗程。

4.化学治疗药物及推荐方案最新进展

（1）化学治疗新药

目前有10余种抗结核治疗新药正在临床试验中。2022年已有数种新药临床试验研究结果发布，包括2种新噁唑烷酮类和1种咪唑并吡啶类药物。delpazolid（LCB01-0371）为新噁唑烷酮类药物，杀菌药，其与结核分枝杆菌23rRNA结合从而抑制蛋白质合成。韩国学者Kim等进行的1项delpazolid早期杀菌活性（early bactericidal activity，EBA）研究发现其EBA良好，且未发生与研究药物有关的严重不良事件（serious adverse event，SAE）。另一种新噁唑烷酮类药物sutezolid（PNU100480）人体试验结果显示具有良好的安全性和耐受性。telacebec（Q203）为咪唑并吡啶类药物，通过抑制结核分枝杆菌ATP合成而发挥杀菌作用。其作用靶点为细胞色素B亚单位，使细胞内的ATP迅速耗竭。Ⅰ期临床试验结果显示，不同剂量的telacebec受试者均可耐受，且未发生SAE。我国自主研发的1.1类新药吡法齐明（pyrifazimine，TBI-166）、舒达吡啶（sudapyridine，WX-081）具有良好的抗结核分枝杆菌及耐药结核分枝杆菌作用，目前尚在进行临床试验研究，期待其能早日应用于临床。而另一由我国研制的德拉马尼类同剂JBD0131对MDR-TB菌株也具有较强的抗菌活性，其MIC值为0.004~0.250 mg/L，MDR-TB与药物敏感结核分枝杆菌菌株之间MIC值差异无统计学意义。口服吸收良好，无明显蓄积，QT间期延长不明显。Ⅰ期临床试验已在中国完成。

（2）已上市的药物最新研究进展

除新药外近年来对贝达喹啉、利奈唑胺、德拉马尼、普托马尼等已上市药物的有效性、安全性、耐受性、不良反应和耐药问题等进行了广泛的研究。

利奈唑胺（linezolid，Lzd）是噁唑烷酮类抗生素，用于治疗革兰阳性球菌引起的感染。近年来，WHO及我国指南推荐作为治疗MDR/RR-TB的核心药物。2022年中华医学会结核病学分会更新了"利奈唑胺抗结核治疗专家共识"。共识中尤其是添加了Lzd的耐药机制，并根据推荐意见分级的评估、制订及评价方法对医学证据进行评级和推荐。该共识对指导 Lzd 在我国的临床应用起到了重要作用。Lzd 可引起骨髓抑制、周围神经炎和视神经炎等不良反应。一些研究发现，Lzd 血药浓度>2 mg/L 时容易引起严重不良反应，将 Lzd 每天使用剂量从 1 200 mg 减少到 600 mg 可预防 60% 的患者发生严重贫血，建议最佳给药方案为：体重<50 kg 患者为 450 mg/d，≥50 kg 患者为 600 mg/d。我国共识推荐的降阶梯疗法和中低剂量疗法均可供选择。硝基咪唑类两种新药德拉马尼（delamanid，Dlm）和普托马尼（pretomanid，Pa）已应用于临床。Dlm 已在我国上市，从临床应用情况来看，其治疗 MDR/RR-TB 具有一定的临床疗效，安全性也比较好。一项荟萃分析系统全面地评估了 Dlm 治疗 MDR-TB 的有效性和安全性。结果显示，在 22 项观察性研究中，含 Dlm 方案的总治疗成功率为 80.9%，而含 Dlm 和 Bdq 方案的总治疗成功率为 75.2%；在 3 项试验性研究中，含 Dlm 方案的总治疗成功率为 72.5%；含 Dlm 方案 QTc 间期延长发生率为 2.4%，而含 Dlm 和 Bdq 方案 QTc 间期延长发生率为 12.8%。一些研究显示，即使是婴幼儿应用 Dlm 也是安全的。WHO 在儿童及青少年结核病治疗指南中明确指出，Dlm 可应用于 3 岁以下的儿童。研究显示，Pa 具有良好的早期杀菌活性，含 Pa 方案治疗耐多药结核病的成功率均在 90% 以上。来自 1 项 I 期临床试验研究显示，中国人群的耐受性良好，且药代动力学指标与他国人群基本一致。相信 Pa 不久将会在我国上市。研究最为活跃且最受关注的抗结核新药还是近 50 年来第 1 个上市的抗结核新药贝达喹啉（bedaquiline，Bdq）。随着 Bdq 在临床上的应用，其耐药问题也受到了关注。研究显示，Bdq 耐药发生率在 3.8%~15.3%，主要与 Rv0678 基因突变有关，同时与不良治疗结局也有相关性，部分耐药为原发性耐药，也有为 Bdq 治疗过程中出现的耐药，因此，应引起临床高度重视、规范使用 Bdq。QTc 间期延长是 Bdq 治疗过程中值得关注的不良反应。有研究显示，Bdq 引起 QTc 间期延长最高值是在治疗第 3 个月，与基础值相比平均延长 34.06 ms，有 15.2% 患者 QTc 间期>500 ms 需要停用 Bdq，其中仅有 6.7% 需要永久性停用。另有研究显示，Bdq 与 Dlm 合用不明显延长 QTc 间期，而 Bdq 与氯法齐明（clofazimine，Cfz）合用是 QTc 间期延长的主要原因，Cfz 引起的 QTc 间期延长问题应引起临床高度关注。高龄、低体重指数、低钙血症更容易导致 QT 间期延长，对于这类患者应密切监测心电图变化。目前较为一致的意见是，在出现 QTc 间期>500 ms 时需要停用可引起 QTc 间期延长的药物，尤其是重度 QTc 间期延长（QTc 间期>500 ms 伴较基线增幅≥60 ms）时应立即停药，待 QTc 间期恢复到 500 ms 以下时根据患者具体情况可谨慎再次加用。停药后如果再次应用 Bdq 时，是使用负荷剂量（即 400 m/d）还是接着使用间歇维持剂量目前尚未有确切的结论。有研究认为，对于中断治疗不足 2 周者，不需要重新给予负荷剂量；对于中断时间在 2 周~1 个月、1 个月~1 年、1 年以上时，建议分别给予 3 d、1 周、2 周的负荷剂量。也有学者建议，当中断发生在治疗第 3~72 周且停药不超过 6 周时，需要给予 2 周 200 mg/d 的负荷剂量；若停药超过 8 周，则需要给予 2 周 400 mg/d 的负荷剂量。目前，我国在这方面的研究报道罕见，需要开展基础与临床研究并积累更多的经验，从实际情况来看，以上 2 种推荐都可供国内同道借鉴与参考。关于 Bdq 在儿童耐药结核病方面的应用，WHO 曾推荐用于 6 岁以上的儿童，根据近年来的最新研究结果，2022 年 WHO 建议 6 岁以下的儿童也可使用 Bdq。

（3）化学治疗新方案推荐

随着抗结核新药的开发与临床应用，研制疗程更短、高效且安全的 MDR/RR-TB 化学治疗方案是近年来国内外研究的热点。

A：WHO 推荐的治疗新方案

2022 年 5 月，WHO 根据近年来的最新研究结果发布了《耐药结核病治疗关键变化快速通讯》，推荐了 4 套 MDR/RR-TB 短程治疗方案。

9 个月全程口服方案：

方案一：4~6 Bdq-Lfx（Mfx）-Eto-Cfz-Z-Hhigh-E/5Lfx（Mfx）-Cfz-Z-E（注：Lfx：左氧氟沙星；Mfx：莫西沙星；Eto：乙硫异烟胺；Z：吡嗪酰胺；Hhigh：高剂量异烟肼；E：乙胺丁醇；数字代表时间：月；下同）；

方案二：4~6 Bdq-Lfx（Mfx）-Lzd-Cfz-Z-Hhigh-E/5Lfx（Mfx）-Cfz-Z-E。

6 个月全程口服方案：

方案一：6 Bdq-Pa-Lzd；

方案二：6 Bdq-Pa-Lzd-Mfx。

这些方案是否适合于中国人群尚需进行临床验证，另外，开发研制适合中国国情的耐药结核病短程治疗方案更是当务之急的首要任务。

B. 含 Bdq 全程口服方案

Bdq 是治疗 MDR/RR-TB 的核心药物。相关研究比较含 Bdq 全程口服 9~12 个月短程方案（Bdq 组）和含注射剂 9~12 个月短程方案（注射剂组）治疗 RR-TB 患者的治疗效果，结果显示含 Bdq 6 个月全程口服和含 Bdq 全程口服 9~12 个月短程方案具有高效、安全等特点，即使为耐氟喹诺酮类药物的 MDR/RR-TB 也能获得较为满意的临床疗效。

C. 含 Bdq 和 Dlm 全口服短程方案

Bdq 和 Dlm 是作用机制不同的两种抗结核新药，但两者均可引起 QT 间期延长，因此，这两种药物是否能同时使用一直是困扰广大临床医生的难题。当同时用于治疗 MDR/RR-TB 时，可能存在较低的风险收益比。一项包括 16 个国家的多中心前瞻性观察性研究结果显示，使用含 Bdq 和 Dlm 方案的 2 296 例 MDR/RR-TB 患者中，最常见的不良反应为周围神经炎（26.4%），其次为电解质紊乱（26.0%）和听力下降（13.2%），而这些不良反应主要与注射剂及 Lzd 有关。QT 间期延长的发生率仅为 2.7%。来自一项 14 个国家的队列分析显示，含 Bdq 和 Dlm 全程口服短程方案治疗 MDR-TB 获得了 78.2%（358/458）的治疗成功率。常见不良反应为周围神经炎和电解质紊乱，QT 间期延长的发生率仅为 1.5%。也有研究发现，含 Bdq 和（或）Dlm 全程口服短程方案治疗 MDR-TB 的痰培养阴转率（83.8%，526/625）与含注射剂方案相仿（85.5%，425/497）。这些研究结果充分表明，Bdq 和 Dlm 同时使用可提高疗效，同时不会延长 QT 间期，建议对于存在氟喹诺酮类药物或 Lzd 耐药以及因各种原因选药困难的 MDR/RR-TB 患者可优先选择同时应用这两种药物以组成有效的治疗方案。

D. 含 Bdq-Dlm-Lzd 全口服短程方案

对于氟喹诺酮类药物或二线注射类药物耐药的 MDR-TB 患者有时难以组成有效的治疗方案。来自印度的一项研究显示，含 Bdq-Dlm-Lzd 全程口服 6~9 个月短程方案治疗 153 例氟喹诺酮类药物或二线注射类药物耐药的 MDR-TB 患者，91%（139/153）患者结局良好；9%（14/153）出现不良结局，包括死亡 4 例、更改方案 7 例、细菌学未转阴 2 例、中断治疗 1 例。治疗过程中，52%（85/153）患者出现骨髓抑制，42%（69/153）患者报告周围神经病变，QTc 间期无一例超过 500 ms。南非一项研究表明，含 Bdq-Dlm-Lzd 全口服短程方案可明显降低 RR-TB 患者的病死率。Bdq、Dlm 和 Lzd 是目前在我国上市的仅有的 3 种抗结核新药，也是对结核分枝杆菌及耐药菌具有杀菌作用的药物，至今耐药率还很低，尽管 WHO 指南将 Dlm 列为 C 组药物，但对于难治性或高度耐药的 MDR/RR-TB 推荐使用。

E. BPaL 全口服 6 个月短程方案

目前 Pa 只用于含 Bdq、Pa、Lzd 组成的 6 个月 BPaL(注：B：Bdq；L：Lzd)方案中，治疗无法组成有效治疗方案的 MDR-TB、准广泛耐药(pre-XDR-TB)和广泛耐药结核病(XDR-TB)取得了满意的临床疗效，而且治疗费用大幅度减少。然而，由于该方案 Lzd 使用的剂量为 1 200 mg/d，不少患者往往由于不良反应不能坚持治疗。为探讨 BPaL 方案中 Lzd 的最适剂量，Conradie 等在 BPaL 方案中采用不同剂量、不同疗程的 Lzd 治疗 pre-XDR-TB 和 XDR-TB 患者。结果显示 Lzd 600 mg/d 治疗 26 周风险/效益比最佳。这样的结果与前述关于 Lzd 的剂量研究是一致的。当然，这种 BPaL 组合固定方案有其利弊，而对 BPaL 方案进行补充与完善将会是今后的研究方向。

### (二)Pre-XDR-TB 与 XDR-TB 化疗方案

方案选药原则同 MDR-TB，尽量包括所有 A 组和 B 组药物，对于 Pre-XDR-TB 推荐方案：6Bdq-Lzd-Cfz-Cs-Z(Pto)/12~14Lzd-Cfz-Cs-Z(Pto)，强化期 6 个月，总疗程 18~20 个月；对于 XDR-TB 患者，则根据患者的耐药检测结果，采取个体化长程全口服治疗方案，原则上强化期至少包括 5 种有效或可能有效的药品，总疗程为 30 个月。

### (三)利福平敏感耐药肺结核全口服化学治疗方案

利福平敏感的单耐药和多耐药肺结核患者的全口服化学治疗方案制定原则为尽量多选用一线口服类抗结核药物组成的 4 种药品的治疗方案，并选择二线口服类抗结核药物进行补齐。

(1)INH 单耐药结核(Hr-TB)：推荐全口服化学治疗方案为 6~9R-Z-E-Lfx；

(2)多耐药利福平敏感肺结核：根据患者的药敏试验结果，强化期至少选择 4 种可能有效的一线和二线口服抗结核药物、巩固期至少 3 种可能有效的一线和二线口服抗结核药物。总疗程一般为 9~12 个月。

## 四、耐药结核病化学治疗方案的调整

### (一)耐药结核病化学治疗方案的调整指征

(1)患者治疗的依从性差；

(2)发生较为严重的药品不良反应；

(3)药敏试验结果提示方案存在缺陷；

(4)治疗失败。

### (二)耐药结核病化学治疗方案调整的基本要求

(1)调整后的方案符合耐药结核病化学治疗原则；

(2)调整方案经过集体讨论认可：经过集体(专家组)讨论认可，以有效保证方案的调整符合耐药结核病化学治疗的基本原则，以及制定新方案的科学性和合理性，避免个人经验的片面性；

（3）选择敏感或未曾使用过的抗结核药物：按照药敏试验结果选择敏感药品，获得药敏试验结果前或无足够药品组成方案时，也可选用未曾使用过的抗结核药物；

（4）避免单一加药：避免在治疗过程中随意增加一种药品，或在已经证明治疗失败的方案中单一加药，以避免新增药品发生耐药；

（5）调整后治疗方案疗程的计算：调整后的新方案疗程应重新开始计算。因调整方案前的治疗疗效不能得到有效保证，或用药可能不规律，为保证有效的治疗效果，新的耐药结核病化学治疗疗程应从方案调整并实施之日起重新开始计算。

### 五、耐药结核病化学治疗转归

无论药物敏感结核患者还是耐药结核患者，其治疗成功率是考量终止结核病策略实施效果的 10 大指标之一。关于药物敏感结核患者治疗转归定义已使用数十年，而关于耐药结核患者治疗转归的定义在前者基础上于 2005 年才首次提出，其包含 6 种结局，即治愈、治疗完成、治疗失败、死亡、失访和无法评估。然而，随着新药问世，短程、全口服治疗方案逐渐成为主流，使用 10 余年的耐药结核患者治疗转归定义面临诸多挑战，主要是既往根据注射剂使用与否来区分强化期和继续期的表述，以及与强化期相关的痰培养阴转时限不再适用。此外，更有效的药物组合将显著缩短细菌学阴转时间，细菌学转变的时间阈值及细菌学监测频率有待修订。2021 年 9 月 WHO 发布了《耐药结核病治疗结局定义专家咨询会会议报告》并同步更新《WHO 结核病定义和报告框架》及《操作手册模块四》，最新结核病治疗转归定义更为简洁，且将药物敏感结核和耐药结核的转归进行了整合，便于临床层面和规划层面开展治疗监测；不再区分强化期与继续期，且细菌学阴转情况监测周期从既往 1 个月缩短为 1 周；新增加了"持续治疗成功"的定义。更详细的治疗转归分类、定义及其与既往定义的对照详见表 19-5。

表 19-5　结核病治疗转归定义变更前后对照表

| 治疗转归分类 | 2013 版定义 | | 2021 版新定义 |
| --- | --- | --- | --- |
| | 药物敏感结核 | 耐药结核 | |
| 治愈 | 细菌学阳性患者完成规定疗程，疗程末及上一次痰涂片或痰培养结果为阴性 | 完成规定疗程，无证据显示治疗失败，且强化期后连续 3 次或以上痰培养阴性，每次至少间隔 30 天 | 细菌学阳性患者完成规定疗程，具有细菌学转归应答[a]，且无证据显示治疗失败 |
| 完成疗程 | 完成规定疗程，疗程末无痰涂片或痰培养结果且无证据显示治疗失败，但最近至少 1 次痰涂片或痰培养结果为阴性 | 完成规定疗程，无证据显示治疗失败，但强化期后无连续 3 次或以上痰培养阴性结果，每次至少间隔 30 天 | 完成规定疗程，但治疗转归不满足治愈或治疗失败的定义 |

续表19-5

| 治疗转归分类 | 2013 版定义 | | 2021 版新定义 |
|---|---|---|---|
| | 药物敏感结核 | 耐药结核 | |
| 治疗失败 | 痰涂片或培养在治疗第5个月末或疗程末结果为阳性 | 由于以下任一原因需停止治疗或永久性更换至少2种抗结核药物：(1)强化期结束时没有出现阴转；(2)转阴后在继续期发生细菌学复阳；(3)证据表明对氟喹诺酮类药品或二线注射剂产生获得性耐药；(4)药品不良反应 | 需停止治疗或永久性更改[b]治疗策略和治疗方案 |
| 死亡 | 开始治疗前或治疗过程中由于任何原因所致的死亡 | 治疗过程中由于任何原因所致的死亡 | 开始治疗前或治疗过程中由于任何原因所致的死亡 |
| 失访 | 未开始治疗或治疗中断连续2个月或以上 | 由于任何原因导致治疗中断连续2个月或以上 | 未开始治疗或治疗中断连续2个月或以上 |
| 无法评估 | 患者转诊到其他医疗机构或不知其治疗转归 | 患者转诊到其他医疗机构或不知其治疗转归 | 患者转诊到其他医疗机构或不知其治疗转归 |
| 治疗成功 | 包括治愈和完成治疗 | 包括治愈和完成治疗 | 包括治愈和完成治疗 |
| 持续治疗成功 | 无 | 无 | 该定义仅用于实施性研究。指患者治疗成功后继续随访6个月(药物敏感结核和耐药结核)和12个月(耐药结核)无复发 |

注[a]：具有细菌学转归应答指出现细菌学阴转且再无复阳，其中细菌学阴转指细菌学确认的肺结核患者连续2次或以上痰培养(药物敏感结核和耐药结核均适用)或痰涂片(仅适用于药物敏感结核)结果为阴性，每次至少间隔7天；细菌学复阳指细菌学阴转后或菌阴肺结核患者连续2次或以上痰培养(药物敏感结核和耐药结核均适用)或痰涂片(仅适用于药物敏结核)结果为阳性，每次至少间隔7天。[b]：更改原因包括以下任意一种：①无临床或细菌学治疗反应；②药物不良反应；③治疗过程中新出现对有用药物耐药。

## 六、耐药结核病化学治疗的管理

单耐药和多耐药结核病患者的化学治疗管理可参考初治和复治肺结核患者的化学治疗管理。但耐多药肺结核患者治疗疗程有的长达24个月甚至更长，治疗难度大，一旦治疗失败将会引起更大的公共卫生问题。为保证患者在治疗过程中坚持规律用药，完成规定的疗程，必须在治疗全过程对患者采取有效的治疗管理措施。

### (一)治疗管理方式

耐多药肺结核患者均应采取全程督导化学治疗，即在治疗全过程中，患者每次用药均在接受过专门培训的医护人员直接督导下进行。不推荐耐多药肺结核患者采用家庭督导的服药方式。对耐多药肺结核患者主要采用住院与门诊治疗相结合的方式进行治疗管理。这是由于多数耐多药肺结核患者病情严重，有并发症和(或)并发其他疾病；治疗时间长、使用药品种类多，故容易出现严重的药物不良反应。因此，确诊后应首先住院治疗，待病情相对稳定、治疗方案确定后，可出院继续在社区或村卫生室进行治疗管理。对于那些因经济困难等原因不愿意住院治疗的患者，可采用全程门诊治疗的方式。

### (二)住院治疗管理

住院期间医院负责患者的治疗方案制订、健康教育、治疗管理、发现和处理药物不良反应等。

(1)结核病临床医生讨论制订患者的化学治疗方案。

(2)主管护士每日督导患者用药，做到：送药到手，看服到口，并及时填写"患者治疗服药卡"。

(3)按治疗监测要求对患者进行痰涂片、痰培养、胸部X线摄影、肝肾功能、电解质等检查。

(4)监测患者药物不良反应的发生情况，做到及时发现、及时处理。

(5)密切关注患者的心理健康，对患者进行耐多药肺结核治疗相关知识的健康教育，特别是坚持完成全疗程治疗与痊愈的关系、常见的药物不良反应和与医生联系的方法等。

(6)主管医生在患者出院时向患者开具后续治疗方案、随访复查时间等，并通知疾病预防控制中心落实患者出院后的治疗管理。

### (三)门诊治疗管理

县(区)级疾病预防控制机构(简称"疾控机构")接到耐多药结核病患者出院通知后，要确定患者出院后门诊治疗管理的场所、督导人员、督导方式等。在患者出院后72 h内，县(区)级疾控机构与乡医、村医(社区医生)开始第一次入户随访，落实具体治疗管理。患者出院后的治疗管理要纳入基本公共卫生服务项目，按照《结核病健康服务管理规范》的要求进行。

## 七、耐药结核病治疗失败的处理

耐药结核病治疗失败后到底应如何处理，尤其是经过反复多次按耐药结核病主要是MDR-TB、Pre-XDR-TB和XDR-TB方案抗结核治疗痰菌仍然不能阴转的患者应该采用何种处理措施，广大结核病防治医生不能回答，专家也难以定夺，我国指南和规范也没有明文规定。WHO指南有一些建议，但很笼统。结合相关文献及笔者临床经验，谈一点不成熟看法。

### (一)耐药结核病患者治疗失败危险性的评估

一般来说，经过耐药结核病方案治疗4个月后患者临床症状不能改善，影像学表现病灶没有好转，或细菌学仍然阳性，该患者就处于治疗失败的高度危险中。这时应重新对患者的病情进行评估并详细了解患者既往情况，包括：

(1)重新查看治疗方案及相关的药物史、接触者及所有的DST结果。若抗结核化疗方案不适当应该设计新的治疗方案。

(2)重新查看细菌学资料。通常涂片和培养的结果是反映患者治疗无效的最好指标。但也应排除实验室污染的可能。临床症状改善、胸部影像学病灶好转但涂片或培养出现一次阳性可能是实验室污染或错误引起。这种情况下应进一步多次涂片或培养。涂片阳性而培养阴性可能是由于存在死菌。患者重复涂片和培养阴性而临床表现、影像学显示病情恶化提示患者可能患有耐药结核外的其他疾病，如 NTM 肺病或肿瘤等。

(3)应进一步确认患者是否规律服用了所有抗结核药物。

(4)应排除其他可能降低药物吸收的疾病如慢性腹泻或能引起免疫抑制的疾病，如 HIV 感染等。

### (二)耐药结核病治疗失败的处理

(1)更改抗结核化疗方案：对于非耐 R 耐药结核病患者，接受该化疗方案治疗失败时，应尽量更改抗结核化疗方案。对于 R 耐药结核病患者，仅接受 1~2 次耐药化疗方案治疗失败时，建议详细了解患者情况，尤其是用药史、药敏结果可靠性等，仔细制订新的抗结核治疗方案。

(2)外科手术治疗：对于采用耐药结核病抗结核化疗方案 3~4 个月时处于治疗失败的高度危险中的 R 耐药结核病或多耐药结核病患者，若情况允许可以考虑外科手术治疗。对于治疗失败的耐药结核病患者尤其是 R 耐药结核病，在更改化疗方案的同时建议外科手术治疗。

(3)停止抗结核治疗

1)停止治疗指征：a.经过多次耐药结核病化疗方案治疗失败者，且胸部影像学显示进展性的、广泛的双侧肺部病变且没有外科手术指征。b.经过多次耐药结核病化疗方案治疗失败者，并出现高度耐药通常是 XDR-TB 或更广泛耐药，并且没有其他两种抗结核药物及以上药物可以选用。c.临床病情恶化，全身恶病质、多器官功能衰竭时。

2)停止治疗程序：停止治疗应该经过临床诊治小组讨论决定。临床小组包括参与治疗的医生、护士及社区防控人员。一旦临床小组决定治疗应该停止时，应当制定一个清晰的支持措施计划，并获得患者及家属的理解和同意。

(4)停止治疗后支持措施

停止治疗并非是不管或忽视患者，应继续访视和不放弃患者，这是非常重要的。必须给予患者及其家庭强有力的支持、关怀和同情。可以采取一系列的支持措施，包括：

1)控制疼痛和减轻症状：对乙酰氨基酚片、可待因可以缓解中度疼痛。可待因有助于改善咳嗽。可以加用其他化痰止咳剂。

2)纠正呼吸功能不全等脏器衰竭：包括吸氧、抗菌药物应用等。

3)营养支持：最好少食多餐。可以补充氨基酸、蛋白质、维生素、电解质等。

4)定期访视：治疗停止后应定期访视患者。

5)必要时可以住院或在疗养院进行护理。

6)感染控制措施：因为治疗失败停止应用抗结核药物的患者往往长时间处于传染状态，应该继续采取感染控制措施。

耐药结核病治疗失败的处理相当复杂，也相当困难，而且不易掌握。每个患者具体情况不同，处理也各有差异。以上只是个人的一些体会和认识，仅供参考。

(周青　刘昌盛　贺潇瑾　贺晓元)

# 参考文献

［1］唐神结，高文.临床结核病学［M］.北京：人民卫生出版社，2019.

［2］World Health Organization. WHO consolidated guidelines on drug-resistant tuberculosis treatment. Geneva：World Health Organization，2019.

［3］World Health Organization. Global tuberculosis report 2020. Geneva：World Health Organization，2020.

［4］WorldHealty Organization. Rapid Communication：Key changes to the treatment of drug-resistant tuberculosis. Geneva：World Healty Organization，2018.

［5］-World Health Organization. WHO operational handbook on tuberculosis. Module 4：Treatment-drug-resistant tuberculosis treatment［R］. Geneva：World Health Organization，2020.

［6］WHO consolidated guidelines on tuberculosis：Module 4：treatment-drug-resistant tuberculosis treatment，2022 update［Internet］. Geneva：World Health Organization；2022.

［7］付亮，任坦坦，张培泽，等.世界卫生组织《结核病整合指南模块4：耐药结核病治疗2022年更新版》解读［J］.中国防痨杂志，2023；45(4)：336-348.

［8］徐彩红，赵雁林.从《2020年全球结核病报告》看我国结核病防治工作［J］.中华传染病杂志，2021；39(7)：392-397.

［9］李仁忠，阮云洲，李玉红.关于世界卫生组织广泛耐药结核病新定义的解读［J］.中国防痨杂志，2021；43(6)：539-541.

［10］中华医学会结核病学分会，耐多药结核病短程治疗中国专家共识编写组.耐多药结核病短程治疗中国专家共识［J］.中华结核和呼吸杂志，2019；42(1)：5-8.

［11］中国防痨协会.耐药结核病化学治疗指南(2019年简版)［J］.中国防痨杂志，2019；41(10)：1025-1073.

［12］Editorial Board of Chinese Journal of Antituberculosis，Basic and Clinical Groups of Tuberculosis Control Branch of China International Exchange and Promotive Association for Medical and Health Care.结核分枝杆菌耐药性检测专家共识［J］.中国防痨杂志，2019；41(2)：129-137.

［13］初乃惠，聂文娟.耐药肺结核全口服化学治疗方案中国专家共识(2021年版)［J］.中国防痨杂志，2021；43(9)：859-866.

［14］周文强，张爽，初乃惠.耐药肺结核全口服治疗方案研究的现状和展望［J］.中国防痨杂志，2021；43(9)：879-882

［15］Chinese Society of Tuberculosis of Chinese Medical Association. 中国耐多药和利福平耐药结核病治疗专家共识(2019年版)［J］.中华结核和呼吸杂志，2019；42(10)：733-749.

［16］张立杰，刘宇红，高静韬，等.世界卫生组织2020年《整合版结核病指南模块四：耐药结核病治疗》解读［J］.中华结核和呼吸杂志，2021；44(4)：349-353.

［17］关于印发遏制结核病行动计划(2019—2022年)的通知［J］.中华人民共和国国家卫生健康委员会公报，2019(Z1)：13-17.

［18］高静韬，刘宇红.以标准和循证支持精准抗击结核——世界卫生组织2021年结核病新规新政解读［J］.国际流行病学传染病学杂志，2021；48(6)：419-424.

［19］于佳佳，唐神结.耐多药/利福平耐药结核病化学治疗年度进展2022［J］.中华结核和呼吸杂志，2023；46(1)：62-66.

# 第二十章 结核病的预防

结核病是由结核分枝杆菌引起的一种慢性传染性疾病，主要传播途径是呼吸道传播。目前结核病仍是世界范围内的一个主要公共问题，全球每年新发病例约 1000 万人，每年约 160 万人死于结核病，全球潜伏性结核感染人群约 17 亿，约占全人群的 1/4。我国是全球第三大结核病高负担国家，肺结核报告发病数位居法定报告乙类传染病第二位，结核病防治形势严峻。

## 第一节 结核病防治面临的问题

### 一、"治疗"

肺结核患者的治疗疗程长，药物种类较多，耐多药患者需采用 18~24 个月的化疗方案，广泛耐药患者采用 30 个月的化疗方案。因此部分患者依从性较差，全程督导化疗难以全面实施，致使治疗失败和耐药率处于较高水平。

主要原因总结如下：

（1）肺结核尤其是耐多药肺结核治疗疗程长，不良反应多，患者坚持完成疗程有一定困难，治愈和完成治疗的患者比例很低，容易造成耐药结核病甚至是广泛耐药结核病。

（2）患者治疗依从性差，尤其是在山区等交通不便地区以及流动人口等特殊人群。

（3）治疗过程中医务人员管理的松懈及对药物不良反应的认识不足亦影响了患者对治疗的依从性。

（4）药品采购和供应机制落后单一，儿童剂型缺乏。目前主要的一线抗结核药品我国均有生产，药品供应采用的是中央政府集中采购，逐级供应模式，但部分抗结核药品，如对氨基水杨酸钠片、链霉素等，由于需求量小、市场定价低廉、厂家生产积极性不高等因素很难采购。二线抗结核药品采购总量小，很难组成耐多药结核病的有效治疗方案。此外，二线药品价格昂贵，目前贝达喹啉全疗程价格约为 1 万美元，而全球药品代理机构采购药品价格仅为 340 美元，国内外的药品价格相差 20~30 倍之多，我国尚不能采购 GDF 药品的制约因素主要是国家财政中央转移支付到地方，不能形成国家集中采购。我国市场没有儿童剂型抗结核药品供应，儿童结核病患者治疗只能使用成人剂量规格的抗结核药品，许多药品需要掰开使用，无法保证用药剂量的准确性，更增加了用药风险。

（5）中医药防治结核病发展明显滞后：近现代结核病中医药防治发展缓慢，同时伴随着我国结核病的归口管理，使得中医系统很难对结核病防治发挥作用，中医药防治结核病的发展明显滞后。尽管中药在治疗结核病方面具有独特的优势，比如中药可以增强患者自身免疫力和对机体功能进行整体调节，通过内因提升结核病治疗效果，达到综合治疗结核病的目的。但是，中医药治疗结核病也存在诸多问题，具体表现为：一方面，中医药研究进展缓慢，研究不够深入，目前大多数中药抗结核方剂来源于传统中医药的实践经验，缺乏基础研究数据支撑，无法用现代科学理论阐释其作用机制；另一方面，对抗结核中药复方有效成分的研究尚处于起步阶段，存在有效成分和疗效研究的严重脱节。此外，中药从原药采集到加工过程中存在诸多不确定因素，质量控制难度较大。

（6）科技支撑不充分：我国缺少长期致力于结核病基础研究的机构和队伍；符合生物安全级别的动物实验室和普通实验室数量少；缺少有代表性、权威和共享机制的生物样本库；缺乏战略性、复合型人才；科研、临床、预防相互脱节，源头科技供给不足；临床中一些高端科技和高端器件依赖进口；科学研究不系统与应用脱节现象普遍存在。目前研发和使用的抗结核新药和有前景的新疫苗多为国外研发产品，我国的研究步伐缓慢和投入滞后。

（7）预防性治疗工作面临诸多困难：预防性治疗是全球结核病防治行动的重要举措，加强结核分枝杆菌潜伏感染者的主动发现，对结核病患者密切接触者进行筛查，对新近感染和免疫力低下的潜伏性结核人群给予预防性治疗，是降低潜伏性结核病患者发病率的重要措施，《中国结核病规划实施工指南》要求在有条件的地区，对与病原体阳性肺结核患者密切接触的 5 岁以下儿童潜伏性结核感染者，已感染了结核分枝杆菌，尚未患活动性结核病的 HIV 感染者或艾滋病患者、与活动性肺结核患者密切接触的学生等新近潜伏性结核感染者、需试验肿瘤坏死因子的治疗者、长期应用透析治疗者等应开展结核病预防性治疗，我国已在部分地区开展了 HIV/AIDS 人群结核病患者发现和预防性治疗试点工作，同时，对新生入学体检进行结核分枝杆菌感染筛查，对部分潜伏感染者开展了预防性用药的工作，但是仍有较多问题如下：潜伏感染的诊断（结核菌素皮肤试验）这一方法特异度低，不能区分真性结核分枝杆菌与卡介苗接种诱导反应，对近期免疫受抑制的患者灵敏度不足。而近年来快速发展起来的免疫学诊断技术包括 QuantiFERON-TB Gold（QFT）试验等特异度高于 PPD，但是费用昂贵。预防性治疗方案最短服药时间需要 3 个月，感染者坚持服药存在困难，且预防性服药治疗工作组织管理难，需多部门多方合作，做好宣传解释工作、预防性治疗登记管理、药物不良反应观察、定期取药等等。且予以预防性服药并不能终身有保护作用，其预防效果和远期效果与当地结核病疫情相关。

## 二、"管理"

（1）结核病防治运行机制不健全：结核病防治工作经费不足，难以满足我国结核病防治实际工作需求；一些地方对结核病防治工作重视不够，尤其部分基层政府缺乏对防治结核病重要性和紧迫性的认识，对结核病防治经费投入较少，主要依赖于中央政府投入或国际合作项目经费。

（2）结核病管理系统需进一步完善：①目前结核病专报系统仅覆盖结核病防治机构和定点医疗机构，前往广大的非定点医疗机构就诊的结核病患者信息难以捕获。②结核病填报监测资料的及时性、完整性和准确性与国家规划的要求还存在一定差距，结核病防治专业机构监测工作质量的自查和外部督导检查还应形成常态机制,结核病监测纳入常规结核病防治规划督导还未形成工作机制,监测资料的完整性和准确性还有待提高。③对流动人口、TB/HIV双重感染患者、耐多药患者、羁押人群等特殊人群监测还不能满足未来结核病防治工作的需要。④部分结核病防治机构对监测资料的分析和利用仍然不足,没有充分掌握监测信息的分析方法,对分析结果不能进行科学合理的解释,分析结果的利用不充分。此外,部分区级结核病防治机构由于人员少,工作负荷大,没有精力对收集的监测资料进行系统整理和分析,不能为当地政府和卫生行政部门制定政策和策略提供证据。⑤与其他信息系统的共享不足,如 HS 系统、实验室网络系统等。

(3)结核药物的管理:近年来,国际上对抗结核新药的研究取得了许多进展,国内因缺乏有效的验证、评估平台,只是被动参与部分临床试验工作。抗结核药物尤其是二线抗结核药物品种多,生产厂家多,但规模均较小,上市药物价格差异较大,质量参差不齐,部分结核药物需求量小,采购困难。目前对结核药物没有系统管理监督制度,虽然国家食品药品监督管理总局每年会组织在全国范围内对临床常用药物进行药物质量评价性抽验,但因为各种因素的限制,抽验很难覆盖所有的药物品种,没有对上市抗结核药物进行定期抽检的制度,同时还缺乏对抗结核治疗行为的监管机制。

## 第二节 预防结核病的主要措施

预防结核病的主要措施是控制传染源、接种疫苗和抗结核预防治疗。

### 一、控制传染源

传染源乃结核病流行的三大环节之首,是结核病流行的根源所在,因此消除传染源是控制结核病的关键。据统计,一个持续排菌的传染源一年之内可导致其周围 10~20 个人感染结核分枝杆菌(MTB),周而复始,MTB 已经在全世界拥有多达 20 亿例感染者的庞大队伍,成为新发结核病的巨大源头。WHO 提出要在这 20 亿人中逐步消除大量存在的潜伏性结核感染,以求达到全球终止结核病策略目标(2035 年与 2015 年比,结核病发病率下降 90%)。"消除传染源"需要我们在以下几个方面予以持续不断的关注和努力。

1. 早发现与早治疗

根据 WHO 的报告,全世界尚有约 1/3 的结核病患者未得到及时发现和治疗,即便是危害性极大的 MDR-TB 在我国的发现率也仅仅为 11%。众多结核病传染源未得到及时发现和治疗而游荡于社会中,由此产生的公共卫生问题和社会问题是极其严重的。因此,提高结核病患者的发现水平对于控制传染源十分重要。结核病患者发现方式包括主动发现和被动发现。目前我国结核病患者发现方式是以因症就诊为主。医疗机构将发现的疑似结核病患者按照要求进行疫情报告、转诊,结核病防治机构对未到位的患者进行及时追踪,确保所有患者都到结核病定点医疗机构进行诊断与治疗。

许多研究都表明,通过采取行政干预、健康教育、激励政策等措施加强基层医疗机构的转诊水平有助于提高结核病患者的发现几率。被动发现中的一项重要内容是被动监测,我国目前主要通过中国疾病预防控制中心信息系统中的两个子系统"传染病报告信息管理系统"

和"结核病信息管理系统"来进行结核病监测。被动监测的缺点是会出现漏报，有关调查显示，我国医疗机构传染病平均漏报率为 12.67%。

WHO 建议采用病例存量研究等方法，对现有疾病监测和登记系统进行评估。通过对监测资料进行有效的分析与利用，描述结核病流行特征，发现结核病高发地区、高发人群。通过加强重点地区、重点人群的结核病防控也是发现患者的一项重要措施。目前，很多研究应用地理空间分析的方法，发现疾病发病的"热点"区域，进一步探索导致"热点"区域产生结核病疫情的原因，有针对性地在源头上采取防控措施。结核病的主动发现是指在人群中主动进行结核病的筛查，但是主动发现需要耗费大量的人力、物力、财力，我国目前已经在部分结核病的高危人群中开展了结核病的主动筛查工作，如在涂阳肺结核患者的密切接触者、HIV 感染者与 AIDS 患者人群、学生人群开展主动筛查。

我国依托"十二五"国家科技重大专项，建立了包含老年人、糖尿病患者、HIV 感染者与 AIDS 患者、既往肺结核患者等结核病高发人群队列，通过开展主动筛查的方式提高患者发现率，为我国结核病患者发现策略提供了科学依据。

2. 强化结核病患者的管理

强化管理主要体现在两个方面，一是治疗的管理，二是传染性消除前的患者管理。缺乏管理的治疗不足以保障结核病患者规范用药和全程用药，是导致治疗失败和产生耐药的主要原因之一。科学合理的化疗方案及治疗期间有效地管理是患者治疗成功的关键。影响患者治疗期管理效果的因素很多，如患者因素、治疗因素等。患者因素包含患者的社会人口学特征，患者对疾病的认知等。治疗方面的因素包含患者使用的药物、化疗方案、药物不良反应等。影响患者治疗管理效果的另外一个因素是直接面视下的督导服药（directly observed treatment，DOT），DOT 是 DOTS 策略五要素之一，DOT 的质量是影响患者治疗成功率的关键。对于耐多药患者，DOT 的实施显得尤为重要。既往研究表明，高质量地实施 DOTS 可以有效减少耐药肺结核的发生。但是目前由于患者隐私问题、医生工作繁忙等因素，DOT 在具体实施过程中遇到了一定的困难，所以探索其他的督导服药方式显得尤其重要。如：培训家庭督导员在一些地区显示出了良好的效果；通过应用一些新技术，如电子药盒、手机及移动互联网技术，探索其在督导服药中所发挥的作用。患者治疗管理中一个重要问题是提高患者的依从性，影响患者依从性的因素很多，单一因素并不能预测患者依从性的好坏。目前很多研究通过筛选依从性的影响因素来构建预测患者依从性的评估体系，通过对依从性的早期预警，快速识别不依从患者并采取有针对性的干预措施，对保证患者的治疗效果非常重要。

3. 严格规范结核病患者的个人行为

结核病患者及家庭成员的行为管理是居家治疗感染控制的重要措施。有效的结核病患者行为管理可以减少结核分枝杆菌对周围人群传播的风险。

活动性结核病的行为管理：①居家治疗的隔离：将处于传染期的传染病患者、可疑患者安置在指定的地点，暂时避免其与周围人群接触，最大限度地缩小传播范围，减少传播的机会。②咳嗽礼仪：咳嗽礼仪是借助遮挡物将咳嗽或打喷嚏喷射出的呼吸道飞沫核进行物理阻断，减少呼吸道飞沫及飞沫核播散于空气中，从而减少周围人群被感染的风险。③佩戴口罩：选择合适的口罩并正确佩戴可以阻止和减少结核分枝杆菌通过患者的口鼻扩散到空气中，降低传播风险。④患者外出的感染控制措施：患者居家治疗时，应限制外出频度、采取必要的感染控制措施，降低公众和医护人员感染的风险。⑤洗手：手是人体活动范围最广的器官，极易受到外界微生物污染，是传播疾病的重要媒介。通过洗手可将手上60%~90%的结核分枝杆菌除去，如果结合刷洗，其清除率可达90%~98%，将细菌数量减少到感染剂量以下。因此，肺结核患者护理患者后或接触患者的口鼻分泌物后均需洗手。

4.耐药结核病的防治

目前，耐药结核病尤其是耐多药结核病的流行给全球结核病防治带来了严峻的挑战。中国是全球结核病第3高负担国家，MDR-TB病例负担也居世界前列。其发生危险因素如下：

（1）既往有结核病史，不规律抗结核治疗：研究表明其在既往有抗结核治疗史患者中的发病风险远高于新发患者，高质量实施直接督导下短程化疗（directly observed treatment, short-course, DOTS）可以有效减少MDR-TB发生，不规律治疗所致获得性耐药仍然是MDR-TB的主要危险因素。

（2）耐多药结核近期传播造成的原发感染：主要是由于不能及时发现人群中的耐多药患者，不能从源头上管理耐多药的传染源所致。其防治策略主要如下：①加强普通肺结核患者治疗管理，减少获得性耐药发生。②加强耐多药患者的发现和治疗，减少耐药结核病的发生。通过加强传染源的控制，预防耐药结核病的人群传播，优化患者发现策略，提高患者发现率。当前我国主要采取高危人群筛查策略，但是我国目前的问题是高疫情地区社会经济水平较低，不能对所有患者实施细菌学诊断和药物敏感性检测，有相应经济条件的地区，发现耐药结核病率较低。相关快速诊断方法仍需进一步推广和应用。

## 二、结核病相关疫苗

结核病（TB）仍是全世界所有传染病中的头号杀手，按照传染病流行的基本规律和防控原则，通过早发现、早诊断、早治疗和早管理，在有效控制传染源的基础上，疫苗是减少甚至消灭传染病最成功、最有效的公共卫生干预措施之一。但1921年开发的部分有效的牛分枝杆菌卡介苗（BCG）仍然是唯一获得许可的结核病疫苗，BCG对预防结核分枝杆菌传播的效果有限。因此研发和推广针对全年龄段、有效的新型结核病疫苗至关重要。根据不同用途，目前进入临床试验阶段的结核病疫苗可大致分为感染预防、疾病预防、复发预防或辅助治疗用疫苗。根据研发平台的不同可分为分枝杆菌全菌衍生疫苗（活疫苗、灭活疫苗）和针对特定抗原的亚单位疫苗。

1.自然免疫与疫苗研发

（1）针对结核病的天然免疫力

1）一些先天介质对于宿主对结核分枝杆菌的抵抗力至关重要。巨噬细胞是结核感染的主要部位，也是先天性和后天性保护性免疫的前线执行者，以控制或消除结核分枝杆菌。巨噬细胞表面和细胞内的各种受体对结核分枝杆菌的识别导致一系列先天免疫介质的释放。目前动物实验及人类相关研究证实，多种先天介质：如维生素D、巨噬细胞迁移抑制因子（MIF）、肿瘤坏死因子（TNF）、白介素-1（IL-1）、IL-12和IL-18，与先天免疫细胞例如自然杀伤（NK）细胞产生的IFN-γ起协同作用，激活巨噬细胞的早期抗菌活性。即巨噬细胞衍生的抗菌活性抑制结核分枝杆菌的生长，保护宿主免受组织损伤的负面影响。

2）一些免疫细胞对于结核分枝杆菌的抵抗力至关重要。杀菌性中性粒细胞也可能在限制早期感染方面发挥重要作用，但它们的过度积累（通常见于原发性结核病的进展性病变）可能会导致组织损伤，需要加以抑制。先天性淋巴细胞（ILC）产生激活巨噬细胞的巨细胞-粒细胞集落刺激因子(GM-GSF)和"非常规"或"供体不受限制"T淋巴细胞,例如HLA-E限制性淋巴细胞和γδT淋巴细胞也可能在感染的早期防御中发挥重要作用。产生IL-17和IL-22的第3组ILC(ILC3)在结核分枝杆菌感染的肺部快速积累,协调趋化因子的产生,介导肺泡巨噬细胞的积累;并诱导淋巴滤泡形成。因此,这些ILC3和异位淋巴结构似乎参与了针对TB的早期保护性免疫。活化的T淋巴细胞归巢至肺间质感染部位,有助于肉芽肿结构和结核分枝杆菌感染的控制。T淋巴细胞,特别是CD4⁺T辅助细胞1(TH 1)淋巴细胞以及这些细胞产生的IFN-γ对于控制结核分枝杆菌是必需的。CD4⁺T淋巴细胞亚群,特别是产生IL-17(TH 17细胞)和IL-21的细胞亚群,也参与宿主抵抗。CD8⁺T淋巴细胞裂解受感染的巨噬细胞并通过产生细胞毒性分子杀死结核分枝杆菌,可能有助于保护性免疫并可能加强长期控制。既往认为B细胞产生的保护作用不那么重要,但最近许多研究表明,抗原特异性抗体及其功能可能有助于针对性产生结核分枝杆菌的免疫力。

(2)自然免疫和免疫平衡

控制结核分枝杆菌需要不同免疫细胞亚群及其促炎和抗炎介质之间的良好平衡。明确的免疫抑制机制可导致进展为活动性结核病,但大量明显具有免疫能力的个体也会患上结核病,连续的免疫改变是从感染到疾病进展的特征。

2.结核病疫苗的介绍

(1)卡介苗预防接种:卡介苗(BCG)是一种减毒牛分枝杆菌活疫苗,目前在全球应用最广泛。虽然卡介苗(BCG)接种没能使全球任何一个国家达到控制、消除或消灭结核病的目标,但它对严重和肺外形式的儿科结核病的疗效已得到广泛认可,但各年龄段的肺结核防护措施差异很大且较差,这仍然是一个主要问题。其主要的接种对象是新生儿,用于降低儿童结核性脑膜炎及血型播散性肺结核的发病,保护率为54%~82%,其保护效力会随着年龄的增长而降低,既不能预防大部分成人结核感染和发病,也不能防止潜伏感染者发病。

尽管BCG得到广泛使用,但据估计,目前世界上约有四分之一的人口患有潜伏性结核感染(LTBI),全球每1000人中约有3人携带潜伏性耐多药结核分枝杆菌感染。BCG属于我国的国家免疫规划疫苗,现行免疫程序为新生儿出生后接种1剂,BCG保护通常持续10到15年,两项在低发病率环境中的研究表明,针对肺结核的保护可以持续数十年,其在成人中的保护效率为0~80%。BCG作为一种活疫苗,通常不被认为是一种很好的加强免疫,尽管这在临床试验中尚未得到系统研究。在巴西和马拉维进行的两项大型、整群随机临床试验显示,卡介苗重新接种对结核病没有疗效。BCG诱导反应的研究主要集中在T细胞上,但我们不知道BCG诱导的免疫反应的哪些方面对于预防结核分枝杆菌最重要。这阻碍了现代结核病疫苗的开发。卡介苗、人类宿主和环境之间复杂的相互作用决定了抗结核免疫的性质,目前考虑影响BCG预防效果的因素主要如下:宿主基因型,营养和代谢状况,环境因素(如吸烟、微生物群和合并相关感染),流行的结核分枝杆菌菌株的毒力和适应性都可能会影响卡介苗免疫,环境中广泛接触非结核分枝杆菌(NTM)似乎可以解释卡介苗在某些结核病流行地区的可变且短暂的保护作用,还有卡介苗的另一个潜在限制是其子菌株的异质性,每个子菌株都在世界各地的不同机构中进化。

(2)分枝杆菌全菌衍生疫苗:全菌疫苗来源于结核分枝杆菌、BCG或与之密切相关的非结核分枝杆菌。这类疫苗可进一步细分为经基因修饰的减毒活疫苗(VPM 1002、MTBVAC)、全菌或其提取物制成的灭活疫苗[热灭活母牛分枝杆菌(Vaccae)、热灭活非结核分枝杆菌

（MIP）、DAR-901、结核分枝杆菌细胞壁（RUTI）］。其优势为：①BCG 这种全菌减毒活疫苗的有效性已经在全球得到证实，为全菌衍生疫苗的研发提供了坚实的理论支撑。②全菌来源的疫苗包含许多不同的抗原成分，由于脂类、糖脂（广泛存在于结核分枝杆菌表面）、代谢产物、磷酸化抗原等非蛋白质抗原的存在，因此有可能比亚单位疫苗更能激发多种免疫反应，发挥更加全面的保护作用。其劣势为：由于减毒菌株可在体内存活较长时间，因此需要考虑其引起不良反应的风险。VPM1002：目前，基因修饰 BCG（VPM 1002）已在南非感染 HIV 的婴儿中完成了临床Ⅱa 期评估。该试验是在对健康婴儿和成人进行广泛临床前评估和安全性及免疫原性论证之后开始的，暂未发现任何安全问题。等待Ⅲ期临床试验结果，评估其能否为继 BCG 之后第一个进入市场的新型结核病疫苗。MTBVAC：已在瑞士和南非完成了临床Ⅱa 期的评估，发现对成人和儿童都是安全的。还在婴儿中研究了 MTBVAC 免疫原性及其对 IGRA 转化和回复的影响，证明了其对表达 IFN-γ、TNF 和 IL-2 的分枝杆菌特异性 CD4$^+$ T 细胞有诱导作用。Vaccae：我国已经批准作为结核病患者的辅助治疗用疫苗，可调节外周血 T 淋巴细胞及细胞因子水平，增强机体免疫功能，促进病灶吸收。MIP：在印度被批准为麻风病疫苗，作为治疗性疫苗在结核分枝杆菌感染的动物模型中产生有益效果，但在临床试验中，它对结核病患者的益处不明确。

DAR-901：一种肉汤培养制剂培养的奥布分枝杆菌，目前正在坦桑尼亚的 BCG 疫苗接种青少年中进行Ⅱb 期预防性疫苗试验。RUTI：是一种脂质体制剂，含有在压力下生长的碎片、解毒结核分枝杆菌，作为一种有潜力的治疗用疫苗，在经异烟肼治疗 1 个月后的结核分枝杆菌潜伏感染者中进行评估，发现其对结核分枝杆菌潜伏感染者是安全且具有免疫原性的，目前 RUTI 正在感染和未感染 HIV 的结核分枝杆菌潜伏感染人群中进行临床评估，并计划对耐多药结核病患者进行一项附加试验。

3. 亚单位疫苗

亚单位疫苗多数属于增强疫苗，作为 BCG 接种后的增强剂，可改善或延长 BCG 诱导的免疫反应，具有一定的应用前景，其细分为添加佐剂的蛋白亚单位疫苗和重组病毒载体疫苗（表 20-1）。添加佐剂的亚单位疫苗由单个抗原蛋白或一系列连接的抗原蛋白组成，与佐剂一起使用以增强对免疫系统的刺激，使疫苗中所含抗原的免疫影响最大化；重组病毒载体疫苗类似于添加佐剂的亚单位疫苗，病毒载体的目的是对所提供的抗原激发强烈且持久的免疫应答，从而避免对外源性佐剂的需要。

该疫苗的优势为：①优异的安全性、明确的分子组成、不存在促进初免增强的载体定向免疫以及诱导持久反应的储库形成缓慢抗原释放效应。②易于调整以影响诱导的免疫反应类型或调节预先存在的免疫力。劣势为：使用多种抗原和复杂的配方影响其生产规范和评估情况。相关疫苗如下：

（1）M72/AS01：该候选疫苗的Ⅱb 期临床试验结果显示，疫苗可对结核分枝杆菌感染者产生约 50% 的保护功效（90% CI：12%~71%）；在感染结核分枝杆菌的成人中，接种 M72/AS01 疫苗可提供至少 3 年的预防潜伏感染发展为活动性结核病的免疫保护。如果该研究结果在Ⅲ期临床试验中得到证实，那么这种亚单位疫苗将非常有利于全球结核病预防工作。

（2）H56：研究表明与相关佐剂联合使用时作为暴露前或暴露后疫苗是安全且具有免疫原性的。

（3）GamTBvac：是一种新的疫苗配方，由两种结核分枝杆菌组成 Ag85A 和 ESAT6-

CFP-10 的抗原融合物，其中葡聚糖结合域固定在葡聚糖上，并与由 DEAE-葡聚糖核心和 CpG 寡脱氧核苷酸(TLR9 激动剂)组成的佐剂混合。GamTBvac 的安全性和免疫原性目前正在健康的 BCG 疫苗接种成人中进行 Ⅱa 期试验(ClinicalTrials. gov 标识符 NCT03878004)评估。

4. 随着材料科学的进步，疫苗设计出现了新的策略，从而实现精确递送，增强佐剂功能，更大的节省效果，增加稳定性和诱导部位的逐渐释放。①Nano-FP1：纳米颗粒(NPs)已被用于抗原运输并伴有佐剂特性。使用黄色巴西棕榈蜡 NPs 包被含有三种结核分枝杆菌抗原的融合蛋白(Acr，Ag85B and HBHA)，目前其在临床前阶段有较好的效果。② mRNA 疫苗：第二代结核病疫苗候选疫苗 ID91 与合成 TLR4 激动剂(稳定乳液中的葡萄糖吡糖脂质佐剂)或纳米结构脂质载体中的新型复制 RNA(repRNA)配制。基于蛋白质亚单位和 RNA 的疫苗优先诱导针对不同的 ID91 表位的细胞免疫应答；与对照组相比，在单一的预防性免疫筛查中，这两个平台都降低了肺部细菌负担。但接受异源 RNA-prime、蛋白质-增强或组合免疫的启动-增强策略组最大限度地减少了细菌负担，以及具有独特的体液和细胞免疫反应谱。

表 20-1　我国进入临床研究阶段的结核病疫苗现况

| 疫苗名称 | 疫苗类别 | 适应证 | 研究阶段 | 题目 | 试验状态 |
|---|---|---|---|---|---|
| 无细胞耻垢分枝杆菌疫苗(M.S 疫苗) | 分枝杆菌全菌衍生疫苗 | 用于预防结核分枝杆菌感染高危人群肺结核的发病 | Ⅰ 期<br>Ⅱ 期 | 探讨 M.S 疫苗人群安全性及耐受性，初步观察该疫苗对结核病高危人群皮试反应强度的影响<br>探索和确定合理的免疫剂量和免疫程序，疫苗接种后细胞免疫的观察 | 已完成 |
| 注射用母牛分枝杆菌(微卡) | 分枝杆菌全菌衍生疫苗 | 用于预防结核分枝杆菌感染高危人群肺结核的发病 | Ⅲ 期 | 注射用母牛分枝杆菌用于结核分枝杆菌感染高危人群预防结核病发病的有效性和安全性研究 | 已完成 |
| 冻干重组结核病疫苗(AEC/BC02) | 亚单位疫苗 | 用于预防结核分枝杆菌潜伏感染人群结核病发病 | Ⅰ 期<br>Ⅰb 期<br>Ⅱa 期 | AEC/BC02 Ⅰ 期临床人体耐受性试验<br>评价 AEC/BC02 在健康成人中的安全性和免疫原性<br>在 18 周岁及以上结核分枝杆菌潜伏感染人群中开展 AEC/BC02 安全性、耐受性、免疫原性的随机、盲法、对照Ⅰa 期临床研究 | 已完成<br>已完成<br>进行中 |

续表20-1

| 疫苗名称 | 疫苗类别 | 适应证 | 研究阶段 | 题目 | 试验状态 |
|---|---|---|---|---|---|
| 皮内注射用卡介苗（BCG） | BCG | 出生<3 个月的婴儿或者≥3 个月用 5IU PPD 皮试试验阴性人群预防结核病 | I 期 | 随机、盲法、安慰剂对照评价皮内注射用卡介苗（BCG）在 6～65 岁人群中接种的安全性和人体耐受性的 I 期临床试验 | 进行中 |

（张梦娴，王倪，黄飞，等.中国结核病疫苗研发现状及展望[J].中国防痨杂志，2023；45（02）：125-129.）

## 三、抗结核预防治疗

结核分枝杆菌感染有人工感染（卡介苗接种后感染）和自然感染两种，结核分枝杆菌自然感染人群（又称结核分枝杆菌潜伏感染者）是预防结核病发病的对象。对结核分枝杆菌潜伏感染者（LTBI）抗结核预防性治疗已被证实是防止结核病发生的一项非常有效的手段，许多中、高收入国家已将其作为控制结核病的一项重要措施。目前我国推荐以下对象进行抗结核预防性治疗：①与病原学阳性肺结核患者密切接触的 5 岁以下儿童结核感染者；②艾滋病毒感染者及艾滋病患者中的结核感染者，或感染检测未检出阳性但临床医生认为确有必要进行治疗的个体；③与活动性肺结核患者密切接触的学生等新近感染者；④其他人群：结核分枝杆菌感染者中需使用肿瘤坏死因子治疗、长期应用透析治疗、准备做器官移植或骨髓移植者、硅肺患者以及长期应用糖皮质激素或其他免疫抑制剂的结核感染者。①～③条为推荐进行预防性治疗的重点对象。我国《技术规范》推荐对于需要预防性抗结核治疗人群的治疗方案包括：单用异烟肼、异烟肼联合利福平、异烟肼联合利福喷丁、单用利福平等方案（具体方案和剂量见第八章潜伏性结核感染表8-1）。

（谭英征　何愉洁　陈茜　袁文）

## 参考文献

［1］徐彩红，周向梅，范伟兴，等.我国结核病防治主要成就回眸及亟待解决的问题与建议[J].中国防痨杂志，2020；42（12）：1263-1267.

［2］刘剑君，王黎霞.现代结核病学[M].第二版.北京：人民卫生出版社，2022.

［3］中华人民共和国国家卫生健康委员会.中国结核病预防控制工作技术规范（2020 年版）[EB/OL].（2020-4-14）.

［4］中国防痨协会.高危人群结核分枝杆菌潜伏感染检测及预防性治疗专家共识.中国防痨杂志，2021；43（9）：874-878.

［5］王元智，梁正敏，屈孟锦，等.结核病疫苗及接种策略研究进展[J].中国防痨杂志，2021；43（06）：625-630.

［6］张梦娴，王倪，黄飞，等.中国结核病疫苗研发现状及展望[J].中国防痨杂志，2023；45（02）：125-129.

［7］Sable SB, Posey JE, Scriba TJ. Tuberculosis Vaccine Development：Progress in Clinical Evaluation. ClinMicrobiol Rev, 2019；33（1）：e00100-19.

［8］Romano M, Squeglia F, Kramarska E, et al. A structural view at vaccine development against M. tuberculosis. Cells, 2023; 12(2): 317.

［9］Ruibal P, Voogd L, Joosten SA, et al. The role of donor-unrestricted T-cells, innate lymphoid cells, and NK cells in anti-mycobacterial immunity. Immunol Rev, 2021; 301(1): 30.

［10］Tukiman MH, Norazmi MN. Immunometabolism of immune cells in mucosal environment drives efector responses against Mycobacterium tuberculosis. Int J Mol Sci, 2022; 23(15): 8531.

［11］Sakai S, Kaufman KD, Oh S, et al. MAIT cell-directed therapy of Mycobacterium tuberculosisinfection. Mucosal Immunol, 2021; 14(1): 199-208.

［12］肖和平, 方勇.多项措施并举消除结核病传染源［J］.临床荟萃, 2016; 31(10): 1045-1047.

［13］周林, 薛晓.强化结核病防治服务体系建设 提升结核病患者发现和治疗管理水平［J］.中国防痨杂志, 2016.

［14］HaiYang Zhang, John Ehiri, Huan Yang, et al. Impact of Community-Based DOT on Tuberculosis Treatment Outcomes: A Systematic Review and Meta-Analysis.［J］.PLoS ONE, 2016; e0147744.

［15］Biao Xu, Qi Zhao, Yi Hu, et al. Experiences in anti-tuberculosis treatment in patients with multiple previous treatments and its impact on drug resistant tuberculosis epidemics.［J］.Global Health Action, 2014; 724593.

［16］Global tuberculosis report 2021. Geneva: World Health Organization; 2021. Available from: https://www. who. int/publications-detail-redirect/9789240037021.

［17］徐飚.强化耐多药患者诊治管理控制耐多药结核病流行［J］.中国防痨杂志, 2016; 38(4): 245-247.

［18］Ohkado A, Williams G, Ishikawa N, et al. The management for tuberculosis control in Greater London in comparison with that in Osaka City: lessons for improvement of TB control management in Osaka City urban setting［J］.Health Policy, 2005; 73(1): 104-123.

［19］刘剑君, 王黎霞.现代结核病学［M］.第二版.北京: 人民卫生出版社, 2022.

# 彩图

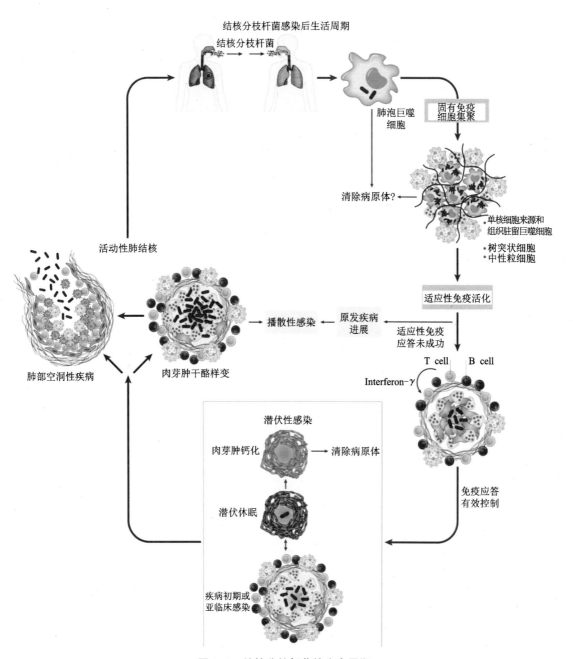

结核分枝杆菌感染后生活周期

结核分枝杆菌

肺泡巨噬细胞

固有免疫细胞集聚

清除病原体？

单核细胞来源和组织驻留巨噬细胞
树突状细胞
中性粒细胞

适应性免疫活化

活动性肺结核

播散性感染

原发疾病进展

适应性免疫应答未成功

T cell　B cell

Interferon-γ

肺部空洞性疾病

肉芽肿干酪样变

免疫应答有效控制

潜伏性感染

肉芽肿钙化　→　清除病原体

潜伏休眠

疾病初期或亚临床感染

图 2-1　结核分枝杆菌的生命周期

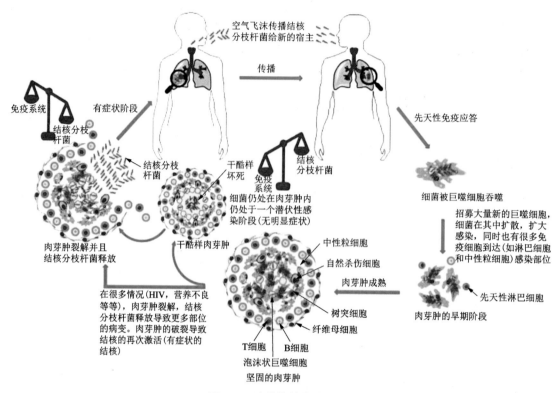

**图 3-1 肺结核的发病机制**

在结核分枝杆菌传播给新宿主后，结核分枝杆菌进入肺部并被巨噬细胞吞噬。招募更多的免疫细胞来隔离受感染的巨噬细胞，导致肉芽肿的形成，这是结核病的标志。健康个体仍处于潜伏感染状态，感染在这个阶段得到控制，但很容易有重新激活的风险。泡沫状巨噬细胞在坏死时释放其脂质含量，导致酸化（奶酪样结构）。空洞形成是肉芽肿核心的腐烂，损害了其完整性。随着肉芽肿的发展，杆菌开始从巨噬细胞渗出进入干酪层。当重新激活发生时，MTB 增殖并且细菌负荷变得非常高，于是肉芽肿破裂，将细菌传播到气道。然后，杆菌被吐出为具有传染性的气溶胶液滴，重新开始循环，感染其他人。（Alsayed SSR, Gunosewoyo H. Tuberculosis: Pathogenesis, Current Treatment Regimens and New Drug Targets. Int J Mol Sci, 2023；8：24（6）：5202.）

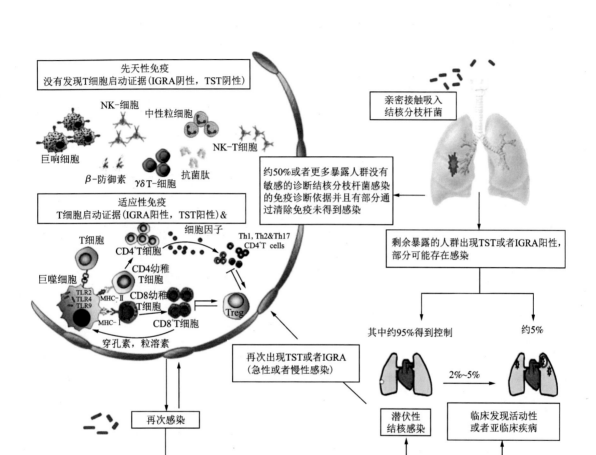

**彩图 3-2 结核(TB)感染谱、结核分枝杆菌(MTB)生命周期和肺结核的免疫发病机制**

(1)密切接触结核患者吸入结核分枝杆菌。(2)其中约50%或者更多暴露者没有诊断为结核的免疫学依据,他们可能通过消除性免疫使得患者未感染。(3)仍有一部分暴露者考虑有结核分枝杆菌感染[如结核菌素皮肤试验(TST)和IFN-γ释放试验(IGRA)阳性],其中95%患者 MTB 能被人体宿主免疫应答控制结核分枝杆菌的复制和传播,感染者不发病,处于潜伏性结核分枝杆菌感染(LTBI),5%患者感染后发病。一些免疫诊断试验呈阳性的个体可能在短暂的阳性后又转为阴性,他们可能患有"急性或慢性消退性感染"。(4)感染可能发展为潜伏性结核分枝杆菌感染(LTBI)。(5)发展为活动性的或者亚急性的结核。(6)TST 或者 IGRA 再次阳性。(7)当宿主免疫力下降,那些已经清除了感染的人可能会再次感染,部分会清除感染或进展为 LTBI 或活动性疾病。(Schwander S, Dheda K. Human lung immunity against Mycobacterium tuberculosis: insights into pathogenesis and protection. Am J Respir Crit Care Med, 2011; 183(6): 696-707.)

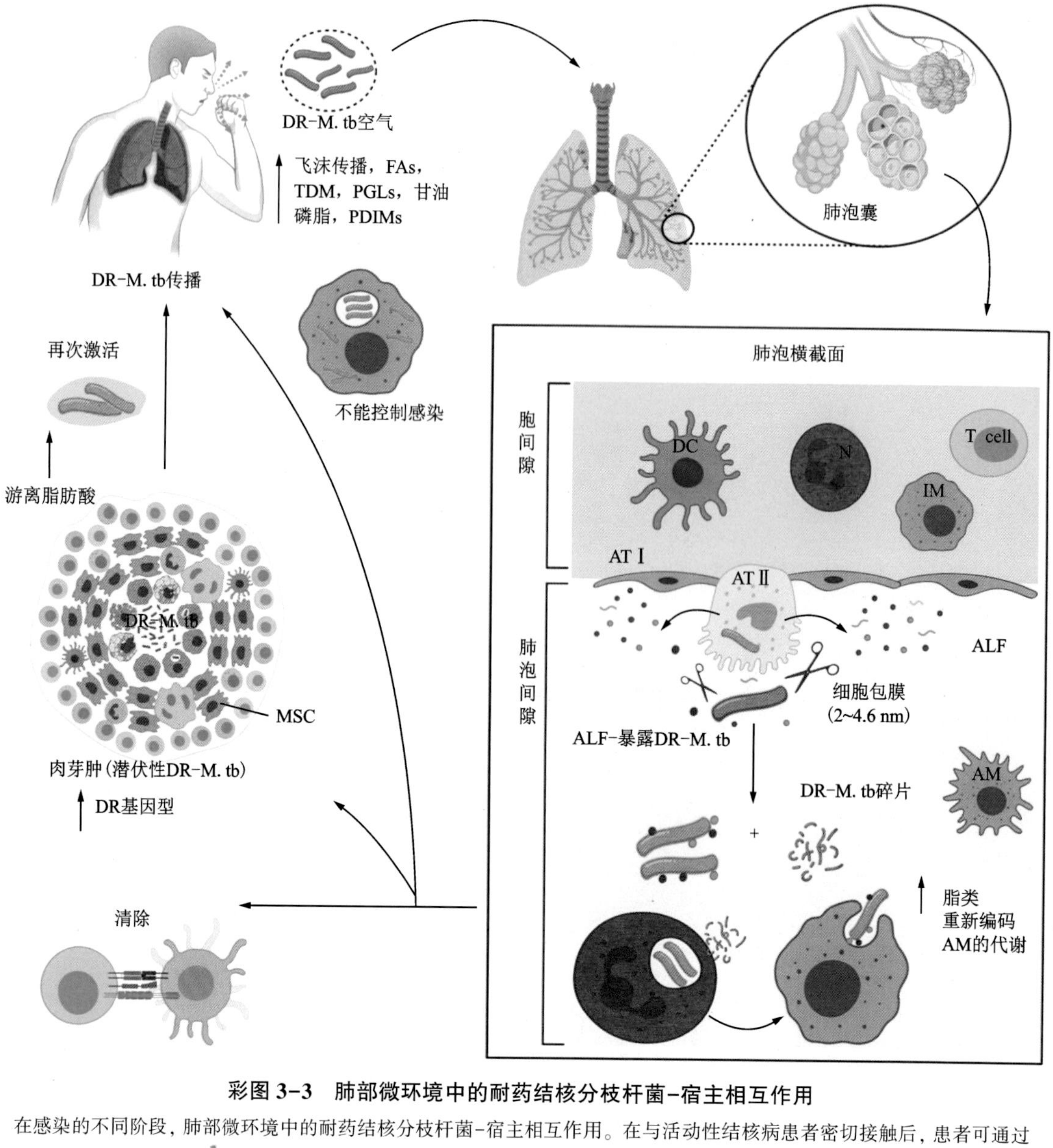

**彩图 3-3　肺部微环境中的耐药结核分枝杆菌-宿主相互作用**

在感染的不同阶段，肺部微环境中的耐药结核分枝杆菌-宿主相互作用。在与活动性结核病患者密切接触后，患者可通过吸入含有耐药结核分枝杆菌的飞沫而导致感染。通过呼吸道屏障，耐药结核菌最终到达肺泡。在这些不同的环境中，结核分枝杆菌已经进化到利用宿主资源并适应其代谢，以逃避宿主免疫系统，生存并建立成功的活动性或潜伏性感染。耐药结核（drug-resistant TB，DR-TB）菌包含细胞包膜脂质水平出现改变如游离脂肪酸（FAs）、海藻糖二酸酯（TDM）、硫代酚二真菌酸酯（PDIMs）、酚类糖脂（PGLs）和甘油磷脂等。其中水解酶切割 M. tb 细胞包膜，将细胞包膜碎片释放到肺泡间隙中。DR-M. tb 与宿主先天免疫细胞相互作用，趋化中性粒细胞，驱动局部炎症。通过宿主免疫有些患者结核分枝杆菌得以清除，有些患者免疫力强生成肉芽肿，还有部分患者重新激活进展为 ATB，胞外 DR-MTB 生长导致肺组织破坏和空腔形成。（Allué-Guardia A，García JI，Torrelles JB. Evolution of Drug-Resistant Mycobacterium tuberculosis Strains and Their Adaptation to the Human Lung Environment. Front Microbiol，2021；12：612675.）

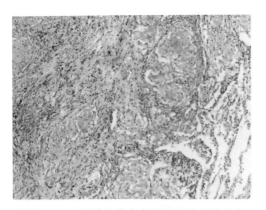

**彩图 4-2　1 例肺结核患者肺组织增生性病变，可见肉芽肿形成**

（如箭头所示，2×10HE 染色）

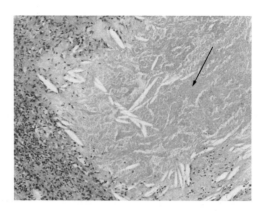

**彩图 4-3　1 例肺结核患者肺组织出现干酪样坏死**

（如箭头所示，2×10HE 染色）

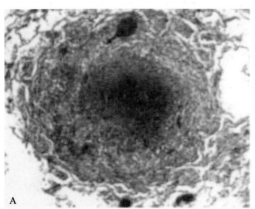

A

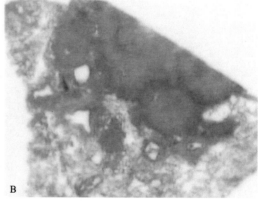

B

**彩图 4-5　肺部干酪性肉芽肿**

图 A 为粟粒性肺结核患者肺部早期干酪性肉芽肿（H&E 染色 100×）；图 B 为肺部一簇干酪样肉芽肿，干酪性坏死物周围的蓝色染色淋巴细胞层特别明显（H&E 染色 100×）。

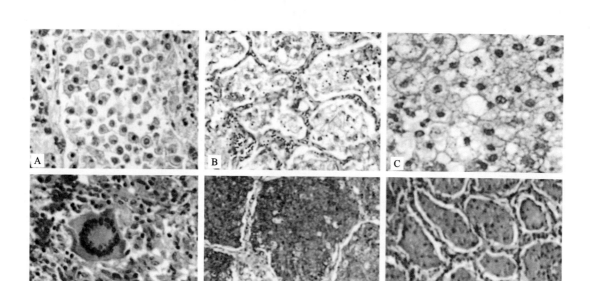

**彩图 4-6　继发性肺结核发展的组织病理学**

（A）最初肺泡内充满巨噬细胞，而肺泡壁淋巴细胞数量增加。巨噬细胞由于脂质堆积而呈泡沫状。这种病变可能以多种方式发展。在某些区域（B），以细胞碎片和纤维蛋白为主。在另一些（C）中，巨噬细胞变得越来越富脂。可以发现朗汉斯巨细胞（D）。最后，肺泡内的许多细胞发生干酪样坏死（E），这一过程可能涉及肺的较大区域或单个肺泡。大多数这样的病变可以用纤维蛋白和纤维组织替代肺泡细胞而自行消退（F）。病变最终在肺尖处形成纤维性瘢痕（100~400 倍放大 H&E 染色）。

（Hunter RL. Pathology of post primary tuberculosis of the lung：an illustrated critical review. Tuberculosis（Edinb），2011；91（6）：497-509.）

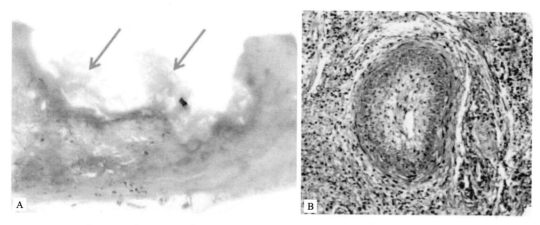

**图 4-7　空洞形成：典型的结核性空腔在急性发热性肺炎发作后迅速形成**

（A）含有坏死的肺组织的发育中的腔。腔壁由薄薄的干酪性坏死组织组成。腔内有坏死的肺碎片（箭头）（H & E 染色 4 倍放大）。经 PCR 和 AFB 检测，尽管该肺的微生物数量较少，但对 MTB 呈阳性反应。（B）肺小动脉血管炎。血管壁增厚，空泡化，淋巴细胞浸润。腔内大部分被阻塞（H & E 染色 100 倍放大）。

（Hunter RL. Pathology of post primary tuberculosis of the lung：an illustrated critical review. Tuberculosis（Edinb），2011；91（6）：497-509.）

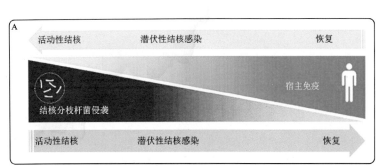

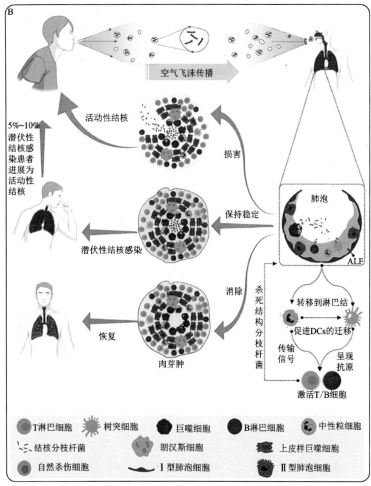

**彩图 5-1　潜伏性结核感染及其机制示意图**

潜伏性结核感染（LTBI）是宿主免疫与结核分枝杆菌侵袭性之间的平衡（A）。活跃性结核病患者排出的结核分枝杆菌通过空气传播被健康人吸入，并被巨噬细胞、中性粒细胞、自然杀伤细胞和B淋巴细胞（B）等抗原递呈细胞识别和吞噬。然后，中性粒细胞释放细胞因子，激活并招募T淋巴细胞聚集在结核分枝杆菌入侵的地方形成肉芽肿（B）。如果宿主免疫能力强，结核分枝杆菌将被免疫细胞清除，宿主恢复；如果宿主免疫能力较弱，结核分枝杆菌会在肉芽肿组织中繁殖，并突破肉芽肿限制引起活动性结核病；如果宿主的免疫力和结核分枝杆菌的侵袭性取得平衡，宿主就会被潜伏感染（A，B）。（Gong W, Wu X. Differential Diagnosis of Latent Tuberculosis Infection and Active Tuberculosis：A Key to a Successful Tuberculosis Control Strategy. Front Microbiol，2021；12：745592.）

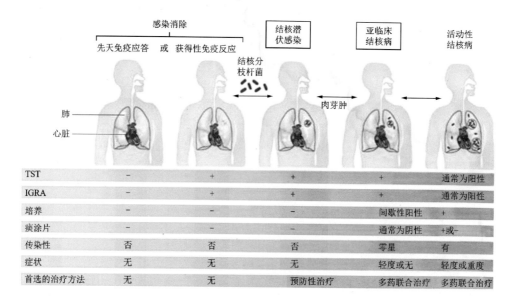

| | 感染消除 | | 结核潜伏感染 | 亚临床结核病 | 活动性结核病 |
|---|---|---|---|---|---|
| | 先天免疫应答 或 获得性免疫反应 | | | | |
| TST | - | | + | + | + | 通常为阳性 |
| IGRA | - | | + | + | + | 通常为阳性 |
| 培养 | | | - | 间歇性阳性 | + |
| 痰涂片 | - | - | - | 通常为阴性 | +或- |
| 传染性 | 否 | 否 | 否 | 零星 | 有 |
| 症状 | 无 | 无 | 无 | 轻度或无 | 轻度或重度 |
| 首选的治疗方法 | 无 | 无 | 预防性治疗 | 多药联合治疗 | 多药联合治疗 |

**彩图 8-3　结核病谱——从结核分枝杆菌潜伏性感染到活动性(肺部)结核病**

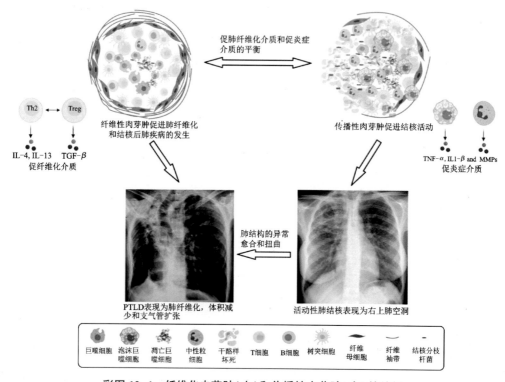

**彩图 12-1　纤维化肉芽肿(左)和传播性肉芽肿(右)的特征**

纤维化性肉芽肿有大量的 Th2 和 Treg 细胞,驱动 TGF-β 介导胶原沉积。由肌成纤维细胞和一个异常的纤维袖带组成的厚包膜。传播性肉芽肿包含丰富的、典型的、活化的泡沫巨噬细胞以及中性粒细胞。这些细胞产生炎症介质,如肿瘤坏死因子(TNF)-α 和基质金属蛋白酶(MMPs),并依赖于其他宿主调节因子,可导致活动性空洞性结核病的发展。如图所示,纤维化性肉芽肿有利于 PTLD 的发展,而传播性肉芽肿有利于活动性结核的发展,但肉芽肿可以受宿主因素和周围环境驱动从而发生变化,从一种形式转化为另一种。最后,图中还描述了活动性空洞性结核一旦发生异常愈合和肺结构扭曲,就可导致 PTLD。(Singh S, Allwood BW, Chiyaka TL, et al. Immunologic and imaging signatures in post tuberculosis lung disease. Tuberculosis(Edinb), 2022; 136; 102244.)

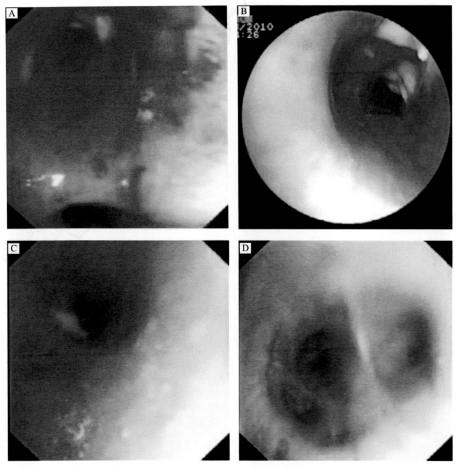

**图 16-1　结核病常见病理类型**

图 A 为右肺上叶支气管黏膜充血；图 B 为右主支气管、右上叶支气管黏膜表面溃疡；图 C 为右肺中叶支气管远端内侧壁肉芽组织增生图；D 为右肺上叶前段开口瘢痕封闭，后段开口瘢痕狭窄。（图来源：柳澄，侯代伦. 结核病影像学诊断基础. 山东科学技术出版社，2013.）

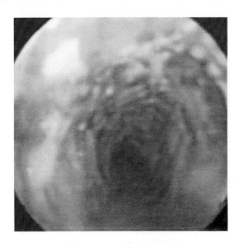

彩图 16-2　炎症浸润型

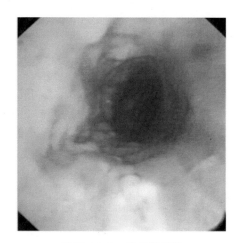

彩图 16-3　溃疡坏死型

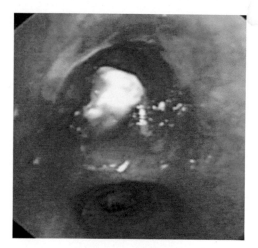

彩图 16-4　肉芽增殖型

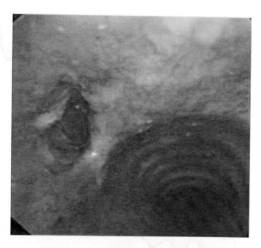

彩图 16-5　瘢痕狭窄型(管腔狭窄)

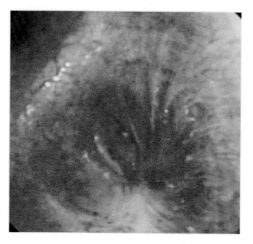

彩图 16-6　瘢痕狭窄型(管腔闭塞)

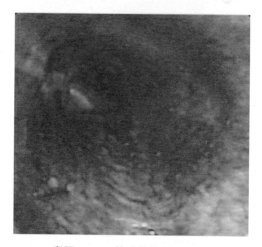

彩图 16-7　管壁软化型(近端)

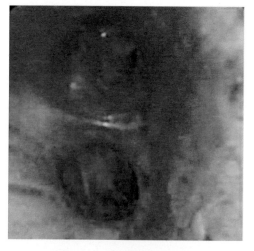

彩图 16-8　管壁软化型(远端)

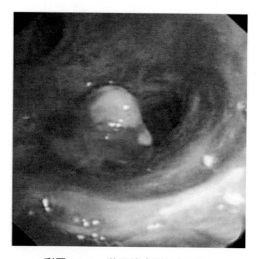

彩图 16-9　淋巴结瘘型(破溃期)

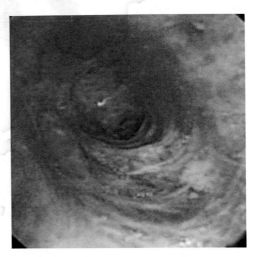

**彩图 16-10　淋巴结瘘型(破溃后期)**

图来源：中华医学会结核病学分会,《中华结核和呼吸杂志》编辑委员会.气管支气管结核诊断和治疗指南(试行)[J].中华结核和呼吸杂志,2012,35(8)：581-587.

**图书在版编目(CIP)数据**

肺结核：基础与临床 / 龙云铸，谭英征，袁婷主编.
—长沙：中南大学出版社，2023.10
ISBN 978-7-5487-5087-1

Ⅰ. ①肺… Ⅱ. ①龙… ②谭… ③袁… Ⅲ. ①肺结
核—诊疗 Ⅳ. ①R521

中国国家版本馆 CIP 数据核字(2023)第 162028 号

**肺结核——基础与临床**
**FEIJIEHE——JICHU YU LINCHUANG**

龙云铸　谭英征　袁婷　主编

| | | |
|---|---|---|
| □责任编辑 | 李　娴 | |
| □责任印制 | 唐　曦 | |
| □出版发行 | 中南大学出版社 | |
| | 社址：长沙市麓山南路 | 邮编：410083 |
| | 发行科电话：0731-88876770 | 传真：0731-88710482 |
| □印　　装 | 广东虎彩云印刷有限公司 | |

| | | |
|---|---|---|
| □开　　本 | 787 mm×1092 mm 1/16 | □印张 21.625　□字数 549 千字 |
| □版　　次 | 2023 年 10 月第 1 版 | □印次 2023 年 10 月第 1 次印刷 |
| □书　　号 | ISBN 978-7-5487-5087-1 | |
| □定　　价 | 78.00 元 | |